Thieme

Diagnostische Interventionen der Mamma

Uwe Fischer
Friedemann Baum

Mit Beiträgen von

Werner Böcker
Thomas Decker
Thorsten Kühn
Susanne Luftner-Nagel

1 295 Abbildungen
69 Tabellen

Georg Thieme Verlag
Stuttgart · New York

*Bibliografische Information
der Deutschen Nationalbibliothek*

Die Deutsche Nationalbibliothek verzeichnet diese Publikation in der Deutschen Nationalbibliografie; detaillierte bibliografische Daten sind im Internet über http://dnb.d-nb.de abrufbar.

Wichtiger Hinweis: Wie jede Wissenschaft ist die Medizin ständigen Entwicklungen unterworfen. Forschung und klinische Erfahrung erweitern unsere Erkenntnisse, insbesondere was Behandlung und medikamentöse Therapie anbelangt. Soweit in diesem Werk eine Dosierung oder eine Applikation erwähnt wird, darf der Leser zwar darauf vertrauen, dass Autoren, Herausgeber und Verlag große Sorgfalt darauf verwandt haben, dass diese Angabe dem **Wissensstand bei Fertigstellung des Werkes entspricht.**

Für Angaben über Dosierungsanweisungen und Applikationsformen kann vom Verlag jedoch keine Gewähr übernommen werden. **Jeder Benutzer ist angehalten,** durch sorgfältige Prüfung der Beipackzettel der verwendeten Präparate und gegebenenfalls nach Konsultation eines Spezialisten festzustellen, ob die dort gegebene Empfehlung für Dosierungen oder die Beachtung von Kontraindikationen gegenüber der Angabe in diesem Buch abweicht. Eine solche Prüfung ist besonders wichtig bei selten verwendeten Präparaten oder solchen, die neu auf den Markt gebracht worden sind. **Jede Dosierung oder Applikation erfolgt auf eigene Gefahr des Benutzers.** Autoren und Verlag appellieren an jeden Benutzer, ihm etwa auffallende Ungenauigkeiten dem Verlag mitzuteilen.

Rüdigerstraße 14
D-70469 Stuttgart
Telefon: +49/(0)711/8931-0
Unsere Homepage: www.thieme.de

Printed in Germany

Zeichnungen: Andrea Schnitzler, Innsbruck
Umschlaggestaltung: Thieme Verlagsgruppe
Satz: Ziegler und Müller, Kirchentellinsfurt
gesetzt auf APP/3B2, V. 9
Druck: Offsetdruckerei Karl Grammlich GmbH, Pliezhausen

ISBN 978-3-13-137021-1 1 2 3 4 5 6

Vorwort

In den letzten Jahren hat die bildgebende Diagnostik der Mamma einen drastischen Strukturwandel erfahren. Sie stützt sich im Wesentlichen auf die Röntgenmammografie, die Mammasonografie und die MR-Mammografie. Im Bereich der Mammografie hat sich die digitale Vollfeldtechnik inzwischen fest etabliert. Sie bringt neben einer reduzierten Strahlenexposition Vorteile bei der Untersuchung von jungen Frauen und Frauen mit dichten Gewebestrukturen. Zudem bietet sie eine breite Palette von Optionen im Bereich der Bildnachbearbeitung bis hin zu sog. CAD-Systemen, die insbesondere in der Detektion von Mikroverkalkungen hilfreich sein können. Der Brustultraschall hat innovative Aspekte erfahren durch den ergänzenden Einsatz der farbkodierten Duplexsonografie sowie der 3D- und 4D-Technik. Als drittes Untersuchungsverfahren hat die MR-Mammografie in den letzten Jahren einen dramatischen Wandel hinsichtlich ihrer Aussagekraft erfahren. Mit der Einführung der hochauflösenden HR-MRT weist die MR-Mammografie inzwischen die höchste Sensitivität für den Nachweis sowohl invasiver, aber auch intraduktaler Karzinome auf.

Mit der Verbesserung der bildgebenden Diagnostik ist konsequenterweise auch die Nachweisrate kleiner, palpatorisch nicht erfassbarer Karzinome gestiegen. Die Zielsetzung im Rahmen der Früherkennung ist gegenwärtig die Detektion von intraduktalen Karzinomen oder von invasiven Karzinomen unter 1 cm Größe. Bei Nachweis von Brustkrebs in einer entsprechenden Konstellation ist die Prognose für die betreffende Patientin bei adäquater Therapie in aller Regel exzellent.

Mit dem Nachweis früherer bzw. kleinerer Tumorformen wächst die Notwendigkeit der bildgesteuerten Befundabklärung. Während große palpable Tumoren durchaus nach Tastbefund stanzbiopsiert werden können, sollten klinisch okkulte Befunde ultraschall-, mammografisch oder magnetresonanztomografisch gesteuert abgeklärt werden. Diese Vorgehensweise entspricht den aktuell überarbeiteten S3-Leitlinien zur Früherkennung von Brustkrebs bei Befunden der Kategorie BIRADS 4 und 5. Die Abklärung entsprechender Befunde sollte also primär perkutan-bioptisch und nicht durch eine offene Biopsie erfolgen. Hierdurch kann die Anzahl unnötiger diagnostischer Exzisionen in erheblichem Maße reduziert werden. Zudem erlaubt die prätherapeutische Befundabklärung bei Nachweis eines Malignoms eine konkrete Aufklärung der Patientin sowie eine angemessene Planung der operativen Vorgehensweise. Darüber hinaus ermöglicht sie eine optimale Strategie bei der Entfernung axillärer Lymphknoten.

Für die perkutan bioptische Befundabklärung stehen seit mehreren Jahren effektive Vorrichtungen und Materialien zur Verfügung. Zum Einsatz kommen hierbei die Stanzbiopsie (Kaliber 14 G–19 G) und die Vakuumbiopsie (8 G–11 G), während die Feinnadelpunktion (20 G–22 G) nur noch wenigen Indikationen vorbehalten ist. Inzwischen liegen für alle Untersuchungsverfahren kompatible Punktionsvorrichtungen vor. Ergänzt wird dieses Equipment durch eine Vielzahl von Markierungsmaterialien, die eine prätherapeutische Markierung operationsrelevanter Läsionen bzw. Zielvolumina gewährleisten. Das Spektrum reicht hier von Drähten in verschiedensten Konfigurationen über Clips und Coils bis hin zu ultraschallsichtbaren Gelmarkern.

Historisch haben sich somit die Zielsetzungen in der Mammadiagnostik in den letzten Jahrzehnten deutlich gewandelt. In den 70er-Jahren erfolgte gehäuft eine mammografische und sonografische Befundabklärung auffälliger klinischer Befunde. Unterstützt wurde diese Vorgehensweise durch die Feinnadelpunktion (Tripeldiagnostik). Mit Verbesserung der technischen und methodischen Möglichkeiten wurde es in zunehmendem Maße möglich, auch klinisch okkulte Karzinome im Sinne der sekundären Prävention zu diagnostizieren. Zukünftig ist denkbar, dass sich diese Entwicklung dahingehend fortsetzt, dass in steigendem Maße auch Vorstufen des Mammakarzinoms im Sinne der primären Prävention detektiert werden. Interventionellen, minimalinvasiven Verfahren käme in diesem Zusammenhang eine noch größere Bedeutung zu.

Mit dem vorliegenden Buch „Mammainterventionen" steht erstmalig ein deutschsprachiges Werk zur Verfügung, das sich ausschließlich mit den gegenwärtig etablierten interventionellen Verfahren im Rahmen der Mammadiagnostik beschäftigt. Die Zielsetzung der Autoren bestand darin, die Möglichkeiten und Vorgehensweisen der jeweiligen Techniken vollständig und dem gegenwärtigen Stand von Wissenschaft und Technik zu präsentieren und hierbei insbesondere durch Tipps und Tricks sowie mögliche Fehlerquellen zu bereichern.

Das Herzstück des Buches betrifft die sonografisch-, mammografisch und magnetresonanztomografisch gesteuerten Interventionsverfahren zur perkutanen Gewebegewinnung und prätherapeutischen Befundmarkierung. In den entsprechenden Kapiteln 4, 5 und 6 wird vorab ein Steckbrief mit den wichtigsten Kenndaten des jeweiligen diagnostischen Verfahrens (Sonografie, Mammografie, MR-Mammografie) präsentiert, wobei insbesondere die relevanten Auswertekriterien und Befundkategorisierungen angesprochen werden, um für die weiteren Ausführungen zu den Interventionen eine einheitliche terminologische und kategorische Basis zu schaffen. Es folgen für jede der drei Untersuchungsverfahren Ausführungen zur konkreten Anwendung der unterschiedlichen Interventionen inklusive typischer Anwendungsbeispiele. Ergänzend werden die aktuellen Ausführungen der S3-Leitlinie dargestellt sowie Vorgehensweisen in Spezialfällen kasuistisch beschrieben. Abgerundet wird das Gesamtbild durch Checklisten, die die Vorbereitung und Durchführung von Mammainterventionen erleichtern sollen. Darüber hinaus werden diese Kapitel durch Ausführungen zu Leit- und Richtlinien

(Kap. 1), vorbereitenden Maßnahmen für die Intervention (Kap. 2) sowie medikolegalen Aspekten (Kap. 14) flankiert.

Im Kap. 7 werden die gegenwärtig zur Verfügung stehenden Materialien und Vorrichtungen in einer reichlich bebilderten Form präsentiert und Besonderheiten des einen oder anderen Equipments angesprochen. Es folgen in Kap. 8 und 9 Darstellungen zur Aufarbeitung von perkutan-bioptisch gewonnenen Präparaten sowie zum Präparate-Check in der Bildgebung. Die Galaktografie als eher selten eingesetzte Technik wird in Kap. 10 präsentiert. In diesem Kapitel werden zusätzlich aktuelle Techniken zur direkten Darstellung des Milchgangssystems – wie z. B. die Duktoskopie – dargestellt.

Die Reduktion des Ausmaßes der axillären Lymphadenektomie stellt sicherlich einer der wichtigsten Innovationen in der Therapie des Mammakarzinoms der letzten Jahre dar. Die Beschränkung auf die Entfernung des Wächterlymphknotens (Sentinel Node) bei nodal-negativen Patientinnen erlaubt in diesem Zusammenhang eine weitere, dem jeweiligen Stadium der Erkrankung angepasste therapeutische Vorgehensweise mit konsekutiver Vermeidung operationsbedingter Lymphödeme. Indikationen, Durchführung und Grenzen der Sentinel-Technik werden im Kap. 11 beschrieben.

Einen zweiten essenziellen Bestandteil dieses Buches stellt die aktuell gültige histologische Beurteilung von stanz- oder vakuumbioptisch gewonnenen Gewebezylindern in Form der sog. histologischen B-Klassifikation dar. Im Kap. 13 wird neben der Definition der verschiedenen Klassifikationen insbesondere die Vorgehensweise in der konkreten Situation, die elementar an eine interdisziplinäre Besprechung der Befundkonstellationen gebunden ist, dargestellt. Dem Leser wird nach Studium dieses Kapitels schnell verständlich, dass der sachgerechte Umgang mit den Daten streng gekoppelt ist an den Abgleich der Befunde der bildgebenden Diagnostik mit den Ergebnissen der histologischen Begutachtung. Ergänzt wird auch dieses Kapitel durch informatives Bildmaterial und übersichtliche Tabellen und Grafiken. Zusätzlich wird im vorausgehenden Kap. 12 auf die essenziellen Aspekte der zytologischen Begutachtung nach Feinnadelpunktion eingegangen.

Das letzte Kapitel ermöglicht es dem Leser, anhand von Fallbeispielen aus dem Bereich der Mammasonografie, der Mammografie und der MR-Mammografie eine eigene Bildanalyse zu betreiben und anhand der dort präsentierten Kasuistiken, die alle einer perkutan-bioptischen Abklärung unterzogen wurden, zu trainieren. Die Beispiele zeigen in der Gesamtübersicht ein repräsentatives Kollektiv von überwiegend kleinen, klinisch okkulten Befunden, die heutzutage typischerweise primär interventionell abgeklärt werden.

Abschließend gilt es, den vielen Kollegen, Freunden und Bekannten, die zum Gelingen dieses Buches beigetragen haben, ausdrücklich zu danken. Zu erwähnen sind in diesem Zusammenhang Prof. Dr. Hans Werner Böcker und Prof. Dr. Thomas Decker, die sich spontan bereit erklärt haben, die Kapitel zur Zytologie und insbesondere zur Histologie interventionell gewonnener Gewebeproben zu übernehmen. Es kann wohl unbestritten formuliert werden, dass hiermit 2 der wohl erfahrensten Pathologen auf dem Mammasektor als Koautoren gewonnen werden konnten. Dies trifft in gleicher Weise für den Themenbereich der Lymphadenektomie auf Herrn Prof. Thorsten Kühn zu, der zu den Pionieren der Sentinel-Philosophie zählt und durch seine kompetenten Ausführungen zu einer weiteren Aufwertung des Buches führte. Weiterhin auch ganz herzlichen Dank an Frau Dr. Susanne Luftner-Nagel, die ihre großen praktischen Erfahrungen auf dem Gebiet der US-gesteuerten Interventionen in das Buch einfließen ließ.

Vonseiten der Industrie gab es Unterstützung, indem Untersuchungsgeräte und interventionelles Equipment zur Erprobung bzw. Fotodokumentation zur Verfügung gestellt wurde. Namentlich erwähnt seien an dieser Stelle Frau Karin Samorra und Frau Peggy Haas von der Fa. GE HealthCare, Herr Heinz Gerhards von der Fa. Medicor, Herr Hubert Noras von der Fa. Noras, die Herren Norbert F. Heske (sen.) und Thomas Heske (jun.) von der Fa. BIP und Herr Dominic Ansbergen von der Fa. Ethicon.

Nicht vergessen werden darf an dieser Stelle die auch im Rahmen der Erstellung dieses Buch optimale und sehr angenehme Betreuung durch den Thieme Verlag, wobei hier insbesondere Frau Susanne Huiss und Frau Martina Dörsam erwähnt werden sollen.

Zu guter Letzt gebührt dem eigenen Team besonderer Dank für die stets konstruktive und hilfreiche Unterstützung des Projektes. Zu erwähnen sind hierbei neben Frau Dr. Dorit von Heyden die Mitarbeiterinnen Anja El Hajab, Doris Hermes, Anke Küchemann, Ali Leicht, Gudrun Meyer, Jutta Rüschoff und Christina Vujevic.

Allen Lesern des Buchs „Diagnostische Interventionen der Mamma" wünschen wir ein gutes Gelingen und viel Erfolg.

Göttingen, im Herbst 2008

Uwe Fischer
Friedemann Baum

Anschriften

Prof. Dr. med. **Uwe Fischer**
Dr. med. **Friedemann Baum**
Dr. med. **Susanne Luftner-Nagel**

Diagnostisches Brustzentrum Göttingen BZG
Bahnhofsallee 1d + e
37081 Göttingen
Internet: www.brustzentrum-goettingen.de

Prof. Dr. med. **Werner Böcker**
Prof. Dr. med. **Thomas Decker**

Gerhard-Domagk-Institut für Pathologie
Domagkstraße 17
48149 Münster

Prof. Dr. med. **Thorsten Kühn**

Klinikum Esslingen
Klinik für Frauenheilkunde und Geburtshilfe
Hirschlandstraße 97
73730 Esslingen

Abkürzungen

ACR	American College of Radiology
ADH	atypische duktale Hyperplasie
AEPDT	atypische Epithelproliferation vom duktalen Typ
ALH	atypische lobuläre Hyperplasie
ALN	axilläre Lymphonodektomie
AST	Architekturstörung
BET	brusterhaltende Therapie
BI-RADS	Breast Imaging and Data Reporting System (nach ACR)
C1 – 5	zytologische Malignitätsstufen 1 bis 5
cc	kraniokaudale Einstellung der Mammografie
CLIS	Carcinoma lobulare in situ
DC	duktales Karzinom
DCIS	duktales Carcinoma in situ; Milchgangskarzinom
DE	diagnostische Exzision
DH	duktale Hyperplasie
EBM	evidenzbasierte Medizin
EIS	extensive intraduktale Tumorkomponente
EWGBSP	European Working Group on Breast Screening Pathology
FEA	flache epitheliale Atypie
FNAB	Feinnadelaspirationsbiopsie
FNAP	Feinnadelaspiration
FNR	Falsch-negativ-Rate
FOV	Field of View
FPR	Falsch-positiv-Rate
G	Qualitätsstufe nach PGMI: G = good, gut
G1 – 4	Grading-Stufen 1 bis 4
GE	Gradienten-Echo
HB	Herdbefund
I	Qualitätsstufe nach PGMI: I = inadequate, nicht akzeptabel
IDC	invasiv duktales Mammakarzinom
ILC	invasiv lobuläres Mammakarzinom
IR	Inversion Recovery
KM	Kontrastmittel
LCIS	lobuläres Carcinoma in situ
LH	lobuläre Hyperplasie
LIN	lobuläre intraepitheliale Neoplasien
lm	lateromedial
LN	lobuläre Neoplasien
M	Qualitätsstufe nach PGMI: M = moderate, mäßig
ME	Mastektomie
MIB	minimalinvasive Biopsie
MIP	Maximum Intensity Projection, Komplettansicht der MRM
MK	Mikrokalk
ml	mediolaterale Einstellung der Mammografie
mlo	mediolateral-schräge Einstellung der Mammografie
MR	Magnetresonanz
MRM	Magnetresonanzmammografie, MRT der Brust
n	nativ
P	Qualitätsstufe nach PGMI: P = perfect, sehr gut
PGMI	britischer Standard für Bildqualität
pN	Klassifikation des histologisch verifizierten Lymphknotenstatus
PPV	positiver prädiktiver Wert
pT	Klassifikation der histologisch verifizierten Tumorgröße
pTis	histologisch gesichertes intraduktales Karzinom (in situ)
S	Subtraktionsaufnahme
SB	Stanzbiopsie
SE	Spin-Echo
T1	T1-gewichtete Aufnahme in der MR-Mammografie
T2	T2-gewichtete Aufnahme in der MR-Mammografie
TDLE	terminale duktal-lobuläre Einheit
TE	Echozeit
TE	Tumorektomie
TR	Recovery Time
TSE	Turbo-Spin-Echo
US	Ultraschall
VAB	vakuumassistierte Biopsie
VB	Vakuumbiopsie
VSB	Vakuumstanzbiopsie

Inhalt

1 Patienteninformationen, Leitlinien und Richtlinien

U. Fischer

Patienteninformationen

Unter Patienteninformation versteht man Publikationen mit Informationen für medizinische Laien zu Fragen von Gesundheit und Gesundheitsförderung, zu Krankheit und Untersuchungs- bzw. Behandlungsmöglichkeiten sowie zu Einrichtungen des Gesundheitswesens (z.B. Kliniken, Arztpraxen, Krankenkassen usw.). Patienteninformationen zu medizinischen Themen sollen Patienten insbesondere in die Lage versetzen, eine Krankheit bzw. deren Symptome zu verstehen und einzuordnen. Sie sollen über Nutzen, Risiken und Nebenwirkungen informieren, aber auch vor nutzlosen, überflüssigen und schädlichen Maßnahmen warnen. Umfassende und möglichst objektive Patienteninformationen mit medizinischen Inhalten werden – ähnlich wie ärztliche Leitlinien – auf der Grundlage der besten verfügbaren wissenschaftlichen Belege (der sog. Evidenz) entwickelt. Solche Patienteninformationen werden auch Patientenleitlinien oder – wenn es sich um systematische Empfehlungen für gesunde Menschen handelt – Gesundheitsleitlinien genannt.

Leitlinien

Medizinische Leitlinien stellen systematisch entwickelte Entscheidungshilfen für die angemessene ärztliche Vorgehensweise bei speziellen gesundheitlichen Problemen dar. Sie dienen damit als Orientierungshilfe im Sinne von „Handlungs- und Entscheidungskorridoren“, von der in begründeten Fällen abgewichen werden kann oder sogar muss. Ihr Hauptzweck ist die Darstellung des fachlichen Entwicklungsstandes einer Profession. Die Umsetzung von Leitlinien liegt im Ermessensspielraum der Ärztin oder des Arztes bei der fallspezifischen Betrachtung.

Bei einer evidenz- und konsensbasierten Leitlinie handelt es sich um den nach einem definierten, transparent gemachten Vorgehen erzielten Konsensus multidisziplinärer Expertengruppen zu bestimmten Vorgehensweisen in der Medizin unter Berücksichtigung der besten verfügbaren Evidenz. Grundlage dieses Konsensus ist die systematische Recherche und Analyse der wissenschaftlichen Evidenz aus Klinik und Praxis.

In Deutschland werden ärztliche Leitlinien u.a. von den Wissenschaftlichen Medizinischen Fachgesellschaften (AWMF) und der ärztlichen Selbstverwaltung (Bundesärztekammer und Kassenärztliche Bundesvereinigung) entwickelt und verbreitet. Leitlinien für die strukturierte medizinische Versorgung (d.h. für die integrierte Versorgung und für Disease-Management-Programme) werden Versorgungsleitlinien genannt. In diesem Zusammenhang wird beim Ärztlichen Zentrum für Qualität in der Medizin (ÄZQ) das Programm für Nationale Versorgungsleitlinien unterhalten.

Leitliniendefinition der AWMF/ÄZQ: „*Leitlinien sind systematisch entwickelte Feststellungen (Thesen) mit dem Ziel, die Entscheidung von Ärzten und Patienten über eine angemessene Gesundheitsversorgung (Prävention, Diagnostik, Therapie und Nachsorge) für spezifische klinische Situationen zu unterstützen.*“

S1- bis S3-Leitlinien. Leitlinien werden in der Arbeitsgemeinschaft der Wissenschaftlichen Medizinischen Fachgesellschaften (AWMF) in 3 Entwicklungsstufen von S1 bis S3 entwickelt und klassifiziert, wobei S3 die höchste Qualitätsstufe besitzt:

- S1: Erarbeitung durch eine Expertengruppe im informellen Konsens
- S2: Ableitung aus einer formalen Konsensfindung und/oder einer formalen „Evidenz“-Recherche
- S3: Leitlinie mit zusätzlichen/allen Elementen einer systematischen Entwicklung (Logik-, Entscheidungs- und „Outcome“-Analyse)

Evidenzlevel. Evidenzbasierte Medizin (EbM) ist der gewissenhafte, ausdrückliche und vernünftige Gebrauch der gegenwärtig besten wissenschaftlichen Daten für Entscheidungen in der medizinischen Versorgung individueller Patienten. Die Praxis der EbM bedeutet die Integration individueller klinischer Expertise mit den besten wissenschaftlich belegten Daten aus systematischer Forschung. Eine Einteilung nach EbM-Kriterien von Studien/Veröffentlichungen ermöglicht Aussagen über die wissenschaftliche Evaluierung und über den Evidenzgrad. Nach ÄZQ (Ärztliches Zentrum für Qualität in der Medizin) gelten nachfolgende Evidenzlevel:

- Level I: Es gibt ausreichende Nachweise für die Wirksamkeit aus systematischen Überblicksarbeiten (Metaanalysen) über zahlreiche randomisiert kontrollierte Studien.
- Level II: Es gibt Nachweise für die Wirksamkeit aus zumindest einer randomisierten, kontrollierten Studie.
- Level III: Es gibt Nachweise für die Wirksamkeit aus methodisch gut konzipierten Studien ohne randomisierte Gruppenzuweisung.
- Level IV a: Es gibt Nachweis für die Wirksamkeit aus klinischen Berichten.
- Level IV b: Stellt die Meinung respektierter Experten dar, basierend auf klinischen Erfahrungswerten bzw. Berichten von Expertenkomitees.

Richtlinien

Eine Richtlinie ist eine Handlungsvorschrift mit bindendem Charakter, aber nicht gesetzlicher Natur. Eine Richtlinie wird von einer Organisation ausgegeben, ist gesetzlich ermächtigt und hat so einen Geltungsbereich, der z. B. arbeitsrechtlich auch sanktionierbar ist.

Fachgesellschaften, Organisationen, Arbeitsgruppen

National und international findet sich eine Vielzahl von Fachgesellschaften, Arbeitsgemeinschaften und Zusammenschlüssen anderer Art, die Empfehlungen, Leitlinien und/oder Richtlinien erarbeitet und definiert haben. Einige repräsentative und relevante Institutionen sollen daher an dieser Stelle aufgeführt werden:

AWMF (www.awmf.org). Die Arbeitsgemeinschaft der Wissenschaftlichen Medizinischen Fachgesellschaften (AWMF), gegründet 1962, ist der deutsche Dachverband von über 150 wissenschaftlichen Fachgesellschaften aus allen Gebieten der Medizin (zusammen rund 170 000 Mitglieder). Seit 1995 koordiniert die AWMF die Entwicklung von medizinischen Leitlinien für Diagnostik und Therapie durch die einzelnen Wissenschaftlichen Medizinischen Fachgesellschaften.

Die AWMF berät über grundsätzliche und fachübergreifende Angelegenheiten und Aufgaben, erarbeitet Empfehlungen und Resolutionen und vertritt diese gegenüber den damit befassten Institutionen, insbesondere auch im politischen Raum. Neben den – angesichts der zunehmenden Spezialisierung immer dringenderen – Aufgaben der inneren Zusammenarbeit will sie damit die Interessen der medizinischen Wissenschaft verstärkt nach außen zur Geltung bringen.

Die AWMF ist mit ihren eigenständigen Aufgaben neben den anderen Arbeitsgemeinschaften wie Bundesärztekammer (BÄK), Medizinischer Fakultätentag (MFT), Gemeinschaft Fachärztlicher Berufsverbände (GFB) und den Einrichtungen der Wissenschaftsförderung (z. B. DFG) ein wichtiger Pfeiler im Rahmen der gesamten medizinischen Organisation. Die AWMF bemüht sich um fruchtbare Zusammenarbeit mit den anderen Einrichtungen sowie den zuständigen politischen Gremien im Interesse des förderlichen Zusammenwirkens und einer leistungs- und zukunftsorientierten Weiterentwicklung der medizinischen Wissenschaften und der ärztlichen Praxis.

DGS (www.senologie.org). Die Deutsche Gesellschaft für Senologie (DGS) setzt sich aus Mitarbeitern aus medizinischen Fachgebieten und ärztlichen Organisationen auf dem Gebiet der Brustkrankheiten zusammen. Zudem hält sie Verbindung zu ausländischen senologischen Gesellschaften. Es ist das erklärte Ziel der DGS, durch intensiven interdisziplinären Erfahrungsaustausch zwischen allen medizinischen und theoretischen Fachrichtungen der Biologie, der Physiologie sowie der Diagnostik und Therapie von Erkrankungen der Brustdrüse, ihre Arbeit und Verantwortung fachlich und menschlich zuversichtlich mit noch mehr Fachwissen, Sicherheit und Erfolg fortführen zu können. Die Gesellschaft erarbeitet u. a. Standards und Konsensus-Empfehlungen zu Diagnostik und Therapie von Brustkrankheiten, die dem aktuellen Stand der Wissenschaft entsprechen.

Innerhalb der Strukturen der DGS definierte sich eine Arbeitsgemeinschaft Minimal invasive Mammainterventionen (AG MiMi). Zielsetzungen der AG MiMi betreffen u. a. die Qualitätserhebung im Bereich der minimal invasiven Mammadiagnostik und -therapie sowie qualitätsbegleitende Maßnahmen und Planungen prospektiver Studien zur Evaluierung neuer minimal invasiver Verfahren.

DRG (www.drg.de). Die Deutsche Röntgengesellschaft e. V. wurde 1905 in Berlin gegründet und gehört zu den traditionsreichen und bedeutenden medizinischen Gesellschaften. Sie widmet sich der Förderung der Radiologie in allen ihren Bereichen einschließlich der wissenschaftlichen Grundlagenforschung. Dazu gehören die allgemeine Röntgendiagnostik ebenso wie die modernen Schnittbildverfahren Computertomografie, Magnetresonanztomografie, Ultraschall und Farbduplexsonografie sowie weitere relevante Teilbereiche. Die Deutsche Röntgengesellschaft spricht Empfehlungen und Leitlinien zur bildgebenden Diagnostik der Mamma über die von ihr ins Leben gerufene Arbeitsgemeinschaft Mammadiagnostik aus.

ÄZQ (www.aezq.de). Das Ärztliche Zentrum für Qualität in der Medizin (ÄZQ) ist das Kompetenzzentrum von Bundesärztekammer (BÄK) und Kassenärztlicher Bundesvereinigung (KVB) für medizinische Leitlinien und Patienteninformationen. BÄK und KVB gründeten im März 1995 die „Zentralstelle der deutschen Ärzteschaft zur Qualitätssicherung in der Medizin“ (ÄZQ) als gemeinsame und paritätisch besetzte Einrichtung und wandelten sie im Juli 1997 in eine Gesellschaft bürgerlichen Rechts um. Am 24.01.2003 erfolgte die Umbenennung in „Ärztliches Zentrum für Qualität in der Medizin“. Zweck des ÄZQ ist die Unterstützung von BÄK und KVB bei deren Aufgaben im Bereich der Qualitätssicherung der ärztlichen Berufsausübung. Die Aufgabenschwerpunkte des ÄZQ betrafen bisher u. a. die Bereiche Sondierung und methodische Bearbeitung von Innovationen auf dem Gebiet der medizinischen Qualitätsförderung, die Initiierung und Weiterentwicklung der evidenzbasierten Medizin, das Qualitätsmanagement in der Medizin und die Entwicklung und Implementierung nationaler Leitlinien und Patienteninformationen für prioritäre Versorgungsbereiche.

DEGUM (www.degum.de). Die Deutsche Gesellschaft für Ultraschall in der Medizin (DEGUM) vereint Ärzte verschiedener Fachgebiete, medizinische Assistenzberufe, Naturwissenschaftler und Techniker und umfasst gegenwärtig etwa 6800 Mitglieder. Sie gehört damit zu den größten medizinisch-wissenschaftlichen Gesellschaften in Deutschland und zu den größten Ultraschallgesellschaften weltweit. Der Arbeitskreis „Mammasonografie“ der DEGUM hat sich u. a. in besonderem Maße mit Geräterichtlinien und Auswertekriterien von Ultraschallbefunden der Brust beschäftigt.

Weitere Fachgesellschaften. Europaweit existieren darüber hinaus weitere Fachgesellschaften, die sich mit der Diagnostik und Behandlung von Brustkrebs beschäftigen, die zu dieser Thematik Konferenzen und Fortbildungsveranstaltungen veranstalten und qualitätssichernde Empfehlungen und Leitlinien erarbeiten. Zu erwähnen sind in diesem Zusammenhang die European Society of Mastology (EUSOMA) und die European Society of Breast Imaging (EUSOBI).

European Guidelines for Quality Assurance of Mammography Screening. Die führenden Politiker der 12 Mitgliedsländer der Europäischen Gemeinschaft beschlossen 1985 ein gemeinsames Projekt zur Reduktion der Krebssterblichkeit in Europa. Hieraus resultierte letztendlich u. a. die erste Auflage der sog. „European Guidelines for Quality Assurance in Mammography Screening" im Jahre 1993. Dieses Werk, das 2006 in seiner 4. Auflage vorliegt, stellte und stellt die wesentliche Grundlage für Früherkennungsprogramme in den verschiedenen europäischen Ländern dar. Auch die nationale S3-Leitlinie basiert schwerpunktmäßig auf den Ausführungen der European Guidelines.

Nationale S3-LL zur Früherkennung von Brustkrebs. 23 medizinisch-wissenschaftliche Fachgesellschaften, ärztliche Berufsverbände und nichtärztliche Organisationen (Selbsthilfegruppen und Fraueninitiativen) haben in einer „Konzertierten Aktion: Brustkrebsfrüherkennung in Deutschland" evidenzbasierte Leitlinien erarbeitet, kurzum als S3-Leitlinien bekannt. Angestrebt wird hiermit eine unmittelbare, günstigere Beeinflussung des Krankheitsverlaufes bei Frauen mit Brustkrebs (Früherkennung, Diagnose, Therapie und Nachsorge) sowie eine Optimierung der medizinischen Versorgungsstrukturen und -abläufe. Nennenswert unterstützt wurde die Erarbeitung der S3-Leitlinien durch die Deutsche Gesellschaft für Senologie, die Deutsche Krebshilfe e. V., die Deutsche Krebsgesellschaft e. V. und die World Society for Breast Health. Aktuell liegt diesbezüglich die letzte Version der S3-Leitlinien aus dem Jahre 2008 vor.

BI-RADS (www.acr.org). Die amerikanische Röntgengesellschaft, das American College of Radiology (ACR), umfasst 30 000 Mitglieder, hierunter Radiologen, Strahlentherapeuten, Medizinphysiker, interventionelle Radiologen und Nuklearmediziner. Neben Empfehlungen und Leitlinien zu bildgebenden Verfahren in der Mammadiagnostik (Einstelltechnik, Qualitätssicherung interventioneller Verfahren) stellt die Einführung und ständige Aktualisierung des „Breast Imaging Reporting and Data System® (BI-RADS®) Atlas" den wohl größten innovativen Schritt in der Vereinheitlichung der Terminologie von Mammografie, Mammasonografie und MR-Mammografie sowie in der Standardisierung und Kategorisierung von Untersuchungsbefunden dar.

Netzanschriften.

Arbeitsgemeinschaft der Wissenschaftlichen Medizinischen Fachgesellschaften	AWMF	www.awmf.org
American College of Radiology	ACR	www.acr.org
Deutsche Gesellschaft für Ultraschall in der Medizin	DEGUM	www.degum.de
Ärztliches Zentrum für Qualität in der Medizin	ÄZQ	www.aezq.de
Deutsche Gesellschaft für Senologie	DGS	www.senologie.org
Deutsche Röntgengesellschaft	DRG	www.drg.de

2

2 Vorbereitende Maßnahmen

F. Baum

Gerinnungsanamnese. Vor einer Stanz- und Vakuumbiopsie müssen einige Kontraindikationen beachtet werden. Diese betreffen in erster Linie die Blutgerinnung. Patienten mit einem erhöhten Thromboembolierisiko (z. B. Vorhofflimmern) werden in der überwiegenden Mehrzahl mit Cumarinderivaten behandelt. Demgegenüber werden arteriovenöse Verschlusskrankheiten üblicherweise mit Acetylsalicylsäure (ASS), gelegentlich aber auch mit Heparin therapiert. Die Bedeutung dieser Medikation für den Gerinnungsstatus ist den betroffenen Patienten meist bekannt. Dies gilt auch für Patienten mit angeborenen Gerinnungsstörungen wie Koagulopathien (bei Frauen extrem selten), Thrombopathien und Vasopathien. Patienten, die ASS jedoch als Schmerz- oder Grippemedikation eingenommen haben, ist das erhöhte Blutungsrisiko oft nicht bewusst. Aus diesem Grund muss vor jeder minimal invasiven Gewebeprobe gezielt nach der Einnahme von gerinnungshemmenden Medikamenten oder Blutungsdiathesen gefragt werden. Bisweilen ist eine aufwendige Vorbereitung antikoagulierter Patienten vor der Stanzbiopsie notwendig. Bei Patienten ohne entsprechende Medikation oder Blutungsdiathese kann auf einen Gerinnungsstatus vor dem minimal invasiven Eingriff verzichtet werden.

Gerinnungshemmende Medikation. Bei Therapien mit ASS sollte die Behandlung 10 Tage vor der Intervention ausgesetzt werden, um eine gute Thrombozytenaggregation zu gewährleisten. Spätestens 6 Stunden vor dem interventionellen Eingriff wird die Unterbrechung der Heparintherapie empfohlen, jedoch muss, wie auch bei der Cumarinbehandlung, die Therapiepause mit dem behandelnden Arzt abgesprochen werden.

Werden Patienten mit Vitamin-K-Antagonisten (Cumarin) behandelt, sollte die Umstellung der Antikoagulation durch einen erfahrenen Facharzt erfolgen. Fällt der INR (international normalized ratio) auf einen Wert unter 2,5 (Quick > 30%) ab, muss mit der Heparinisierung der Patienten begonnen werden. Dabei ist die partielle Thrombinzeit auf 60 – 80 s anzuheben. Ist der INR-Wert auf 1,5 gesunken (Quick = 50%), kann die Gewebeprobe durchgeführt werden. Im Falle der intravenösen Heparinisierung wird diese ca. 6 Stunden zuvor ausgesetzt. Die PTT sollte dann einen Wert unter 40 s erreicht haben. Ebenfalls 6 Stunden nach dem interventionellen Eingriff kann die Heparintherapie fortgeführt werden. Die Vitamin-K-Antagonisten sollten frühestens nach 24 Stunden wieder eingenommen werden.

Endokarditisprophylaxe. Liegt bei einem Patienten ein Herzklappenfehler vor oder wurde eine Herzklappe ersetzt, ist vor jeder Intervention eine Endokarditisprophylaxe mit Penicillin angezeigt. Bei Penicillinunverträglichkeit kann auf Ciprofloxacin ausgewichen werden.

Allergien. Vor der Intervention sollten etwaige Pflasterallergien evaluiert werden (Abb. 2.1). Im Falle derartiger Unverträglichkeiten ist auf das entsprechende Kontaktallergen zu verzichten. In besonderen Fällen kann eine kleine Hautnaht nach Stichinzision dem Klammerpflaster vorgezogen werden. Ebenso sollten Allergien gegen Lokalanästhetika geklärt werden. Darüber hinaus müssen vor dem eventuellen Freisetzen eines Markerclips weitere Unverträglichkeiten gegen die entsprechenden Metalllegierungen (Abb. 2.2) bzw. gegen tierisches Eiweiß (Kollagen) erfragt werden. Kommt die MR-Mammografie als bildgebendes Verfahren zum Einsatz, müssen zusätzlich allergische Reaktionen auf Kontrastmittel erfragt und Kontraindikationen (Nierenfunktion) beachtet werden.

Desinfektion. Grundsätzlich ist auf steriles Arbeiten bei der Intervention zu achten. Die Verwendung von Lochtüchern ist auf Grund der besonderen Gegebenheiten (Ultraschallgel oder Stereotaxiehalterung) nicht angebracht. Vor der Lokalanästhesie und auch vor der Stichinzision ist jedoch für eine gewissenhafte Desinfektion der Haut mit Ethanolspray zu sorgen.

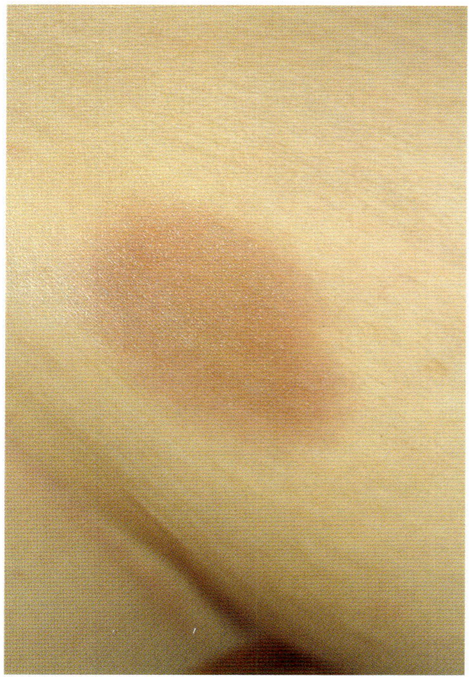

Abb. 2.1 **Pflasterallergie.**

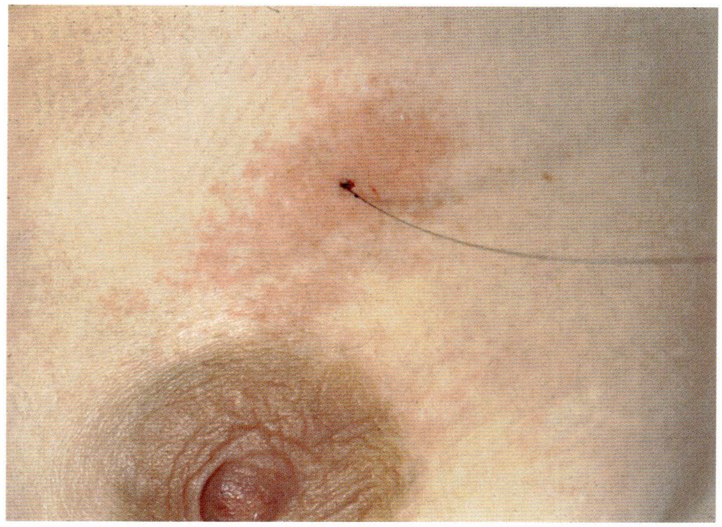

Abb. 2.2 **Nickelallergie nach Einlage eines Markierungsdrahtes.**

3 Frei-Hand-Techniken

F. Baum

3

Die offene Biopsie von tastbaren Befunden kann vom Operateur ohne weitere Hilfsmittel durchgeführt werden, da er palpatorisch den Weg zum Ziel findet. Bei fehlendem Tastbefund bedarf es der präoperativen Lokalisation. Diese Markierungen werden je nach Befundkonstellation mithilfe der sonografischen, mammografischen oder kernspintomografischen Bildgebung durchgeführt.

Bei den mammografisch zu lokalisierenden Befunden handelt es sich überwiegend um Mikrokalkgruppen. Diese können sowohl stereotaktisch als auch in Freihandtechnik markiert werden. Grundlegende Voraussetzung zur Planung einer mammografischen Lokalisation ist eine Bildgebung in zwei orthograden Ebenen (cc und lm).

Drahtmarkierung

Drahtmarkierung nach Berger

Koordinatensystem. Kommt die Technik nach Berger zur Anwendung, wird auf die Brust ein Koordinatensystem mit x- und z-Achse aufgemalt, dessen 0-Punkt in der Mamille liegt. Definitionsgemäß beschreibt die x-Achse die mediolaterale, die z-Achse die kraniokaudale Position des menschlichen Körpers.

In einem zweiten Schritt werden jetzt die x- und z-Achsenwerte auf den Mammografiebildern abgelesen. Hierzu werden die x- und die z-Achse auf ein Blatt Papier aufgetragen. Die mediolaterale Aufnahme wird nun mit dem kraniokaudalen Bildrand parallel zur z-Achse an das Papier gelegt, wobei die Mamille auf die x-Achse platziert wird. Nun wird eine Gerade, die ihren Ursprung im Herdbefund hat, parallel zur x-Achse in das Koordinatensystem eingetragen (Abb. 3.**1 a**). Derselbe Vorgang wird dann mit der cc-Aufnahme durchgeführt, wobei der mediolaterale Bildrand parallel zur x-Achse platziert wird und die Mamille auf der z-Achse zu liegen kommt. Hierbei muss das Bild seitenverkehrt angelegt werden. Die Gerade mit Ursprung im mammografischen Befund wird jetzt parallel zur z-Achse eingetragen (Abb. 3.**1 a**). Der Schnittpunkt der beiden gezeichneten Achsen gibt den Quadranten und die Lagekoordinaten des Befundes wieder. Die Distanz zur x- und z-Achse kann nun in der Zeichnung abgelesen und der Lagepunkt auf der Brust eingezeichnet werden (Abb. 3.**1 b**).

Zur Drahtplatzierung muss die Brust fixiert werden. Hierzu wird diese entweder durch kraniokaudal oder mediolateral flach aufgelegte Hände von einer zweiten Person gehalten (Abb. 3.**2 a, b**). Besonders für Anfänger empfiehlt es sich zuvor die errechnete Herdlage auf der Haut aufzumalen, da sich die Herdposition durch das Fixieren der Brust verändert. Beim Einbringen der Nadel muss dann noch die Position auf der y-Achse (ventrodorsale Position) berücksichtigt werden. Diese wird aus den Kutis-Herd-Distanzen in cc- und ml-Projektion gemittelt.

Nadel- und Drahtplatzierung. Die Art der Nadelplatzierung sollte zuvor mit dem kooperierenden Operateur abgesprochen werden. Je nach geplantem, z. B. periareolärem oder axillärem Operations-

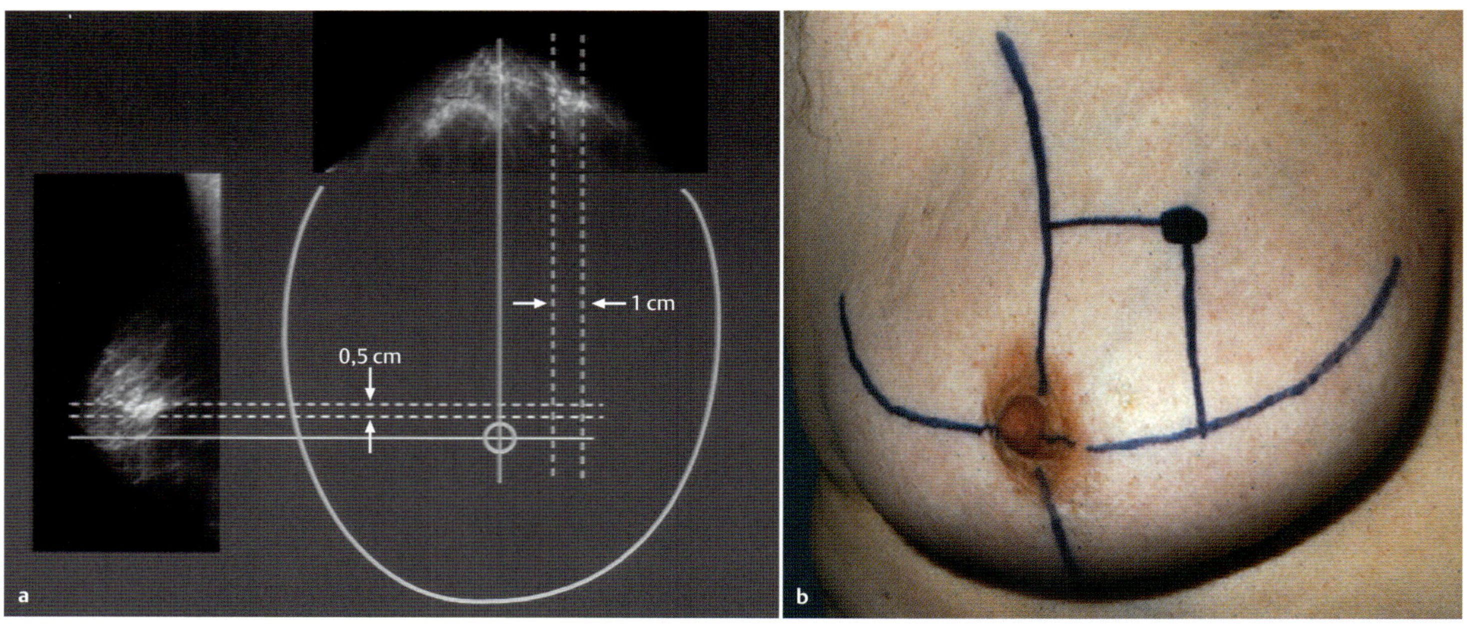

Abb. 3.**1** **Lm- und cc-Mammografie mit Koordinatensystem und Übertrag der x- und z-Werte.** Bezugspunkt der Messung ist die Mamille. Koordinatensystem mit Ursprung in der Mamille (**a**). Einzeichnung der errechneten x- und z-Werte des Herdbefundes (**b**).

zugang, kann die Nadel periareolär oder axillär eingebracht werden. Die Notwendigkeit der Lokalanästhesie hängt entscheidend von der Punktionsgeschwindigkeit ab. Ein schnelles Durchstechen der Kutis macht diese meistens überflüssig, da die Lokalanästhesie im gleichen Maße schmerzt.

Vor dem Einbringen der Nadel muss die Distanz der direkten diagonalen Verbindung zwischen Einstichort und mammografischem Befund bekannt sein, denn genau so tief wird die Nadel in der errechneten Richtung in die Brust eingebracht (Abb. 3.**2 c**).

Zunächst wird der Hakendraht jedoch noch nicht freigesetzt. Durch die erste Kontrollmammografie (cc und lm) wird die Nadellage dokumentiert und ggf. korrigiert (Abb. 3.**3 e, f**). Ziel ist es, die Nadel durch den anvisierten Befund hindurch zu stechen. Erst bei korrekter Lage der Punktionskanüle wird der Hakendraht freigesetzt. Die Kanüle wird erst nach Dokumentation der korrekten Drahtlage entfernt (Abb. 3.**2 d**). Kleine Befunde können auch mit dem Haken umfahren werden. Nach der europäischen wie auch nationalen Leitlinie wird ein maximaler Abstand des Drahtes

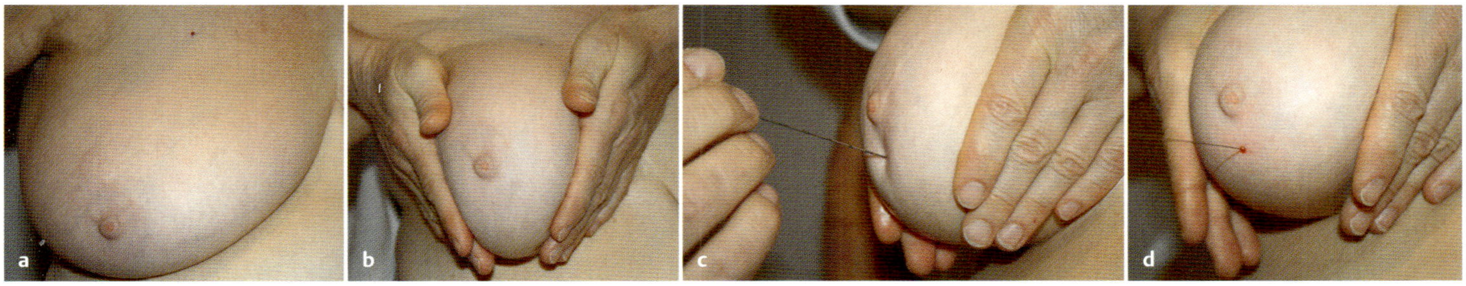

Abb. 3.**2** **Fixierung der Brust bei Freihandlokalisation.** Brust ohne (**a**) und mit Fixierung durch flach aufgelegte Hände (**b**). Periareolär eingebrachte Nadel (**c**) und eingebrachter Hakendraht nach Entfernung der Punktionskanüle (**d**).

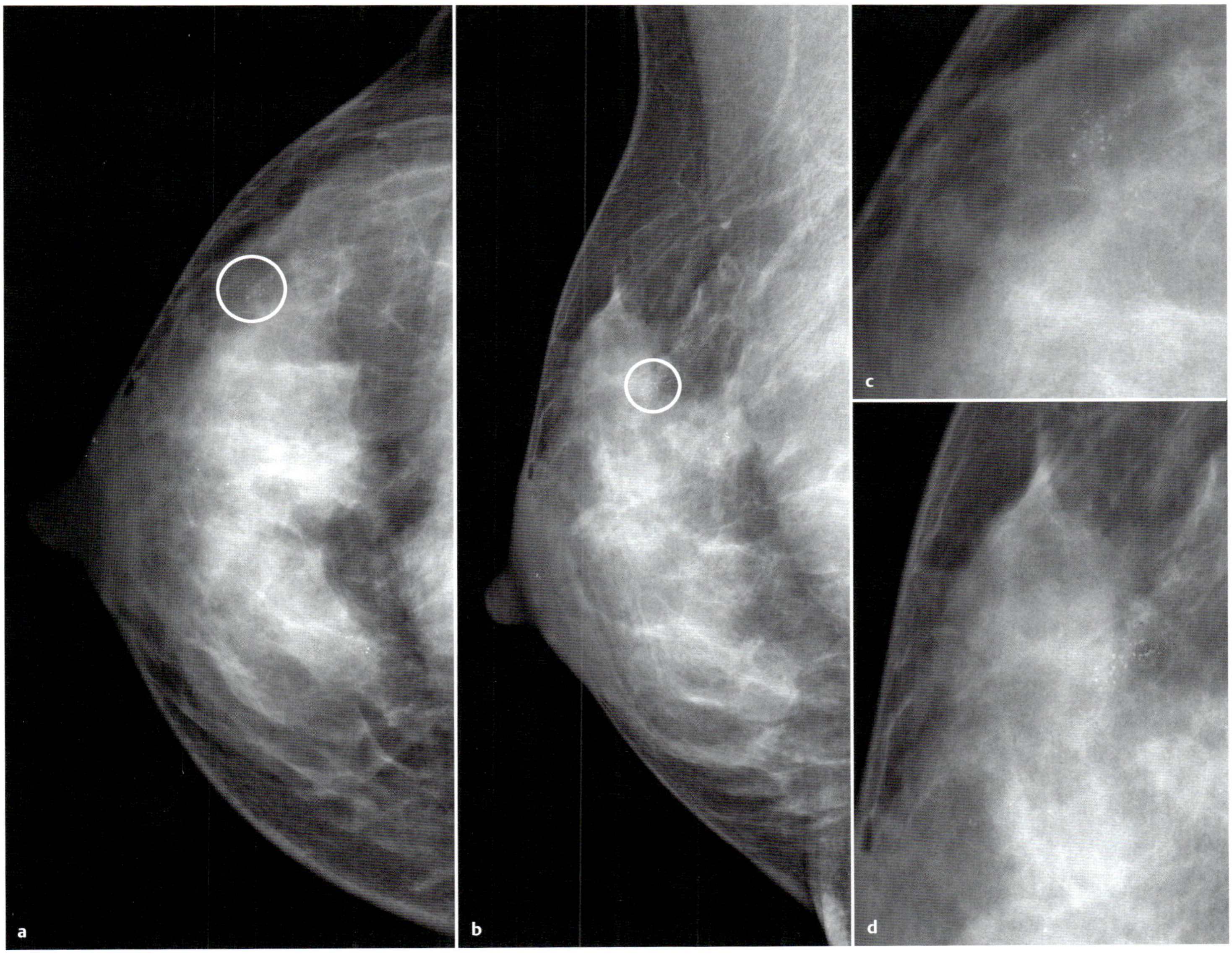

Abb. 3.**3 a – d** **Hakendrahtlokalisation.** Mammografie rechts cc und lm (**a, b**) und Ausschnittsvergrößerung (**c, d**) mit pleomorpher Mikrokalkgruppe rechts oben außen bei ca. 11 Uhr. **e – h** s. S. 8

3

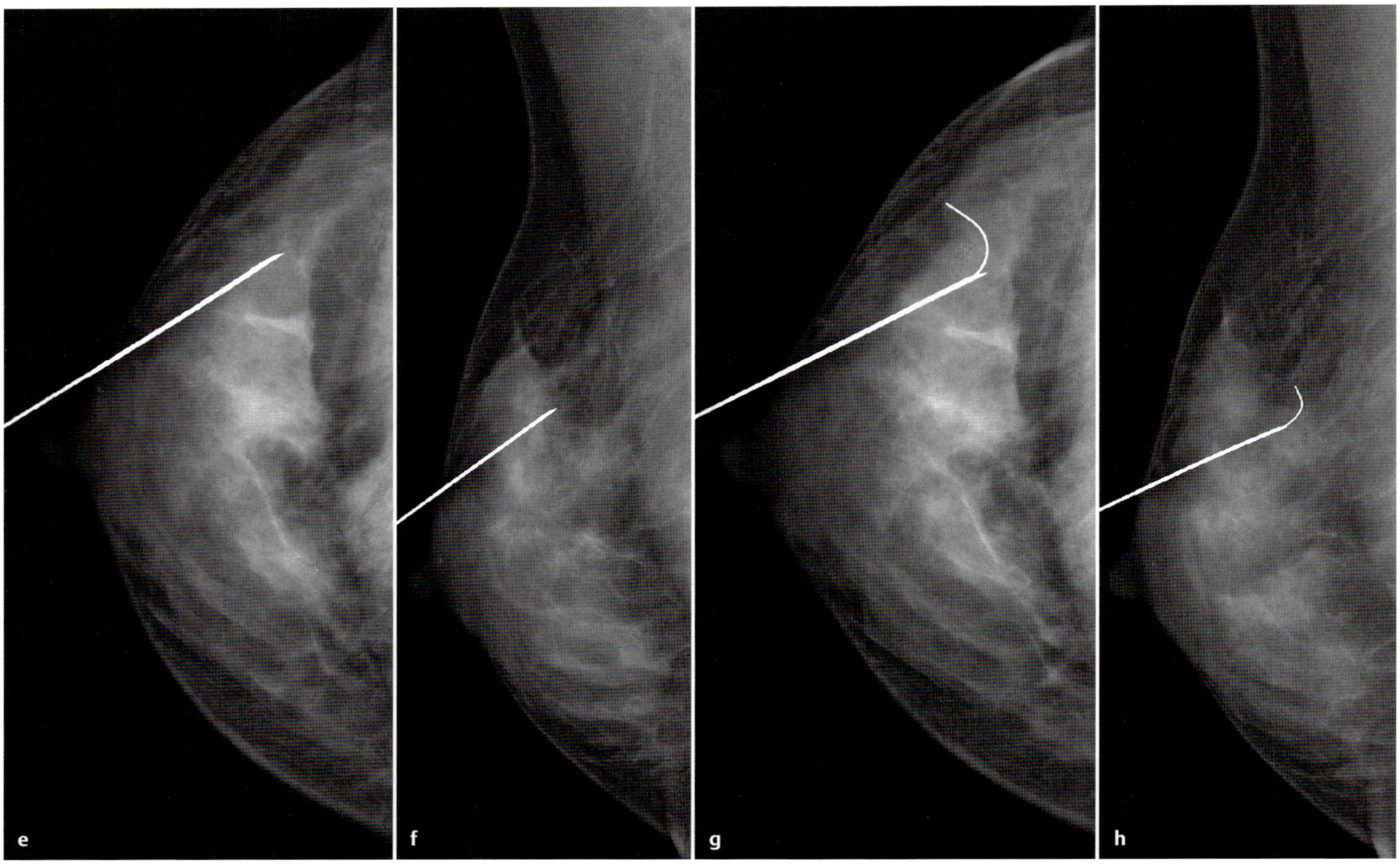

Abb. 3.3 **e–h** Darstellung der Punktionsnadel (**e, f**) sowie des Drahthakens (**g, h**) in korrekter Lage. **i–o** s. S. 9

zum Befund von 1 cm akzeptiert. Im Falle reponierbarer Hakendrähte kann man also versuchen, durch Freisetzen des Hakens in Richtung Herdbefund sich diesem noch ein wenig anzunähern. Nach dem Freisetzen wird zunächst wieder eine 2 Ebenenmammografie (cc und lm) erstellt. Erst wenn in der erneuten Kontrolle die Hakenlage zufriedenstellend ist (Abb. 3.3**g, h**), kann die Punktionskanüle entfernt werden. Nun wird die Hakendrahtlage ein letztes Mal dokumentiert (Abb. 3.3**i, k**). Diese Bilder werden für den Operateur mitgegeben.

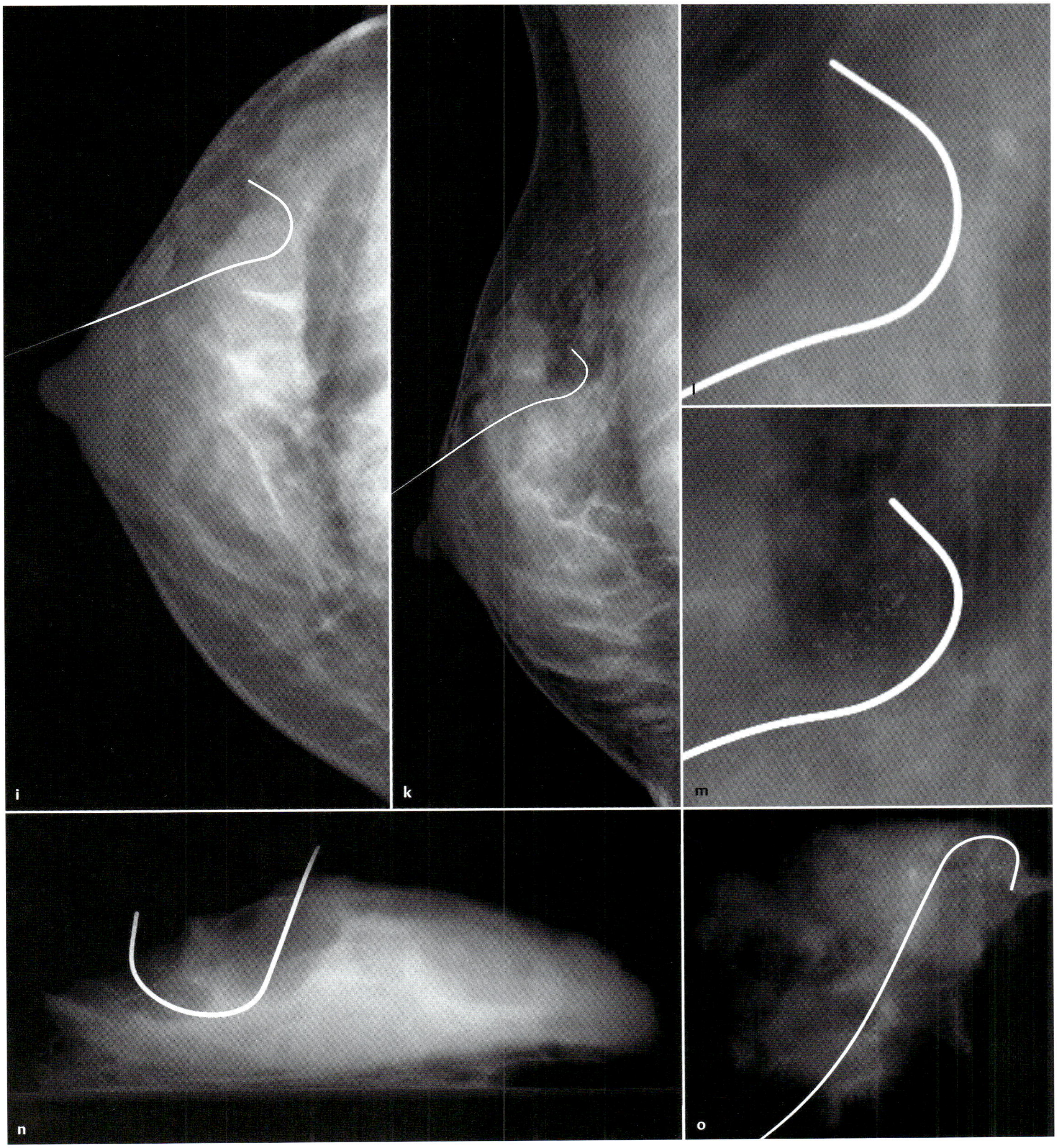

Abb. 3.3**i–o** Nach Entfernung der Punktionskanüle korrekte Hakendrahtlage (**i, k**) auch in der Ausschnittsvergrößerung (**l, m**). Der Haken umfährt die Kalkgruppe. Nachweis der Mikrokalzifikationen in der Präparateradiografie (**n, o**). Histologie: invasiv lobuläres Karzinom.

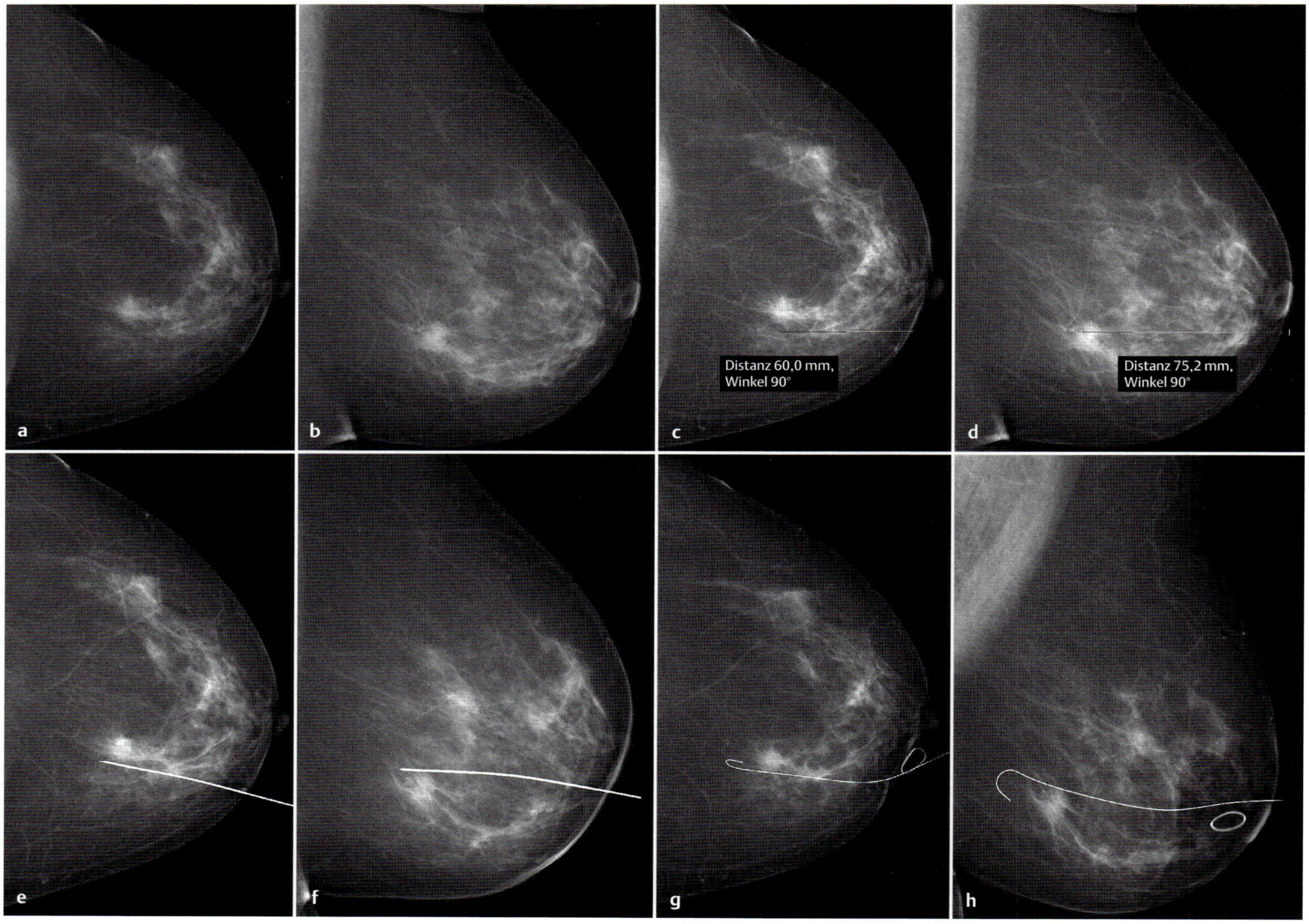

Abb. 3.4 **Freie Drahtmarkierung.** Mammografie links cc und lm mit Herdbefund unten innen (**a, b**). Bildschirmvermessung der Herdtiefe bei periareolärem Zugang und möglichst senkrechter Nadelführung, Herdtiefe = 6 cm (**c**). Cave: Die Einstichtiefe entspricht nicht notwendigerweise den mammografischen Brustgrenzen (**d**). Korrekte Nadellage cc und lm (**e, f**). Drahthakendokumentation nach Entfernung der Punktionskanüle (**g, h**). Die röntgendichte Tupfermarkierung projiziert sich auf die Einstichstelle des Drahtes (**h**).

Freie Drahtmarkierung

Im Falle hinreichender Erfahrung wird bei der freien Drahtmarkierung die Befundlage im Prinzip wie im Verfahren nach Berger kalkuliert, die Projektion des Befundes auf ein Koordinatensystem entfällt jedoch. Auch hier basiert die Berechnung auf zwei streng orthograden Mammografien (cc und lm). Es werden der betroffene Quadrant und die entsprechende Uhrzeit der Herdlage bestimmt. Bei dieser Technik muss ebenfalls die Distanz zwischen Punktionsstelle und Befund bekannt sein, da sie die Einstichtiefe der Lokalisationsnadel bestimmt (Abb. 3.**4**). Der Vorgang der mammografischen Nadelkontrolle, das Freisetzen des Drahthakens und die endgültige Dokumentation der Hakendrahtlage bleiben wie oben beschrieben.

Tipps und Tricks

- Der Punktionsverlauf sollte möglichst parallel und rechtwinklig zu den Achsen des Koordinatensystems gewählt werden.
- Im Falle segmentaler oder multifokaler Befunde ist es empfehlenswert, das betroffene Segment zu markieren (Abb. 3.**5**).
- Bei sehr ausgedehnten In-situ-Karzinomen (> 4 cm) wird die Mastektomie empfohlen. Diese Frage lässt sich präoperativ häufig stanzbioptisch klären.

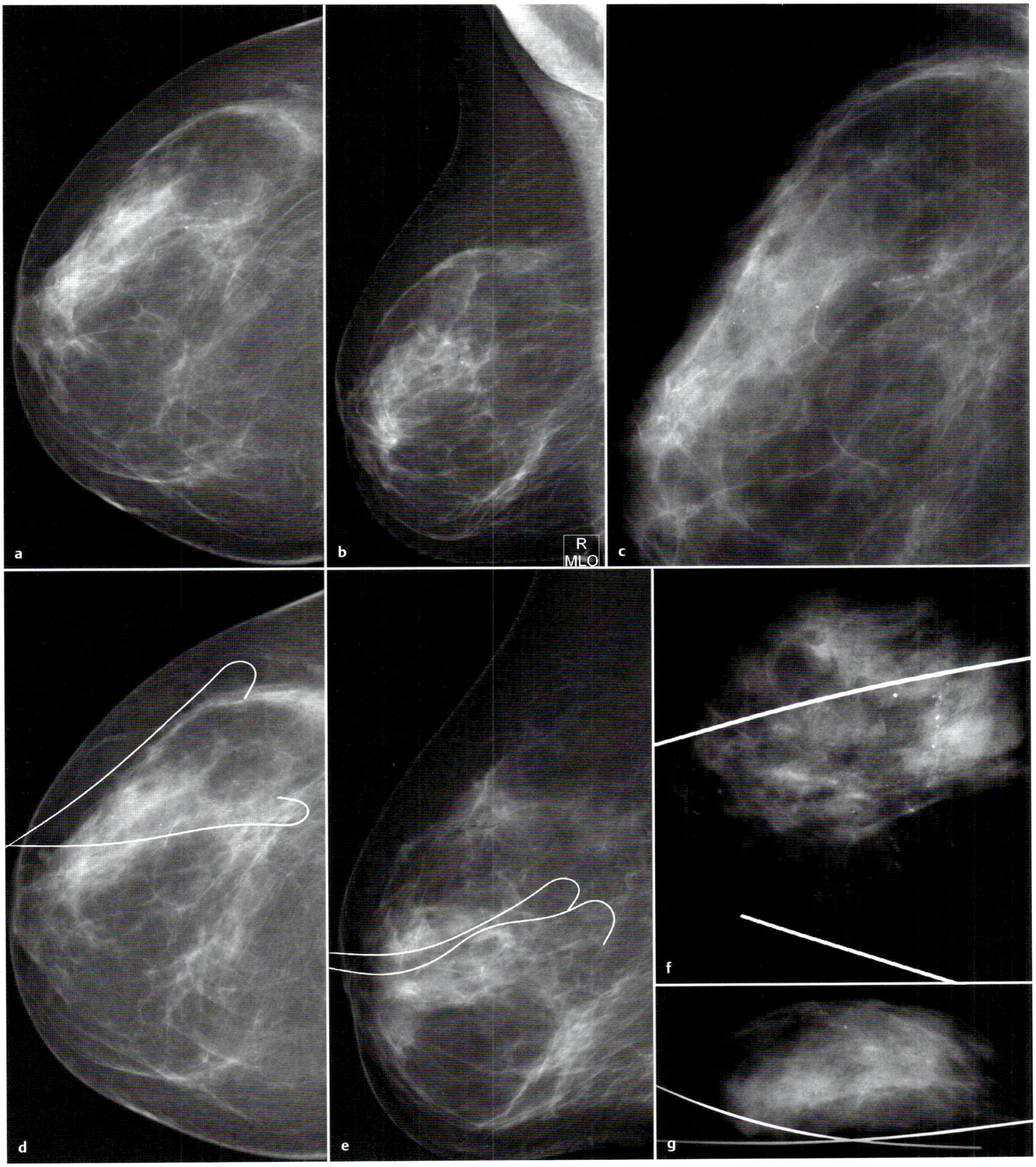

Abb. 3.5 **Segmentale Drahtmarkierung.** Mammografie rechts cc und mlo mit segmental angeordneten, pleomorphen Mikrokalzifikationen rechts oben außen (ca. 3 Uhr) (**a, b**). Vergrößerungsmammografie cc (**c**). Mammografie rechts cc und lm mit Hakendrähten medial und lateral der segmental angeordneten Mikrokalzifikationen (**d, e**). Präparateradiografie in 2 Ebenen mit randständigen Mikrokalzifikationen (**f, g**).

Hakendrähte

Zur präoperativen Markierung steht unterschiedliches Equipment zur Verfügung (Abb. 3.6). Drähte besitzen einfach oder doppelt konfigurierte Haken. Die Beschaffenheit der Brustdrüse und die Lage des Zielbefundes spielen bei der Wahl des Drahtes eine Rolle. Lipomatöses Gewebe gibt dem Haken wenig Halt, so dass hier die Verwendung von Doppelhaken ratsam ist. Liegt ein Befund im Drüsenparenchym, bietet dieses dem einfach konfigurierten Haken hinreichend Halt.

Reponierbare Drähte ermöglichen eine Korrektur der Hakendrahtlage nach dem Freisetzen, andere lassen sich einmal freigesetzt nicht ins Nadelinnere zurückziehen.

Weitere Unterschiede sind hinsichtlich der Drahtbeschaffenheit zu beschreiben. So lassen sich manche Drähte sehr gut aus der Kanüle freisetzen, andere neigen dazu zu knicken, was den Gleitwiderstand in der Kanüle erheblich erhöht. Korkenzieherdrähte, die wie eine Schraube in das Gewebe gedreht werden, kommen heute nicht mehr zum Einsatz.

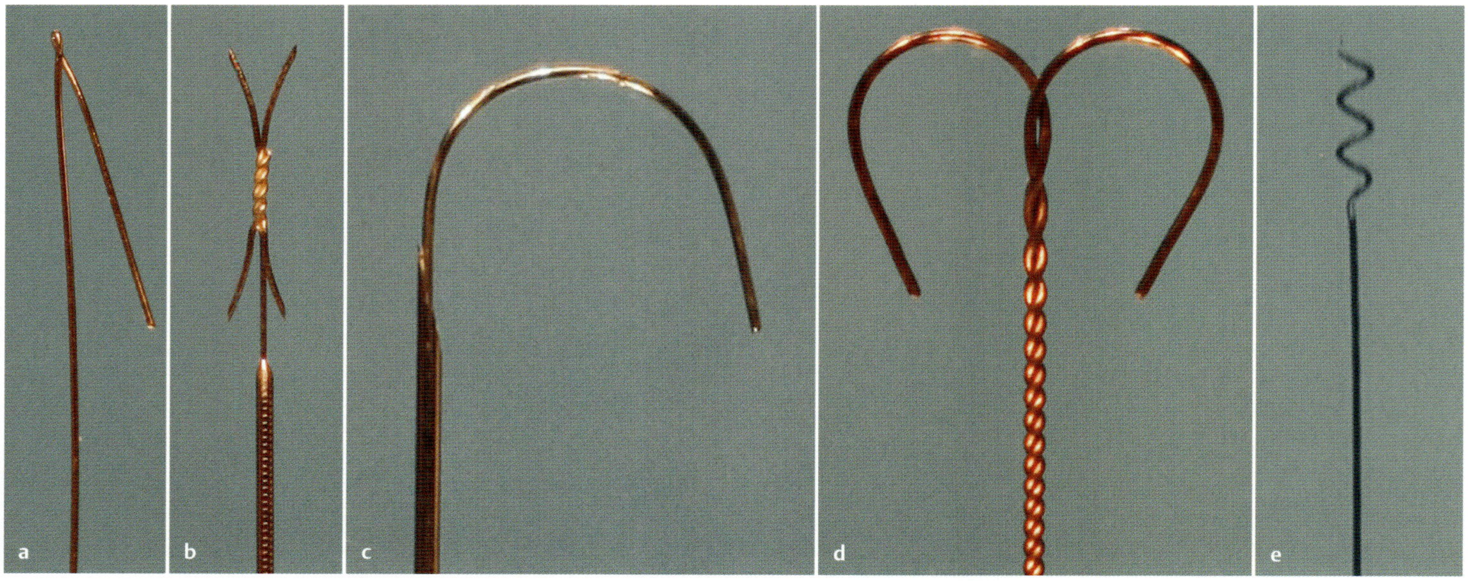

Abb. 3.6 **Drahtkonfigurationen.** Nicht reponierbare Drähte mit einfachem Haken (**a**), und doppeltem Haken (**b**). Reponierbare Drähte mit einfachem Haken (**c**) und doppeltem Haken (**d**). Obsolete Korkenzieherform (**e**).

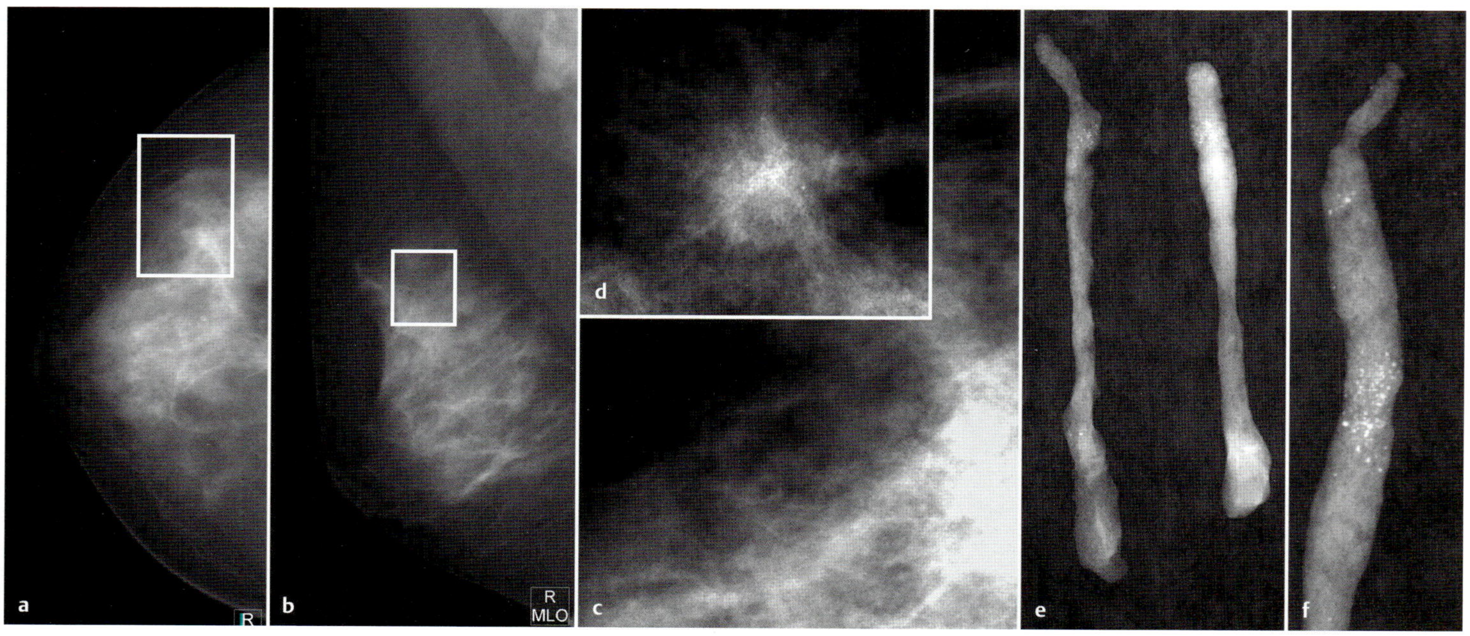

Abb. 3.7 **Drahtlokalisation mit Korrektur von Nadel- und Hakenlage.** Nachweis punktförmiger, gruppierter Mikrokalzifikationen rechts oben außen (**a – d**). Nach weitgehender Entfernung der Mikrokalzifikationen in der Vakuumbiopsie (Histologie: atypische duktale Hyperplasie, ADH) (**e, f**).
g – n s. S. 13

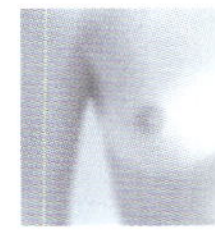

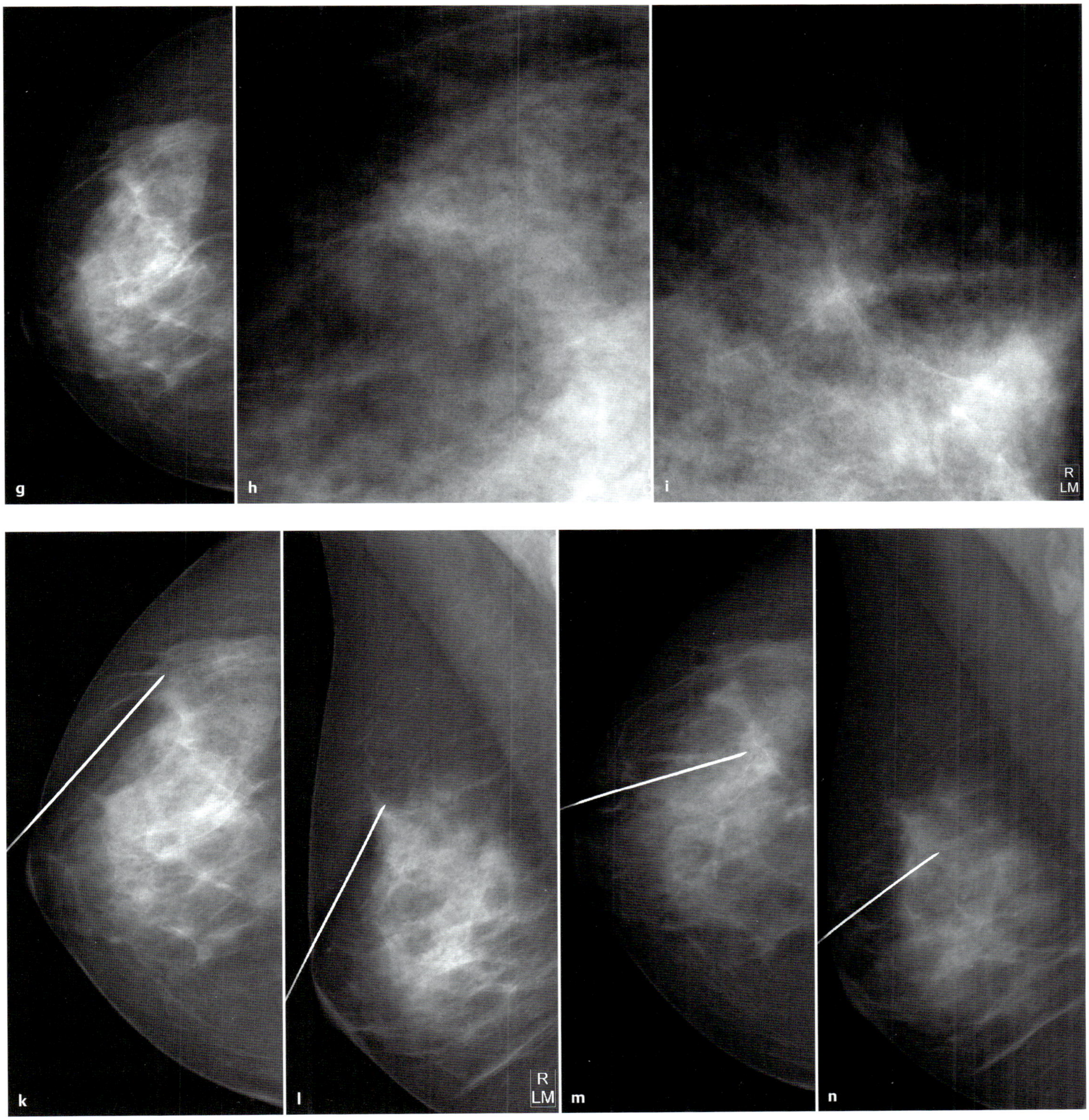

Abb. 3.7**g–n** In der anschließenden Vergrößerungsaufnahme Darstellung einiger verbliebener Verkalkungen (**g–i**). Im Rahmen der Freihandlokalisation Korrektur der Punktionsnadel (**k–n**) sowie der Hakenlage (**o–s**). **o–v** s. S. 14

Tipps und Tricks

Beim ersten Versuch einer Freihandmarkierung ist die Lage der Punktionskanüle nicht immer optimal. Nach der entsprechenden Dokumentation der Nadellage werden die notwendigen Veränderungen zur optimalen Nadellokalisation berechnet. Um diese bei der anschließenden Korrektur auch zu erreichen, muss die Nadel in den meisten Fällen fast bis in das Hautniveau zurückgezogen werden (Abb. 3.7**k–n**).

Im Falle eines korrigierbaren Markierungsdrahtes kann dieser nach mammografischer Kontrolle zur weiteren Annäherung an den Zielbefund noch verändert werden. Hierzu darf die Punktionsnadel jedoch noch nicht entfernt worden sein. Ist der Draht wieder in das Innere der Kanüle zurückgezogen kann die Position des Hakens durch Drehung der Nadel verändert werden (Abb. 3.7**o, p**).

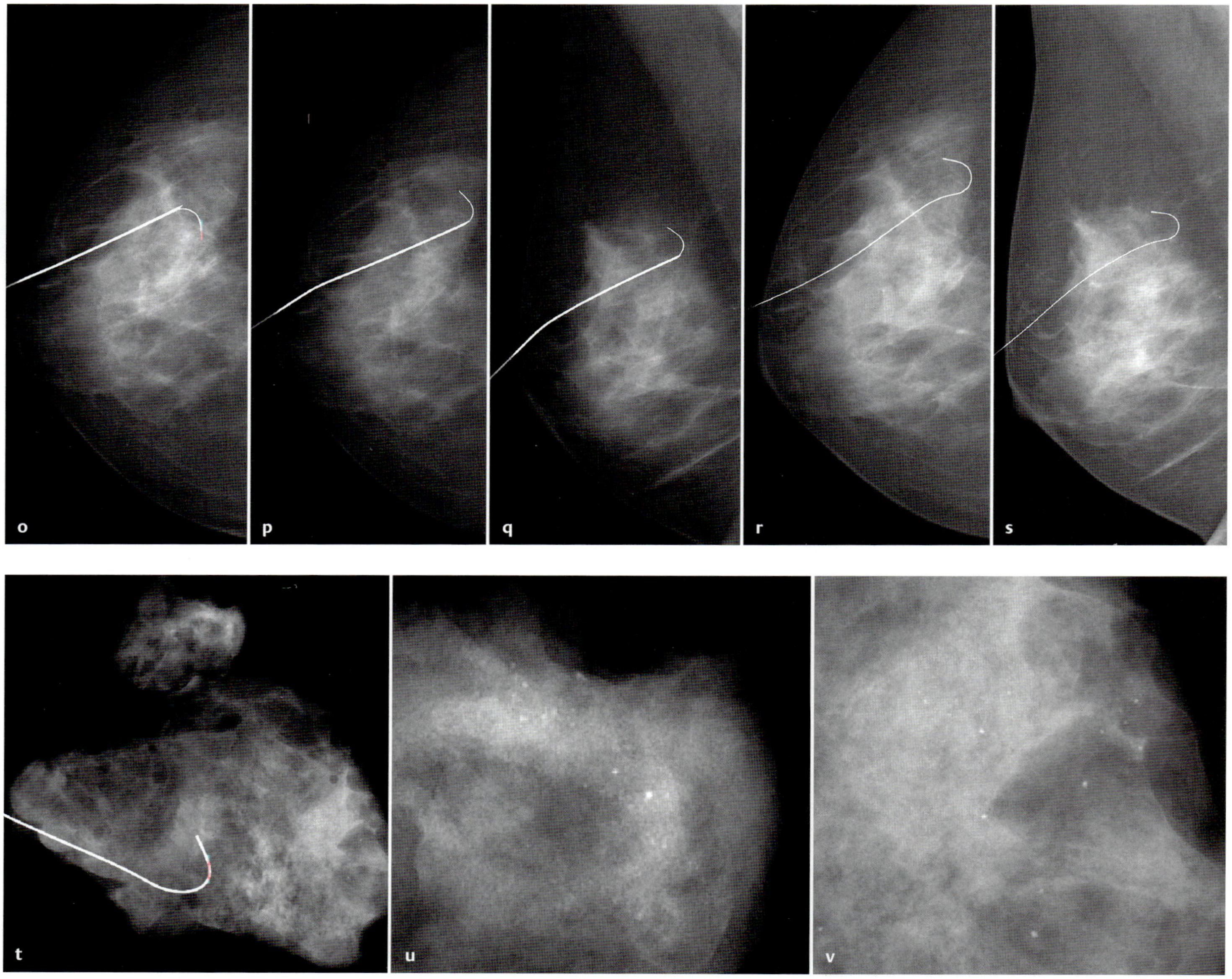

Abb. 3.7 **o–v** In der Präparateradiografie Abbildung weiterer punktförmiger Mikrokalzifikationen (**t–v**). Histologisch: ADH.

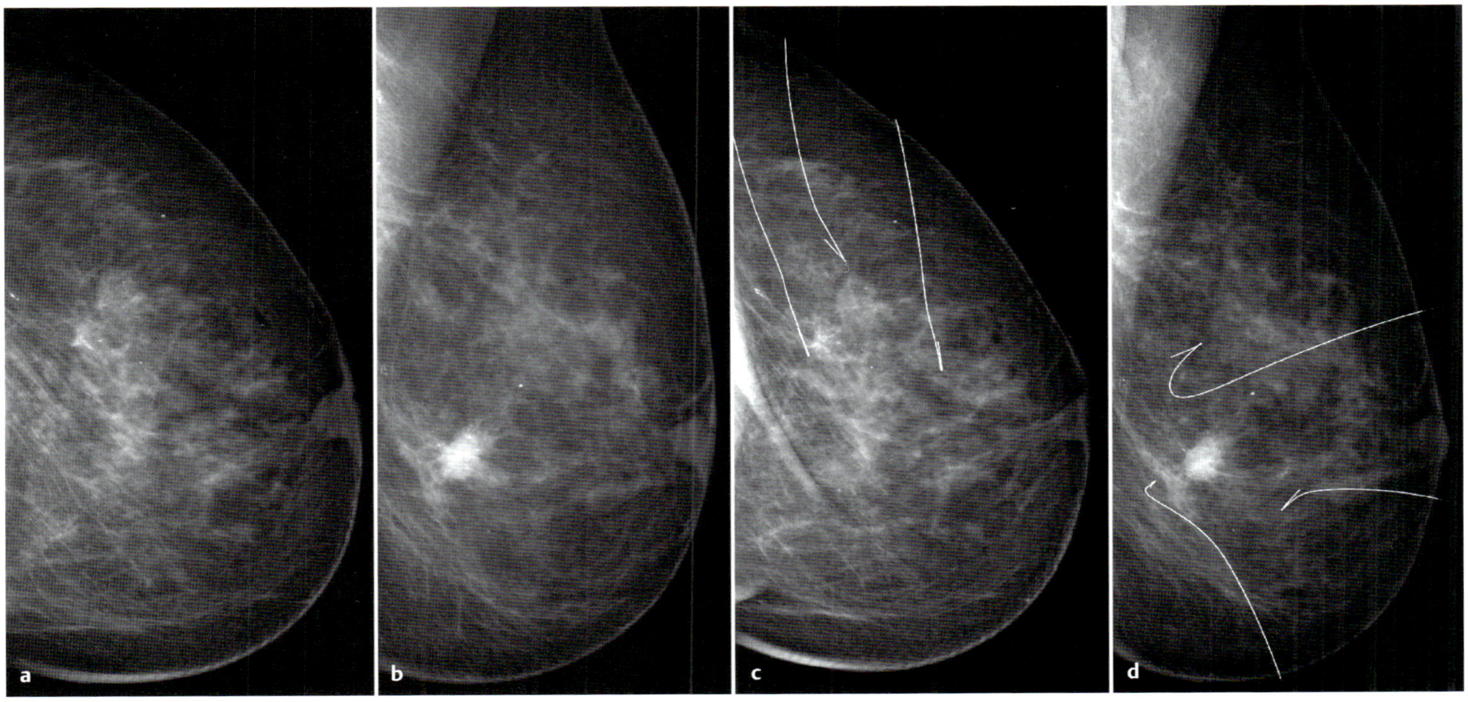

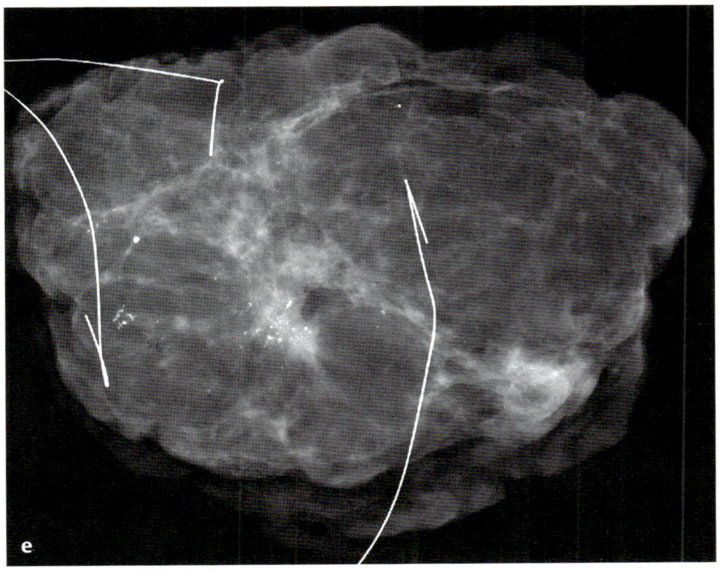

Abb. 3.8 **Drahtmarkierung des Zielvolumens bei Herdbefund mit umgebenden Kalzifikationen.** Mammografie rechts cc und lm mit Herdbefund bei ca. 9 Uhr und regional angeordnetem pleomorphem Mikrokalk (**a, b**). Hakendrähte zur Markierung der Region (**c, d**). Präparateradiografie (**e**). Histologie: invasiv duktales Mammakarzinom mit EIC.

Probleme und Problemlösungen

Die Freihandlokalisation bei sehr weicher, ptotischer Mamma ist oft extrem schwierig. Es ist ratsam, die Herdlage nach Berger zu kalkulieren und aufzumalen bzw. die Herdlage nach direkter Berechnung ebenfalls auf der Brust einzuzeichnen. Da sich die Brust durch das Fixieren mit den Händen sehr verformt, wird auf diese Weise eine recht gute Orientierung bewahrt.

Sind Befunde regional, muss dieses Areal gelegentlich mit mehreren Hakendrähten markiert werden (Abb. 3.**8**). Es ist ratsam, das Vorgehen in diesen besonderen Fällen im Vorfeld mit dem Operateur zu planen.

Infolge der präoperativen perkutanen Biopsie entstehen gelegentlich größere Hämatome. Diese führen bisweilen zu erheblichen Verlagerungen der Befunde. Im Rahmen einer präoperativen Hakendrahtmarkierung kann auf Wunsch des Operateurs ggf. auch der brustwandnahe Rand des Hämatoms markiert werden (Abb. 3.**9**).

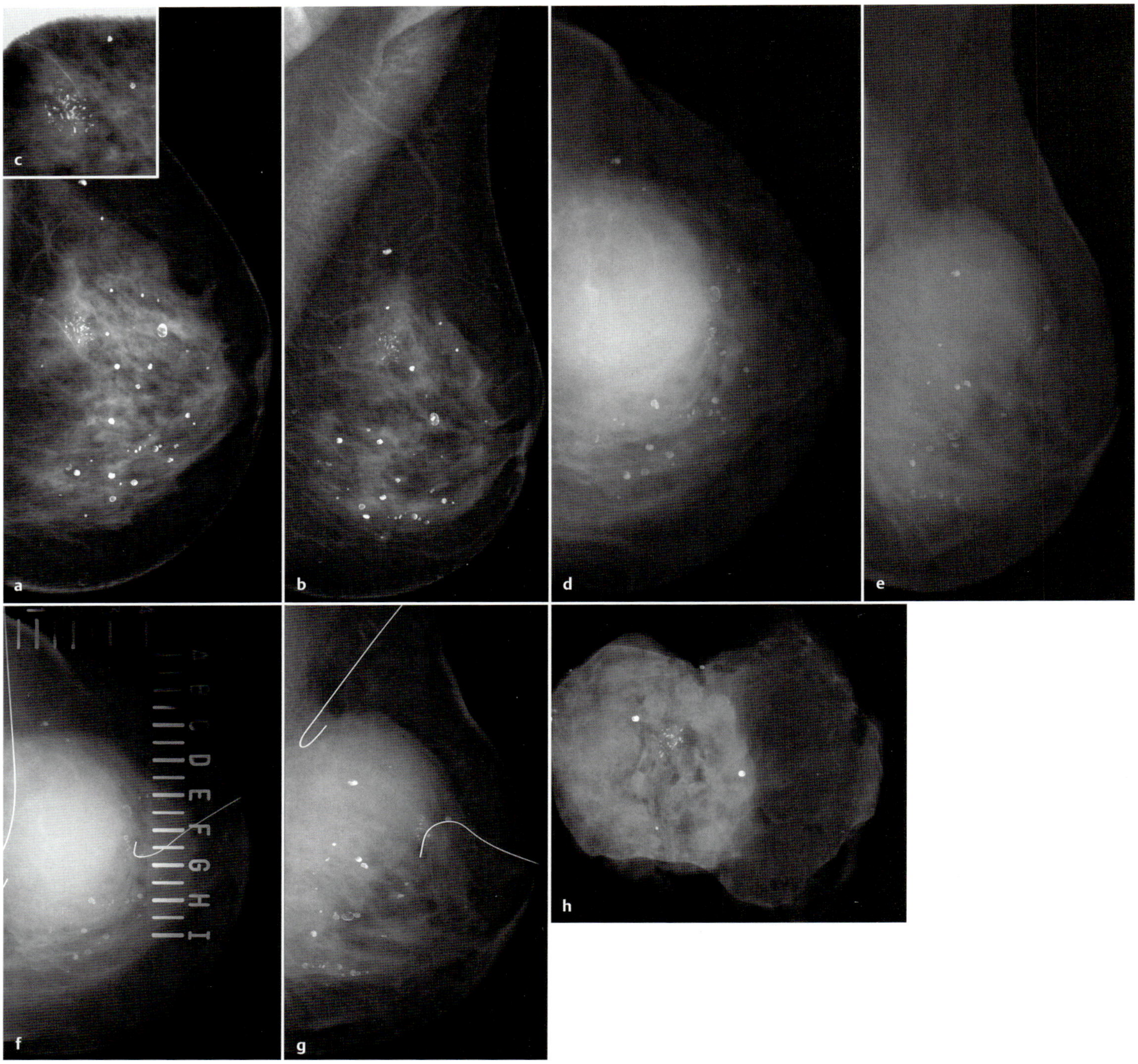

Abb. 3.9 **Drahtmarkierung mit Hämatom.** Mammografie rechts cc und mlo mit pleomorpher Mikrokalkgruppe links zentral (**a, b**). Vergrößerungsmammografie cc (**c**). Mammografie rechts cc und lm mit Hämatom nach sonografischer Stanzbiopsie (Histologie: invasiv duktales Mammakarzinom) (**d, e**). Hakendrähte an der Mikrokalkgruppe ventral des Hämatoms sowie dorsal des Hämatoms (**f, g**) Präparateradiografie (**h**). Histologie: invasiv duktales Mammakarzinom.

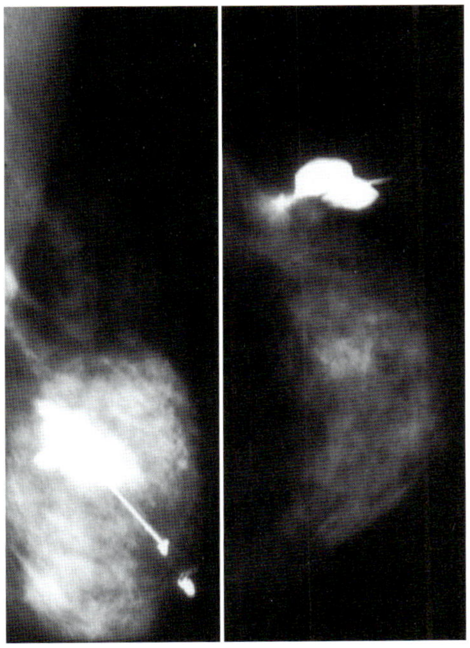

Abb. 3.**10** **Farbstoffmarkierung.** Mammografie cc und lm: Farbstoffinjektion (Suspension aus Kohle und Röntgenkontrastmittel) nach vorangegangener mammografischer Feinnadellokalisation des abzuklärenden Befundes. Eingeschränkte Bildqualität bei älterem Dokumentationsmaterial des obsoleten Lokalisationsverfahrens.

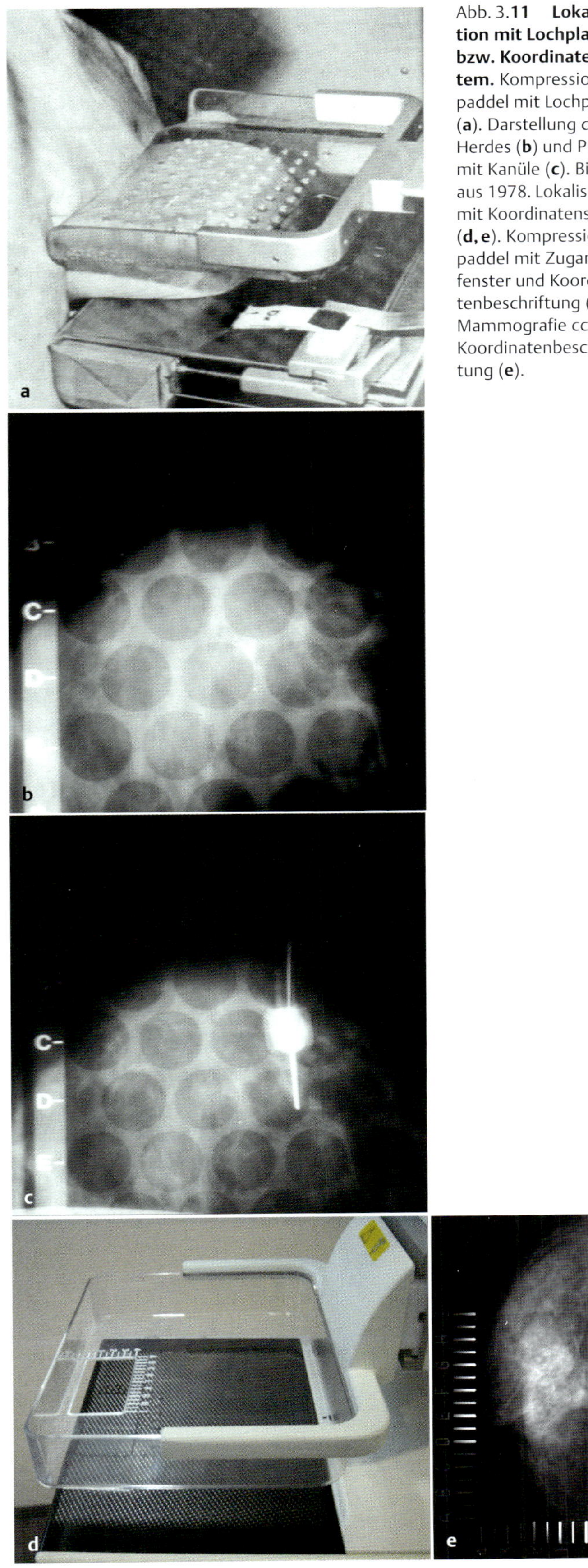

Abb. 3.**11** **Lokalisation mit Lochplatte bzw. Koordinatensystem.** Kompressionspaddel mit Lochplatte (**a**). Darstellung des Herdes (**b**) und Punktion mit Kanüle (**c**). Bilder aus 1978. Lokalisation mit Koordinatensystem (**d, e**). Kompressionspaddel mit Zugangsfenster und Koordinatenbeschriftung (**d**). Mammografie cc mit Koordinatenbeschriftung (**e**).

Farbstoffmarkierung

Früher kam alternativ zu Hakendrähten und Markerclips und -coils die Farbstoffmarkierung zur Anwendung. Hierbei wurden über eine Punktionsnadel nach vorangegangener mammografischer Lokalisation Farbstoffe wie Methylenblau oder Kohlesuspensionen an oder in den abzuklärenden Befund injiziert (Abb. 3.**10**). Es war die Aufgabe des Operateurs, das nicht tastbare Areal zunächst zu präparieren. Der Farbstoff bestätigte dann die korrekte Lokalisation. Auf Grund der deutlich überlegenen intraoperativen Lokalisierbarkeit der Befunde durch den Drahthakenverlauf ist die Farbstoffmarkierung heute vollständig von der Hakendrahtmarkierung in der präoperativen Befundmarkierung abgelöst worden.

Lochplattenlokalisation

Vor Entwicklung stereotaktischer Lokalisationsgeräte wurde neben der Freihandmarkierung die Lokalisation mithilfe von Lochplatten durchgeführt. Dabei wies das mammografische Kompressionspaddel in gleichmäßigen Abständen Löcher auf, durch die Punktionskanülen in die Brust eingebracht werden konnten (Abb. 3.**11**). Nach Anfertigung einer Mammografie, zumeist in cc-Projektion, musste der abzuklärende Befund abgegrenzt und die Punktionskanüle senkrecht durch die entsprechende Öffnung des Lochpaddels in dem Befund platziert werden. Dabei sollte die Nadel so weit vorgeschoben werden, dass die Penetration des Befundes sichergestellt war. Die Brust blieb komprimiert bis eine regelrechte Nadellage dokumentiert war. Dann erst wurde das Kompressionspaddel gelöst und die Nadellage in der 2. Ebene (seitlicher Strahlengang) dokumentiert. Die Nadel wurde so weit zurückgezogen, dass die Nadelspitze im Befund lag bzw. diesen gerade überragte. Erst jetzt wurde der Drahthaken aus der Kanüle freigesetzt. Es erfolgte eine abschließende Dokumentation des Hakendrahtes in 2 orthograden Ebenen.

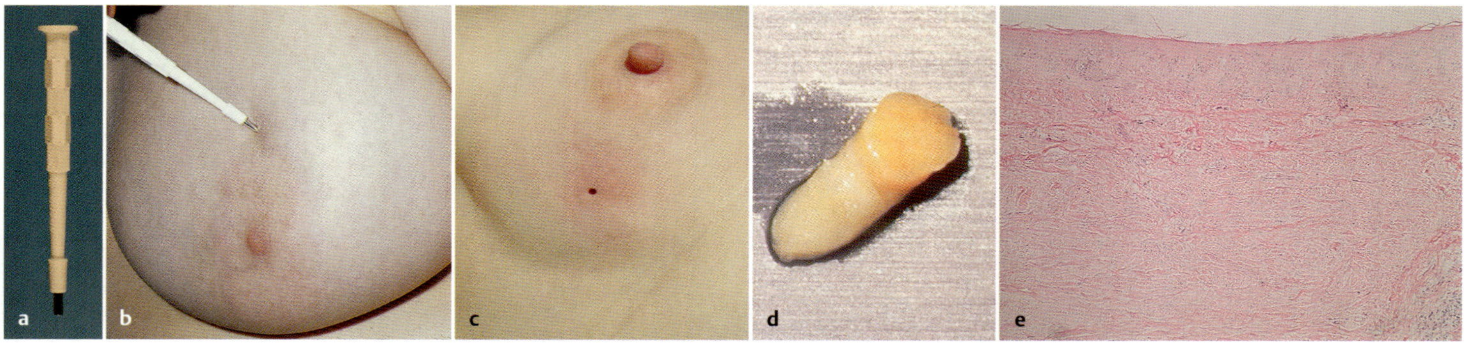

Abb. 3.**12** **Hautstanze.** Handhalter mit Schneidhülse (**a**). Eindrücken des Zylinders nach Lokalanästhesie (**b**). Stanzdefekt (**c**), Gewebezylinder (**d**), Histologie: Erythema chronicum migrans (**e**).

Hautstanze

Zur Abklärung unklarer kutaner Befunde besteht die Möglichkeit der Hautstanze. Diese wird mithilfe eines Zylinders durchgeführt, der einen sehr scharfen Rand besitzt und in einen Plastikgriff eingelassen ist. Nach entsprechender Lokalanästhesie wird der Metallzylinder unter Torsion in Kutis und Subkutis der unklaren Hautveränderung gedrückt. Nach Zurückziehen der Hülse kann dann die Gewebeprobe von 3 mm Durchmesser und ca. 6 mm Länge aus dem Zylinder mithilfe einer Pinzette oder mit einer Kanüle entnommen werden (Abb. 3.**12**).

Tipps und Tricks

Zum verbesserten Auslösen der Gewebeprobe kann der Metallzylinder vor dem Zurückziehen anguliert werden. Verbleibt das Gewebe dennoch in der Brust, wird es mit einer Pinzette gefasst und mit dem Skalpell ausgelöst.

4 Ultraschallgesteuerte Interventionen

S. Luftner-Nagel

Mammasonografie

Stellenwert der Mammasonografie

Die Mammasonografie steht heute nach der Mammografie an zweiter Stelle als wichtigste bildgebende diagnostische Untersuchungsmethode in der Mammadiagnostik. Durch die gerätetechnischen Verbesserungen der letzten Jahre erlaubt die Mammasonografie nicht nur eine Differenzierung zwischen zystischen und soliden Prozessen, sondern auch eine gute Einschätzung der Dignität von soliden Befunden. Mit moderner Gerätetechnologie und standardisierter Untersuchungstechnik ist die Mammasonografie in den Händen eines erfahrenen Untersuchers ein exzellentes diagnostisches Verfahren mit einer hohen Sensitivität von 57 – 90% sowie einer Spezifität von 60 – 90%.

Indikationen

Dichtes Parenchym. In der Früherkennung des Mammakarzinoms ist der Einsatz der Sonografie als Ergänzung zur Mammografie insbesondere bei dichten Parenchymstrukturen indiziert (ACR III – IV), da hier die mammografische Detektion von nichtkalzifizierten Herdbefunden deutlich eingeschränkt ist. Darüber hinaus favorisieren viele Arbeitsgruppen den Einsatz der Mammasonografie auch bei fibroglandulärem Parenchym (ACR II). In Studien konnte gezeigt werden, dass die ergänzende Durchführung einer Ultraschalluntersuchung beider Mammae bei Frauen mit dichten Parenchymstrukturen die zusätzliche Detektion von 3 – 4/1000 klinisch und mammografisch okkulten Mammakarzinomen ermöglicht. Hierbei ist anzumerken, dass sich diese Tumoren hinsichtlich Größe und Stadium nicht von mammografisch nachgewiesenen, klinisch okkulten Mammakarzinomen unterscheiden. Es kann davon ausgegangen werden, dass die meisten Herdbefunde ab einem Durchmesser von 5 – 10 mm vom erfahrenen Untersucher sonografisch zu identifizieren sind.

Unklare Tastbefunde. Die Mammasonografie wird obligat in der weiteren Abklärung von unklaren Tastbefunden mit oder ohne Korrelation zur Mammografie oder MR-Mammografie eingesetzt. Zudem dient sie als ergänzende Methode zur besseren Einschätzung von klinisch okkulten, mammografisch oder in der MRT auffälligen Veränderungen.

Bei jungen Frauen unter 35 Jahren mit einem auffälligen klinischen Befund ist die Mammasonografie das diagnostische Verfahren der ersten Wahl. Oft lässt sich durch diese Vorgehensweise das klinisch auffällige Symptom eindeutig als harmlos (z. B. blande Mammazyste) einstufen, so dass eine weitere bildgebende Diagnostik entfällt. Zeigt die Sonografie ein unklares Korrelat zum klinischen Befund, so ist eine ergänzende Mammografie und ggf. der Einsatz weiterer diagnostischer Verfahren unumgänglich.

Stanzbiopsie. Da die sonografisch gestützte minimal invasive Abklärung von unklaren Befunden durch Stanzbiopsie schnell, sicher und preisgünstig erfolgen kann, ist diese Methode in der histologischen Untersuchung bzw. präoperativen Diagnosesicherung der meisten Mammaläsionen den anderen Verfahren vorzuziehen. Bei auffälligem mammografischem oder in der MRT detektiertem Herdbefund sollte daher obligat versucht werden, den Befund retrospektiv in der Sonografie zu reproduzieren, um ihn US-gesteuert bioptisch abklären zu können. Bei primär unauffälligem Ultraschallbefund wird aus diesem Grunde in Kenntnis der Größe, Konfiguration und Lage der Läsion eine gezielte sonografische Untersuchung (Second-Look-Sonografie) empfohlen.

Technik und Methodik

Untersuchung der Brust. Der Brustultraschall ist eine Real-Time-Untersuchung, bei der nur ein Ausschnitt der Brust dargestellt wird. Die Patientin wird in Rückenlage mit hochgelagerten Armen und im Nacken verschränkten Händen untersucht. Bei größeren Brüsten kann die Hochlagerung der zu untersuchenden Seite, z. B. durch ein Kissen im Rücken, aufgrund der gleichmäßigeren Verteilung der Brust an der Brustwand die Untersuchung erleichtern. Der Schallkopf soll weit unten an der Basis gehalten und aus dem Handgelenk heraus bewegt werden. Wichtig ist die Beachtung eines gleichmäßigen, senkrechten Kontaktes mit der Hautoberfläche. Hierzu reicht das Gewicht von Hand und Schallkopf. Grundsätzlich sollte so wenig Kompression wie möglich, aber so viel wie notwendig ausgeübt werden, um eine gute Schallfortleitung zu erreichen. Eine systematische Durchuntersuchung der Brust gelingt am besten bei sagittaler Schallkopfführung mit überlappenden Scanebenen. Insbesondere bei großen Brüsten kann die transversale Schnittführung, speziell für die lateralen Brustanteile, hilfreich sein. Die radiäre Schnittführung eignet sich besonders gut für die Beurteilung von Milchgangsstrukturen. Als dynamische Untersuchung lässt sich durch Veränderung der Schnittebene die räumliche Ausdehnung eines Befundes dokumentieren. Dies ist wichtig, um einen echten Tumor, der nach allen Seiten abzugrenzen ist, von einem herdähnlichen 1-Ebenen-Befund zu unterscheiden. Durch unterschiedliche Kompression mit dem Schallkopf kann außer der Verbesserung der Schallpenetration auch die Elastizität und Deformierbarkeit des Gewebes beurteilt werden.

Untersuchung der Axilla. Ergänzend sollte die Axillasonografie im Rahmen einer Mammauntersuchung bei Nachsorgepatientinnen und bei Frauen mit verdächtigem Mammabefund durchgeführt werden. Der Nachweis suspekter Lymphknoten schließt die Durchführung einer Sentinel-Node-Biopsie im Rahmen der Brusttumoroperation üblicherweise aus und macht eine konventionelle Axilladissektion erforderlich.

Qualitätsrichtlinien

4

Mindestanforderungen KV. Folgende Mindestanforderungen an die apparative Ausstattung zur Durchführung von Untersuchungen in der Ultraschalldiagnostik der Brustdrüse sind in den Richtlinien der Kassenärztlichen Bundesvereinigung gemäß § 135 Abs. 2 SGB V vom 10. Februar 1993 in der Fassung vom 31. Januar 2003 festgelegt:

Qualitätsrichtlinien: KV-Mindestanforderungen an die apparative Ausstattung

- **Mindestausstattung:** B-Mode-Gerät
- **Scanmodus:** Linearscan oder Curved-Array mit integrierter Vorlaufstrecke oder Sektorscan mit integrierter Vorlaufstrecke
- **Nennfrequenz:** 5,0 – 7,5 MHz
- **Arbeitsbereich:** 0,5 – 4,0 cm
  - bei Linear- und Curved-Array umschaltbarer Sendefokus mit Fokuslagen in 0,5 – 1,7 cm, 1,5 – 3,0 cm und 3,0 – 5,0 cm Tiefe
  - Linear-Arrays sind bei abweichender Fokuslage mit einer adaptierbaren Vorlaufstrecke zu versehen; Curved-Array und Sektorscanner müssen mit einer integrierten Vorlaufstrecke mit linearer Ankopplungsfläche betrieben werden
  - bei Sektorscannern mit Einfachfokussierung muss der Fokuspunkt in 1,0 – 2,0 cm Tiefe liegen
- **Zoomdarstellung:** zeitliche axiale Auflösung der Bildschirmdarstellung $\leq 0{,}2\,\mu s$ bzw. $\leq 0{,}15$ mm
- **Bildfeldbreite:** mindestens 5 cm in 1,5 cm Tiefe und maximal 8 cm ab Hautoberfläche; bei Curved-Arrays und Sektorscannern ist hierbei ein maximaler Scanwinkel bis zu ± 20° zulässig, bei einem zusätzlichen Schallkopf kann die Bildfeldbreite mindestens 3,8 cm ab Hautoberfläche betragen
- **Bildfeldtiefe:** mindestens 5 cm
- **Bildrate:** mindestens 15 Bilder/s bei Einfachfokus

In den letzten Jahren sind enorme Verbesserungen in der Gerätetechnik erreicht worden, die in den o. g. Geräteanforderungen allerdings nicht berücksichtigt sind. Seit Längerem stehen höherfrequente Schallköpfe mit guter Penetrationstiefe zur Verfügung. Neben der Schallfrequenz ist aber auch die Signalverarbeitung für die Bildqualität wichtig. Moderne Geräte, z. B. mit einer speziellen Fokussierungstechnik, ermöglichen eine besonders hohe Bildqualität, haben aber derzeit aus technischen Gründen einen Schallkopf mit einer maximalen Breite von 4 cm und sind somit von der KV-Zulassung ausgeschlossen.

Mindestanforderungen DEGUM. In Deutschland hat sich die DEGUM (Deutsche Gesellschaft für Ultraschall in der Medizin) in besonderem Maße um eine zeitgemäße Definition der Gerätequalität und Verbesserung der Ausbildungsrichtlinien bemüht. Eine ihrer Arbeitsgruppen hat folgende Kriterien erarbeitet, die eine bessere Qualitätssicherung unter Berücksichtigung der Fortschritte moderner Ultraschallgeräte erlaubt (Tab. 4.1).

Tabelle 4.1 Mindestanforderungen und gehobener Standard (in Klammern) nach DEGUM

Bildgüte im klinischen Einsatz
• 128 Graustufen
• Differenzierte Darstellung von Brustgewebe (Weichteildifferenzierung)
• Darstellung von Strukturunregelmäßigkeiten im Brustgewebe
• Darstellung von Wandunregelmäßigkeiten bei Tumoren
• Differenzierte Darstellung von Zysten ab 4 mm Größe (gehobener Standard 2 mm)
• Differenzierte Darstellung von Tumoren ab 10 mm Größe (gehobener Standard 5 mm)
• Schallpenetration von mindestens 4 cm Eindringtiefe mit guter Auflösung
• Darstellung einer 20 G-Nadel im Brustgewebe entlang der Bildebene.
Technische Bedingungen
• Dokumentation: Digital oder Hardcopy System (Multiformat-Film, Videoprinter, Polaroid)
• Schallkopffrequenz > 5 Mhz bzw. Multifrequenz Transducer (vorausgesetzt wird, dass die Anforderungen des Phantomtests erfüllt werden)
• Bildrate über 12 Bilder/s
• Bildfeldbreite über 3,8 cm
• Fest adaptierbare Vorlaufstrecke, wenn die Auflösung im Nahbereich nicht ausreicht
• Bildschirmdisplay: Pat.-ID, Datum, Schallkopf, Messcaliper, Body-Marker, (o. a. Lokalisationsangabe, z. B. Text), Leistung, Tiefenausgleich, Preset, Tiefenskalierung
• Gerätesicherheit entsprechend der Geräteverordnung
• Biopsie freihändig oder Punktionsführung mit Bildschirmdisplay (5 mm Läsion muss in allen Tiefenbereichen erreichbar sein)

Internationale Richtlinien. Die 4. Ausgabe der „European Guidelines for Quality Assurance in Breast Cancer Screening and Diagnosis" beinhaltet erstmalig ein Kapitel, das sich mit den multidisziplinären Aspekten der Qualitätssicherung in der Mammadiagnostik befasst. In Bezug auf die Ultraschalluntersuchung wird die Durchführung von einem möglichst erfahrenen, speziell ausgebildeten Untersucher gefordert. Die Schallkopffrequenz sollte mindestens 7,5 MHz, besser 10 MHz oder mehr betragen.

Auf internationaler Ebene sind für die Vorgabe von Richtlinien in der Mammasonografie vor allem die International Breast Ultrasound School (IBUS) und das American College of Radiology (ACR) verantwortlich.

Terminologie und Auswertekriterien in der Mammasonografie

Analog zur langjährig etablierten Röntgen-BI-RADS-Klassifikation (Breast Imaging Reporting and Data System) des American College of Radiology ist eine Einteilung mit Beurteilungskriterien für die Ultraschalluntersuchung von der ACR-Arbeitsgruppe (International Expert Working Group) erarbeitet worden. Hierdurch konnte auch für die Mammasonografie eine international einheitliche Terminologie als Basis für eine standardisierte Evalua-

Tabelle 4.2 Brustdichte[1]

Grad I	fibroglanduläres Gewebe < 25 %	Involutionsbrust
Grad II	fibroglanduläres Gewebe 25 – 50 %	Teilinvolution des Parenchyms
Grad III	fibroglanduläres Gewebe 51 – 75 %	weitgehend dichter Drüsenkörper
Grad IV	fibroglanduläres Gewebe > 75 %	sehr dichter Drüsenkörper

[1] Die Angabe zur Brustdichte sollte durch eine Beschreibung der Bruststruktur bzw. Architektur ergänzt werden (z. B. inhomogene Strukturen mit reduzierter Beurteilbarkeit bei ausgeprägten Mastopathien).

Tabelle 4.3 Göttinger 4-Stufen-Modell zur Aussagekraft einer Ultraschalluntersuchung der Brust[1]

Stufen	Echotextur	Aussagekraft
1	homogen, parenchymäquivalent	sehr gut
2	homogen, gemischt lipomatös/ parenchymäquivalent	gut
3	homogen lipomatös	eingeschränkt
4	inhomogen	sehr eingeschränkt

[1] Modifizierte Einteilung der Aussagekraft einer Mammasonografie in Abhängigkeit von der unterschiedlichen Echotextur.

Tabelle 4.4 Sonografische Befundkriterien

Kriterium	Niedriges Karzinomrisiko	Hohes Karzinomrisiko
Form	rund	irregulär
Längsachse	parallel zur Kutis	senkrecht zur Kutis
Rand	glatt, gelappt	unscharf, mikrolobuliert, anguliert, spikuliert
Echoreicher Randsaum	fehlt	vorhanden
Echogenität	echofrei, echoreich	echoarm
Binnenstruktur	homogen	inhomogen
Schallfortleitung	Verstärkung	Abschwächung
Randschatten	beidseitig	
Verkalkung	Makrokalk (> 0,5 mm)	
Veränderungen im umgebenden Gewebe	Kompression durch Verdrängung	Architekturstörung durch Infiltration
Komprimierbarkeit	gut	gering oder nicht vorhanden
Verschieblichkeit	gut	gering oder nicht vorhanden
3D-Kriterien	Kompressionsmuster	Retraktionsmuster
Durchblutung	keine Gefäße	verstärkt im Tumor oder Tumorrandbereich
Lymphknoten	echoreicher, zentraler Hilus	echoarm, evtl. irregulär begrenzt
Milchgänge	regelrecht	Kalibersprünge, Gangabbrüche, solide Binnenstruktur

Anmerkung: Die dynamischen Kriterien Komprimierbarkeit und Verschieblichkeit sind im statischen Bild nicht erkennbar und müssen während der Untersuchung erfasst werden. 3D-Kriterien können nur während entsprechendem Geräteeinsatz erhoben werden und sind, wie auch die Durchblutungsmessung, fakultativ.

tion von sonografischen Mammabefunden mit Minimierung der Intra- und Inter-Observer-Variabilität erreicht werden. Aufgrund langjährig etablierter Erfahrungen mit der Mammasonografie im europäischen Bereich erfolgte zudem seitens des Arbeitskreises Mammasonografie der DEGUM eine Modifikation der ACR-Ausführungen für den deutschsprachigen Raum.

DEGUM-Kriterien. Folgende Begriffe sind in den BI-RADS-analogen DEGUM-Kriterien von Ultraschallbefunden der Brust beschrieben:

- **Parenchymdichte** (Anteil des Parenchyms am gesamten Brustvolumen): Einteilung in 4 Dichtetypen (Tab. 4.2)
- **Struktur des Gewebehintergrundes**: homogen, heterogen
- **Beschreibung eines Herdes**: Form, Achse, Rand, Randsaum, Echogenität, Schallfortleitung, Verkalkungen, Komprimierbarkeit, Verschieblichkeit, Veränderungen im umgebenden Gewebe

Tipps und Tricks

Ähnlich wie bei der Dichteangabe in der Mammografie ist die Angabe über die Aussagekraft einer sonografischen Untersuchung eine wichtige Voraussetzung, um die Sensitivität der Untersuchung einschätzen und kommunizieren zu können. Unter diesem Gesichtspunkt erscheint die o. g. Einteilung in Parenchymdichtetypen für die Mammasonografie wenig hilfreich. Vielmehr hat die Homogenität bzw. Heterogenität der Parenchymstrukturen einen größeren Einfluss auf die Sensitivität und Spezifität einer Ultraschalluntersuchung der Brust. Sie sollte im Befundbericht mitgeteilt werden (Göttinger Modell) (Tab. 4.3).

Auswertekriterien. In Anlehnung an die Standardbegriffe der Röntgenmammografie werden die in Tab. 4.4 u. Abb. 4.1 dargestellten Kriterien zur Beschreibung von Befunden im Ultraschall angewendet.

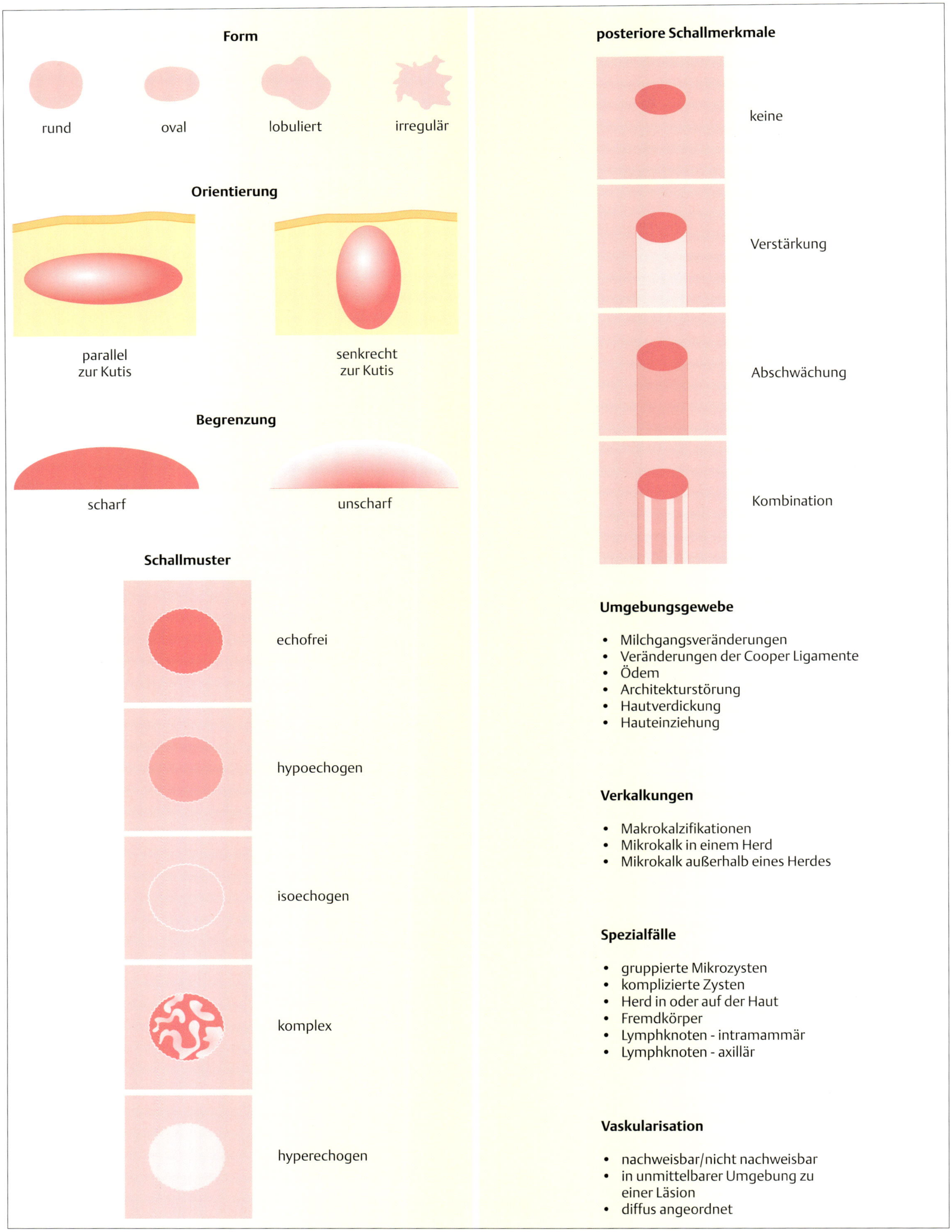

Abb. 4.**1** **Schematische Darstellung sonografischer Befundkriterien.**

US-BI-RADS. Unter Berücksichtigung von bislang im deutschsprachigen Raum gebräuchlichen Befundungsregeln sowie der neuen ACR-BI-RADS-Ultraschall-Einteilung wurde vom Arbeitskreis Mammasonografie der DEGUM eine neue einheitliche Klassifikation für die Beurteilung und Dokumentation von sonografischen Befunden der Brust erarbeitet (ACR-BI-RADS-US-analoge Dignitätskategorien). Um eine hohe Übereinstimmung der Nomenklatur zu erzielen, wurden Befundkriterien in der Ultraschalldiagnostik weitgehend an die Standardbegriffe der Röntgenklassifikation angelehnt und soweit wie möglich für den deutschen Sprachgebrauch übernommen. Zusätzlich zu den Kriterien in der ACR-BI-RADS-US wurden durch die DEGUM die Kriterien Komprimierbarkeit, Verschieblichkeit, die 3-D-Muster, Kompressions- und Retraktionsverhalten sowie eine Beschreibung der Milchgangsstrukturen und Lymphknotenveränderungen eingeführt. In der bereits durch das ACR berücksichtigten Durchblutungsdiagnostik wurden die Kriterien durch eine Quantifizierung der Gefäßanzahl und die Beschreibung der Gefäßmuster ergänzt.

BI-RADS-Kategorien. Die ACR-BI-RADS-US-analoge Dignitätskategorien (US-BI-RADS) umfassen im Gegensatz zur amerikanischen ACR-BI-RADS-US-Einteilung die Kategorien 0 bis 5, statt 1 bis 6. Die Kategorie 0, welche weitere bildgebende Diagnostik erfordert, wurde für nicht abschließend bewertbare Untersuchungsbefunde, z.B. bei ausgeprägten fibrös-zystischen Mastopathien (Göttinger Modell Stufe 3 – 4) oder bei Makromastie mit eingeschränkter Aussagekraft im Ultraschall, eingeführt. Die Kategorie 6, die vom ACR für histologisch gesicherte Karzinome vergeben wird, wurde bei der Konsensusfindung des Arbeitskreises Mammasonografie der DEGUM in September 2005 nicht übernommen, um die statistische Analyse der Diagnosekriterien von Ultraschallbefunden in den Kategorien 1 – 5 mit eindeutiger Zuordnung zur entsprechenden Histologie bzw. endgültigen Diagnose zu erlauben. Diese Analyse ist die Voraussetzung für die Auswertung von bildmorphologischen Kriterien sowie die Ermittlung der Karzinomprävalenz in den einzelnen Dignitätskategorien und macht eine eventuell notwendig erscheinende Anpassung und Verbesserung der US-BI-RADS-Einteilung realisierbar. Auch die Selbstüberprüfung der eigenen Treffsicherheit basiert auf einer Analyse der eigenen ursprünglichen Daten.

Für perkutan bioptisch gesicherte Mammakarzinome sollte allerdings in der Gesamtbeurteilung die BI-RADS-Kategorie 6 vergeben werden.

Bei der Einteilung eines sonografischen Befundes in eine US-BI-RADS-Kategorie ist es erforderlich, dass bereits vorliegende Vorbefunde berücksichtigt werden und sich die aktuelle Untersuchung darauf bezieht (Tab. 4.**5**).

Tabelle 4.**5** US-BI-RADS-Kategorien und Dignitätskriterien

Kategorie	Beurteilung	Beispiele	Karzinomrisiko	Konsequenz
0	keine abschließende Beurteilung möglich	Makromastie und ausgeprägte fibrös-zystische Mastopathie mit starker Schallabsorption	nicht einschätzbar	weitere bildgebende Diagnostik erforderlich
1	unauffällig	Normalbefund ohne Herd, Architekturstörung oder Hautverdickung	0%	keine weiteren Maßnahmen
2	gutartig	Zysten, Lymphknoten, Brustimplantate, verlaufskonstante Narben, verlaufskonstante typische Fibroadenome	0%	keine weiteren Maßnahmen
3	wahrscheinlich gutartig	solide, ovale, hautparallel orientierte, scharf begrenzte fibroadenomtypische Rundherde, komplizierte Zysten und traubenförmige Mikrozysten	< 2%	kurzfristige Verlaufskontrolle empfohlen[1] optional: Stanzbiopsie
4	möglicherweise bösartig	solide Herde ohne obige typische Benignitätskriterien bzw. mit einzelnen oder wenigen Malignitätskriterien	4A: 2 – 30% 4B: 30 – 60% 4C: 60 – 90%	histologische Abklärung, typischerweise durch Stanzbiopsie
5	typisch bösartiger Befund	solide Herde mit mehreren typischen Malignitätskriterien	90 – 100%	histologische Abklärung, typischerweise durch Stanzbiopsie
Gesamt-BI-RADS 6	histologisch gesichertes Mammakarzinom nach Stanz- oder Vakuumbiopsie	unabhängig von sonografischen Kriterien	100%	Einleitung adäquater prätherapeutischer und/oder therapeutischer Maßnahmen

[1] Größenzunahme solider Herde oder Entwicklung verdächtiger Befundmerkmale bei Verlaufskontrolle führt zur Höherstufung. Befundkonstanz solider Herde im Verlauf führt zur Tieferstufung

Anmerkung: In der Gesamtbeurteilung am Ende einer Untersuchungskette (Klinik, Mammografie, Sonografie, MR-Mammografie, perkutane Biopsie) steht die abschließende Diagnose. Hier wird BI-RADS 1 – 6 eingesetzt.

Sonografisch gesteuerte perkutane Stanzbiopsie

Indikationen

Die sonografisch gesteuerte perkutane Biopsie dient der histologischen Abklärung unklarer Mammaläsionen bzw. der Diagnosesicherung vor Durchführung der therapeutischen Operation oder neoadjuvanten Chemotherapie. Wenn ein Befund primär sonografisch auffällig erscheint oder ein abklärungsbedürftiger Befund in der Mammografie bzw. MR-Mammografie eindeutig mit einem sonografischen Befund korreliert werden kann, sollte die abklärende Intervention bevorzugt sonografisch gesteuert durchgeführt werden. Sie kann ambulant, schnell und kostengünstig ohne zusätzliche Platz einnehmende apparative Gerätschaften oder aufwendige Patientenvorbereitungen erfolgen. Als Real-Time-Untersuchung ist die Gewebeprobeentnahme unter Sicht exakt steuerbar. Eine gezielte Biopsie ist somit nahezu unabhängig von der Befundposition immer möglich und die sehr hohe Treffsicherheit der sonografisch gesteuerten Stanzbiopsie ist durch mehrere Studien gut belegt.

Axilla. Bei der Durchführung einer Stanzbiopsie im Bereich der Axilla besteht aufgrund der engen topografischen Lage und der Nähe zu großen vaskulären und nervalen Strukturen eine erhöhte Verletzungsgefahr. Deshalb wird hier zur weiteren Abklärung von auffälligen Lymphknoten die Feinnadelpunktion bevorzugt. Bei größeren Befunden ist allerdings auch eine Stanzbiopsie, evtl. mit kürzerer Vorschubeinstellung, möglich.

Zielsetzung

Durch die perkutane Stanzbiopsie von unklaren Mammabefunden können bei Nachweis benigner Läsionen unnötige Operationen vermieden werden. Hierdurch werden einerseits sowohl Kosten gespart als auch narbige Veränderungen der Brust vermieden. Andererseits erlaubt die präoperative Sicherung eines malignen Tumors der Brust eine entsprechende Aufklärung der Patientin sowie eine bessere Planung des operativen Eingriffes, evtl. mit Durchführung einer Sentinel-Node-Biopsie. Vor einer neoadjuvanten Chemotherapie können an dem stanzbioptisch gewonnenen Gewebszylinder zudem auch alle relevanten immunhistochemischen Analysen erfolgen (Rezeptorstatus, c-erbB-2-Status etc.).

Material

Zur stanzbioptischen Abklärung von Befunden wird eine Vielzahl an Biopsievorrichtungen angeboten. Diese bestehen aus einem Handgriff mit Federmechanismus und einer Biopsienadel, die sich aus einer inneren Nadel mit Probenresevoir und einer Schneidhülse zusammensetzt. Der Vorschub der Nadel während des Biopsievorganges ist meist variabel. Grundsätzlich sind halbautomatische und automatische Stanzbiopsiegeräte zu unterscheiden.

Bei den *halbautomatischen Stanzbiopsiegeräten* wird nach dem Spannen des Federmechanismus die Biopsienadel manuell *in* den Herd hinein geschoben. Das Vorschnellen der Schneidhülse wird durch Knopfdruck ausgelöst und die Gewebeprobe kann dann aus der Biopsienadel geborgen werden.

Im Gegensatz hierzu wird bei den *automatischen Stanzbiopsiegeräten* nach dem Spannen des Federmechanismus die Biopsienadel manuell *vor* dem Herd positioniert. Auf Knopfdruck schiebt sich erst die innere Nadel vor, so dass das Gewebe in das Probenreservoir gelangt, und danach schnellt die Schneidhülse vor und trennt den Gewebszylinder in einem Arbeitsgang ab. Vollautomatische Stanzbiopsiegeräte sind als sterile Einweggeräte und als wiederverwendbare Geräte mit sterilen Einwegnadeln erhältlich.

Vorgehensweise

Bei einer Nadelbiopsie unter US-Sicht sind die Reflexions- und Brechungseigenschaften des Ultraschalls zu berücksichtigen. Strukturen, die senkrecht zur Schalleinfallsrichtung verlaufen werden optimal dargestellt.

- Indikationsüberprüfung und Aufklärung.
- Präinterventionelle Mammografie (abhängig vom Alter 2 Ebenen beidseits/1 Ebene einseitig).
- Positionierung der Patientin:
  - bei *medial* liegenden Befunden liegt die Patientin in Rückenlage,
  - bei *lateral* liegenden Befunden liegt die Patientin in Rückenlage mit erhobenem ipsilateralem Arm. Eine Erhöhung der zu biopsierenden Seite, z. B. durch ein Keilkissen oder Handtücher, erleichtert oft das Vorgehen. Weitere Polsterungen des Armes sollten je nach Bedarf für eine bequeme, entspannte Patientenlagerung sorgen (Abb. 4.**2**).
- Positionierung des Untersuchers:
  - bei *lateral* liegenden Befunden sollte der Untersucher an der betroffenen Seite der Patientin sitzen, das US-Gerät steht auf der gegenüberliegende Seite (Abb. 4.**3**),
  - bei *medial* liegenden Befunden kann der Untersucher an der Seite, die die Läsion nicht enthält, sitzen, um einen medialen Zugang zur Läsion zu haben. Das US-Gerät sollte auf der gegenüberliegenden Seite stehen, um aus einer bequemen Position die Intervention unter Sicht kontrollieren zu können (Abb. 4.**4**).
- Präinterventionelle Dokumentation des zu biopsierenden Befundes in 2 Ebenen:
  - Angabe der Metrik (Höhe, Breite, Tiefe),
  - Angabe der Lokalisation (Seite, Uhrzeit, Mamillenabstand).

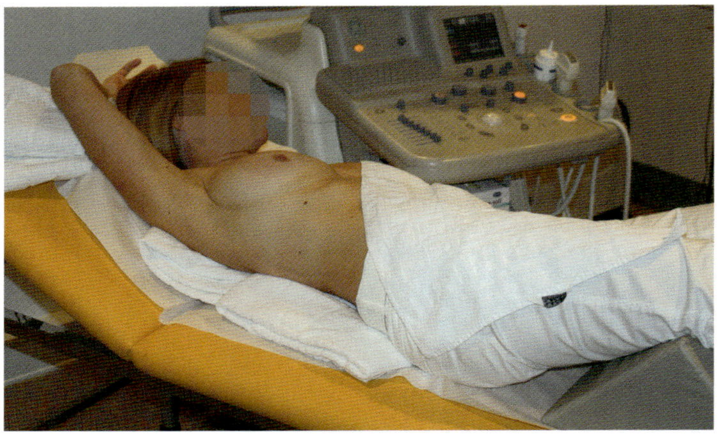

Abb. 4.**2** **Positionierung der Patientin bei lateral liegendem Befund.**

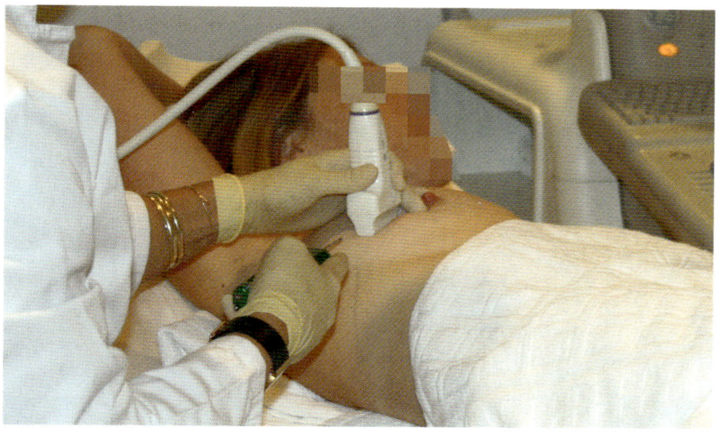

Abb. 4.3 **Positionierung des Untersuchers bei lateral liegendem Befund.**

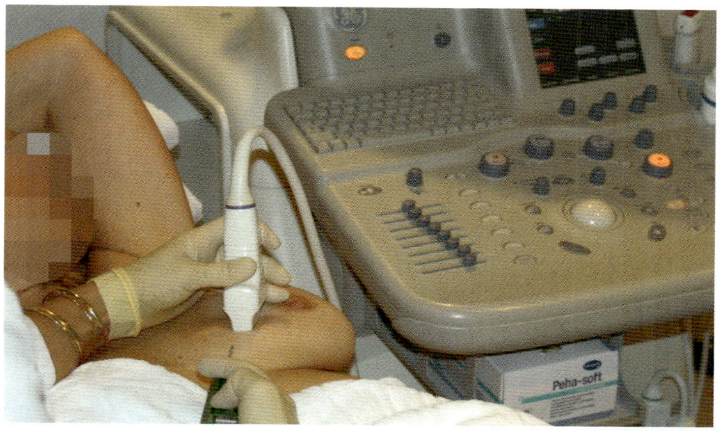

Abb. 4.4 **Positionierung des Untersuchers bei medial liegendem Befund.**

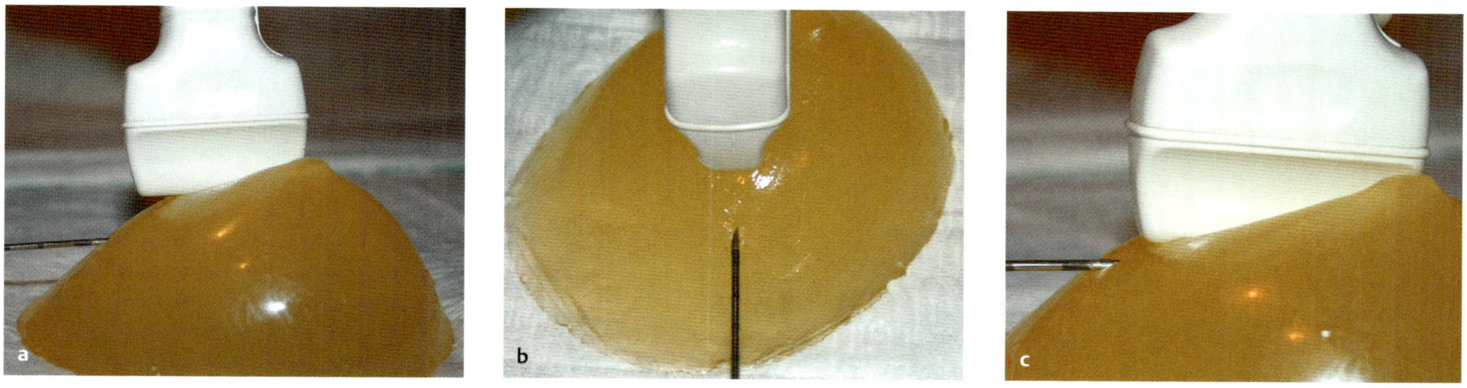

Abb. 4.5 **Punktionstechnik am Phantom.** Die Läsion bleibt *nach* dem Einstich in der Bildfeldmitte. Die Nadelführung erfolgt horizontal und parallel zur Thoraxwand und zum Schallkopf (**a**). Dabei muss darauf geachtet werden, dass die Nadel in der Bildebene gehalten wird (**b**). Leichtes Niederdrücken des distalen Schallkopfendes erleichtert die horizontale Ankoppelung des Schallkopfes (**c**).

- Festlegung der *Biopsierichtung* unter Berücksichtigung der folgenden Faktoren:
  - der Schallkopf wird meist in der nicht dominanten Hand gehalten,
  - der Befund wird optimal visualisiert,
  - die Nadelführung erfolgt möglichst horizontal, parallel zur Thoraxwand und zum Schallkopf (Abb. 4.**5 a**), exakt unter der Schallkopfmitte und entlang der Bildebene (Abb. 4.**5 b**),
  - durch die Deformierbarkeit der Brust ist es meistens möglich, durch leichtes Eindrücken des Schallkopfes am distalen Ende eine horizontale Ankoppelung zu erreichen (Abb. 4.**5 c**).
- *Einstichstelle* wählen:
  - Abbildung der Läsion zunächst 1–2 cm vom proximalen Bildrand,
  - Hauteinstich mindestens 1 cm vom Transducer entfernt (Abb. 4.**6 a**),
  - bei *tief liegenden Läsionen* muss der Abstand, insbesondere bei stärkerer Brustwölbung, größer gewählt werden (Abb. 4.**6 b, c**), gelegentlich kann eine längere Nadel notwendig sein,
  - nach dem Einstich wird der Schallkopf parallel zur Einstichstelle hin verschoben (Abb. 4.**6 c, d**), um die Nadel in maximaler Länge zu visualisieren (Abb. 4.**6 e, f**).
- Desinfektion der Haut und des Schallkopfes vor Applikation von sterilem Gel und Anlegen von sterilen Handschuhen.
- Lokalanästhesie der Haut (Quaddel) (Abb. 4.**7**) und des Stichkanals unter US-Kontrolle:
  - 1 %iges Lokalanästhetikum,
  - *Cave:* bei kleineren Läsionen empfiehlt es sich, in Befundnähe darauf zu achten, dass die Lokalanästhesie nicht zu einer Beeinträchtigung der Visualisation führt.
- Hautinzision mit Skalpell (Abb. 4.**8**).
- Demonstration der Stanzbiopsiegeräusche vor Beginn der Intervention (außerhalb der Sichtweite der Patientin).
- Einführen und Positionierung der Koaxialnadel vor der Läsion unter US-Kontrolle (Abb. 4.**9 a**):
  - Läsion sollte möglichst in der Mitte des Bildfeldes liegen,
  - Nadelrichtung bleibt parallel zur Längsachse des Schallkopfes und sollte immer in voller Länge zu sehen sein.
- Entfernen des Mandrins, Einführen der Biopsienadel (Abb. 4.**9 b**) und erneute Feineinstellung mit Prefire-Dokumentation (Abb. 4.**10 a**).
- Vorwarnung der Patientin vor Biopsieentnahme (längere Vorschubeinstellung wählen).
- Auslösung der Biopsie (≥ 4 Stanzzylinder empfohlen).
- Postfire-Dokumentation in 2 Ebenen, einmal pro Läsion genügt (Abb. 4.**10 b–d**).
- Entfernung der Nadel und sachgerechte Aufarbeitung der Gewebszylinder (5 % Formalin).

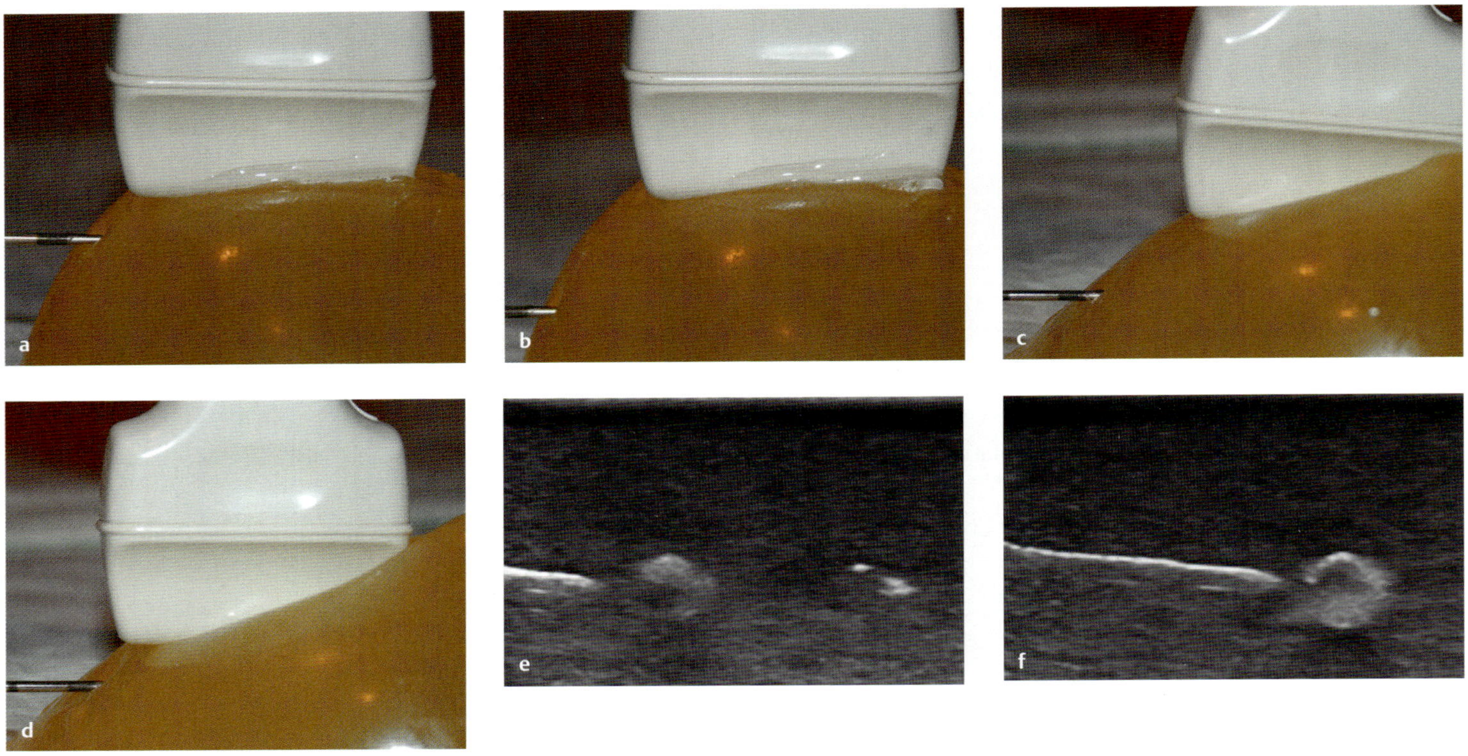

Abb. 4.6 **Einstichstelle in Abhängigkeit von der Läsionstiefe.** Bei oberflächlicher Läsion wird ca. 1 cm vom proximalen Schallkopfende eingestochen (**a**). Die Entfernung der Einstichstelle vom Schallkopf bei tief liegender Läsion ist größer (**b**) und hängt auch von der Wölbung der Brust ab (**b, c**). Zur besseren Visualisierung der Nadel wird nach dem Einstechen der Schallkopf zur Einstichstelle hin verschoben (**c, d**). Visualisation der Nadel vor und nach Verschiebung des Schallkopfes (**e, f**).

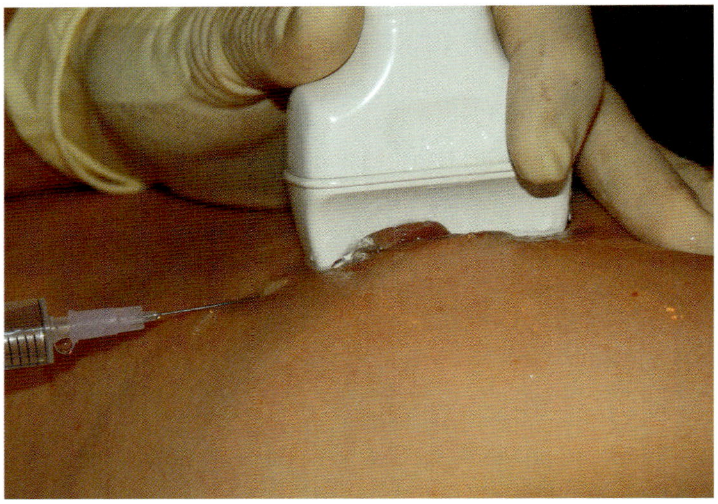

Abb. 4.7 **Lokalanästhesie.**

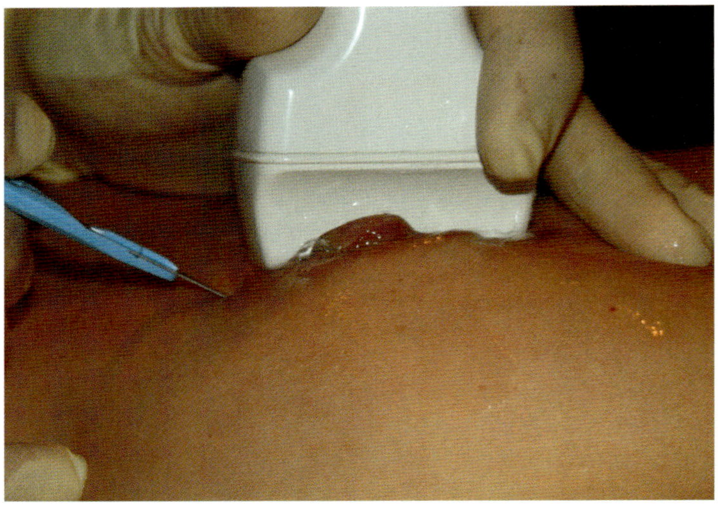

Abb. 4.8 **Hautinzision.**

- Versorgung der Biopsiestelle:
  - Reinigung der Brust mit Alkohol, Applikation von Steri-Strips und steriles Pflaster, 15 Minuten Kühlung und Kompression.
- Schriftliche Dokumentation:
  - Angabe der technischen Daten, des Zugangsweges, Komplikationen,
  - Angabe ob Läsion komplett, repräsentativ, unsicher repräsentativ oder sicher nicht repräsentativ biopsiert wurde.
- Nach Erhalt der Histologie: Korrelation zur Bildgebung überprüfen.

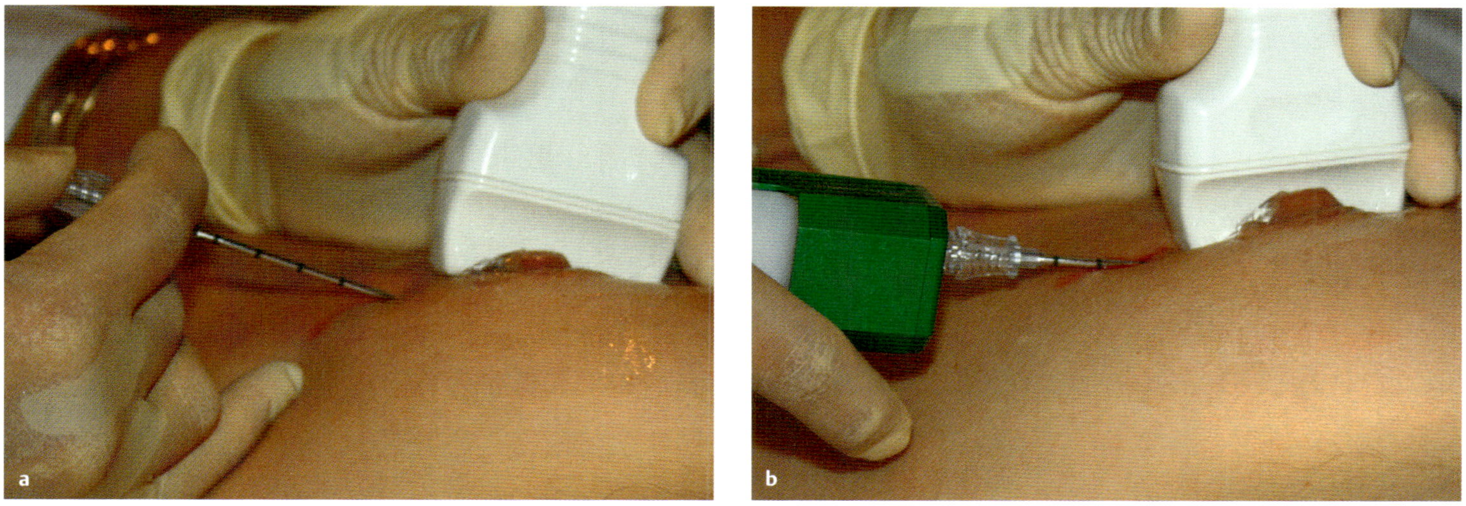

Abb. 4.**9** **Positionierung der Koaxialnadel (a) und Einführung der Biopsienadel (b).**

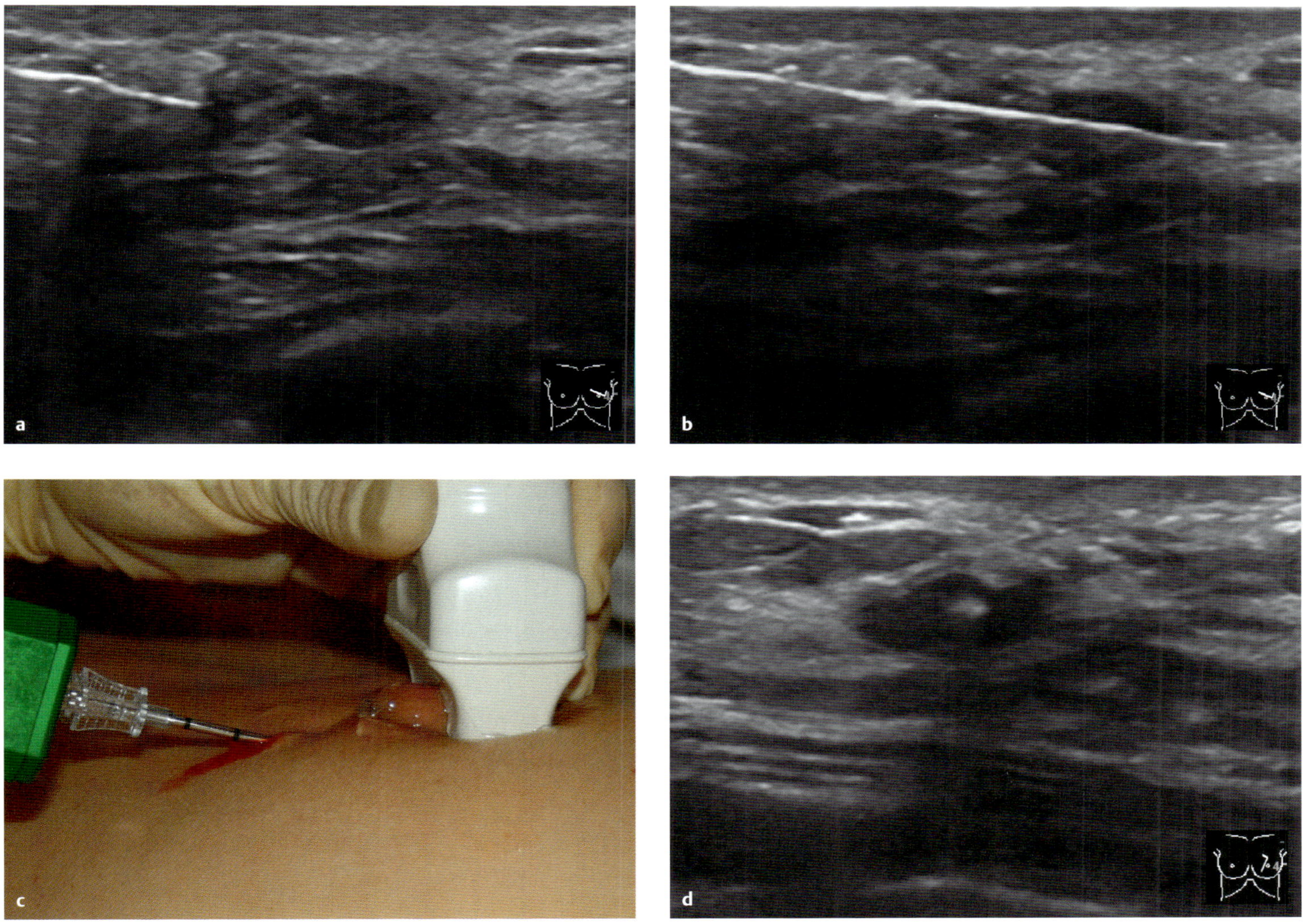

Abb. 4.**10** **Gewebeentnahme.** Prefire-Dokumentation (**a**), Postfire-Dokumentation (**b – d**).

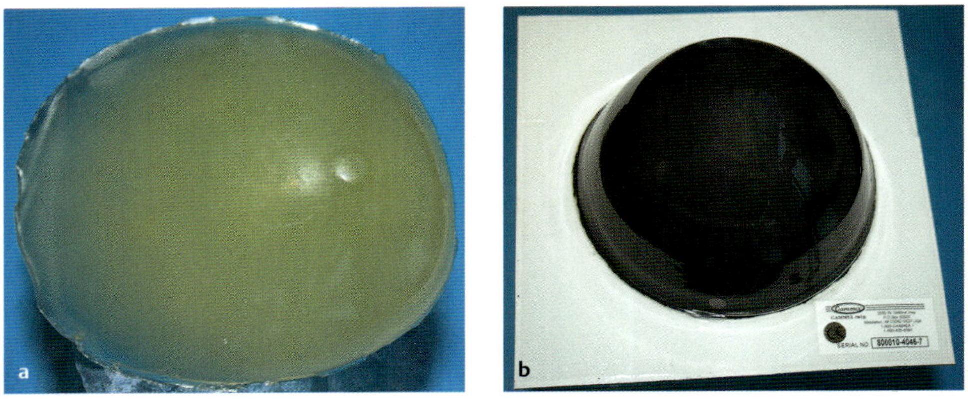

Abb. 4.11 **Phantome.** Brustbiopsiephantom BB-1 (Fa. PTW) (**a**), Ultraschallbiopsiephantom RMI 429 (Fa. Gammex-RMI) (**b**).

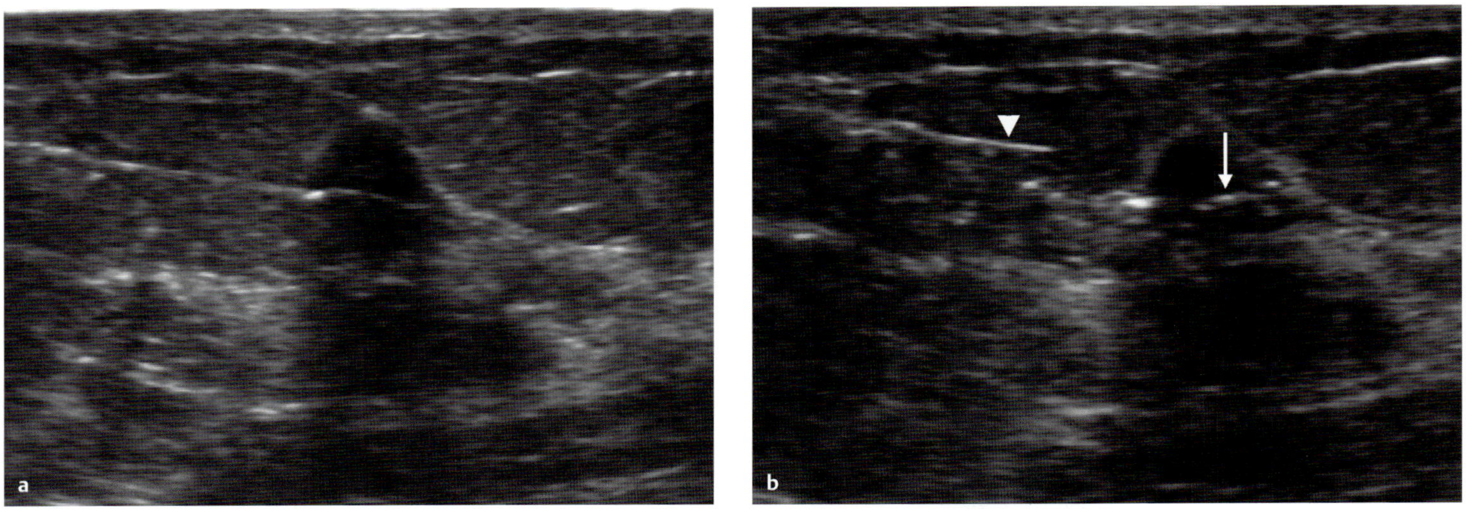

Abb. 4.12 **Verschlechterung der Visualisation.** Postfire-Aufnahme nach der ersten Biopsie (**a**), Prefire-Aufnahme der zweiten Biopsie (**b**). Luftartefakte im Stichkanal (Pfeil) innerhalb des Herdes nach erster Biopsie (▼ = Biopsienadel).

Tipps und Tricks

Üben am Phantom. Die Visualisation der Nadel erfordert räumliches Vorstellungsvermögen und Übung in der Koordination von Schallkopf- und Nadelbewegungen. Wichtig ist es, die Läsion im Bildfeld zu behalten sowie Schallkopf und Nadel in einer Ebene parallel zu führen. Zum Üben empfiehlt sich die Anschaffung eines kommerziellen (Abb. 4.11) oder eines selbst hergestellten Phantoms. Als selbst hergestelltes Phantom kann man eine Putenbrust o. Ä. verwenden, in die man von der Unterseite her Targets (Oliven, kernhaltige Weintrauben) einführt. Hierzu wir das Fleisch mit einem Skalpell eingeschlitzt und die Zielobjekte werden an verschiedenen Stellen positioniert. Abschließend wird das Phantom in eine Gefriertüte eingepackt.

Bewegliche Läsionen. Mit dem Schallkopf lassen sich viele bewegliche Läsionen in eine Position der Brust verdrängen, in der sie fester eingekeilt und weniger mobil sind. Oft hilft es, mit dem Schallkopf mehr Kompression auszuüben und evtl. das distale Ende etwas in die Brust einzudrücken.

Inkomplettes Feuern der Stanznadel. Mit der Zeit kann die Feder des Stanzgerätes an Kraft verlieren und bei sehr festen, fibrösen Befunden nicht mit der äußeren Schneidhülse schneiden. Vor dem Entfernen der Nadel aus der Brust kann der Schneidevorgang manuell außerhalb des Handgerätes durchgeführt werden.

Brustwandnahe Läsionen. Hier muss streng auf die parallele Nadelführung geachtet werden. Um diese zu erreichen, muss meist die Einstichstelle der Haut weiter als 1 cm vom Schallkopfrand entfernt gewählt werden. Bei lateral liegenden Befunden wird die zu biopsierende Seite hochgelagert. Gelegentlich ist die Verwendung einer längeren Nadel notwendig. Durch eine Injektion von Lokalanästhetikum zwischen Läsion und Thoraxwand ist es möglich, den Abstand der Läsion zur Brustwand zu vergrößern und damit die Durchführung der Punktion zu erleichtern. Eine günstigere Angulierung ist oft auch durch das Anheben der Läsion mit der Nadelspitze vor Biopsieentnahme zu erreichen. In riskanten Fällen (Pneumothorax) sollte die Vorschubeinstellung kurz gewählt werden.

Fragmentierte, hämorrhagische Proben. Nachdem die ersten Proben entnommen wurden, werden weitere Proben zunehmend fragmentiert und hämorrhagisch. Bei größeren Läsionen sollten Proben aus verschiedenen Arealen entnommen werden. Bei kleineren Läsionen ist es wichtig, die ersten Biopsien besonders sorgsam zu entnehmen.

Verschlechterung der Visualisation einer Läsion. Bei einer Punktion wird im Verlauf der Probenentnahmen Luft in das Gewebe eingebracht und es kommt zu einer meist geringfügigen Blutung im Bereich der Biopsiehöhle. Beide Faktoren können zunehmend die Visualisation einer Läsion erschweren, so dass es – insbesondere bei primär wenig auffälligen oder kleinen Läsionen – wichtig ist, die ersten Biopsieproben besonders sorgsam zu entnehmen. Bei der Applikation des Lokalanästhetikums ist ebenfalls darauf zu achten, die Visualisation der Läsion nicht zu sehr zu beeinträchtigen (Abb. 4.12).

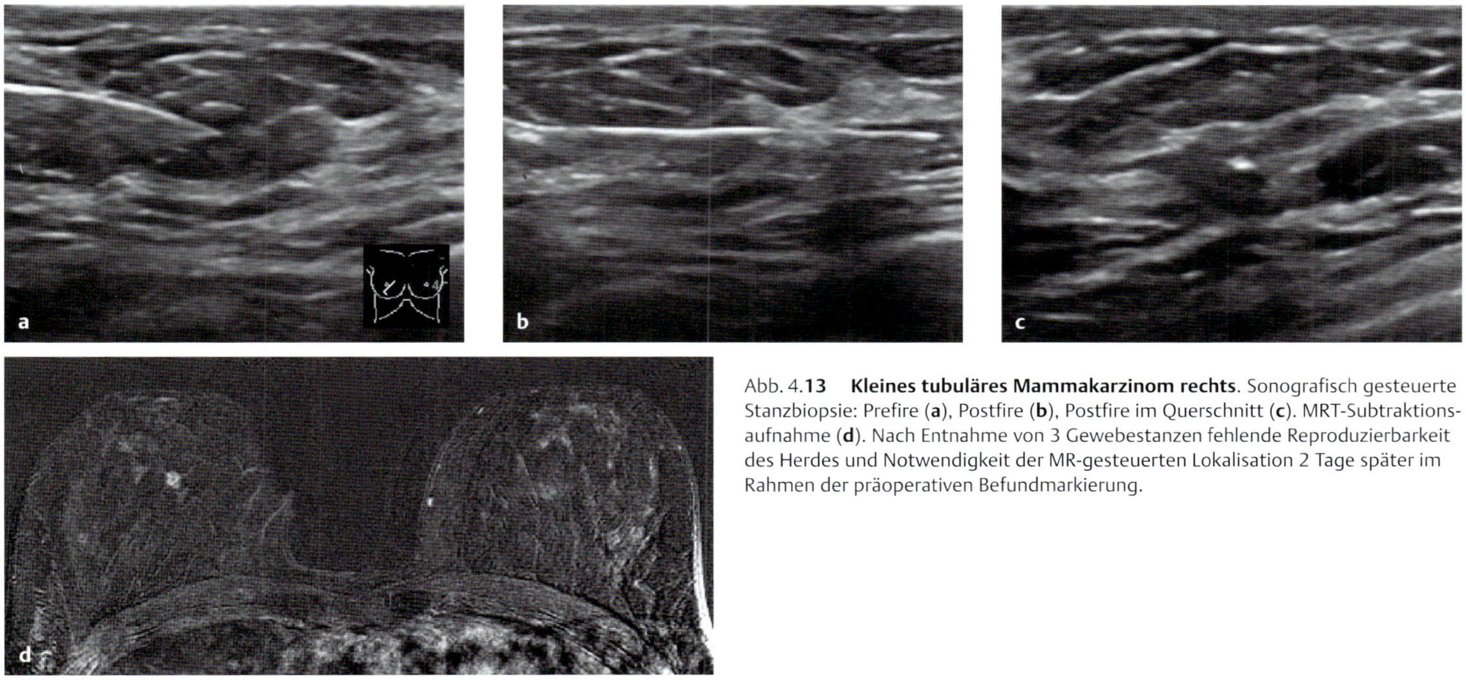

Abb. 4.**13** **Kleines tubuläres Mammakarzinom rechts**. Sonografisch gesteuerte Stanzbiopsie: Prefire (**a**), Postfire (**b**), Postfire im Querschnitt (**c**). MRT-Subtraktionsaufnahme (**d**). Nach Entnahme von 3 Gewebestanzen fehlende Reproduzierbarkeit des Herdes und Notwendigkeit der MR-gesteuerten Lokalisation 2 Tage später im Rahmen der präoperativen Befundmarkierung.

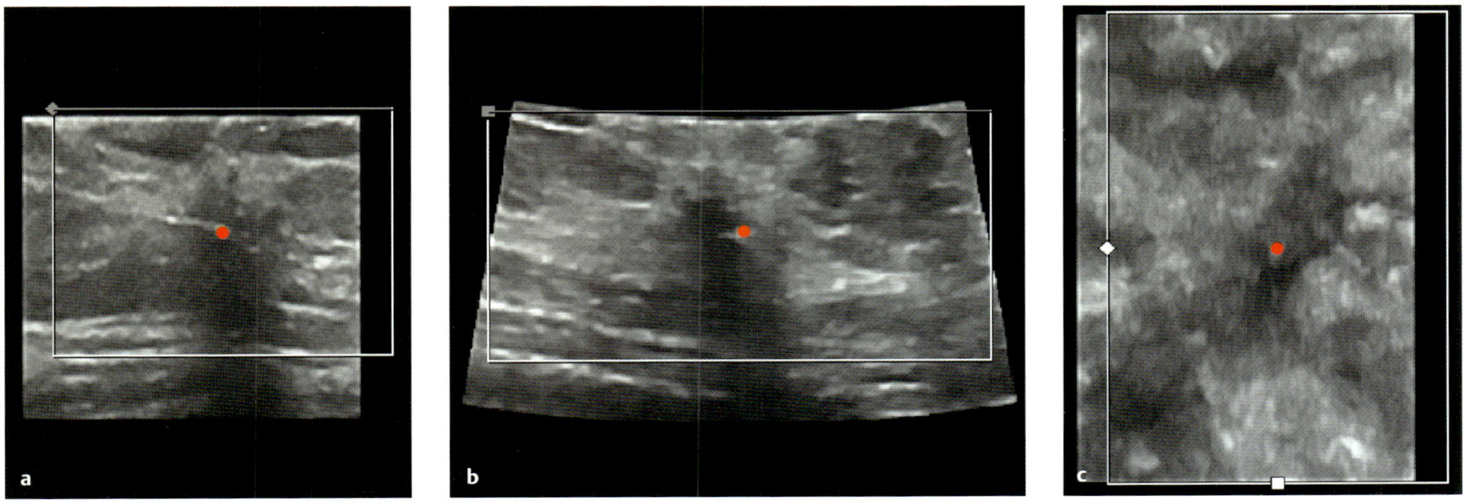

Abb. 4.**14** **3D-Volumensonografie.** Bei Markierung der Nadelspitze in der 1. Sonografieebene (**a**) (roter Punkt) lässt sich in den 2. und 3. Sonografieebenen erkennen, ob die entsprechenden Positionen innerhalb des Befundes liegen (**b, c**).

Kleiner Herd. Bei kleinen Befunden unter 5 mm Durchmesser ist es möglich, dass durch die Stanzbiopsie der Herd vollständig entfernt und/oder die spätere Reproduzierbarkeit deutlich beeinträchtigt wird. Dies kann zu Schwierigkeiten bei einer evtl. notwendigen präoperativen Lokalisation führen. In diesem Fall sollte das Freisetzen eines Markierungscoils in Betracht gezogen werden, der später entweder sonografisch oder stereotaktisch lokalisiert werden kann. Um diese Situation zu vermeiden, besteht auch die Möglichkeit der Verwendung eines kleineren Biopsienadelkalibers (z. B. 16 Gauge). Ein erfahrener Untersucher kann auch die Anzahl entnommener Proben reduzieren. In einigen Fällen besteht die Möglichkeit, über einen Zeitraum von 2–4 Wochen nach Stanzbiopsie ein postinterventionelles Hämatom MRT-gesteuert zu identifizieren und zu lokalisieren (Abb. 4.**13**).

3D-/4D-Volumensonografie

Die routinenmäßige sonografische Untersuchung der Brust, sowie die Durchführung und Dokumentation sonografisch gesteuerter Interventionen erfolgt heute meist in 2D-Technik. In den letzten Jahren wird die 3D/4D-Volumensonografie als ergänzende Zusatzuntersuchung zunehmend eingesetzt. Als 3D-Targeting wird die Korrelation der Biopsienadel oder des Markierungsdrahtes zum biopsierten oder markierten Herd in der 3D-Sonografie bezeichnet. Hiermit ist im Rahmen einer Stanzbiopsie eine klare Differenzierung zwischen einem zentralen Herdtreffer und einer Nadellage in der Randzone oder außerhalb des Herdes möglich (Abb. 4.**14**). Auch im Rahmen der präoperativen Lokalisation kann die Lage des Markierungsdrahtes exzellent beurteilt und dokumentiert werden. Die 3D-Volumendatenpräsentation im ausgedruckten Bild erlaubt zudem ein Double-Reading mit hoher Qualität.

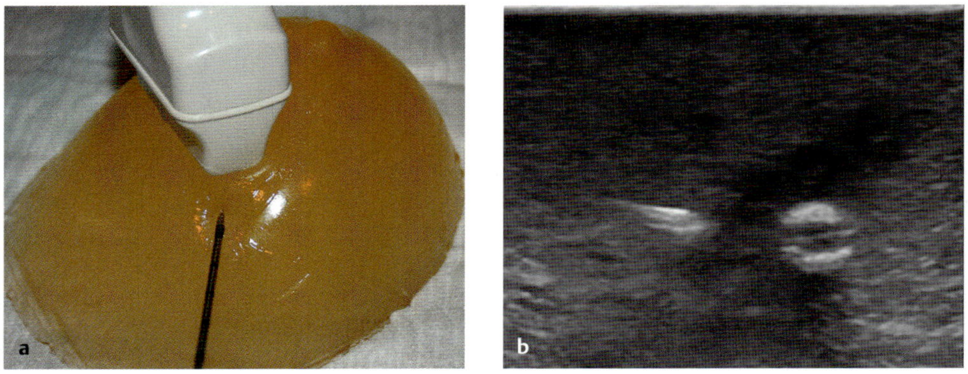

Abb. 4.**15** **Nadelführung nicht parallel zur Schallkopflängsachse.** Durch Rotation des Schallkopfes während der Untersuchung ist die Nadelführung nicht vollständig in der Bildebene (**a**). Dadurch ist die Nadel nur partiell in der entsprechenden Sonografieaufnahme abgebildet und das Ende der Nadel nicht sicher zu identifizieren (**b**).

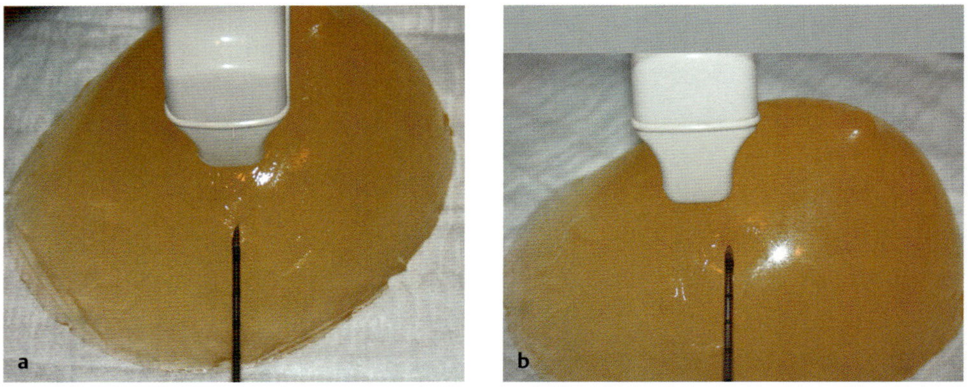

Abb. 4.**16** **Nadelführung versetzt zur Schallkopflängsachse.** Durch parallele Verschiebung des Schallkopfes (**a, b**) liegt die Nadel nicht unter deren Mitte und ist somit nicht mehr in der Bildebene. In der Sonografieaufnahme ist die Nadel nicht abgebildet.

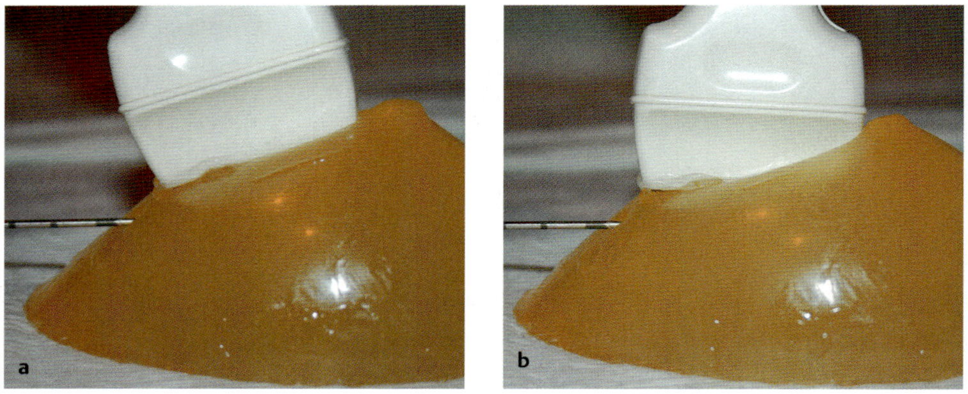

Abb. 4.**17** **Nadelführung schräg zur Schallkopflängsachse.** Legt man den Schallkopf nur leicht der Brust auf, bestimmt deren Wölbung einen gegenüber der Thoraxwand geneigten Einfallswinkel (**a**). Um die Nadel und den Schallkopf parallel zur Thoraxwand führen zu können, muss das distale Ende des Schallkopfes leicht in die Brust eingedrückt werden (**b**).

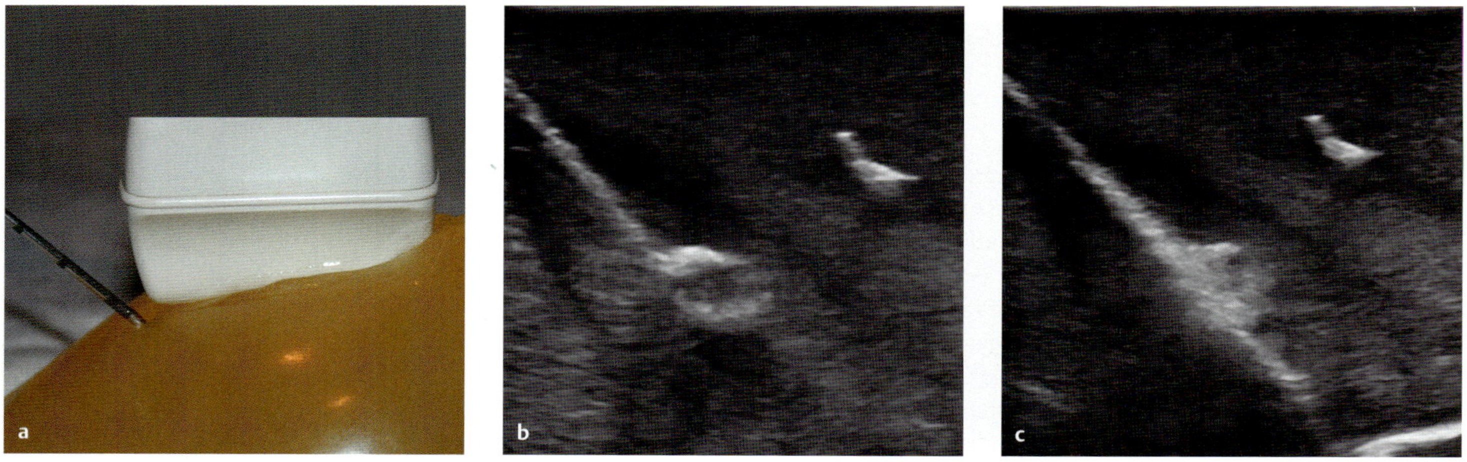

Abb. 4.**18** **Ungünstige Einstichstelle der Biopsienadel.** Wird die Einstichstelle bei einem tief liegenden Herd zu nah am Schallkopf gewählt (**a**), so wird eine parallele Nadelführung unmöglich. In diesem Fall kann die Nadelrichtung steil auf die Thoraxwand zuführen. Es resultieren eine verschlechterte Nadelvisualisation und eine erhöhte Verletzungsgefahr: Prefire (**b**), Postfire (**c**).

Fehlermöglichkeiten und spezifische Komplikationen

Zur sicheren Durchführung einer sonografisch gesteuerten Stanzbiopsie ist es notwendig, gleichzeitig den zu biopsierenden Herdbefund und die Biopsienadel in einer Bildebene gut zu visualisieren. Dieses erfordert ein gewisses räumliches Vorstellungsvermögen sowie Erfahrung und Übung in der koordinierten Handhabung von Biopsievorrichtung und Schallkopf. In den Abb. 4.**15** – 4.**18** werden die *häufigsten Fehlerquellen* demonstriert.

Thoraxpunktion. Die sonografisch gesteuerte Biopsie erfolgt unter Sicht und immer möglichst parallel zur Thoraxwand. Theoretisch ist bei abweichender Nadelführung (steil in die Tiefe) die Punktion des Thorax, der Pleura oder des Perikardraumes möglich. Dies könnte zu lebensbedrohlichen Komplikationen führen.

Fistelbildung. Bei der Durchführung einer Stanzbiopsie an einer laktierenden Mamma ist selten die Entwicklung von Fisteln beschrieben worden.

Fehlpunktionen. Mit ausreichender Punktionserfahrung ist auch bei kleinen Tumoren ≤ 5 mm Durchmesser mit hoher Zuverlässigkeit repräsentatives Material zu gewinnen (Trefferrate > 95 %). Selten kann auch bei der sonografisch gesteuerten Stanzbiopsie ein falsch negativer Befund durch Fehlpunktion vorkommen, so dass immer eine kritische Überprüfung der Übereinstimmung zwischen Bildgebung und Histologie erfolgen muss.

Checkliste: Sonografisch gesteuerte Stanzbiopsie

1. Indikationsstellung und Aufklärung
2. Mammografie, meist in 2 Ebenen
3. Sonografische präinterventionelle Befunddokumentation
4. Bequeme Positionierung der Patientin und des Untersuchers
5. Optimale Platzierung des Ultraschallgerätes
6. Festlegung von Biopsierichtung und Einstichstelle
7. Desinfektion und Lokalanästhesie
8. Applikation von sterilem Gel und Anlegen von sterilen Handschuhen
9. Demonstration der Biopsiegeräusche
10. Stichinzision und Platzierung der Koaxialnadel unter Sicht
11. Entfernen des Mandrins und Einführen der Biopsienadel
12. Prefire-Dokumentation
13. Auslösen des Hochgeschwindigkeitsvorschubs nach Feineinstellung und Vorwarnung der Patientin
14. Postfire-Dokumentation
15. Nadel- und Probenentnahme
16. Wiederholung der Probengewinnung
17. Postinterventionelle Versorgung der Patientin

Sonografisch gesteuerte perkutane Vakuumbiopsie

Indikationen

Die großlumige Vakuumbiopsie (VB) ergänzt die Stanzbiopsie als Verfahren der histologischen Diagnosesicherung. Sie ist die aufwendigste und teuerste der hierfür zur Verfügung stehenden Methoden. Nach der Konsensusempfehlung der Arbeitsgemeinschaft Minimalinvasive Mammainterventionen (AG MiMi) der Deutschen Gesellschaft für Senologie (DGS) 2004 wurden 4 Hauptindikationen herausgearbeitet (Tab. 4.**6**).

Tabelle 4.**6** Einsatz der US-gesteuerten Vakuumbiopsie nach der Konsensusempfehlung der Arbeitsgemeinschaft Minimalinvasive Mammainterventionen (AG MiMi) der Deutschen Gesellschaft für Senologie (DGS) 2004

Diagnostischer Einsatz
• Mismatch der Ergebnisse aus bildgebender Diagnostik und Histologie nach Stanzbiopsie und weiter bestehender Malignomverdacht (BI-RADS 4/5) • Suspekte Befunde (BI-RADS 4/5) um 5 mm Durchmesser
Therapeutischer Einsatz
• Intraduktale/intrazystische Vegetationen (z. B. singuläre Papillome) • Eindeutig benigne, symptomatische Befunde (z. B. symptomatisches Fibroadenom)

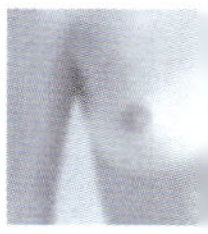

Das Indikationsspektrum der sonografisch gestützten VB wird weiterhin noch diskutiert. Insbesondere erscheint der diagnostische Einsatz bei kleinen suspekten Herdbefunden aufgrund der resultierenden Schwierigkeiten in der Herdreproduktion (z. B. für die präoperative Lokalisation) diskussionswürdig. Hier erscheint eher ein kleineres Kaliber zur Biopsieentnahme geeigneter. Sollte man sich allerdings doch zur diagnostischen Vakuumbiopsie eines kleinen Herdbefundes entscheiden, so ist das Einsetzen eines Markierungcoils zu empfehlen.

Beim therapeutischen Einsatz der Vakuumbiopsie zur Entfernung von Fibroadenomen spielen die Wünsche der Patientin eine übergeordnete Rolle. Eine gute Patientenführung macht den Einsatz der Vakuumbiopsie für diese Indikation üblicherweise entbehrlich.

Spezifische Komplikationen

Blutung. Bei der Vakuumbiopsie kommt es gelegentlich zu stärkeren Blutungen während des Eingriffs, die die weitere sonografische Identifikation und Abgrenzung des Herdes sehr erschweren können. Eine erfolgreiche Befundexstirpation ist unmittelbar nach VB deshalb oft schwer zu beurteilen. In Zweifelsfällen wird eine Kontrolle nach 6 Monaten empfohlen. In der Aufklärung vor Intervention sollte darauf hingewiesen werden, dass Residuen der Läsion in der Brust verbleiben können.

Erschwerte Reproduktion kleiner Befunde. Bei der diagnostischen Vakuumbiopsie von kleinen Läsionen kann oft eine vollständige Entfernung des Befundes erzielt werden. Da bei maligner Histologie eine Nachresektion nach präoperativer Lokalisation angestrebt werden muss, ist die Markierung der Resektionshöhle durch einen Clip oder Coil sinnvoll. Die Entscheidung hierzu ist individuell abzuwägen und insbesondere mit der Patientin im Vorfeld der Intervention zu besprechen, da das Markierungsmaterial im Falle eines gutartigen Befundes zeitlebens intramammär verbleibt („In-Brust-Piercing"). Zudem besteht alternativ die Option einer sonografischen Lokalisation der Resektionshöhle, die häufig über 1 – 2 Wochen reproduzierbar ist. Ansonsten können Resektionshöhlen nach Vakuumbiopsie meist in der KM-gestützten MRT über Wochen reproduziert und MR-gesteuert präoperativ drahtmarkiert werden.

Material

Für den Einsatz zur Durchführung einer sonografisch gestützten Intervention sind mehrere Vakuumbiopsiegeräte als Handheld-Geräte erhältlich. Im Gegensatz zu den in der Stereotaxie verwendeten Systemen haben diese – bis auf das Vacora-System – keinen Jetmechanismus, so dass die Nadel vor Beginn der Intervention thoraxwandnah zum Befund und nicht vor dem Befund platziert wird.

Vorgehensweise

Die Vorgehensweise bei der Vakuumbiopsie gleicht prinzipiell der einer Stanzbiopsie. Dabei sollte die Nadel so platziert werden, dass der Befund zwischen Nadel und Schallkopf zu liegen kommt, damit die Verlaufskontrolle durch die dorsale Schallauslöschung der Nadel nicht beeinträchtigt wird. Die Gewebszylinder werden in unidirektionaler Vorgehensweise unter Sicht entnommen. Gemäß den S3-Leitlinien werden beim diagnostischen Einsatz der Vakuumbiopsie mindestens 12 Gewebezylinder bei Verwendung einer 11-Gauge-Nadel oder das Volumenäquivalent empfohlen. Für den therapeutischen Einsatz werden so viele Gewebezylinder wie nötig bis zum Erreichen des gewünschten Zieles entnommen.

Sonografisch gesteuerte Feinnadelpunktion

Der signifikante Nachteil der Feinnadelaspiration (FNAP) bei der Punktion solider Befunde ist die hohe Rate an Gewebeentnahmen mit unzureichender Gewinnung von Untersuchungsmaterial sowie die hohe Expertise, die seitens des Zytopathologen erforderlich ist. Aus diesen Gründen wird die FNAP inzwischen für die Punktion solider Mammabefunde nicht mehr empfohlen.

Indikationen

Mammazysten. Die Hauptindikationen zur Durchführung einer Feinnadelaspiration ist die perkutane Entlastung symptomatischer Mammazysten. Hierbei kommt es aufgrund des Absaugens der Zystenflüssigkeit zu einer Druckentlastung und Schmerzrückbildung. Prinzipiell besteht allerdings die Möglichkeit eines Wiederauffüllens des Zysteninhaltes innerhalb von Tagen bis Wochen.

Weiterhin kann die FNAP zum Einsatz kommen, wenn sonografisch nicht eindeutig geklärt werden kann, ob eine Läsion zystischer oder proliferativer Genese ist. Hier erlaubt die Feinnadelpunktion eine schnelle Unterscheidung. Im Falle eines soliden Befundes sollte sich eine US-gesteuerte Stanzbiopsie zur histologischen Abklärung anschließen.

Suspekte Lymphknoten. Zur weiteren Abklärung suspekter Lymphknoten und auffälliger Befunde im Bereich der Axilla und anderer Lymphabflussregionen wird aufgrund der erhöhten Verletzungsgefahr meist die Feinnadelpunktion gegenüber der Stanzbiopsie bevorzugt. Dies gilt insbesondere für die Differenzierung zwischen metastatisch und entzündlich veränderten Lymphknoten, da hier die Zytologie eine hohe Spezifität aufweist.

Material

Um bei der sonografisch gesteuerten Feinnadelpunktion den Schallkopf in einer Hand und die Punktionsvorrichtung in der zweiten Hand halten zu können, wird die Spritze mit Nadel in einem speziellen Handgriff fixiert (Abb. 7.**1**). So besteht die Möglichkeit, die Nadel unter Sicht zu führen und ein Vakuum durch Zurückziehen des Spritzenstempels zu erzeugen.

Vorgehensweise

Die Visualisation der Nadel bei der Durchführung einer Feinnadelpunktion gleicht prinzipiell der im Rahmen der Stanzbiopsie. Meist wird eine 20-ml-Spritze in eine Spritzenhalterung gelegt, die ein freihändiges Vorgehen möglich macht. Die Durchführung einer Lokalanästhesie ist zu empfehlen, um keine unnötigen Schmerzen zu bereiten. Zunächst wird die Nadelspitze *ohne* Sog in den Befund geführt. Innerhalb der Läsion wird ein Unterdruck durch Zurückziehen des Spritzenstempels erzeugt und die Nadel wird dann bei Vorliegen eines soliden Befundes mehrfach vor und zurück bewegt, wobei die Angulierung fächerförmig in der Läsion verändert wird (Abb. 4.**19**). Dann wird durch langsames Loslassen der Stempelführung das Vakuum aufgehoben und die Nadel herausgezogen. Das aspirierte Material wird vorsichtig auf einem Objektträger neben dem Beschriftungsareal aufgebracht und mit einem zweiten Objektträger ausgestrichen (Abb. 8.**1** – 8.**4**). Die Objektträger werden beschriftet und durch Lufttrocknung fixiert.

Sonografisch gesteuerte prätherapeutische Lokalisation

Indikationen

Die sonografisch gesteuerte präoperative Drahtmarkierung eines Befundes ist indiziert bei nicht sicher zu tastenden Läsionen, die sonografisch zur Darstellung kommen und stanzbioptisch einen malignen histologischen Befund ergeben haben. Zudem wird sie durchgeführt bei Befunden, bei denen die histologische Untersuchung nach Stanzbiopsie einen Risikobefund zeigt (z. B. ADH, radiäre Narbe, LCIS). Eine exakte Lokalisation erleichtert die komplette Entfernung eines Tumors im Gesunden, ohne unnötig viel gesundes Gewebe zu exzidieren.

Seltener ist eine primäre sonografisch gesteuerte präoperative Lokalisation ohne vorausgegangene Stanzbiopsie erforderlich. Dies kann z. B. bei Patientinnen der Fall sein, bei denen eine stanzbioptische Klärung kontraindiziert oder nicht möglich war.

Material

Markierungsdrähte. Für die präoperative Markierung von Befunden steht eine Vielzahl von Markierungsdrähten zur Verfügung, die in der Sonografie gute Abbildungseigenschaften besitzen. Grundsätzlich bestehen diese aus einer Punktionsnadel, in deren Hohlraum ein Markierungsdraht liegt. Sie unterscheiden sich vor allem in der Konfiguration des Drahtendes, das die Reponierbarkeit und Möglichkeit einer Lagekorrektur nach dem Freisetzen des Drahtes aus der Kanüle bestimmt. Zusätzlich definiert die Konfiguration des Drahtendes in Abhängigkeit von der Festigkeit des Brustgewebes und/oder der Läsion die Stabilität, mit der der

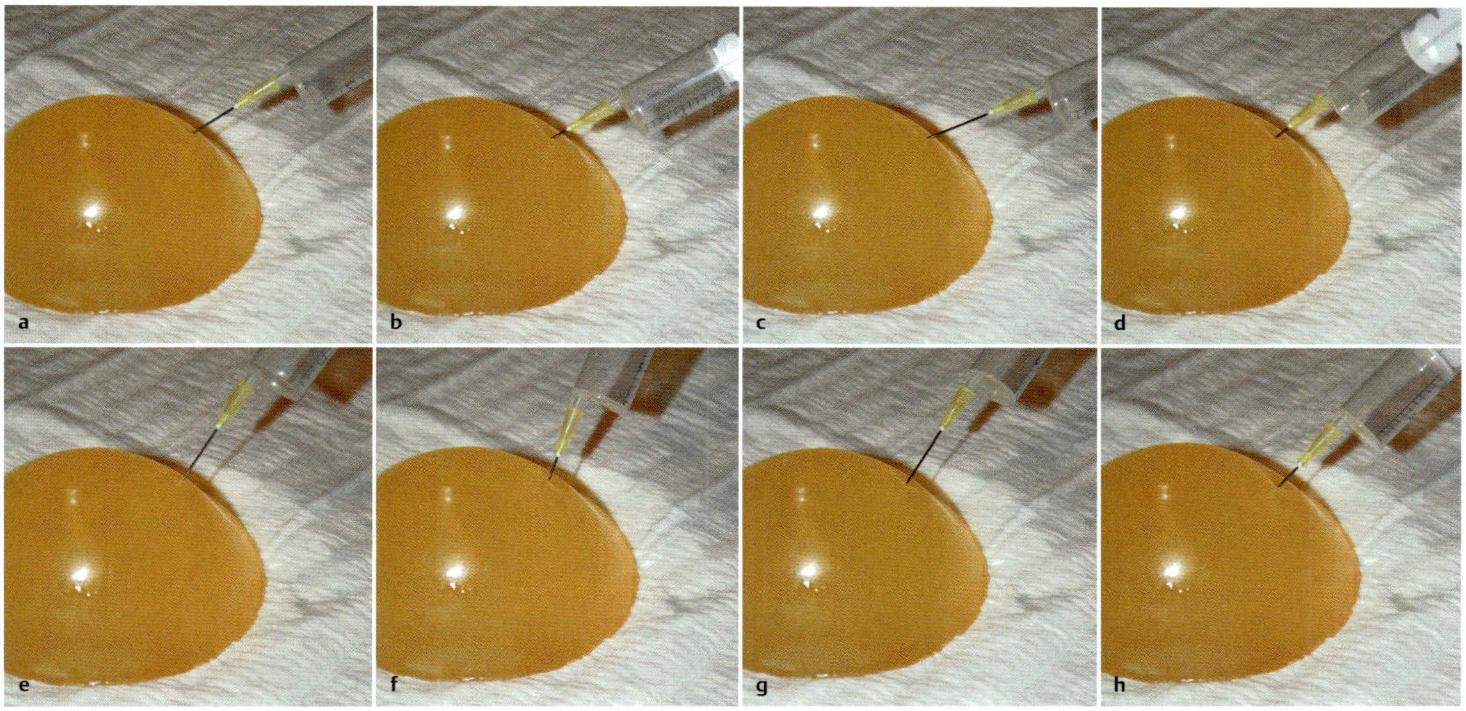

Abb. 4.**19** **Fächerförmige Feinnadelpunktion.**

Markierungsdraht an Ort und Stelle im Gewebe verbleibt (Abb. 7.**41** – 7.**49**).

Coils/Clips. In der präoperativen Situation kommen Markercoils/Clips (Abb. 7.**50** – 7.**60**), von denen einige neuere Modelle auch sonografisch darstellbar sind, seltener zum Einsatz. So kann ein diskreter sonografischer Befund, der nicht in der Institution lokalisiert wird, in der er diagnostiziert wurde, oder der zu einem späteren Zeitpunkt operiert werden soll, durch das periinterventionelle Freisetzen solcher Markercoils/Clips markiert werden. Besonders sinnvoll erscheint der Einsatz von Markercoils/Clips zur Markierung von Tumorgrenzen vor geplanter neoadjuvanter Chemotherapie. Die Markierungen können in beiden Fällen dann unmittelbar vor der Operation sekundär sonografisch oder stereotaktisch lokalisiert werden.

Vorgehensweise

Die Visualisation der Nadel bei der Durchführung einer sonografisch gesteuerten Lokalisation gleicht prinzipiell der bei der Stanzbiopsie. Nach Positionierung der Nadel unter Sicht wird der Markierungsdraht durch Vorschieben aus der Kanüle vollständig freigesetzt. Danach kann die Kanüle zurückgezogen werden, so dass lediglich der Markierungsdraht in der Brust verbleibt.

Punktionsweg. In der neuen S3-Leitlinie ist bei der Entscheidung bzgl. des Punktionsweges nicht mehr die Berücksichtigung des operativen Zuganges erforderlich, da die fehlende Relevanz einer Tumorzellverschleppung durch Studien eindeutig belegt ist. Allerdings ist den Wünschen des Operateurs so weit wie möglich Rechnung zu tragen. Optimal ist eine Punktion durch die zu lokalisierende Läsion mindestens bis zum distalen Rand im Sinne eines Durchstechens. Zumindest aber sollte der Markierungsdraht in ≥ 90 % der Fälle weniger als 1 cm von dem Befund entfernt liegen. Gelegentlich können bei größeren Befunden statt einer Lokalisation des Tumorzentrums operationsrelevante Eckpunkte des zu entfernenden Zielvolumens mit mehreren Drähten markiert werden. Bei mammografisch erkennbaren Läsionen sollte immer eine mammografische Dokumentation in 2 Ebenen durchgeführt werden. Aber auch bei primär nicht eindeutig mammografisch nachweisbaren Befunden kann die Mammografie nach sonografisch gesteuerter Lokalisation eine Zuordnung zu mammografischen Strukturen erlauben.

S3-Leitlinie: Brustkrebsfrüherkennung in Deutschland

Bei einer präoperativen Drahtmarkierung einer Läsion sollte der Draht in ≥ 90 % im Abstand von ≤ 1 cm zur Läsion platziert werden. Der Befund soll penetriert sein und der Draht soll den Herd um weniger als 2 cm überragen. Wenn der Draht den Herd nicht penetriert, muss die Entfernung zwischen Draht und Herdrand < 1 cm sein. Bei nicht raumfordernden Prozessen kann eine Markierung operationsrelevanter Eckpunkte ohne Einhaltung der 1-cm-Grenze sinnvoll sein.

Fallbeispiele

Fallbeispiel 1: Nicht reproduzierbarer Herdbefund nach US-gesteuerter Stanzbiopsie

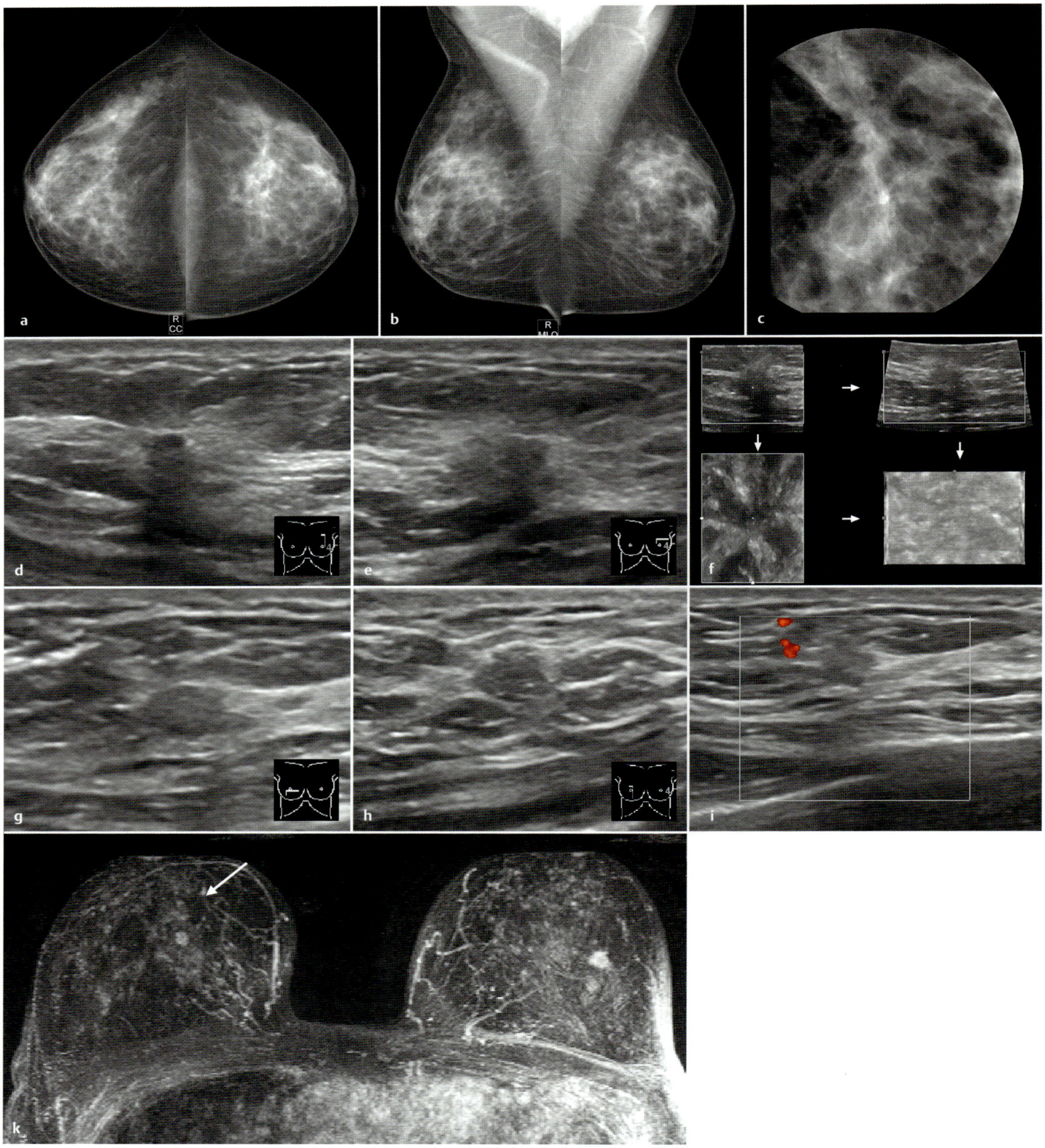

Abb. 4.**20** **Nicht reproduzierbarer Herdbefund nach US-gesteuerter Stanzbiopsie.** 58-jährige Frau, Untersuchung im Rahmen der Früherkennung. Klinik unauffällig. **a–c** Digitale Mammografie beidseits in 2 Ebenen mit Tubuskompressionsaufnahme links cc. **d–f** Sonografisches Korrelat links oben außen mit 3D-Darstellung (**f**). **g–i** Sonografischer Zufallsbefund rechts, unten Mitte mit Doppler (**i**). **k** MR-Mammografie: MIP-Darstellung mit Nachweis hypervaskularisierter Herde beidseits in Korrelation zur Sonografie. **l–w** s. S. 35

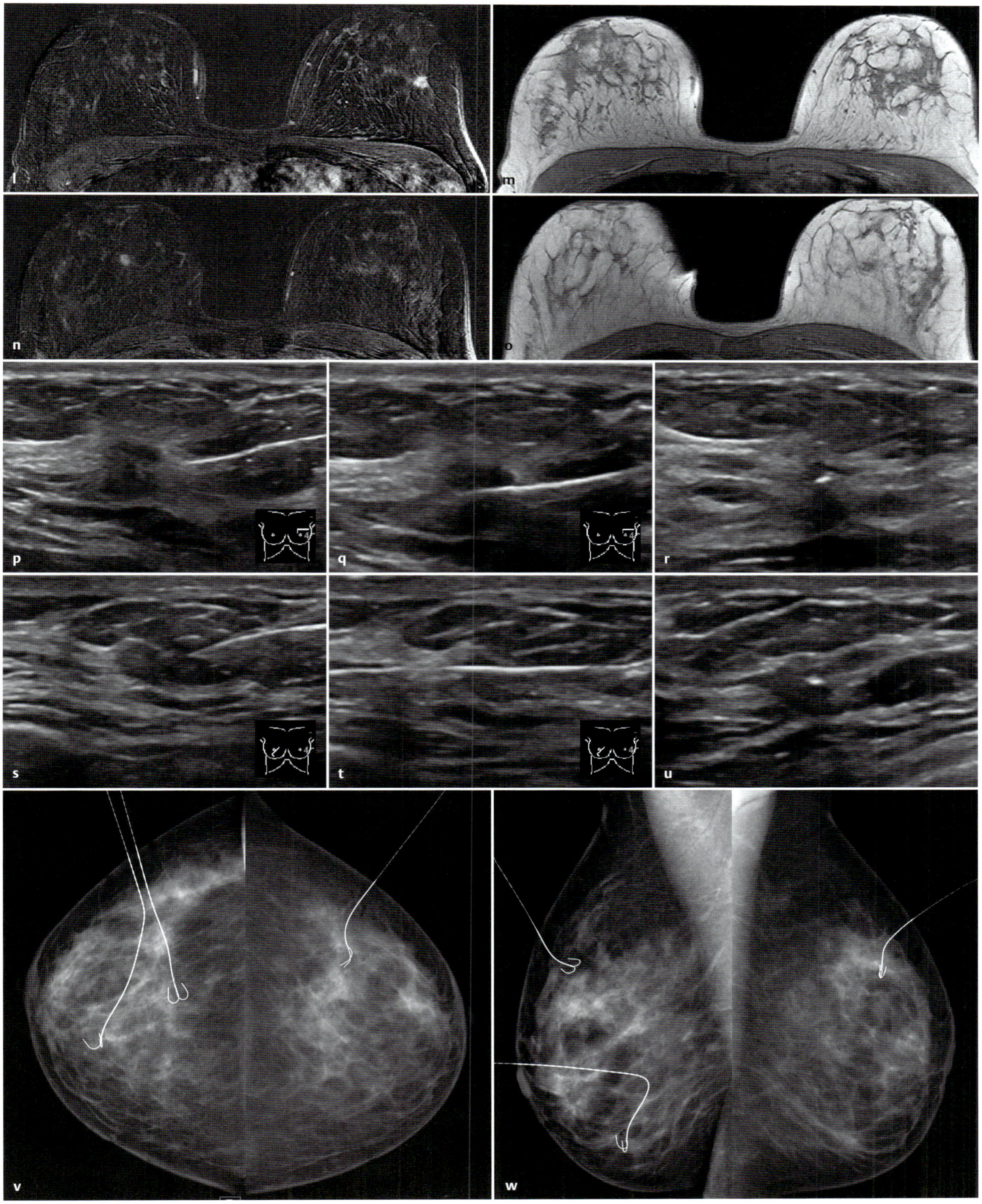

Abb. 4.**20** **l – o** Subtraktionseinzelschichten mit korrespondierenden Schichten in der T1w Nativuntersuchung (**m, o**). **p – r** Sonografisch gesteuerte Stanzbiopsie links: Prefire, Postfire, quer. Histologie: gut differenziertes duktal invasives Mammakarzinom, G1, B5b. **s – u** Sonografisch gesteuerte Stanzbiopsie rechts: Prefire, Postfire, quer. Histologie: gut differenziertes duktal invasives Mammakarzinom, G1, B5b. **v, w** Mammografie: Der Befund links konnte präoperativ sonografisch lokalisiert werden. Der gestanzte Befund rechts konnte präoperativ sonografisch nicht mehr reproduziert werden und wurde MR-gestützt lokalisiert. Gleichzeitig wurde in Anbetracht der malignen Histologie rechts ein weiterer Herdbefund MR-gestützt lokalisiert (Pfeil in **k**). Endgültige Histologie: links: invasiv wachsendes, teils solides, teils tubuloduktales Mammakarzinom, pT1c, $_{SN}$N0(1), G2. Rechts unten Mitte: invasiv wachsendes tubuläres Mammakarzinom, pT1a, $_{SN}$N0(2), G1. Rechts oben innen: geringgradige intraduktale Epithelproliferationen ohne zellulären Atypien.

Fallbeispiel 2: Sonografisch gesteuerte Vakuumbiopsie bei Mismatch

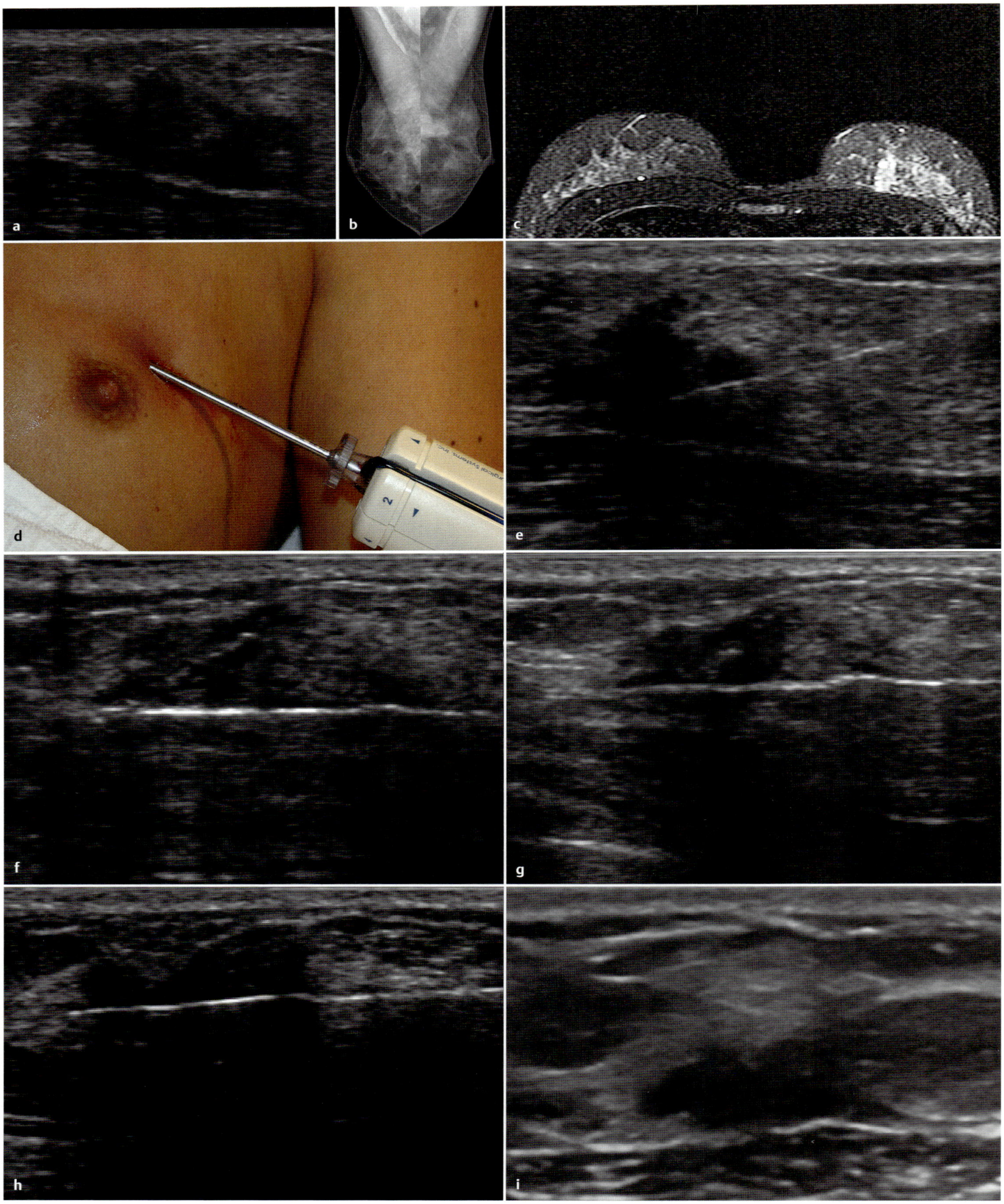

Abb. 4.**21** **Sonografisch gesteuerte Vakuumbiopsie links bei unsicherer Korrelation der Bildgebung mit dem histologischen Ergebnis nach US-gesteuerter Stanzbiopsie (Mismatch).** 36-jährige Frau mit neu aufgefallenem Tastbefund links oben, medial einer Narbe (OP vor Jahren: ADH). **a** Sonografisches Korrelat. **b** Mammografie beidseits in mlo-Projektion mit Korrelat links. **c** MR-Mammografie mit Nachweis einer entsprechenden asymmetrischen Hypervaskularisation: MR-BI-RADS 4 (Subtraktion). **d** Sonografisch gesteuerte Vakuumbiopsie links. **e** Sonografische Dokumentation vor VB. **f–h** Sonografische Dokumentation im Verlauf der VB. **i** Sonografische Kontrolle nach 6 Monaten. Histologie: Adenose.

Fallbeispiel 3: Feinnadelaspiration eines axillären Lymphknotens

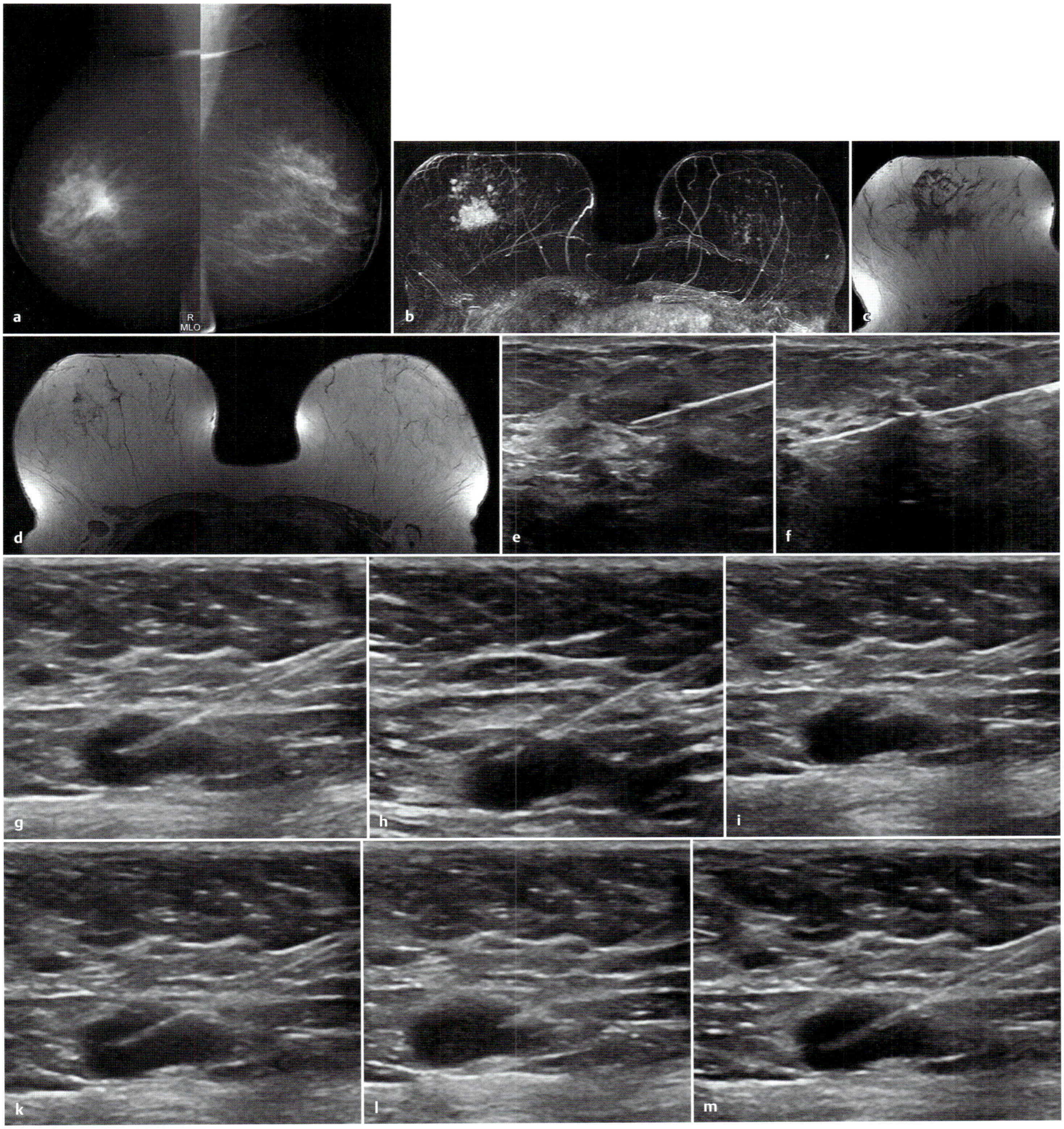

Abb. 4.22 **FNAP eines axillären Lymphknotens rechts.** 75-jährige Frau mit BI-RADS-5-Befund rechts. **a** Digitale Mammografie beidseits in mlo-Projektion. **b** MR-Mammografie: MIP-Darstellung. **c** T1w Nativuntersuchung mit Tumorausschnitt. **d** Nachweis eines auffälligen axillären Lymphknotens rechts in der T1w Nativuntersuchung. **e, f** Sonografisch gesteuerte Stanzbiopsie rechte Mamma. **f–m** Sonografisch gestützte Feinnadelaspiration des Lymphknotens rechts axillär (Lymphknotenmetastase eines nichtkleinzelligen Karzinoms, vereinbar mit einer Metastase eines (duktalen) Mammakarzinoms).

Fallbeispiel 4: Sonografisch gesteuerte Stanzbiopsie von Mikrokalk

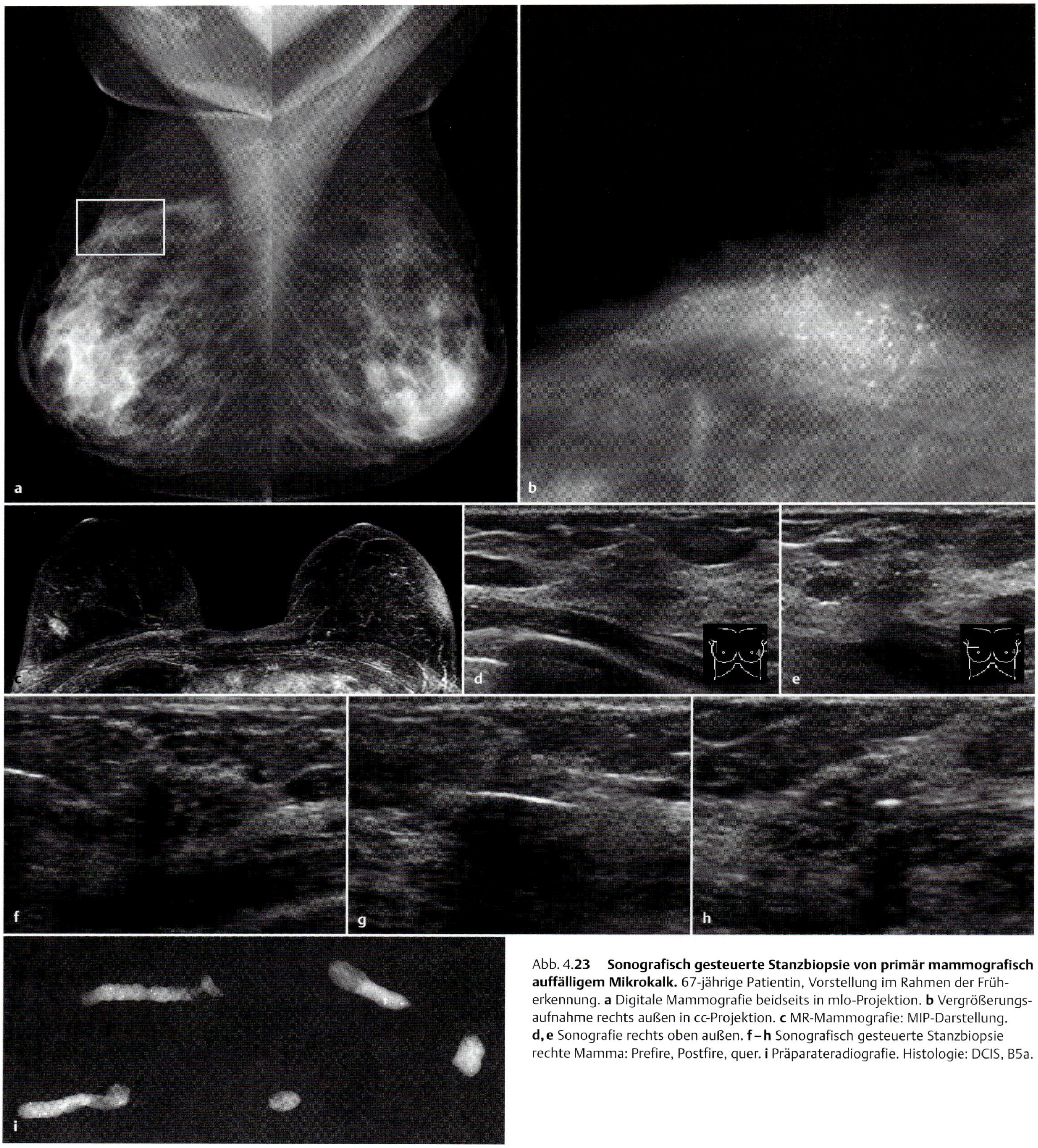

Abb. 4.**23** **Sonografisch gesteuerte Stanzbiopsie von primär mammografisch auffälligem Mikrokalk.** 67-jährige Patientin, Vorstellung im Rahmen der Früherkennung. **a** Digitale Mammografie beidseits in mlo-Projektion. **b** Vergrößerungsaufnahme rechts außen in cc-Projektion. **c** MR-Mammografie: MIP-Darstellung. **d, e** Sonografie rechts oben außen. **f – h** Sonografisch gesteuerte Stanzbiopsie rechte Mamma: Prefire, Postfire, quer. **i** Präparateradiografie. Histologie: DCIS, B5a.

Fallbeispiel 5: Feinnadelaspiration zur Differenzierung zwischen zystischem und solidem Herdbefund

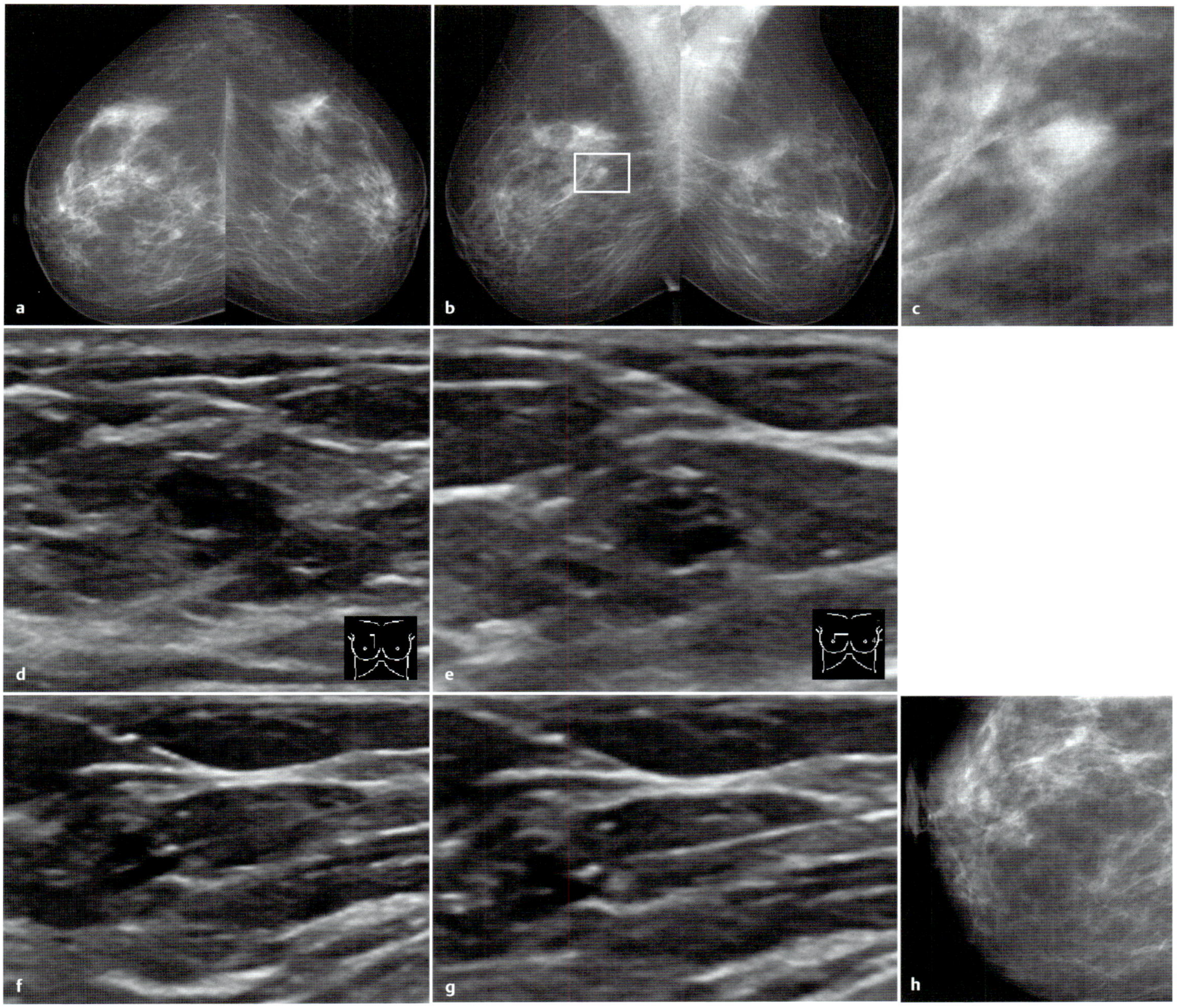

Abb. 4.24 **Feinnadelaspiration zur Differenzierung zwischen zystischem und solidem Herdbefund.** 44-jährige Frau, Vorstellung im Rahmen der Früherkennung. **a, b** Digitale Mammografie beidseits in 2 Ebenen. **c** Ausschnittsaufnahme rechts innen in mlo-Projektion mit Nachweis eines neu aufgetretenen Rundherdes. **d, e** Sonografie rechts oben innen. **f, g** Feinnadelpunktion bei V. a. zystische Läsion. **h** Tubuskompressionsaufnahme rechts innen in der cc-Ebene nach FNAP. Kein Nachweis mehr des auffälligen Rundherdes.

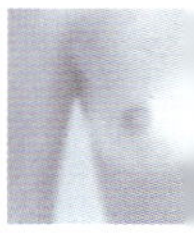

Fallbeispiel 6: Clip- und Coilmarkierung

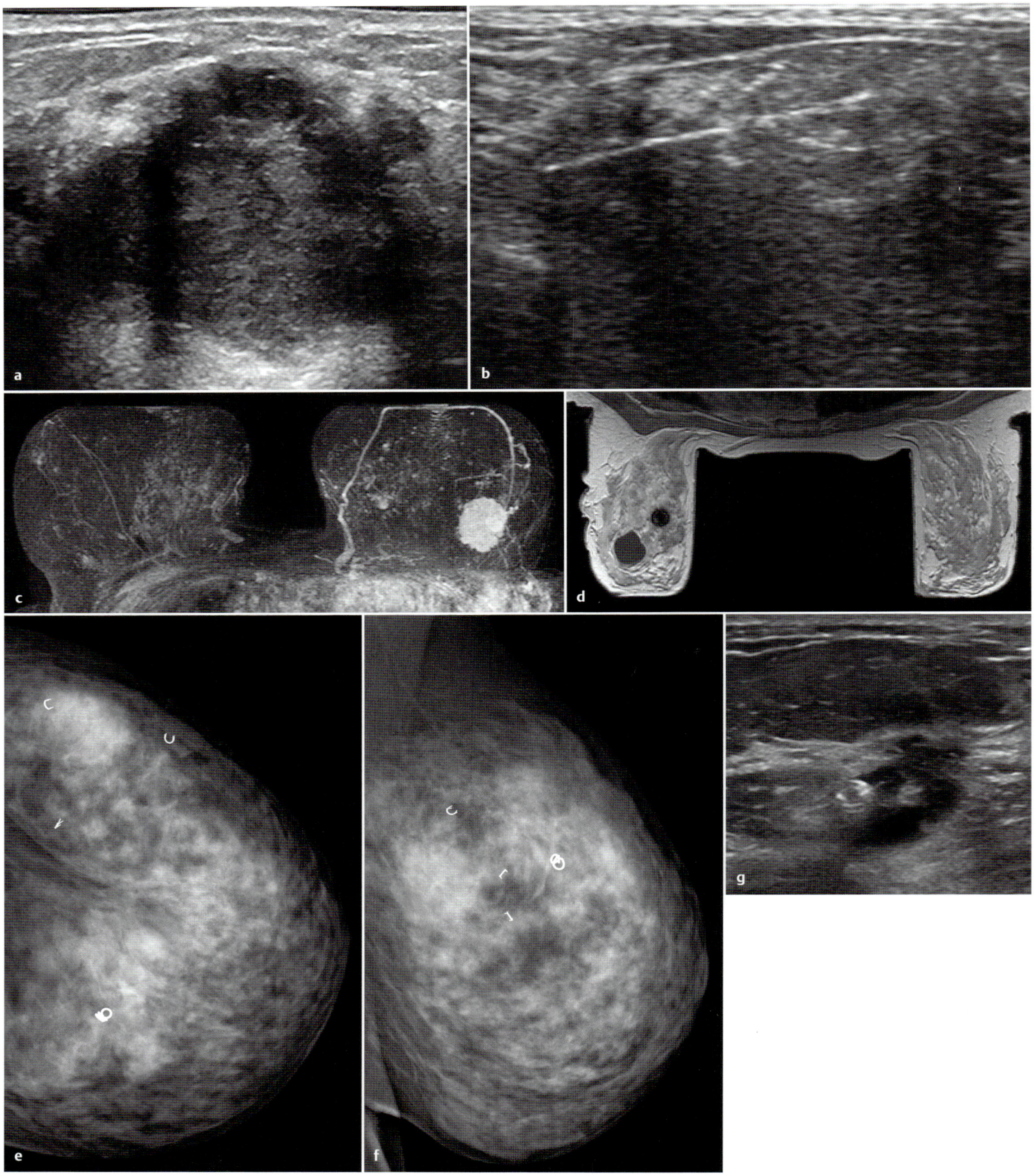

Abb. 4.**25** **Sonografisch gesteuerte Clipmarkierung von Tumorgrenzen (BI-RADS 6) und MRT-gestützte Coilmarkierung eines suspekten Zweitbefundes links vor neoadjuvanter Chemotherapie.** 51-jährige Patientin mit Tastbefund links. Z. n. Stanzbiopsie mit Hämatombildung. **a** Sonografie des Tastbefundes links. **b** Sonografische Punktion vor Freisetzen eines von 3 Markierungsclips kranial, kaudal und medial des fast bis an die Kutis (= laterale Tumorgrenze) heranreichenden Tumors (Thoraxwand = dorsale Tumorgrenze). **c** Prätherapeutische MRM (MIP). **d** Coilmarkierung eines zweiten Befundes innen oben (BI-RADS 3). **e, f** Mammografische Befunddokumentation in 2 Ebenen. Gute Differenzierung der US- und MRT-gesetzten Markierungen. **g** Sonografische Darstellung des Markierungscoils.

Fallbeispiel 7: Silikongranulom links nach Augmentationsplastik

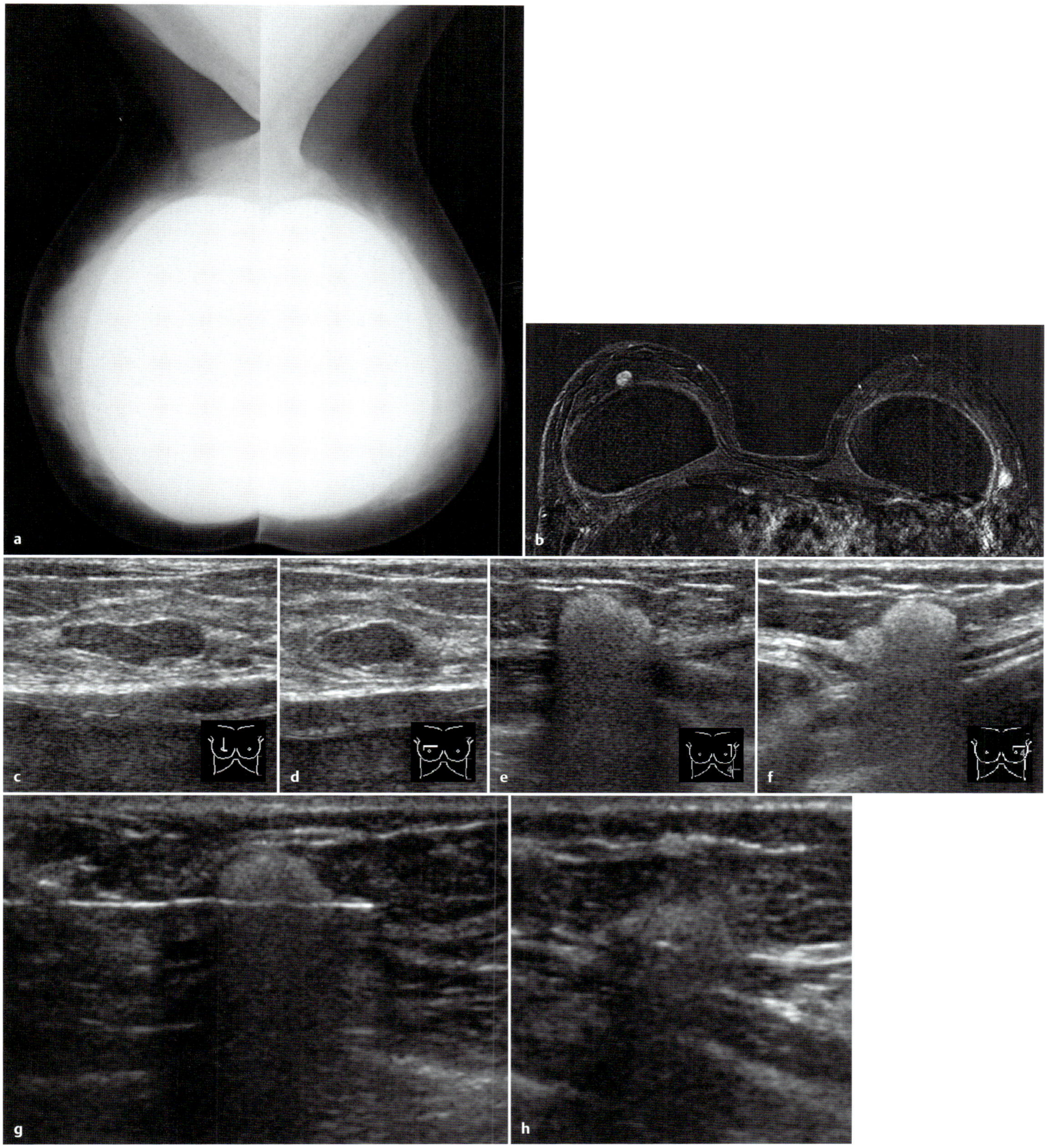

Abb. 4.**26** **Silikongranulom links nach Augmentationsplastik beidseits.** 41-jährige Frau, keine Beschwerden. **a** Digitale Mammografie beidseits in mlo-Projektion. **b** MR-Mammografie: Einzelschichtsubtraktion. **c, d** Sonografie rechts oben Mitte, passend zu einem Fibroadenom. **e, f** Sonografie links oben außen. **g, h** Sonografisch gesteuerte Stanzbiopsie linke Mamma: Postfire, quer. Histologie: Lymphknotenfragmente mit ausgeprägter granulomatöser Fremdkörperlymphadenitis, passend zu Silikongranulomen. Keine Malignität.

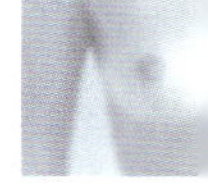

4

Fallbeispiel 8: Kollagen-Clip-Markierung

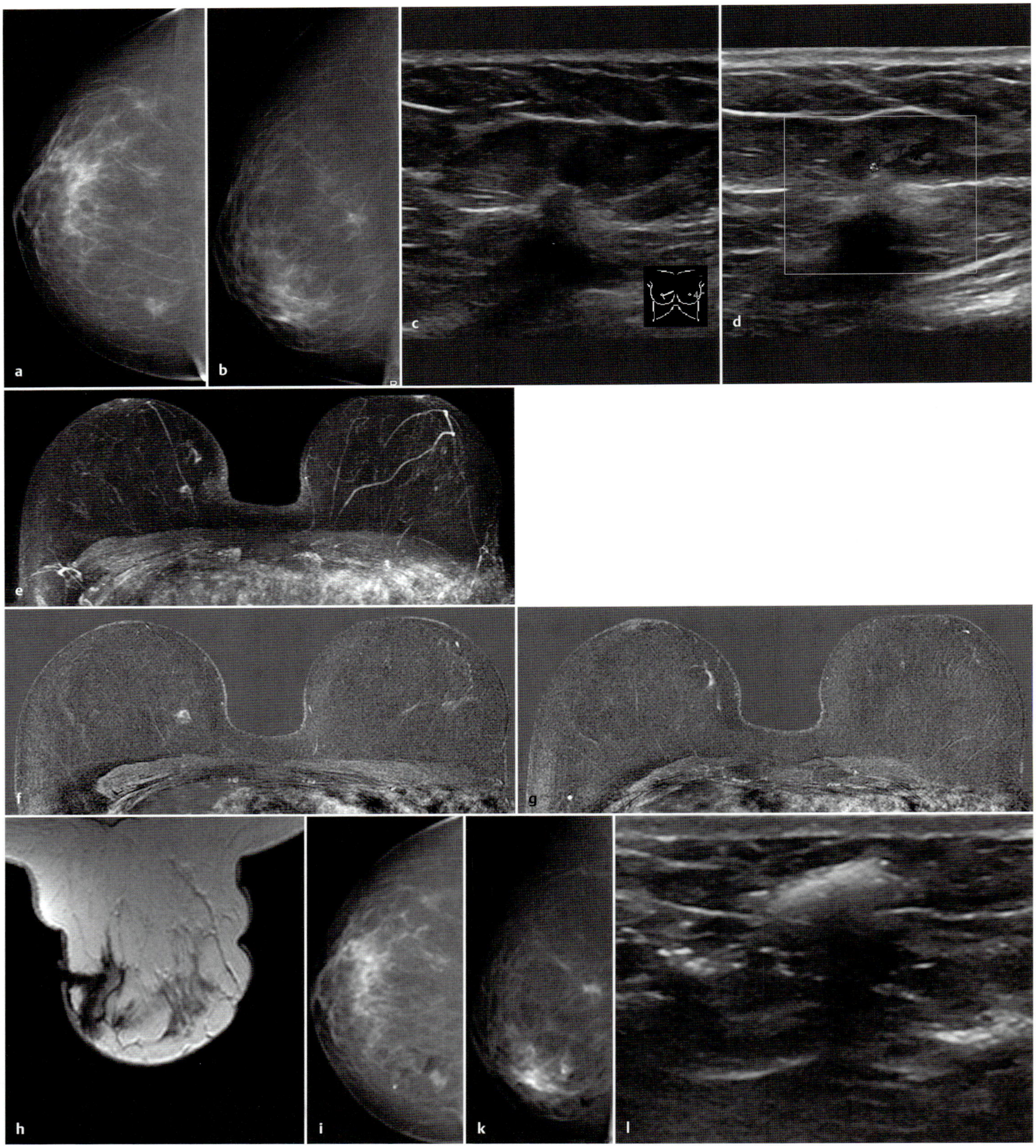

Abb. 4.27 **Sonografisch erkennbare Kollagen-Clip-Markierung eines MR-mammografischen Zweitbefundes.** 51-jährige Frau mit BI-RADS-6-Befund rechts oben innen, Z. n. Stanzbiopsie. **a, b** Digitale Mammografie rechts in 2 Ebenen. **c, d** Sonografische Korrelation rechts oben innen. **e** MR-Mammografie: MIP-Darstellung mit Nachweis einer linearen Mehranreicherung mediokaudal des Indextumors. **f, g** Korrespondierende Subtraktionseinzelschichten. **h** Clipmarkierung der linearen Anreicherung in der T1w Untersuchung für eine spätere sonografisch gesteuerte, präoperative Lokalisation an einer ortsfremden Institution. **i, k** Mammografische Befunddokumentation in 2 Ebenen. **l** Sonografische Darstellung des Kollagen-Markierungsclips. Histologie: rechts oben innen: duktal invasives Mammakarzinom, G2; rechts innen unten: DCIS, G1.

Literatur

American College of Radiology (ACR). ACR-BI-RADS®-Ultrasound. In: ACR Breast Imaging Reporting and Data System. Breast Imaging Atlas. In: Reston VA (ed.) 2003; American College of Radiology

Berg W et al. Diagnostic Accuracy of Mammography, Clinical Examination, US, and MR Imaging in Preoperative Assessment of Breast Cancer. Radiology 2004; 233: 830 – 849

Burbank F. Mammographic findings after 14-gauge automated needle and 14-gauge directional vacuum-assisted stereotactic breast biopsies. Radiology 1997; 204: 153 – 156

Kaplan SS. Clinical Utility of Bilateral Whole-Breast US in the Evaluation of Women with Dense Breast Tissue. Radiology 2001; 221: 641 – 649

Kolb TM et al. Comparison of the Performance of Screening Mammography, Physical Examination, and Breast US. Radiology 2002; 225: 165 – 175

Kolb TM, Lichy J, Newhouse JH. Occult cancer in Women with Dense Breasts: Detection with Screening US – Diagnostic Yield and Tumor Characteristics. Radiology 1998; 207: 191 – 199

Konsensusempfehlung zur Anwendung und Indikationen der Vakuumbiopsie der Brust unter Ultraschallsicht. Arbeitsgemeinschaft Minimalinvasive Mammainterventionen (AG MiMi) der Deutschen Gesellschaft für Senologie (DGS). 2004

Krainick U et al. Minimal invasive Mammabiopsien: Die Vakuumbiopsie (VB) mit dem Handheld (HH) Mammotome™ unter Ultraschallsicht – Erfahrungen und Indikationsspektrum des Brustzentrums Tübingen. Geburtsh Frauenheilkunde 2002; 62: 346 – 350

Liberman L et al. Stereotaxic 14-gauge breast biopsy: how many core biopsy specimens are needed? Radiology 1994; 192: 793 – 795

Liberman L et al. US-guided core breast biopsy: use and cost-effectiveness. Radiology 1998; 208: 717 – 723

Liberman L. Centenial dissertation. Percutaneous imaging-guided core breast biopsy: state of the art at the millennium (2000). AJR 2000; 174(5): 1191 – 1199

Madjar H et al. BI-RADS analoge DEGUM Kriterien von Ultraschallbefunden der Brust – Konsensus des Arbeitskreises Mammasonographie der DEGUM. Ultraschall in Med 2006; 27: 374 – 379

Madjar H. Kursbuch Mammsonographie. Ein Lehratlas nach den Richtlinien der DEGUM und der KBV. 2. Aufl. Stuttgart: Thieme 2005

Parker SH et al. Percutaneous large-core breast biopsy: a multi-institutional study. Radiology 1994; 193: 359 – 364

Parker SH et al. US-guided automated large-core biopsy. Radiololgy 1993; 187: 507 – 511

Perry N et al. European Guidelines for Quality Assurance in Breast Cancer Screening and Diagnosis – 4th Edition. Luxembourg: Office for Official Publications of the European Communities 2006

Pisano ED et al. Rate of insufficient samples for fine-needle aspiration for non-palpable breast lesions in a multicenter clinical trial: The Radiologic Diagnostic Oncology Group 5 Study. The RDOG5 investigators. Cancer 1998; 15; 82(4): 679 – 688

Schulz KD, Albert US (Hrsg.). Stufe-3-Leitlinie Brustkrebs-Früherkennung in Deutschland. München: Zuckschwerdt 2008, im Druck

Schulz-Wendtland R et al. Ultrasonic guided microbiopsy in mammary diagnosis: indications, technique and results. Cancer Res 1998; 18(3C): 2145 – 2146

Weismann C, Hergan K. Aktueller Stand der 3D-/4D-Volumensonographie der Mamma. Ultraschall in Med 2007; 28: 273 – 282

5 Stereotaktische Interventionen

F. Baum

Röntgenmammografie

Stellenwert der Röntgenmammografie in der Mammadiagnostik

Die Mammografie stellt zum gegenwärtigen Zeitpunkt das Standardverfahren der Brustkrebsdiagnostik dar. Für die Detektion von verkalkenden Frühstadien des Mammakarzinoms ist sie die leistungsfähigste bildgebende Methode. Zudem hat sie eine hohe Sensitivität für den Nachweis von Herdbefunden innerhalb lipomatösen und fibroglandulären Gewebes. Bei Vorliegen dichter Parenchymstrukturen (Typ ACR III und IV) weist das Verfahren allerdings deutliche Limitationen in der Darstellung nicht kalkassoziierter Tumoren (ca. 70% aller Karzinome) auf. Hier reduziert sich die Sensitivität der Mammografie auf ca. 40% bei extrem dichtem Drüsenparenchym (ACR IV) und auf ca. 60% beim Dichtetyp ACR III. Die Spezifität des Verfahrens liegt zwischen 80 und 90%.

Indikation der Röntgenmammografie

Es gibt verschiedene Indikationen zur Mammografie. Die Früherkennungsmammografie hat die Detektion von Karzinomen in Frühstadien zum Ziel. Von den entsprechenden Fachverbänden wird die erste Mammografie zwischen dem 40. und 50. Lebensjahr empfohlen, die Wiederholung der Untersuchung wird in jährlichen bzw. zweijährlichen Intervallen geraten. Die kurative Mammografie wird bei Frauen mit auf Brustkrebs hinweisenden Symptomen durchgeführt. Im Rahmen der Nachsorge wird die Mammografie nach brusterhaltender Therapie (BET) auf der betroffenen Seite zunächst in halbjährlichen und nach Ablauf von 3 Jahren in jährlichen Abständen empfohlen. Die Gegenseite wird jährlich mammografiert. In Hochrisikogruppen wird mit der Mammografie mit dem 30. Lebensjahr bzw. 5 Jahre vor dem Erkrankungsalter der jüngsten Angehörigen begonnen.

Technik und Methodik

Um den notwendigen Kontrast der Parenchymstrukturen zu ermöglichen, nutzt die Mammografie besonders energiearme Röntgenstrahlung. Zusätzlich ermöglichen spezielle Filmfolienkombinationen oder entsprechende digitale Detektoren eine sehr hohe Ortsauflösung. Eine weitere Steigerung der Bildqualität wird durch die Kompression der Brust erreicht. Auf diese Weise werden gleichzeitig Bewegungsartefakte vermieden und die Strahlendosis reduziert.

Die Standardeinstellungen der mammografischen Bildgebung sind die kraniokaudale (cc) und die mediolateral-oblique (mlo) Aufnahme. Zur optimalen räumlichen Orientierung werden ergänzend Aufnahmen im lateromedialen bzw. mediolateralen Strahlengang erstellt. Die Tubuskompressions- und die Vergrößerungsaufnahme stellen die klassische Zusatzdiagnostik in der mammografischen Bildgebung dar.

Bei der Röntgenmammografie wird aktuell zwischen der konventionellen Filmfolientechnik und der digitalen Technik unterschieden. Auch in der Mammografie bietet die digitale Technik zusätzliche Möglichkeiten der Nachverarbeitung. Dazu gehören die Bildfensterung, die Bildinversion, die Ausschnittsvergrößerung (Zooming) sowie der Einsatz der computerassistierten Detektion (CAD). Weitere Anwendungsgebiete sind die Tomosynthese und kontrastmittelgestützte Subtraktionsverfahren (Dual Energy). Durch die Einführung der digitalen Technik konnte die Strahlenexposition der Mammografie in den vergangenen Jahren um gegenwärtig 25 – 30% gesenkt werden.

Qualitätssicherung. Alle Komponenten der mammografischen Bildgebung werden einer regelmäßigen Qualitätssicherung unterzogen. Dies gilt für die Bilderstellung sowie für die Bildentwicklung bzw. die entsprechenden Abbildungseinheiten der digitalen Systeme.

Die Bewertung der Aufnahmen erfolgt anhand der PGMI-Klassifikation, wobei Dokumentation, Filmbelichtung und Einstelltechnik beurteilt werden (Tab. 5.1). Die Qualitätskriterien gelten für Standardaufnahmen. Mammografien nach BET, nach Reduktionsplastik und nach Prothesenimplantation sind von der Bewertung ausgenommen.

Tabelle 5.1 PGMI-Klassifikation und Qualitätsstandards

PGMI-Klassifikation
• P = perfekt • G = gut • M = mäßig • I = inadäquat
Qualitätsstandards für die PGMI-Klassifikation
• > 75 % der Aufnahmen müssen der Klassifikation P oder G entsprechen
• 97 % der Aufnahmen müssen der Klassifikation P + G + M entsprechen
• < 3 % der Aufnahmen dürfen der Klassifikation I entsprechen

Es gibt jeweils eine Bewertung pro Aufnahmenpaar (mlo: R + L sowie cc: R + L)

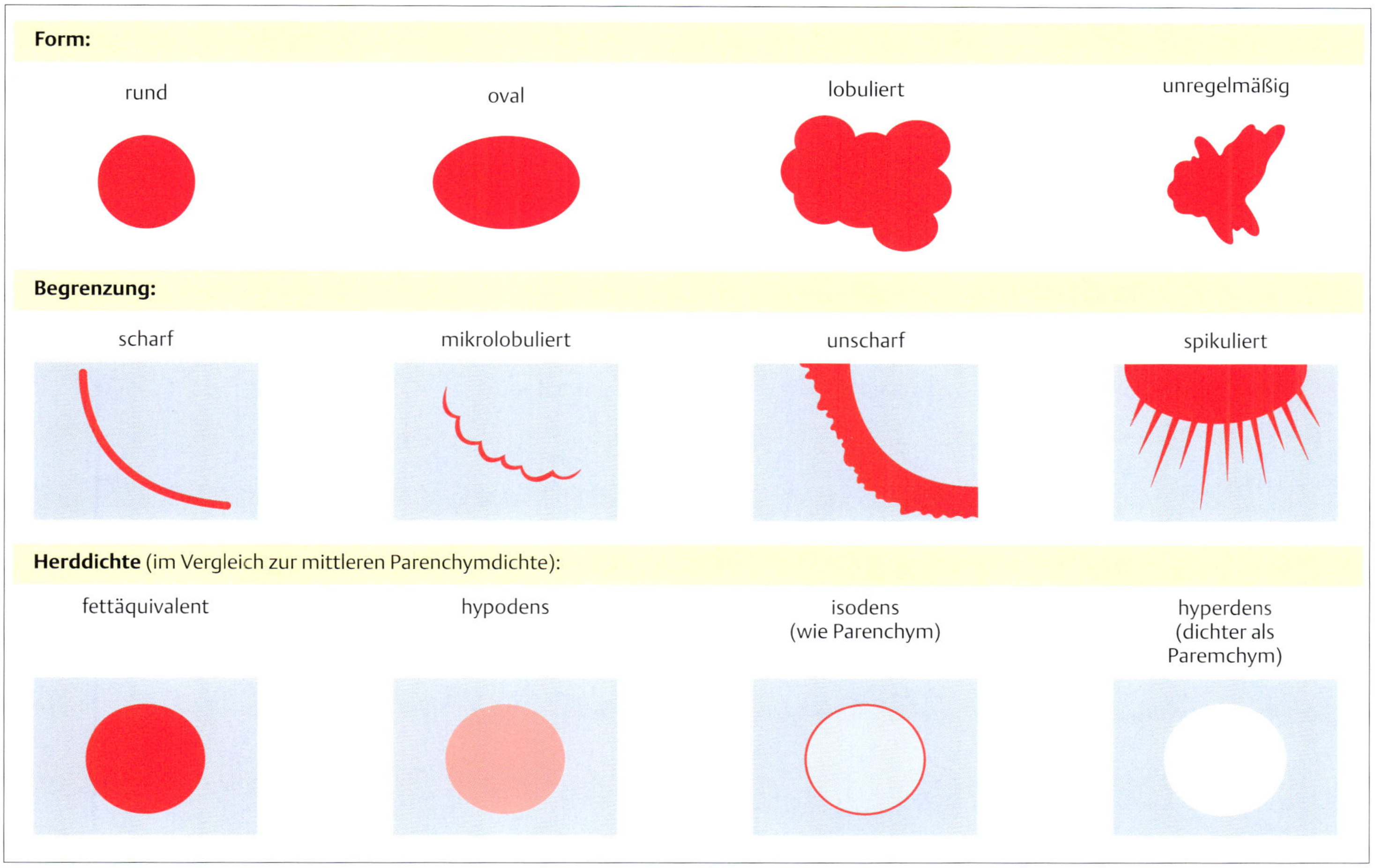

Abb. 5.1 **Herdbefunde.** Einteilung nach Form, Begrenzung und Röntgendichte.

Terminologie und Auswertekriterien der Röntgenmammografie

Das BI-RADS-Lexikon des Amercian College of Radiology (ACR) ist heute die Grundlage der mammografischen Bildanalyse. Befunde werden nach diesem System beschrieben und bewertet sowie in Abhängigkeit von der Malignitätswahrscheinlichkeit kategorisiert.

Herdbefunde und Verdichtungen. Herdbefunde sind in beiden Einstellungsebenen der mammografischen Bildgebung abgrenzbar. Verdichtungen kommen dagegen nur in einer Einstellungsebene zur Darstellung. Die Beurteilung dieser Läsionen erfolgt nach Form, Begrenzung und Röntgendichte (Abb. 5.**1**). Runde oder ovale Herdformen bieten einen benignen Aspekt, während irreguläre und spikulierte Befunde eine eher maligne Einschätzung bekommen. Ist der Herdrand scharf definiert, so gilt dies als Zeichen der Benignität, ist er unscharf, weist dies auf Malignität hin. Die Bösartigkeit hypodenser Herdbefunde wird geringer und die hyperdenser Befunde eher höher eingeschätzt.

Verkalkungen. Verkalkungen werden in 2 Gruppen unterteilt: Makroverkalkungen wird ein gutartiger Charakter zugesprochen. Mikrokalzifikationen (< 0,5 mm) können das Korrelat maligner Tumoren sein. Sie werden hinsichtlich ihrer Morphologie und hinsichtlich ihres Verteilungsmusters unterschieden (Abb. 5.**2**). Es werden punktförmige, oft benigne, amorphe und grob heterogene, wahrscheinlich benigne sowie pleomorphe und linear-ramifizierte, wahrscheinlich maligne Mikrokalzifikationen unterschieden.

Es werden gruppierte (< 2 cm^3), lineare, segmentale, regionale und diffuse Mikrokalkanordnungen unterschieden. Gruppierte Anordnungen werden als möglicherweise maligne, lineare und segmentale Anordnungen dagegen als wahrscheinlich maligne eingeschätzt.

Eine Matrize zur Einschätzung von Mikrokalzifikationen wird aktuell in Studien eingesetzt (Abb. 5.**3**).

Architekturstörung. Die Architekturstörung stellt ein weiteres Analysekriterium dar. Ist sie nicht durch einen operativen Eingriff oder ein adäquates Trauma begründet, bedarf sie üblicherweise der weiteren Abklärung.

BI-RADS-Klassifikation. Ziel der strukturierten Analyse und Beschreibung von Befunden ist es, diese hinsichtlich des Malignitätsrisikos einzuschätzen. Hierfür sieht die BI-RADS-Klassifikation 7 Gruppen vor (Tab. 5.**2**).

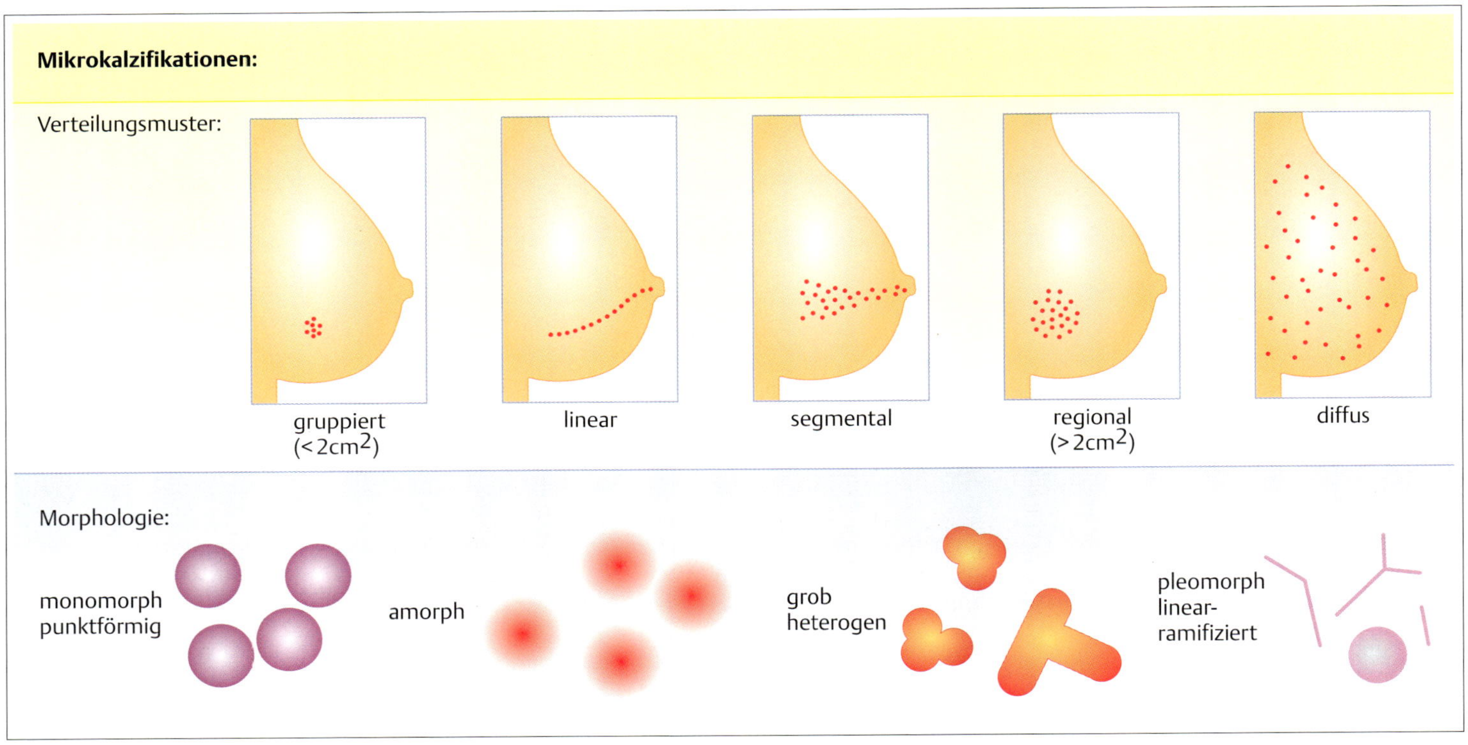

Abb. 5.2 **Mikrokalzifikationen.** Einteilung nach Verteilungsmuster und Morphologie.

Tabelle 5.2 BI-RADS-Mammografie (ACR-BI-RADS)[1]

Kategorie	Beurteilung	Beispiele	Karzinomrisiko	Konsequenz
0	keine abschließende Beurteilung möglich	neu aufgetretener, partiell überlagerter isodenser Herdbefund (z. B. Zyste)	nicht einschätzbar	weitere bildgebende Diagnostik erforderlich
1	unauffällig	Normalbefund ohne Herd, Architekturstörung oder Hautverdickung	0 %	keine weiteren Maßnahmen
2	gutartig	fibrosiertes Fibroadenom (Popkornkalk), Ölzyste, Lipom	0 %	keine weiteren Maßnahmen
3	wahrscheinlich gutartig	amorpher, gruppierter Mikrokalk	< 2 %	Verlaufskontrolle empfohlen in Ausnahmefälle: Biopsie
4	möglicherweise bösartig	• partiell unscharf begrenzter Herdbefund • pleomorpher, gruppierter Mikrokalk • neu aufgetretene Mikrokalkgruppe	• 4 A: 2 – 30 % • 4 B: 30 – 60 % • 4 C: 60 – 90 %	histologische Abklärung, typischerweise durch perkutane Biopsie
5	typisch bösartiger Befund	• Herdbefunde mit mehreren typischen Malignitätskriterien (unscharf begrenzt, spikuliert, hyperdens) • Herdbefunde mit Mikrokalzifikationen • linear-ramifizierte Mikrokalzifikationen	90 – 100 %	histologische Abklärung, typischerweise durch perkutane Biopsie
Gesamt-BI-RADS 6	histologisch gesichertes Mammakarzinom nach Stanz- oder Vakuumbiopsie		100 %	Einleitung adäquater prätherapeutischer und therapeutischer Maßnahmen

[1] In der Gesamtbeurteilung am Ende einer Untersuchungskette (Klinik, Mammografie, Sonografie, MR-Mammografie, perkutane Biopsie) steht die abschließende Diagnose. Hier wird BI-RADS 1 – 6 eingesetzt.

	Morphologie		
Verteilung	typisch benigne	indifferent	typisch maligne
disseminiert	2	3	4B
rund/oval	3	4A	4C
regional	4A	4B	4C
segmental	4A	4C	4C
linear/ verzweigend	4B	4C	5

Abb. 5.3 **Matrize zur Einschätzung des Malignitätsgrades nach Müller-Schimpfle.** Die zunehmend malignomverdächtige Morphologie der Mikrokalzifikationen auf der x-Achse ist gegen das Verteilungsmuster auf der y-Achse aufgetragen. An der Schnittstelle ist die korrespondierende BI-RADS-Gruppe abzulesen.

Grundprinzip der Stereotaxie

Der Aufbau der Stereotaxiesysteme ist grundsätzlich bei allen Geräten derselbe. Neben der Fixierung der Brust bedarf es einer Lokalisationsmöglichkeit im Rahmen der Bildgebung sowie einer mechanischen Nadelführung, die die errechneten Parameter millimetergenau bei der Intervention umsetzt.

Herdtiefe. Das Lokalisationsprinzip zur Bestimmung der Herdtiefe eines Befundes ist allen Gerätetypen gemein. Nachdem der abzuklärende Befund im Untersuchungsfenster des Systems (0°-Ebene) dargestellt ist, wird die Röntgenröhre, ähnlich der Tomosynthese, um + 15° und – 15° geschwenkt (Abb. 5.**4**). In beiden Positionen wird eine weitere Ausschnittsmammografie erstellt.

Die resultierende Verschiebung des Befundes auf dem Röntgenbild ist proportional der Herdtiefe (Position auf der z-Achse): Je weiter die Herdposition vom Detektor entfernt ist, desto größer ist die resultierende Verschiebungsamplitude im Röntgenbild. In Kenntnis des Winkels der Röhrenschwenkung von 15° errechnen die heute verwendeten digitalen Systeme die Herdtiefe in dem zugrundeliegenden rechtwinkligen Dreieck (Abb. 5.**5**) automatisch auf der Basis einer Tangensfunktion. Markiert man den abzuklärenden Befund in den + 15-° und – 15°-Aufnahmen auf dem Bildschirm, berechnen die gängigen Stereotaxiegeräte die Herdtiefe automatisch.

Stroke Margin. Darüber hinaus kontrollieren die Geräte den „stroke margin“. Der Stroke Margin ist der nach dem Jetvorschub verbleibende Abstand zwischen Nadelspitze und Detektor. Unterschreitet dieser einen minimalen Toleranzwert, besteht die Gefahr, sowohl die Gegenseite der Brust als auch den Detektor zu beschädigen. Ein sowohl schmerzhaftes wie auch sehr teures Unterfangen.

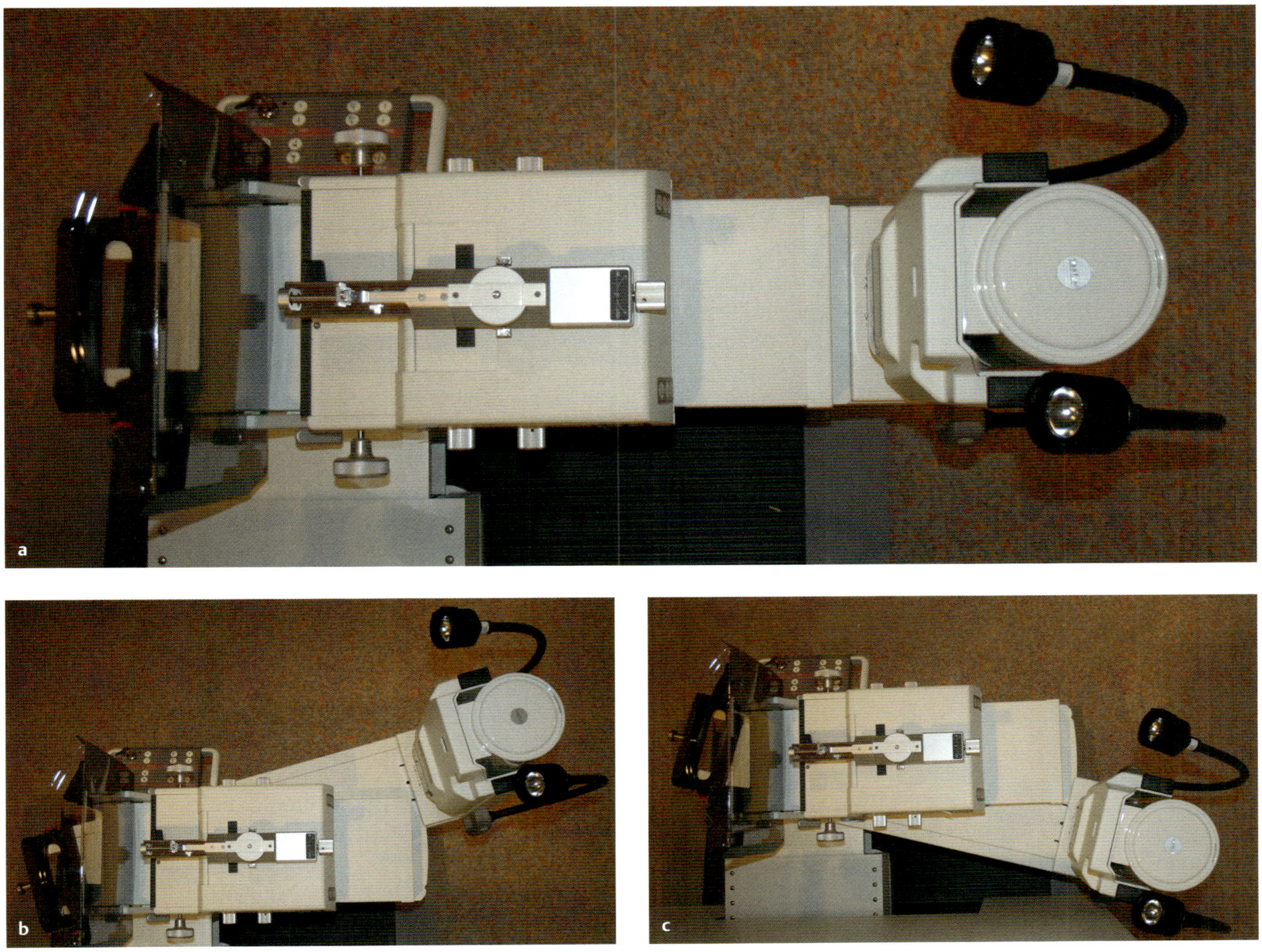

Abb. 5.4 **Aufsicht des Stereotaxietisches (ohne Patientenliege).** Röntgenröhre in 0°-Stellung (**a**) sowie nach 15°-Schwenkung rechts (**b**) und links (**c**).

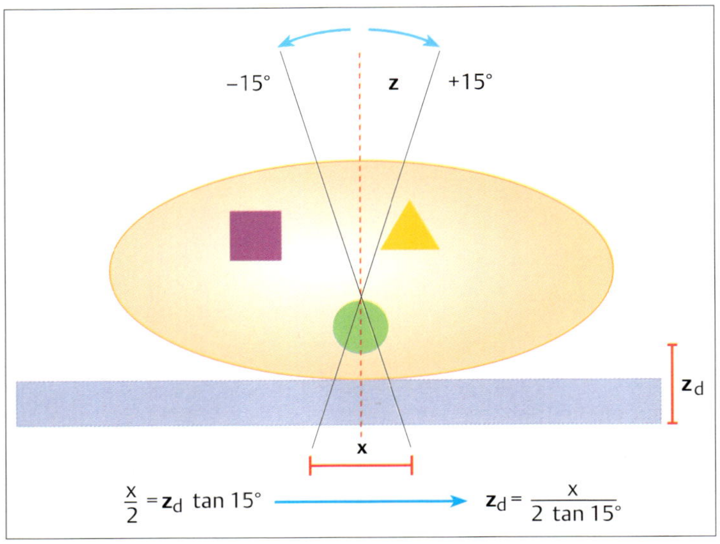

Abb. 5.**5** **Herdtiefe.** Die Verschiebung eines Herdbefundes in der Bildebene (x) bei Angulation der Röntgenröhre (15°) entspricht dem Abstand des Befundes zum Detektor (z).

Zur Kalkulation des Stroke Margins benötigt das Gerät die Information über die endgültige Position der Nadelspitze. Diese hängt von der Nadellänge und dem Nadelvorschub ab. Da der Jetvorschub bei den unterschiedlichen Biopsienadeln variiert, muss dieser zuvor am Gerät entsprechend eingegeben werden. Hinsichtlich der Nadellänge kommen unterschiedliche Verfahren zur Anwendung. So wird zum einen seitens der Gerätehersteller ein Computerfile angeboten, in dem alle unterschiedlichen Nadellängen gespeichert sind und dann jeweils zu Beginn der Intervention abgerufen werden können. Zum anderen wird die Position der Nadelsitze während des interventionellen Eingriffes an einer Kimme/Korn-Vorrichtung kalibriert. Das Einstellen des Befundes (Target) ist ohne vorherige Kalibrierung nicht möglich.

Kalibrierung. Im Rahmen der Kalibrierung eines Stereotaxiegerätes wird die Zuordnung eines Punktes im Raum zur Metrik des Systems kontrolliert und ggf. justiert. Hierzu sind gerätespezifische Einsätze vorgesehen.

Im Falle des Fischer-Tisches (Abb. 5.**6 b**) wird zunächst die Nadelspitze eines Phantoms mittels stereotaktischer Mammografie lokalisiert. Diese muss dann von der angewählten Nadel exakt angefahren werden.

Zur Kalibrierung des Lorad-Tisches (Abb. 5.**6 a**) wird zunächst die Kalibrierungsnadel eingesetzt. Diese wird an der Kalibrierungseinheit des Tisches genullt. Nun werden die x-, y- und z-Koordinaten 10 mm, 20 mm und 30 mm manuell eingestellt und die Nadelspitze in dem entsprechenden stereotaktischen Bilderpaar markiert. Die vom Gerät berechneten Koordinaten müssen den eingestellten Werten exakt entsprechen.

Spezifische Patientenaufklärung

Vor Beginn der Intervention ist eine detaillierte Aufklärung der Patientin sehr wichtig. Dabei sorgt insbesondere der Hinweis, das größte Problem sei es, in Bauchlage für 30–45 min bewegungslos zu liegen, für Überraschung. Die detaillierte Beschreibung der Arbeitsabläufe, z. B. das wiederholte Mammografieren zur Kontrolle der regelrechten Nadellage, gibt der Patientin Sicherheit und schafft Verständnis für das spätere Vorgehen. Neben der Beschreibung der Vakuumbiopsie mit der dazu gehörigen Geräuschkulisse und der Notwendigkeit mehrfacher Gewebeentnahmen sollte an dieser Stelle erneut die Einnahme von Antikoagulanzien wie Aspirin oder Marcumar abgeklärt werden. Auch der Hinweis auf auftretende Blutungen und mögliche Infektionsgefahren gehören in das Aufklärungsgespräch. Darüber hinaus muss nach allergischen Reaktionen auf Lokalanästhetika bzw. Kontaktallergien gegen Pflastermaterial, Lokalanästhetikum oder Clipmaterialien wie Nickel gefragt werden. Zudem ist es sinnvoll, die Patientin noch auf die anschließende 30-minütige Kompressions- und Kühlungsphase hinzuweisen. Im Fall der Biopsie von Mikrokalzifikationen sollte die Patientin auf die Durchführung der Präparateradiografien und die mit dem Kalknachweis verbundene Sicherheit hinsichtlich der korrekten Entnahmestelle hingewiesen werden.

Vor der Gewebeprobe sollten der Patientin die auftretenden Geräusche beim Jetvorschub der Biopsienadel und beim Saug-Schneid-Vorgang vorgeführt werden.

Mögliche Probleme. Je nach Situation müssen mögliche Schwierigkeiten bei der Durchführung der Intervention zur Sprache kommen. Hierzu gehören: die dünne Brust, in der die Notch der Biopsienadel nicht komplett platziert werden kann; sehr feiner Mikrokalk, dessen Detektion gelegentlich schwer oder nicht möglich ist; der Herdbefund, dessen stereotaktische Lageberechnung bisweilen nicht gelingt. Im Besonderen erschweren brustwandnahe Befunde, aber auch kutisnahe Läsionen das interventionelle Vorgehen.

Stereotaktische Vakuumbiopsie

Die Vakuumbiopsie ist das Standardverfahren in der stereotaktischen Gewebeentnahme. Anstatt die Gewebeproben durch ein Vorschnellen der Biopsienadel zu gewinnen, saugt dieses System die Gewebeprobe durch Unterdruck (Vakuum) in eine seitliche Nadelöffnung (Notch). In einem nächsten Schritt wird die Gewebeprobe durch einen je nach Biopsiesystem innen oder außen laufenden Scherzylinder ausgelöst (Abb. 5.**7**). Der Biopsiezylinder wird im Nadelinneren oder mit der gesamten Biopsienadel durch ein Koaxialsystem aus der Brust entfernt. Der Vorteil dieses Systems besteht in der Möglichkeit, die Notch um 360° rotieren zu können und so um das Zentrum der Nadellage eine Reihe von Probeentnahmen zu wiederholen, so dass letztlich zusammenhängende Gewebeeinheiten entfernt werden. Von den Fachverbänden wird bei einer Nadelstärke von 11 Gauge die Entfernung von ≥ 12 Gewebezylindern empfohlen.

Die Vakuumbiopsie besitzt eine höhere Sensitivität bei der stereotaktischen Abklärung von Mikrokalzifikationen als die Stanzbiopsie. Ursächlich dafür ist der „sampling error" (Abb. 5.**8**), der die Nadel bei der Stanzbiopsie nie in exakt benachbarte Positionen führt.

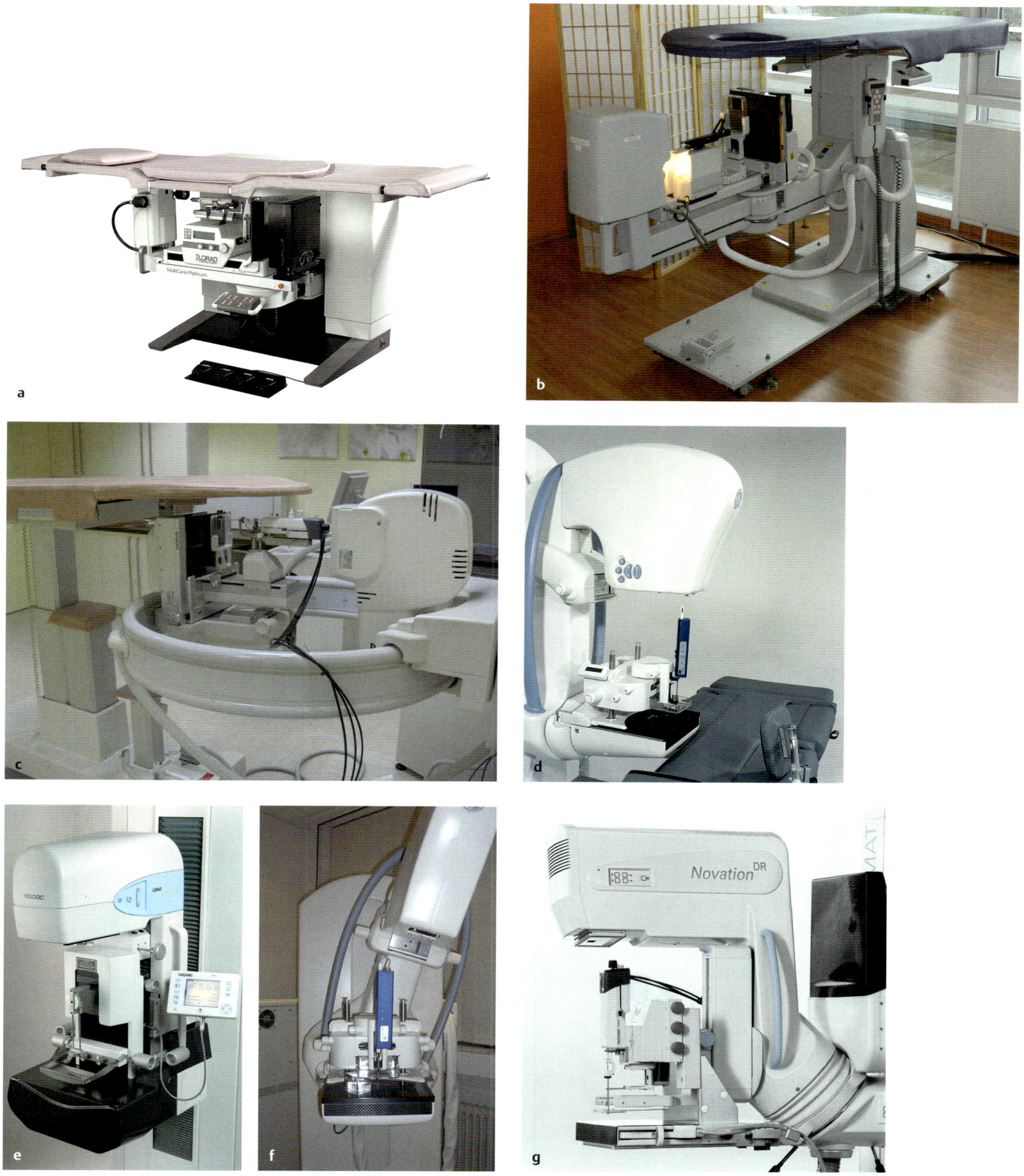

Abb. 5.6 **Stereotaxiegeräte.** Stereotaxietische (Bauchlage der Patientin) (**a – c**): Lorad-Tisch (**a**), Fischer-Tisch (**b**), Giotto (**c**). Stereotaxievorrichtung (Schräglage der Patientin): Senograph DS (**d**). Stereotaxievorrichtung (sitzende Position der Patientin) (**e – g**): Selenia (**e**), Senograph DS (**f**), Siemens Novation (**g**).

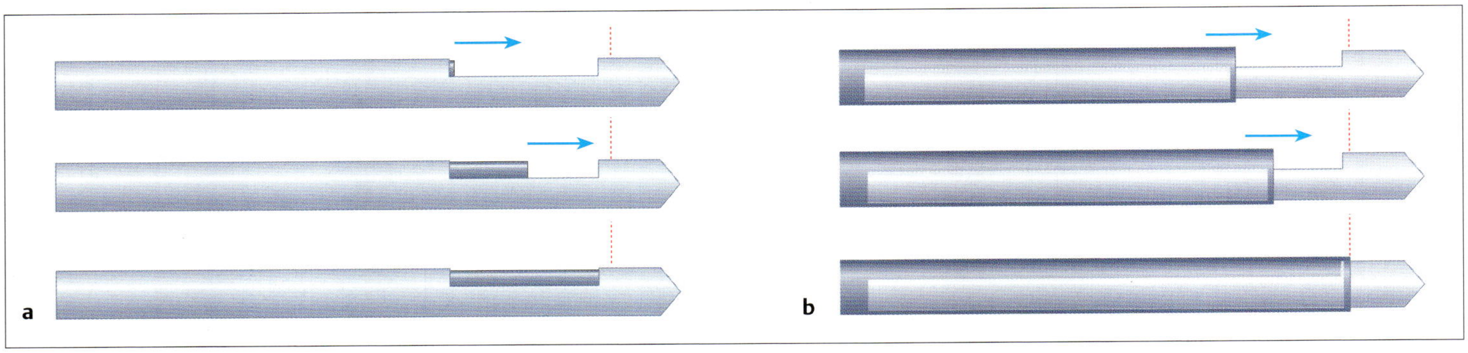

Abb. 5.7 **Prinzip der Gewebegewinnung bei verschiedenen Vakuumbiopsiesystemen.** Nach dem Ansaugen des Drüsengewebes in das Arbeitsfenster der Biopsienadel wird dieses durch einen Schneidzylinder aus dem Gewebeverband ausgelöst. Diese Schneide läuft bei den Mammotome- und ATEC-Systemen innen (**a**) und beim Vacora-System außen (**b**).

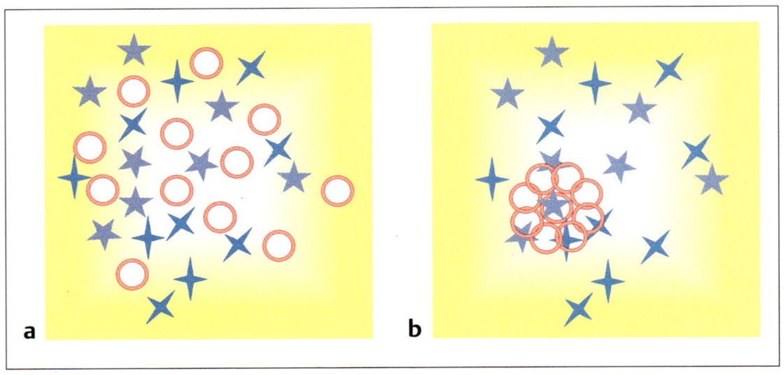

Abb. 5.8 **Sampling Error.** Hochgeschwindigkeitsstanze von Mikrokalzifikationen mit Sampling Error (**a**). Zentrierte und repräsentative Gewebeentnahme bei der Vakuumbiopsie (**b**). (Kreise = Gewebezylinder, Sterne = Kalkpartikel).

Indikation und Zielsetzung

Die üblichen Indikationen zur Vakuumbiopsie stellen mammografische Befunde der Kategorie BI-RADS 4 und 5 ohne sonografisches Korrelat dar. Hier kann in Anbetracht eines Karzinomrisikos von 2 – 100% auf eine Gewebeprobe nicht verzichtet werden. In seltenen Fällen werden auch Biopsien bei Befunden der BI-RADS Kategorie 3 durchgeführt (z. B. Patientenwunsch).

Hauptsächlich wird die stereotaktische Vakuumbiopsie zur Abklärung suspekter Mikrokalzifikationen eingesetzt. Selten kommt sie jedoch auch zur Therapie von kleinen Borderlineläsionen zum Einsatz. Das Ziel der stereotaktischen Vakuumbiopsie ist einerseits die Vermeidung überflüssiger Operationen und andererseits die optimale Vorbereitung indizierter operative Eingriffe.

S3-Leitlinie: Indikation und Zielsetzung der perkutanen Biopsie

Die Indikation ist die Diagnosesicherung zur Therapieplanung sowie zum Karzinomausschluss bei Läsionen der Klassifikation nach BI-RADS 4 und 5. Das Ziel ist die präoperative bzw. prätherapeutische histopathologische Sicherung der Diagnose zur Reduktion der Häufigkeit offener Biopsien, insbesondere bei benignem histopathologischem Befundergebnis.

Suspekte Mikrokalzifikationen. Sie sind die häufigste Indikation stereotaktischer Interventionen, da sie meist kein sonografisches Korrelat bieten. Mit Blick auf einen durchschnittlichen positiven Vorhersagewert (PPV) für Karzinome von 40% in den BI-RADS-Kategorien 4 und 5 ist die Prüfung der OP-Indikation im Falle suspekter Mikrokalzifikationen unablässig. Darüber hinaus bietet die Vakuumbiopsie suspekter Kalzifikationen mithilfe der Präparateradiografie die Möglichkeit einer periinterventionellen Erfolgskontrolle. Wird der anvisierte Mikrokalk in den Gewebeproben nachgewiesen, so ist die Vakuumbiopsie repräsentativ.

Herdbefunde. Neben den Mikrokalzifikationen sind es mammografisch nachweisbare Herdbefunde, die eine Biopsieindikation darstellen, sofern kein sonografisches Korrelat vorliegt. Die Biopsie wird empfohlenermaßen als Vakuumbiopsie durchgeführt. In begründeten Fällen kommt jedoch auch eine Jetbiopsie zum Einsatz. Bei anzunehmender Komplettentfernung eines Herdbefundes ist eine Clipmarkierung indiziert.

Die stereotaktische Bestimmung der Herdtiefe ist im Falle von Herdbefunden gelegentlich sehr schwierig. Anders als bei Mikrokalzifikationen ist die Markierung eines Referenzpunktes für die ± 15°-Verschiebung nicht möglich, wenn kein adäquater Fixpunkt definiert werden kann.

Architekturstörungen. Auch bei Architekturstörungen bietet die stereotaktische Vakuumbiopsie die Möglichkeit zur perkutan bioptischen Abklärung. Bei histologischem Nachweis einer radiären Narbe muss jedoch an das Vorliegen meist tubulärer Mammakarzinome in der Peripherie dieser Läsionen gedacht werden. Aus diesem Grund sollte grundsätzlich die offene Biopsie bei histologisch nachgewiesenen radiären Narben erwogen werden.

Verdichtung. Ein Sonderfall ist die Verdichtung, die mammografisch nur in einer Ebene erkennbar ist. Diese Läsionen bleiben nach Reproduktion in der Detektionsebene in den stereotaktischen Lokalisationsaufnahmen (– 15° und + 15°) üblicherweise abgrenzbar.

Material

Mammotome. Ende der 90er Jahre wurde mit dem Mammotome das erste Vakuumbiopsiegerät eingeführt. Die Nadelhalterung für stereotaktische Interventionen ist im Gegensatz zu den in der Sonografie und in der MR-Mammografie eingesetzten Systemen mit einem Jetmechanismus versehen (Abb. 5.**9a**). Die entsprechende Biopsienadel wird in diese Halterung eingelegt. Das Vakuum erzeugt eine externe Unterdruckpumpe, die mit der Biopsienadel durch ein Schlauchsystem verbunden ist. Die Gewebeproben

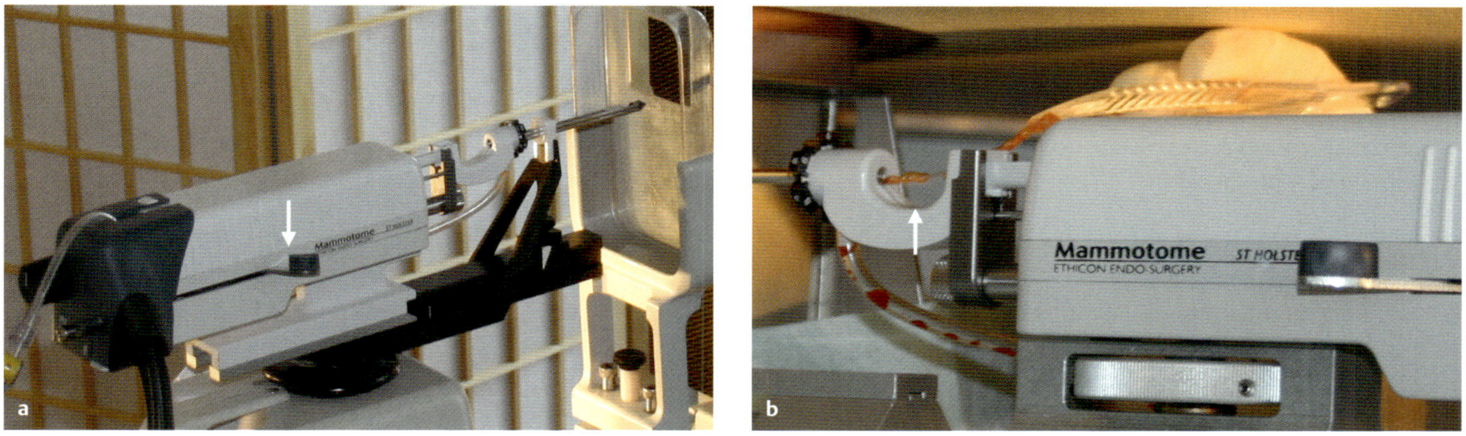

Abb. 5.9 **Mammotome.** Vakuumbiopsie-Nadelhalter für Stereotaxie. Seitlich sichtbar der Spannhebel für den Jetvorschub (Pfeil) (**a**). Arbeitsfenster der Mammotome Vakuumbiopsienadel zur Entnahme der Gewebeproben (Pfeil) (**b**).

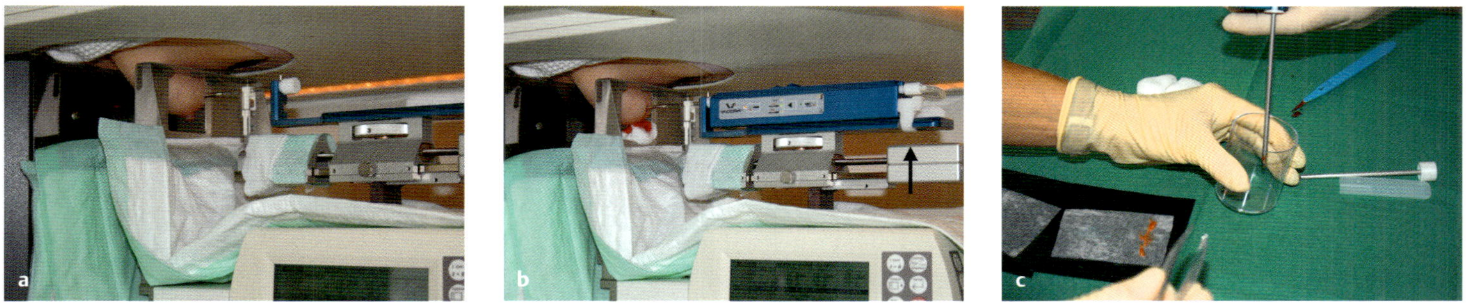

Abb. 5.**10** **Vacora-Stereotaxiegerät. a** Spezieller Aufsatzsschlitten zur Fixierung der Koaxialnadel sowie zum Ein- und Ausführen der Biopsienadel beim Entnehmen der Gewebeproben. **b** In die Fixierung eingeführtes Vacora-Vakuumbiopsiegerät. Arretierung des Biopsiegerätes durch Kipphebel am hinteren Ende der Fixierung (Pfeil). **c** Entnahme der Gewebeprobe nach Abschluss des Schneidvorganges. Schutz vor Blutspritzern bei der Freigabe des Biopsates durch Entnahme in einem Plastikgefäß.

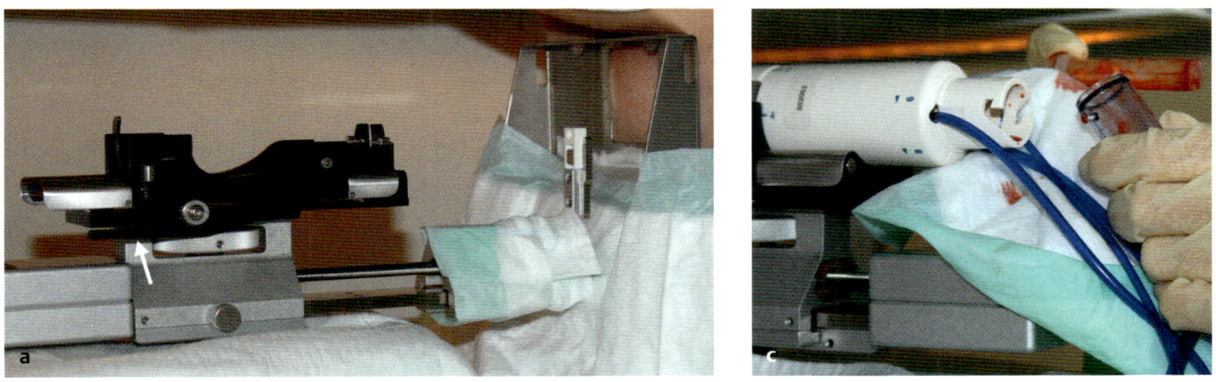

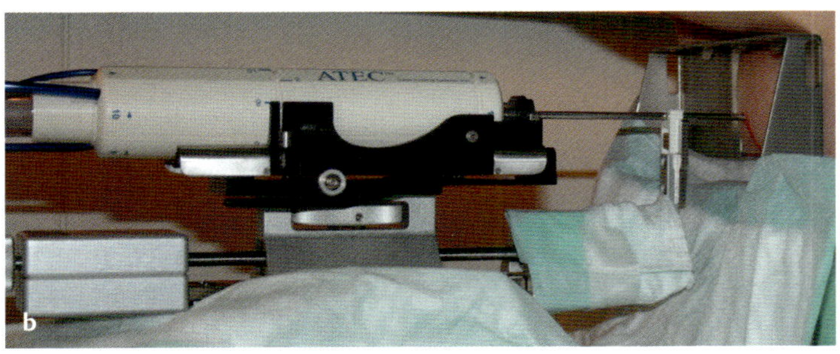

Abb. 5.**11** **Suros-ATEC-Vakuumbiopsienadel. a** Spezielle Halterung mit Federmechanismus für den Jetvorschub. Seitlich sichtbar der Hebel zum Spannen des Jetvorschubs (Pfeil). **b** Anschluss des druckluftgesteuerten Schneidsystems über ein Schlauchsystem an eine Druckpumpe. **c** Entnahme des Probenreservoirs am Ende der Untersuchung.

werden nach jedem Schneidvorgang im Inneren der Vakuumnadel in ein Arbeitsfenster gezogen und hier mit der Pinzette entnommen (Abb. 5.**9 b**). Nach Rotation der Nadel wiederholt sich dieser Arbeitsvorgang.

Vacora-System. Das sehr kompakte Vacora-System wird ohne weitere Umrüstung auch in der stereotaktischen Vakuumbiopsie eingesetzt (Abb. 5.**10**). Hier müssen die Gewebeproben nach jedem Schneidvorgang durch Rückzug der Biopsienadel aus der Koaxialnadel geborgen werden. Bei der stereotakischen Vakuumbiopsie arbeitet das System mit einer Führung, an der die Koaxialnadel befestigt wird und die das wiederholte Einführen der Biopsienadel erleichtert.

ATEC-System. Das ATEC-System wird für die Verwendung in der stereotaktischen Vakuumbiopsie in eine spezielle Halterung montiert, die den Jetvorschub ermöglicht (Abb. 5.**11 a, b**). Einmal in die gewünschte Position gebracht, kann die Gewebeprobe mit diesem System sehr rasch durchgeführt werden, da sämtliche Gewebezylinder erst am Ende der Untersuchung aus einem Sammelbehälter entnommen werden (Abb. 5.**11 c**). Das Vakuum wird durch eine externe Unterdruckpumpe erzeugt.

Alle Vakuumgeräte besitzen spezielle Halterungen, mit denen sie an der mechanischen Konsole der unterschiedlichen Stereotaxiegeräte befestigt werden.

Vorgehensweise

Zugangsweg und Lagerung. Bei der stereotaktischen Vakuumbiopsie ist vor Beginn des Eingriffs eine mammografische Bildgebung in 2 orthograden Ebenen (cc und lm/ml) notwendig (Abb. 5.**12 a–d**). Die exakte Kenntnis der Lage des Befundes beeinflusst das weitere Prozedere entscheidend. So muss der Zugang zum einen so gewählt sein, dass die Läsion nicht zu nahe an der Kutis liegt, da dann das Vakuum möglicherweise nicht erzeugt werden kann. Zum anderen sollte der Befund nicht sehr nahe am Detektor platziert sein, da sonst der Vorschub der Nadel unmöglich wird (Stroke Margin). Grundsätzlich sollten sehr weite interventionelle Zugangswege vermieden werden, um Abweichungen der Nadel bzw. Verschiebungen des Zielbefundes zu verhindern. Darüber hinaus erkennt man an diesen Aufnahmen, ob im Rahmen des stereotaktischen Eingriffes eine spezielle Lagerung notwendig ist. So kann es z.B. bei sehr lateral und brustwandnahe gelegenen Befunden ratsam sein, die Patientin bereits kontralateral angehoben auf dem Untersuchungstisch zu lagern. Nach Analyse der 2-Ebenen-Mammografie (cc und ml/lm) entscheiden Arzt und MTRA über die Ebene des Zugangs und die Platzierung des Arbeitsfensters (Abb. 5.**12 e, f**). Wenn möglich, ist ein Zugangsweg in den medialen Quadranten zu vermeiden (Narbenbildung im Dekolleté).

Markierung des Befunds. Die Abbildung des abzuklärenden Befundes in der anschließenden 0°-Ebenen-Ausschnittsmammografie ist ein entscheidender Schritt (Abb. 5.**12 g**). Gelingt dies nicht, gilt es den gewonnenen Bildausschnitt gewissenhaft zu analysieren und den Ausschnitt des Kompressoriums entsprechend zu verschieben, bis der Befund dargestellt ist. Röntgentechnisch ähnelt dieser Vorgang der Erstellung einer Vergrößerungsaufnahme. Auch hier muss der Befund in einem Bildausschnitt dargestellt werden. Gelingt dies, schließen sich die Arbeitsschritte zur Bestimmung der Herdtiefe durch Schwenken der Röntgenröhre an (+ 15°- und – 15°-Aufnahme). Nun gilt es den entsprechenden Befund (Target) auf den beiden zuletzt gewonnen Aufnahmen zu identifizieren und auf dem Bildschirm mit einem Markerkreuz zu versehen (Abb. 5.**12 h, i**). Der Gerätecomputer errechnet daraus die entsprechende Herdtiefe.

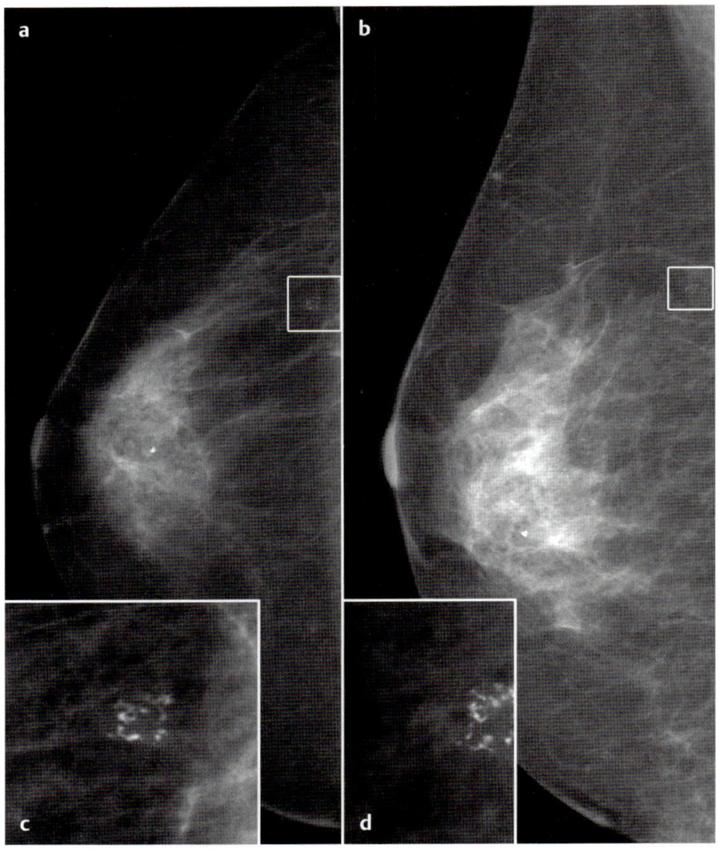

Abb. 5.**12** **Durchführung der stereotaktischen Vakuumbiopsie.**
a, b Mammografie rechts cc (**a**) und lm (**b**).
Mikrokalkgruppe rechts außen bei ca. 9 Uhr.
c, d Ausschnittsvergrößerungen.
e–n s. S. 53

Tipps und Tricks

Bitte vergleichen Sie die Herdtiefe mit der angezeigten Kompressionsdicke und schließen Sie eine subkutane Lage bzw. die Lage im Stroke Margin aus. Stellen sie bei kleinen Brüsten sicher, dass sich das gesamte Arbeitsfenster (Notch) der Vakuumnadel in der Brust platzieren lässt.

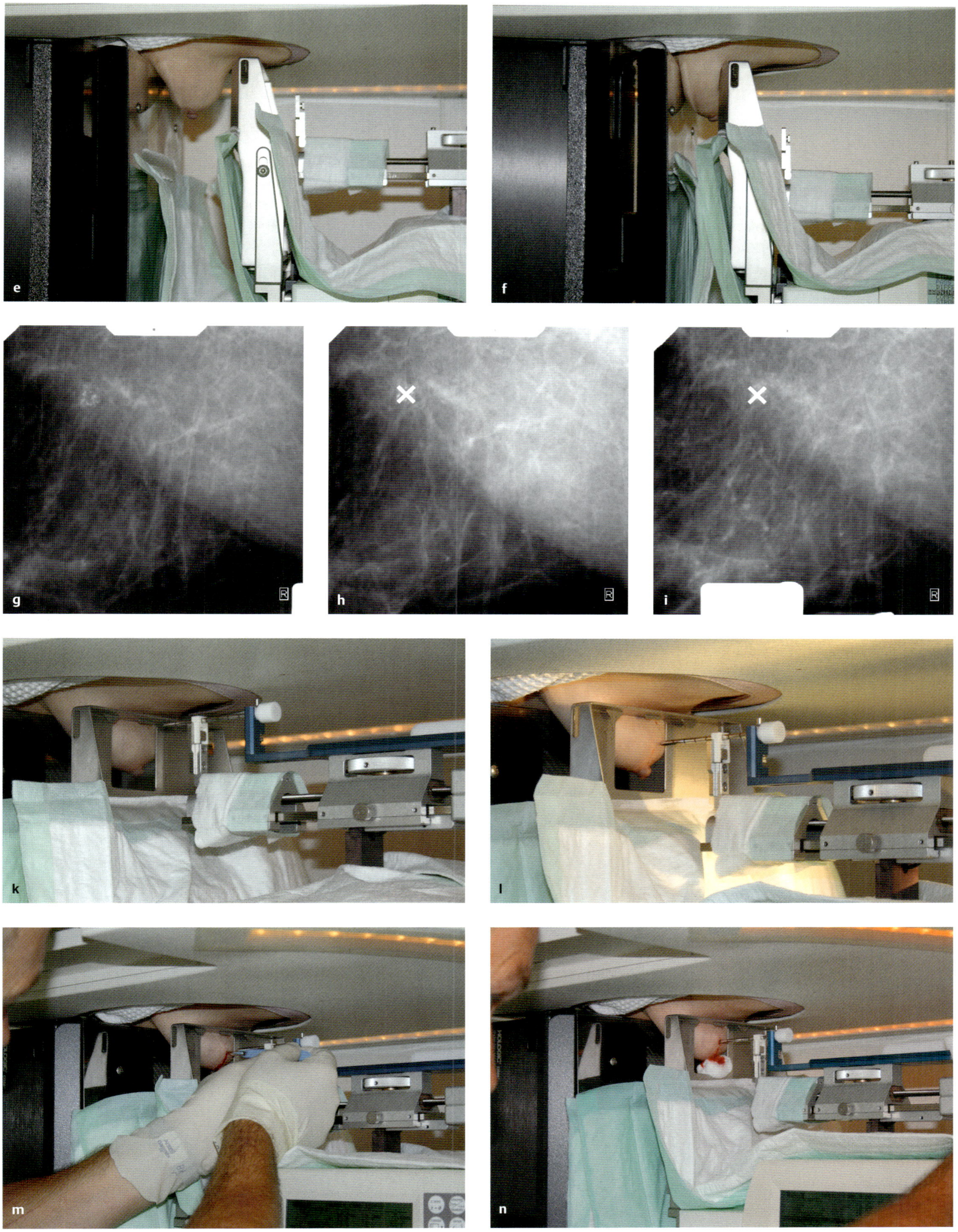

Abb. 5.**12** **e, f** Lagerung der Patientin zur stereotaktischen Vakuumbiopsie. Positionierung der Brust im gewünschten Strahlengang (**e**). Platzierung des Arbeitsfensters und Fixierung der Brust durch Kompression (**f**). **g** Reproduktion des Mikrokalks. **h, i** Berechnung der Herdtiefe durch Platzierung der Target-Kreuze in den 15°-Aufnahmen. **k, l** Kalibrierung der Koaxialnadel und Anfahren der x,y-Position. **m, n** Lokalanästhesie und Stichinzision. Einbringen der Koaxialnadel in Prefire-Position. **o–x** s. S. 54

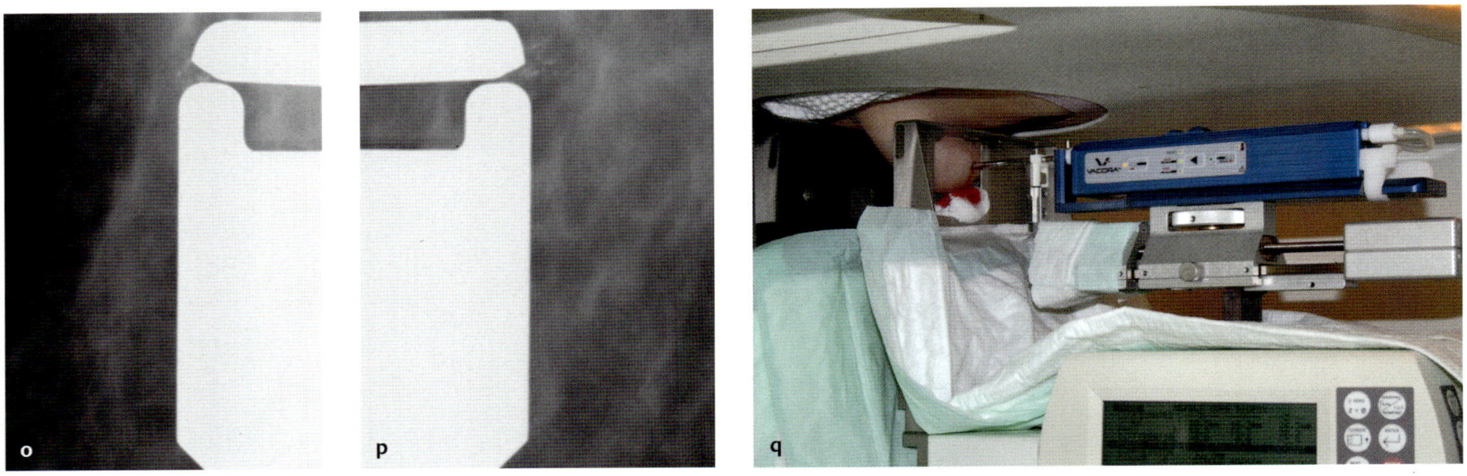

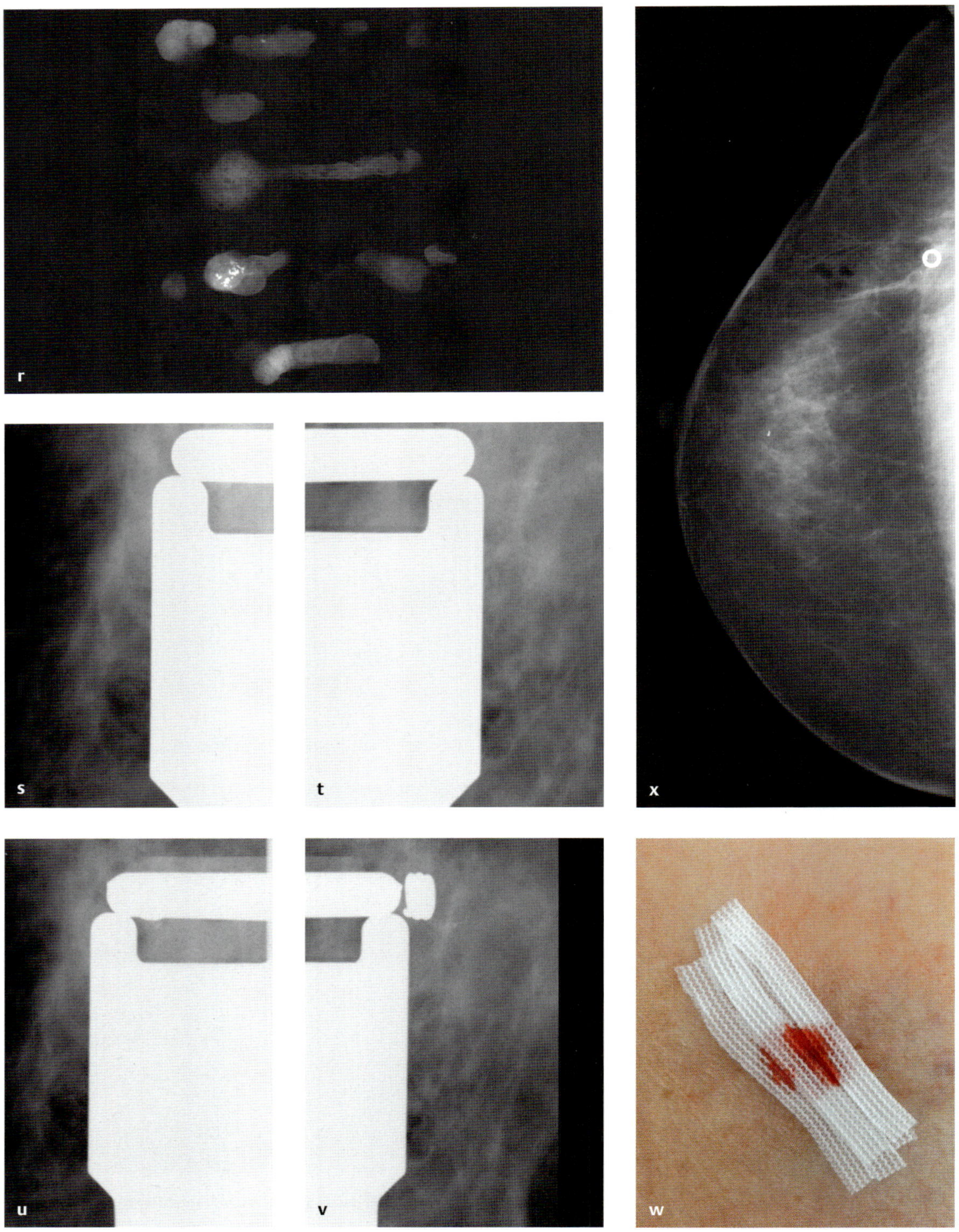

Abb. 5.**12**
o, p Prefire-Aufnahmen.
q Einbringen der Vakuumnadel, Jetvorschub und Probeentnahme.
r Präparateradiografie.
s, t Aufnahmen nach Biopsie.
u, v Coilmarkierung nach Exzision des Mikrokalks.
w Klammerpflasterverband.
x Mammografie cc nach Intervention mit Darstellung des Markercoils.

Nadelplatzierung. Erst wenn keine Bedenken hinsichtlich der Durchführbarkeit der Untersuchung bestehen, sollten die sehr teuren Arbeitsmaterialien geöffnet werden. An dieser Stelle kann die Patientin mit der späteren Geräuschkulisse (Jetvorschub, Saug-Schneid-Geräusche und ggf. Vakuumpumpe) vertraut gemacht werden. Bei Untersuchungen auf dem Lorad-Tisch wird nach Fixierung der Punktionsnadel zunächst die Nadelkalibrierung durchgeführt. Dies geschieht mithilfe einer Kimme- und Korn-Vorrichtung, die sich im oberen Anteil des Kompressionspaddels befindet. Ist die Nadelspitze mit Kimme und Korn in einer Linie, wird diese kalibriert (Abb. 5.**12k**). Jetzt kann durch Anfahren der errechneten x- und y-Koordinaten (Abb. 5.**12l**) die Lokalanästhesie am Ort des geplanten Nadeleintrittes durchgeführt werden. Hierzu wird die Nadelführung oder die Nadelspitze manuell durch vorsichtigen z-Achsen-Vorschub nahe an die Kutis herangefahren und nach lokaler Desinfektion die entsprechende Stelle mit Lokalanästhetikum infiltriert. Nach hinreichender Wirkungszeit des Lokalanästhetikums wird mit dem Skalpell am Ort des Nadeleintrittes die Haut ca. 3 – 5 mm inzidiert (Abb. 5.**12m**). Durch entsprechenden z-Achsen-Vorschub der Nadel wird diese nun an den zu biopsierenden Befund herangefahren (Abb. 5.**12n**). Manche Geräte signalisieren beim Anfahren der z-Position ein Unterschreiten des Stroke Margin.

Tipps und Tricks

Führen sie je nach Biopsienadel eine ausreichende Hautinzision durch (ca. 3 – 5 mm), um ein problemloses Eintreten der Nadel in die Brust zu gewährleisten und Verlagerungen des Drüsenparenchyms zu vermeiden.

Durch die sog. „Prefire-Aufnahmen“ (+ 15° und – 15°) wird die korrekte Lage der Nadelspitze direkt vor dem Zielbefund dokumentiert (Abb. 5.**12o, p**). Sollte die Lage nicht korrekt sein, erfolgt eine Fehleranalyse. Gegebenfalls wird das Target auf dem zuletzt erstellten Bildpaar neu markiert und berechnet.

Probeentnahme. Erst wenn keine Zweifel an der korrekten Nadellage bestehen, kann der Hochgeschwindigkeitsvorschub der Nadel ausgelöst werden. Bei korrekter Nadellage beeinflusst die Lage des abzuklärenden Befundes in Bezug zur Notch gelegentlich den Startpunkt der Vakuumbiopsie. Üblicherweise werden die Proben konsekutiv entnommen: z. B. von 12 Uhr, 1 Uhr, 2 Uhr, 3 Uhr bis 11 Uhr; oder (unser Credo): 12 Uhr, 2 Uhr, 4 Uhr, 6 Uhr, 8 Uhr, 10 Uhr und dann 1 Uhr, 3 Uhr bis 11 Uhr (Abb. 5.**12q**). Das Probensampling bereitet normalerweise keine Beschwerden. Sollte die Patientin dennoch über Schmerzen klagen, kann durch die Biopsienadel bzw. durch die Koaxialnadel weiteres Lokalanästhetikum nachgespritzt werden.

S3-Leitlinie

Vakuumbiopsien werden typischerweise mit 11 – 9 G Nadeldicke durchgeführt.

Die Zahl der entnommenen Biopsiezylinder soll ≥ 12 Stanzen bei 11 Gauge (bzw. bei größerem Kaliber eine volumenäquivalente Anzahl an Stanzzylindern) betragen.

Im Falle von Mikrokalk wird nach den ersten 6 oder 12 Proben eine Präparateradiografie durchgeführt (Abb. 5.**12r**). Findet sich der anvisierte Kalk in den Präparaten, ist dies der Beweis der repräsentativen Biopsie. Findet sich kein Kalk, muss nach Fehlern gesucht werden: Wurde die verwendete Nadel tatsächlich angewählt (Fischer-Tisch)? Kommt der suspekte Befund in den „Postfire-Aufnahmen“ (+ 15° und – 15°) zur Darstellung? Lässt sich der Befund in der entsprechenden Position (Uhrzeit) nachexzidieren und in der Präparateradiografie dokumentieren. Gelingt dies nicht, sollte der gesamte Untersuchungsablauf von Beginn gestartet werden.

Clipmarkierung. Wurde die Biopsie erfolgreich durchgeführt, wird eine „Postfire-Dokumentation“ (+ 15° und – 15°) mit liegender Nadel erstellt (Abb. 5.**12s, t**). Zumindest eine Teilexzision des suspekten Befundes sollte erkennbar sein. Bei vollständiger Exzison des Befundes sollte eine Clipmarkierung erfolgen (Abb. 5.**12u, v**). Coilmarkierungen sind bei Verwendung von Koaxialsystemen besonders leicht durchzuführen. Hier kann durch die liegende Koaxialnadel das Markierungsmaterial deponiert werden. Bei Einnadelsystemen werden spezielle systemeigene Pusher verwendet, die den Marker lateral aus der Notch freisetzen.

Tipps und Tricks

Drehen Sie die Notch nach Freisetzen des Clips 180° in die entgegengesetzte Richtung, bevor Sie die Nadel aus der Brust zurückziehen. So wird ein Verhaken des Markers in der Notch und damit seine Dislokation beim Rückzug der Nadel vermieden.

Abschluss der Untersuchung. Ist die Intervention beendet, kann die Nadel aus der Brust entfernt werden. Nach Rückzug der Nadel wird das Interventionsareal unter Verwendung eines Tupfers komprimiert und das Kompressorium gelöst. Jetzt kann sich die Patientin vorsichtig bewegen. Nach Absenken des Tisches und nach Aufsetzen der Patientin verlässt diese den Untersuchungstisch.

Im Anschluss sollte eine Liege bereitstehen, auf der die Patientin das Biopsieareal unter Verwendung eines Kühlkissens für ca. 30 min komprimiert. Durch die resultierende Vasokonstriktion sollen relevante Nachblutungen und die Bildung großer Hämatome vermieden werden. Aus hygienischen Gründen kann das Kühlkissen in ein Tuch eingeschlagen werden. Ein Handtuch auf dem Kühlkissen verhindert ein Auskühlen der Hand. Nach 30-minütiger Kompression und Sistieren der Blutung wird ein Klammerpflasterverband angelegt (Abb. 5.**12w**).

Abschließend wird eine 2-Ebenen-Mammografie (cc und ml/lm) zur postinterventionellen Dokumentation durchgeführt (Abb. 5.**12x**).

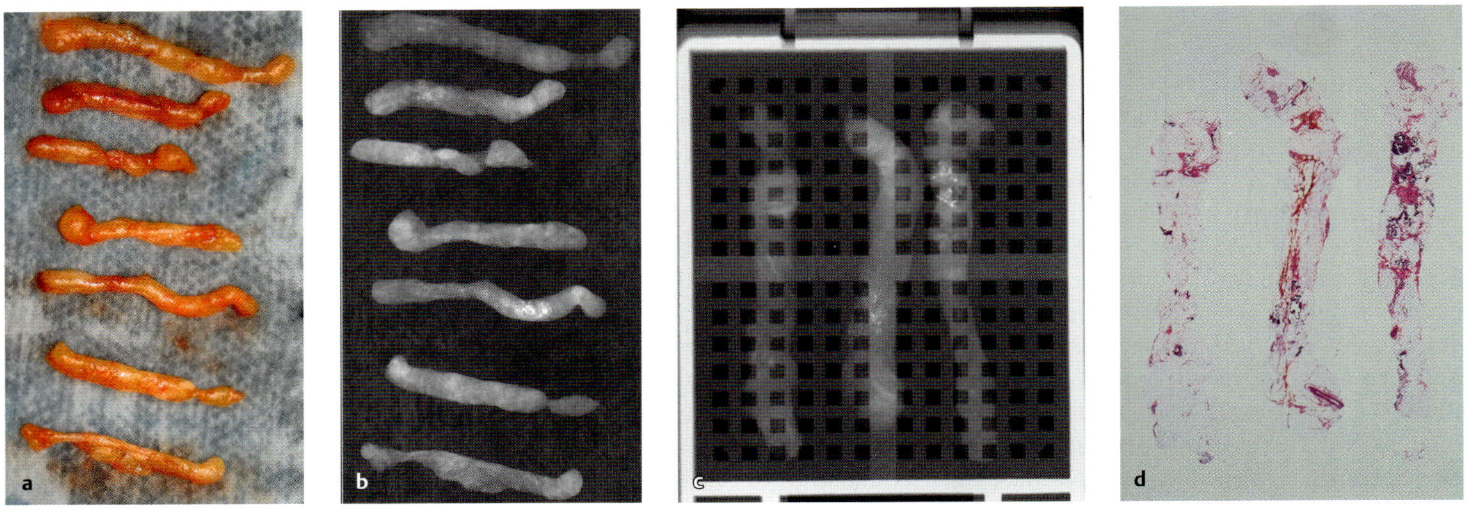

Abb. 5.**13** **Korrelation von Präparateradiografie und histologischem Färbeschnitt.** Gewebeproben und Präparateradiografie zur Kontrolle und Dokumentation der erfolgreichen Biopsie des Mikrokalks (**a, b**). Trennung der Mikrokalk enthaltenden Proben und Mammografie der Kapsel (**c**). Histologisches Präparat in identischer Einbettung (**d**).

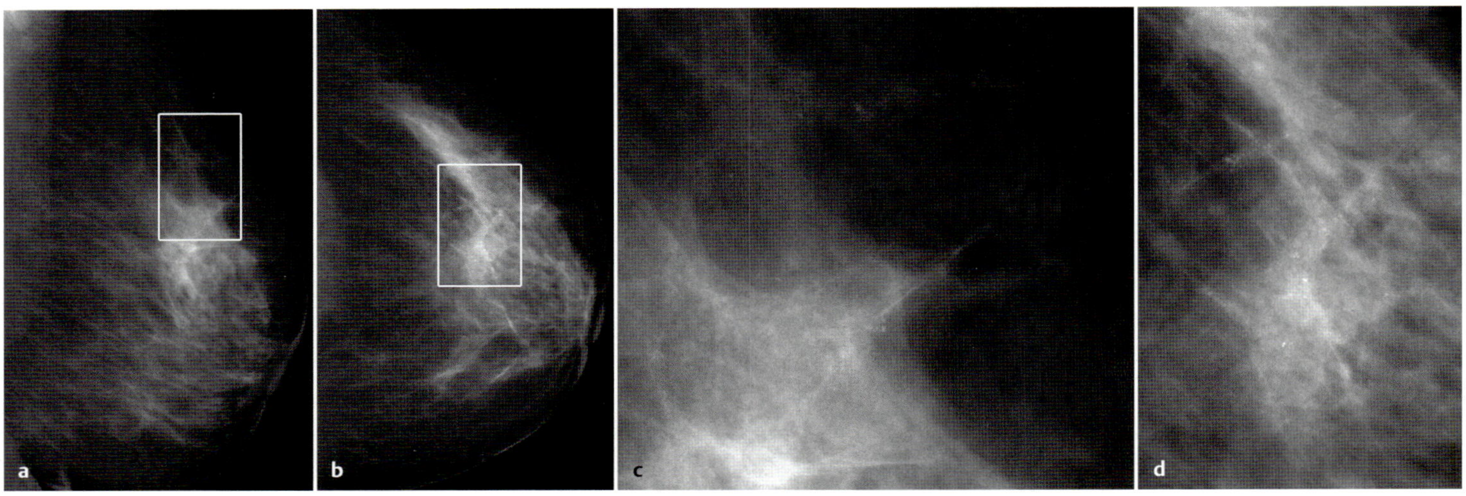

Abb. 5.**14** **Stereotaktische Vakuumbiopsie eines Herdbefundes.** Mammografie links cc und lm (**a, b**) mit Ausschnittsvergrößerungen (**c, d**): Herdbefund links zentral mit angrenzender linear angeordneter, pleomorpher Mikrokalkgruppe. **e–q** s. S. 57

Präparateradiografie von Mikrokalzifikationen. Die Präparateradiografie ist ein wichtiger Bestandteil bei der Biopsie von Mikrokalzifikationen. Dies ist unter allen minimal invasiven Biopsieverfahren der einzige Fall, in dem der suspekte Befund in den gewonnenen Gewebeproben nachgewiesen werden kann. Die Präparateradiografie dokumentiert die korrekte Probenentnahme. Sie ist unbedingt in Vergrößerungstechnik durchzuführen, um auch kleinste Kalkpartikel nachweisen zu können.

In der Folge werden Proben mit Kalk von solchen, in denen kein Kalk zur Darstellung kommt, für die histologische Begutachtung getrennt. Zur Optimierung der histologischen Befundung sollten dem Pathologen Ausdrucke der Präparateradiografien zur Verfügung gestellt werden, da die Gewebeproben ihre Lage während der histopathologischen Einbettung nicht mehr verändern. Im Zeitalter der digitalen Mammografie können diese Daten natürlich auch per Internet geschickt oder auf wieder verwendbaren Datenträgern wie USB-Sticks dem Präparat beigelegt werden. Grundsätzlich ist die Bildinformation über das Ausmaß des gewonnenen Mikrokalks hilfreich und erleichtert dem Pathologen dessen Abgrenzung unter dem Mikroskop (Abb. 5.**13**).

In seltenen Fällen kann auch nach Vakuumbiopsien eine Schnellschnittdiagnostik begründet sein. Im Falle von Mikrokalzifikationen ist diese Art der pathologischen Aufarbeitung nicht empfohlen, da die Gewebeproben im Mikrotom durch den mechanischen Widerstand des Mikrokalkes zerstört werden und falsch negative Befunde resultieren können.

Herdbefunde und Architekturstörungen. Die stereotaktische Vakuumbiopsie kommt auch gelegentlich bei Herdbefunden zum Einsatz. Die Berechnung der Herdtiefe ist hier häufig problematisch, wenn keine markanten Strukturen zur Kennzeichnung in den ± 15°-Aufnahmen abgegrenzt werden können. Es empfiehlt sich, in solchen Fällen widererkennbare Strukturen am Herdrand zu markieren und die Biopsienadel später manuell in die Herdmitte zu verschieben (Abb. 5.**14**).

Architekturstörungen können ebenfalls mithilfe der stereotaktischen Vakuumbiopsie abgeklärt werden. Hier ist die stereotaktische Berechnung der Herdtiefe meist unproblematisch, da Architekturstörungen ein markantes Zentrum aufweisen. Dieses kann problemlos in den stereotaktischen ± 15°-Aufnahmen gekennzeichnet werden.

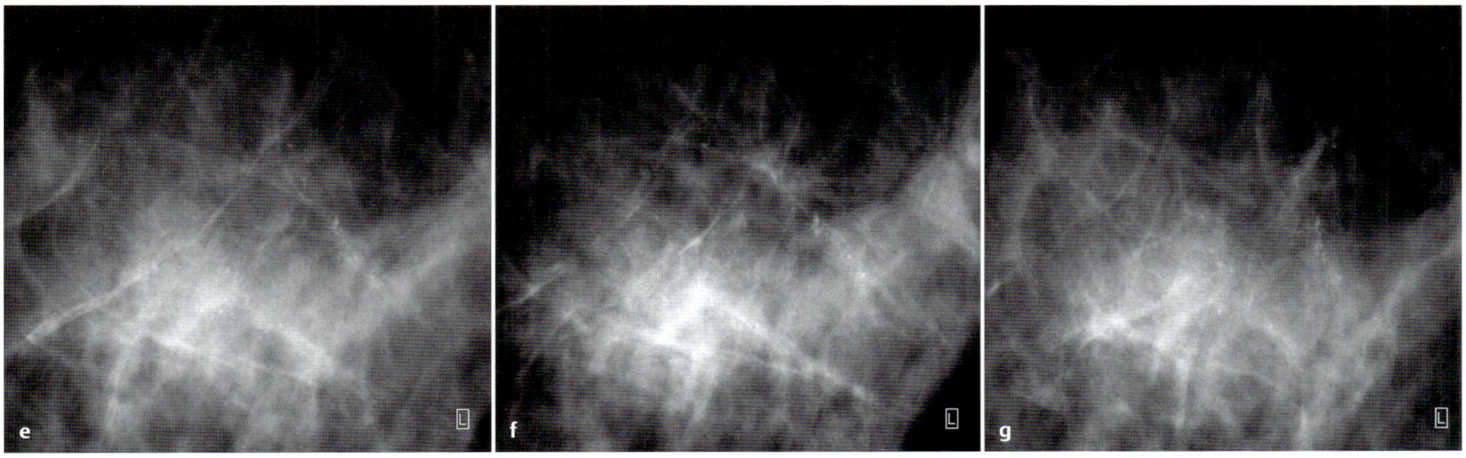

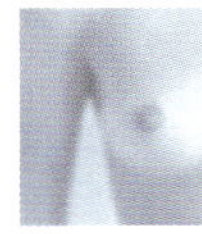

Abb. 5.**14** **Stereotaktische Vakuumbiopsie eines Herdbefundes.** Stereotaktische Lokalisation links cc mit + 15°- und – 15°-Aufnahme (**e – g**). Abklärung des Herdbefundes: Prefire-Aufnahmen (**h, i**), Postbiopsieaufnahmen (**k, l**) und Präparateradiografie mit Mikrokalknachweis (**m**). Mammografie links cc und lm (**n, o**) nach Biopsie mit Ausschnittsvergrößerungen (**p, q**): Nach Biopsie noch abgrenzbarer Herdefund links zentral mit angrenzender Mikrokalkgruppe. Histologie: invasiv duktales Mammakarzinom mit EIC.

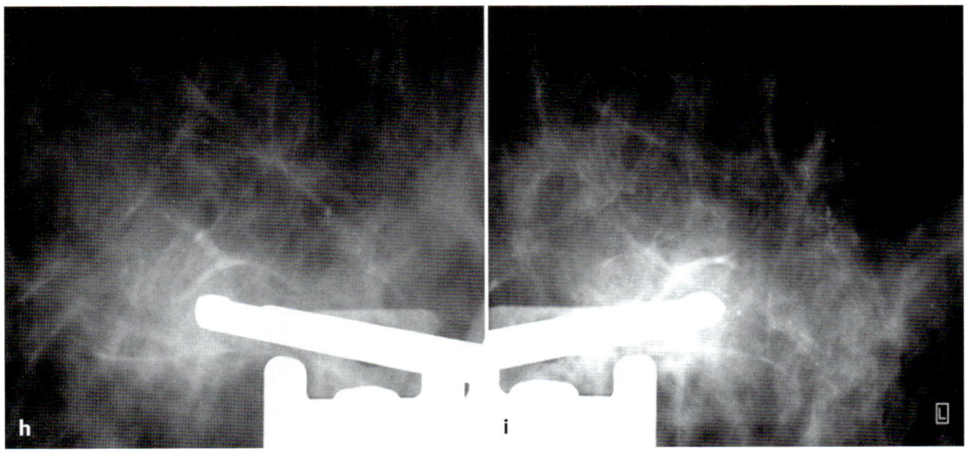

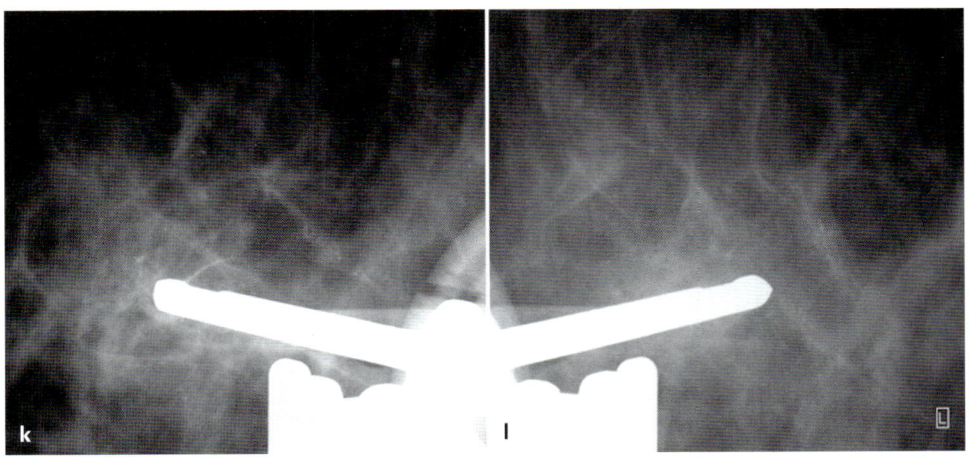

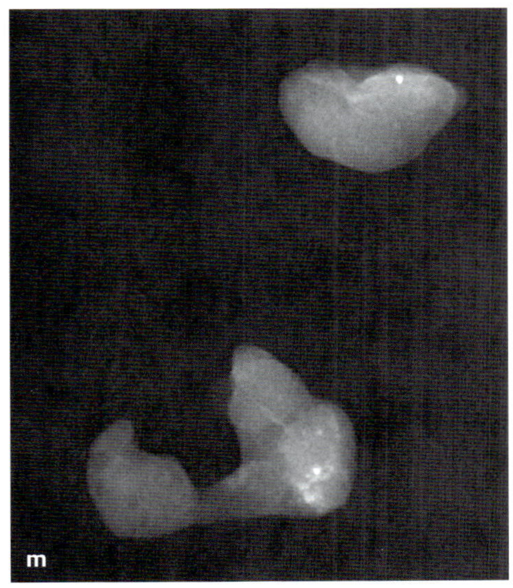

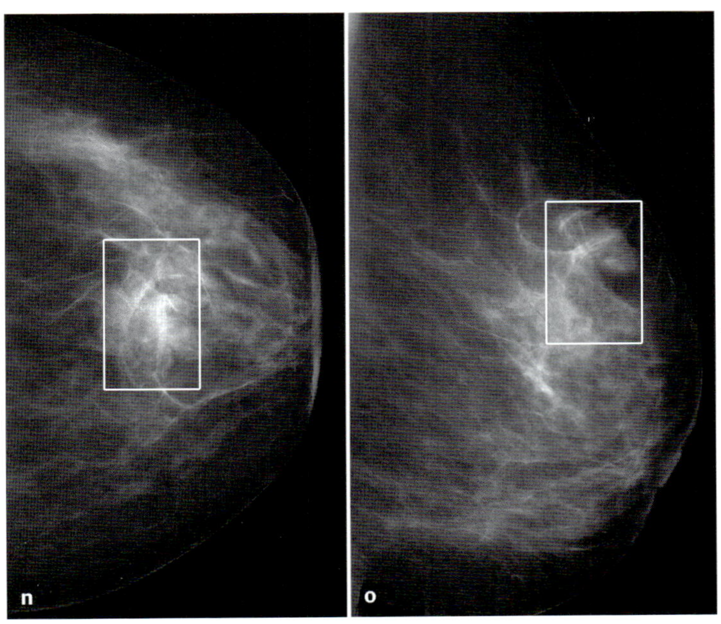

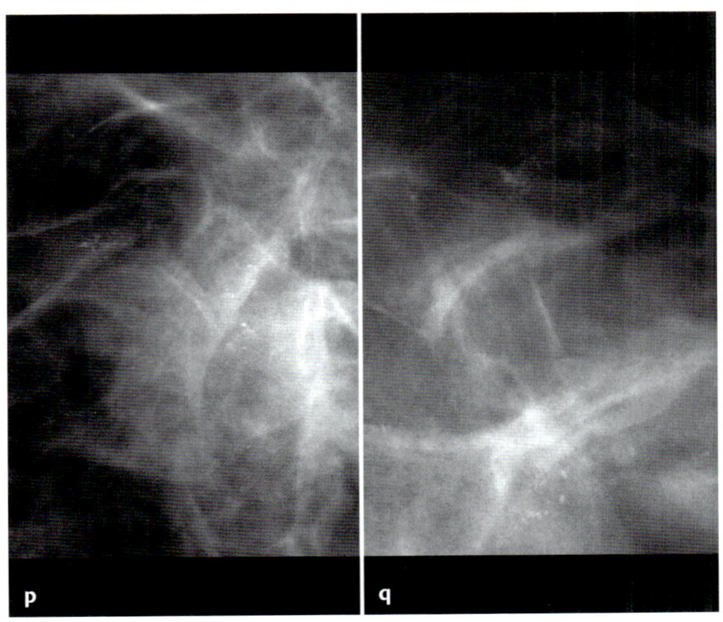

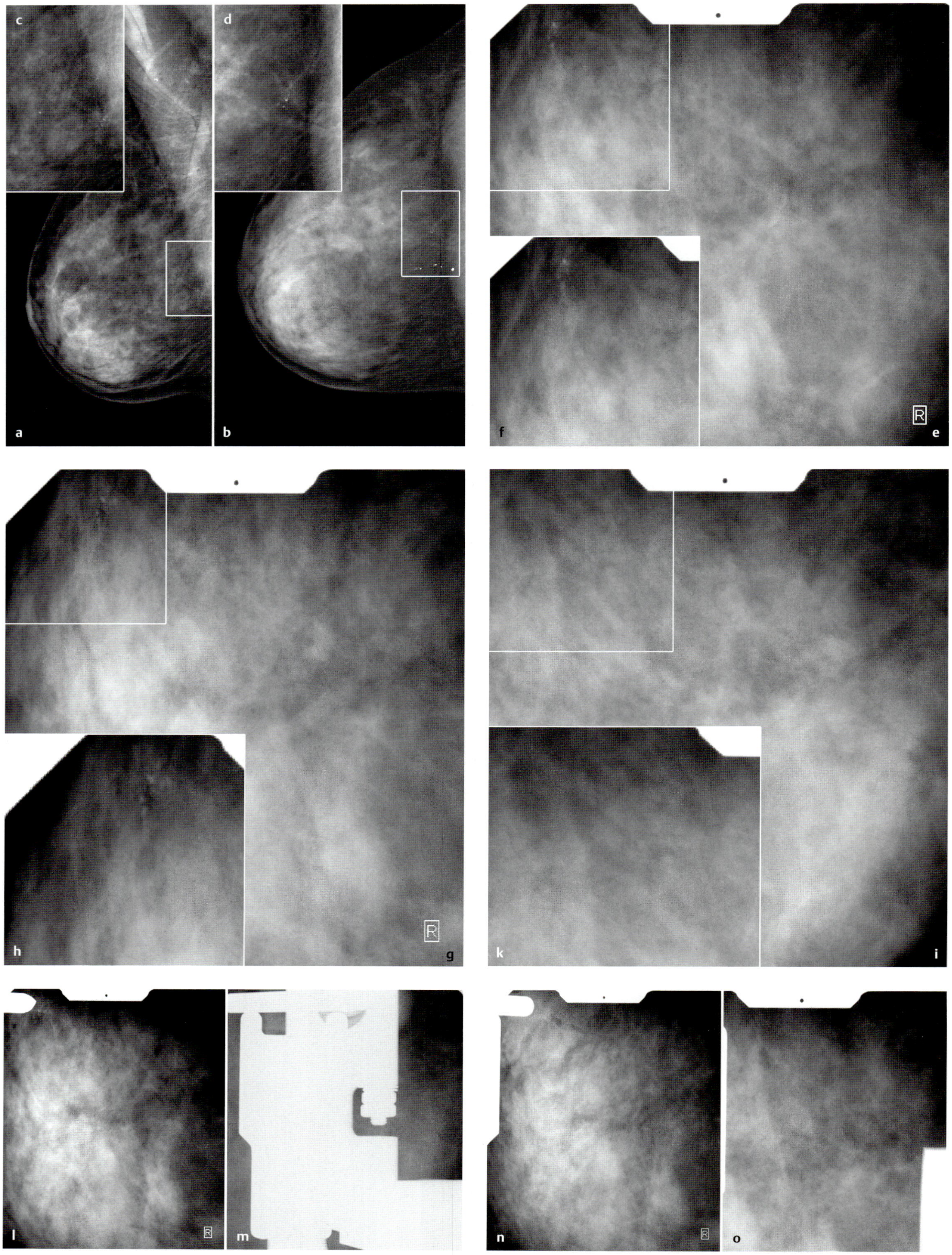

Abb. 5.**15** **a–o** Legende s. S. 59

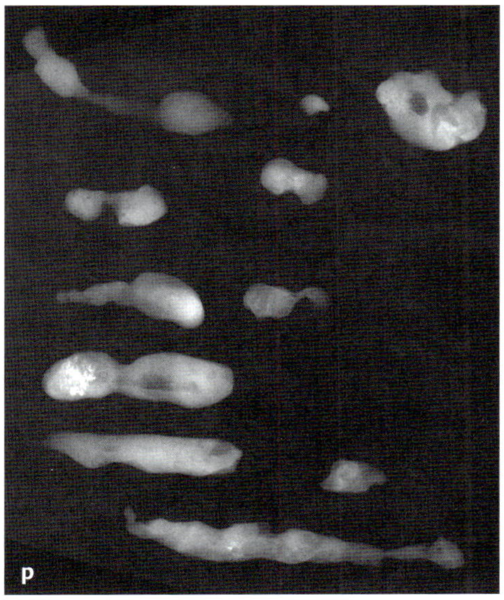

Abb. 5.**15** **Stereotaktische Berechnung in den 0°- und 15°-Aufnahmen.** Mammografie rechts lm und cc (**a, b**). Brustwandnaher Mikrokalk in Ausschnittsvergrößerung (**c, d**). Stereotaktische Lokalisation mit Ausschnittsvergrößerung (**e, f**). – 15°-Aufnahme: Präbiopsieaufnahme mit Abbildung des Mikrokalks inklusive Ausschnittsvergrößerung (**g, h**). + 15°-Aufnahme mit Ausschnittsvergrößerung, Mikrokalk nicht abgebildet (**i, k**). ± 15°-Prefire-Aufnahme (**l, m**). + 15°- und 0°-Aufnahme post Biopsie nach kompletter Resektion (**n, o**): Präparateradiografie mit Mikrokalk (**p**).

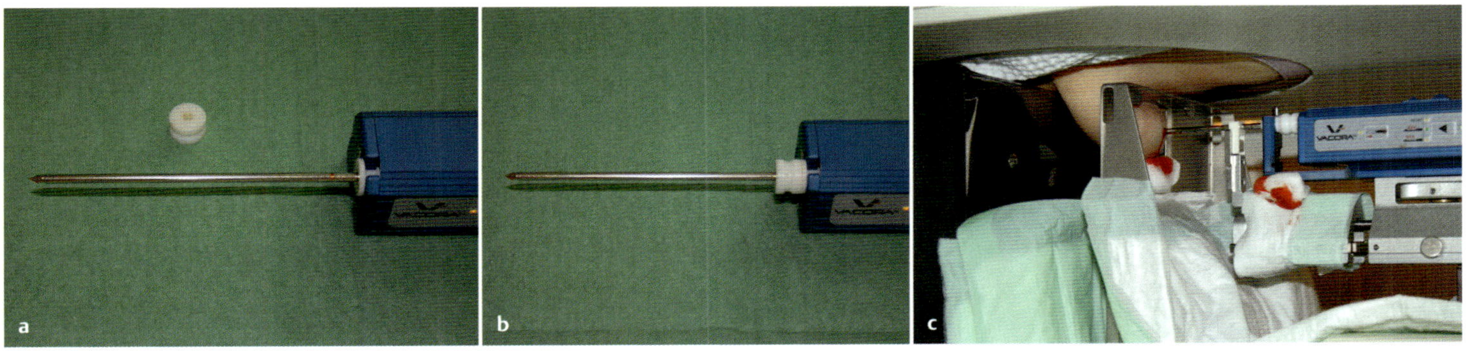

Abb. 5.**16** **Vacora-Vakuumnadel.** Distanzstück (**a**), aufgesteckt (**b**) und im Einsatz bei der Biopsie (**c**).

Probleme und Lösungen. Verbleibt bei einer Untersuchung kein Stroke Margin, liegt die kalkulierte Endposition der Nadelspitze also sehr nahe am Detektor, kann der Jetvorschub auch 2 – 3 mm vor der berechneten Zielposition ausgelöst und dann vorsichtig manuell nachpositioniert werden.

Ist der abzuklärende Befund in einer der 15°-Aufnahmen schlecht oder gar nicht zu identifizieren, kann die Herdtiefenberechnung auch auf der Basis der 0°-Aufnahme und einer der 15°-Aufnahmen durchgeführt werden (Abb. 5.**15**).

Für den Fall, dass die Brust zu dünn ist, um die Biopsienadel mit ihrem seitlichen Arbeitsfenster in der Brust zu platzieren, verbleiben zwei Optionen, um die Untersuchung dennoch durchführen zu können. Zum einen kann bei Verwendung der Vacora-Vakuumbiopsie die Eindringtiefe der Biopsienadel durch ein Distanzstück um einen Zentimeter reduziert werden. Dieses zusätzliche Equipment wird auf die Biopsienadel aufgeschoben. (Abb. 5.**16**). Zum anderen steht für den Fischer-Stereotaxietisch und den Senographen XR eine laterale Zugangshalterung zur Verfügung. Diese ermöglicht das seitliche Einführen der Biopsienadel zwischen Kompressionspaddel und Andruckplatte (Abb. 5.**17**). Gleiches wird auch für den Lorad-Stereotaxietisch entwickelt, ist aber gegenwärtig noch nicht zugelassen.

Ist der Befund direkt im Hautniveau, kann im Falle der Mammotome-Nadel das Arbeitsfenster zur Hälfte in der Brust platziert werden. Die andere Hälfte wird dann mit einer nachträglich aufsteckbaren Plastikhülse abgedeckt, so dass das Gerät dennoch in der Lage ist, ein Vakuum zu erzeugen (Abb. 5.**18**). Bei dieser Art der Gewebeprobe muss jedoch von einem entsprechenden Hautdefekt ausgegangen werden.

Kann das Arbeitsfenster des Kompressionspaddels auf Grund der thoraxwandnahen Lage nicht über dem Befund platziert werden, besteht im Falle der Tischsysteme die Option, den Arm der Patientin mitsamt der Brust durch die Tischöffnung zu lagern. Dies ist besonders bei Befunden hilfreich, die in den äußeren Quadranten lokalisiert sind. Im Falle des Fischer-Tisches ist auf Grund der diagonalen Auslenkung der Biopsienadel allerdings eine Verletzung der Thoraxwand grundsätzlich möglich. Die Durchführbarkeit der Untersuchung muss deshalb im Falle der atypischen Lagerung sehr genau geprüft werden.

Befund und Prozedere

Der Befundbericht einer stereotaktischen Vakuumbiopsie soll Angaben über die Größe und Lage des Gewebedefektes wie auch über die Größe und Lage der Läsion sowie deren Beziehung zum Resektionsrand enthalten. Bei Fehlen von Resten des gestanzten Befundes sollte ausdrücklich auf die vollständige Entfernung durch die Vakuumbiopsie hingewiesen werden.

Nach der Vakuumbiopsie sollte immer ein interdisziplinäres Konsil stattfinden um die Korrelation von Bildgebung und Histologie sicherzustellen. Es sollte beispielsweise im Falle von Mikrokalk darauf geachtet werden, dass dieser auch im histologischen Befundbericht erwähnt wird. Ist die Korrelation gegeben, gilt das Ergebnis als repräsentativ. Bestehen an der Korrelation Zweifel,

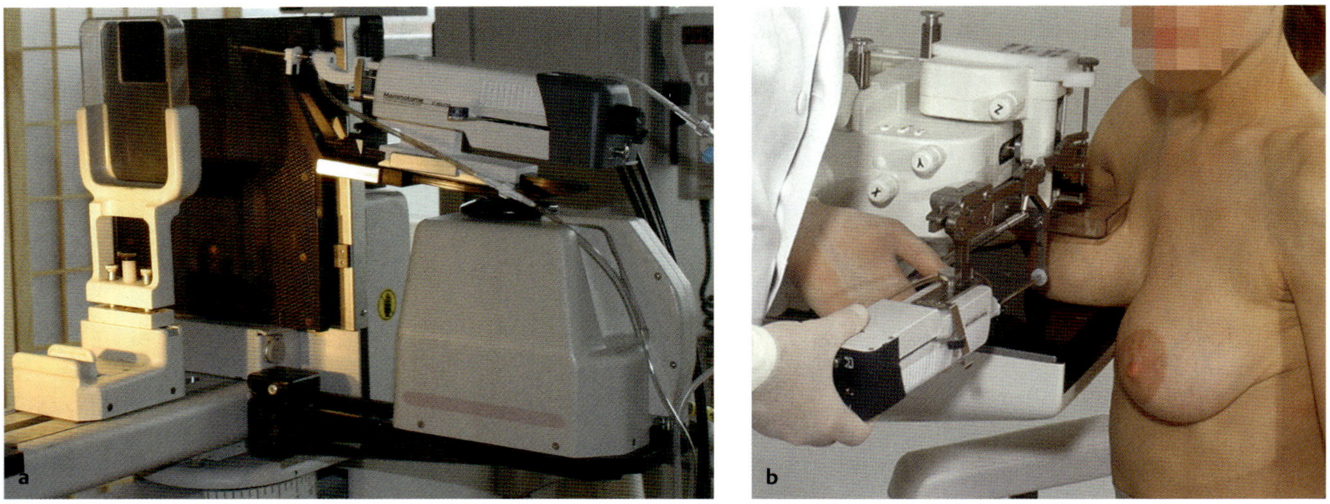

Abb. 5.17 **Laterale Zugangshalterungen.** Lateraler Arm am Fischer-Tisch (**a**). Lateraler Arm am Senograph XR (**b**).

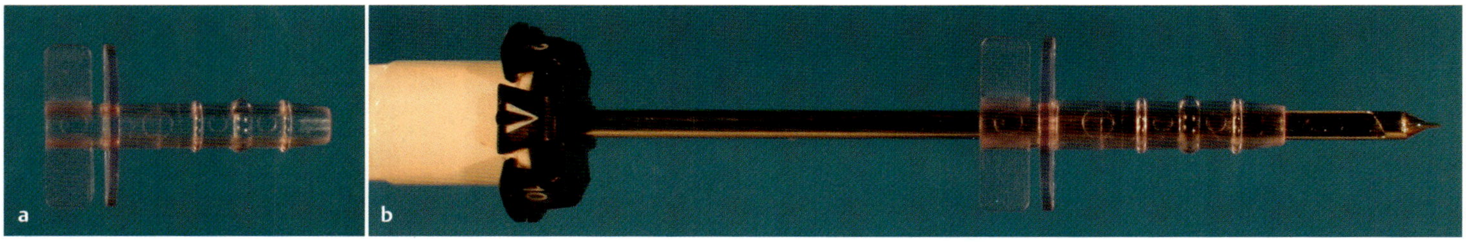

Abb. 5.18 **Abdeckhülse.** Abdeckhülse für Mammotome (**a**), aufgesteckt auf die Biopsienadel (**b**).

kann die Vakuumbiopsie wiederholt oder alternativ die offene Gewebeexzision durchgeführt werden. Zur Frage der Nachresektion von Malignomen oder Borderlineläsionen (ADH) wird eine interdisziplinäre Konferenz empfohlen.

Tipps und Tricks

Bei Diskrepanz zwischen mammografischer Befundeinschätzung von Mikrokalzifikationen und histologischem Untersuchungsergebnis muss der histologische Befund auf den Nachweis von Mikrokalk geprüft werden.

Um schwerwiegende Folgen bei diagnostischen Fehlleistungen zu vermeiden, wird nach Interventionen mit benignem histologischem Untersuchungsergebnis eine Kontrolluntersuchung nach 6 Monaten empfohlen.

S3-Leitlinie:
Vakuumbiopsie unter stereotaktischer Steuerung

Indikation: Diagnosesicherung zur Therapieplanung sowie zum Karzinomausschluss bei Läsionen der Kategorie 4 und 5 nach BI-RADS.

Vorgehensweise:

a) Vor Beginn der Biopsie soll neben der cc-Aufnahme eine streng seitliche mediolaterale oder lateromediale Mammografie zur exakten räumlichen Orientierung vorliegen.

b) Dokumentation des Zugangswegs (z. B. kraniokaudal, mediolateral, lateromedial, schräg 30°, 45°, 60°) und des „stroke margin“ (soweit nicht bereits auf dem Laserfilm dokumentiert).

c) Durch Vergleich mit der jeweils orthogonalen zweiten Mammografieebene ist die stereotaktische Tiefenberechnung gegenzuchecken. Die niedergelegten Werte sind des Weiteren hilfreich für eine eventuelle spätere stereotaktische Drahtlokalisation vor Nachexzision.

d) Bei Mikrokalk: Abklärung durch Vakuumbiopsie: Entnahme von ≥ 12 Stanzen bei 11 Gauge, bei größerem Kaliber volumenäquivalente Anzahl an Stanzzylindern. Präparatradiogramm in Vergrößerungstechnik, repräsentativer Kalknachweis, ggf. Trennung der Gewebezylinder nach Kalkgehalt. Mammografie in 2 Ebenen nach Entnahme.

e) Das Ziel ist die repräsentative Gewebeentnahme bei unklaren Befunden. Im Falle von invasiven und nichtinvasiven Karzinomen oder Veränderungen im Sinne einer ADH (atypische duktale Hyperplasie) erfolgt prinzipiell eine chirurgische Nachexzision mit therapeutischer Zielsetzung.

f) Folgende Dokumentationen werden als notwendig erachtet:
- Nativbilder (0°, + 15°, – 15°),
- zwei „Prefire“-Bilder (+ 15°, – 15°),
- zwei „Postfire“-Bilder (+ 15°, – 15°).

g) Nach Beendigung der Vakuumbiopsie (spätestens aber am folgenden Arbeitstag) ist eine ergänzende Mammografie in zwei orthogonalen Ebenen zu erstellen, die sowohl die korrekte Entnahmetiefe nochmals bestätigt als auch – im Fall von Malignität – die präoperative Drahtmarkierung vor Nachexzision unterstützen kann.

Befundbeschreibung: Beschreibung des Vorgehens (Skizze); Angabe von Kompressionsebene/Winkel, Zugang (von medial, lateral, kranial, kaudal), Distanz der Nadel zur Filmebene „Stroke-Margin"-Kompressionsdicke

- Bericht über evtl. Komplikationen
- Stellungnahme, ob Entnahme repräsentativ ist
- Therapieempfehlung unter Berücksichtigung des Ergebnisses (nach Rücksprache/interdisziplinäre Konferenz mit Pathologen und unter Berücksichtigung der eigenen Treffsicherheit)
- Mammografie in 2 Ebenen nach Entnahme

Dokumentation: Stereotaxieaufnahmen (aus 2 Winkeln) ohne Nadel

- Stereotaxieaufnahmen (aus 2 Winkeln) Nadel vor Befund
- Stereotaxieaufnahmen (aus 2 Winkeln) Nadel im Befund
- Mammografie in 2 orthogonalen Ebenen nach Entnahme

Prozedere: Bei histologischem Befund der Kategorie:

- B1 oder B2: Kontrolle nach 6 Monaten (ggf. auch frühzeitiger)
- B3 oder B4: interdisziplinäre Besprechung der weiteren Vorgehensweise (z. B. Kontrolle, erneute Stanzbiopsie, OP)
- B5a oder B5b: Einleitung adäquater therapeutischer Maßnahmen

Dokumentation und Evaluation: Statistische Erfassung aller perkutanen Biopsieergebnisse

- Nachkontrolle der benignen Biopsieergebnisse nach 6 Monaten (die Kontrollmammografien sollten nach Möglichkeit am selben Institut durchgeführt werden)
- Interdisziplinäres Konsil für die Besprechung aller unklaren oder diskrepanten Befunde zwingend erforderlich

Checkliste: Stereotaktische Vakuumbiopsie

1. Indikationsstellung (ergänzende Diagnostik?)
2. Ergänzende lm/ml-Projektion zur cc-Ebene (Stroke Margin)
3. Aufklärung der Patientin (24 h vor dem Eingriff)
4. Kalibrierung des Gerätes, Einstellen des Strokes (gerätespezifisch)
5. Positionierung des Arbeitsfensters (0°) gemäß diagnostischer Bildgebung
6. Identifikation des Targets
7. Lokalisationsbilder zur Berechnung der Herdtiefe (+ 15°, – 15°, ggf. 0°)
8. Markierung des Targets, Übertragung der Koordinaten (Überprüfung der Machbarkeit)
9. Ggf. Kalibrierung der Nadel
10. Desinfektion und Lokalanästhesie
11. Geräuschdemonstration
12. Stichinzision und Platzierung der Biopsie-/Koaxialnadel
13. 2 Prefire-Bilder (+ 15°, – 15°, ggf. 0°), ggf. Korrektur
14. Hochgeschwindigkeitsvorschub der Biopsienadel
15. Gewebeprobe: minimale Anzahl 12 (bei 11 G) oder äquivalent
16. Präparateradiografie in Vergrößerungstechnik
17. Ggf. Nachexzision: zur Orientierung + 15°, – 15°, ggf. 0°)
18. Postfire-Bilder (+ 15°, – 15°, ggf. 0°), komplette Befundexzision: Clip/Coil?
19. Nadelentfernung
20. Umlagern der Patientin, Kompression und Kühlung (ca. 30 min)
21. Ergänzende Mammografie in 2 orthogonalen Ebenen

Stanzbiopsie

Indikationen und Zielsetzung

Nur in begründeten Ausnahmen sollte die Stanzbiopsie im Rahmen der Stereotaxie eingesetzt werden, z. B. im Falle größerer, sonografisch okkulter Herdbefunde. Üblicherweise wird hierzu eine 14-Gauge-Biopsienadel verwendet. Im Falle von Mikrokalzifikationen oder Architekturstörungen wird auf die Vakuumbiopsie zurückgegriffen. In Sonderfällen wird die Stanzbiopsie wegen der geringeren Traumatisierung des Drüsenparenchyms und zur Kostenreduktion eingesetzt.

Material

Zur stanzbioptischen Gewebeentnahme wird eine Vielzahl von Biopsienadeln angeboten, mit denen Gewebezylinder aus dem abzuklärenden Befund herausgelöst werden können. Diese Nadeln bestehen aus einem Handgriff mit Federmechanismus, der Probennadel mit dem Probenreservoir und einer Schneidhülse. Es werden vollautomatische und halbautomatische Geräte unterschieden (s. auch Kapitel 7 „Material").

Halbautomatische Biopsienadeln. Bei diesen wird nach dem Spannen des Federmechanismus und der Positionierung der Biopsienadel die Probennadel manuell in den Herd vorgeschoben. Manche Nadeln erlauben eine Variation dieses Vorschubs zwischen 1 und 2 cm. Im nächsten Schritt wird das Vorschnellen der Schneidhülse ausgelöst und die Gewebeprobe kann aus der Biopsienadel geborgen werden.

Vollautomaten. Diese führen die oben beschriebenen Arbeitsgänge nach dem Spannen des Federmechanismus automatisch in einem Arbeitsgang durch. Auch hier ist der Nadelvorschub veränderbar. Vollautomaten werden sowohl als Einmalmaterial als auch als wiederverwendbare Geräte angeboten. Letztere können sterilisiert werden. Als Einwegmaterial werden die Biopsienadeln jeweils steril in die Nadelhalterung eingelegt.

Vorgehensweise

Lage und Markierung des Befundes. Das Vorgehen zur stereotaktischen Stanzbiopsie eines Herdbefundes ist dem der Vakuumbiopsie von Mikrokalzifikationen weitgehend identisch. Nach dem Kalibrieren des Gerätes und dem Anwählen des „Strokes" (= Größe des Jetvorschubs) muss zur Planung des Eingriffs die exakte Lage des Herdbefundes bekannt sein. Hierzu bedarf es einer Bildgebung in orthograden Ebenen (cc und lm/ml). Nach Festlegung des interventionellen Zugangsweges und Positionierung der Patientin folgt die Darstellung des Herdes im Arbeitsfenster des Kompressoriums (Abb. 5.**19a**). Im Anschluss werden die – 15°- und + 15°-Aufnahmen zur Berechnung der Herdtiefe erstellt (Abb. 5.**19b, c**). Durch Markierung des Targets in beiden Aufnahmen mittels Mausklick wird die Herdtiefe vom Gerät errechnet. Die stereotaktische Berechnung von Herdbefunden ist problematisch, da gelegentlich markante Strukturen zur Kalkulation der Verschiebungsamplitude in den ± 15°-Aufnahmen fehlen. Weist der Befund Verkalkungen auf, erleichtert dies die Berechnung enorm. Anderenfalls sollten wiedererkennbare Strukturen, ggf. auch am Herdrand gewählt werden. Die nachträgliche

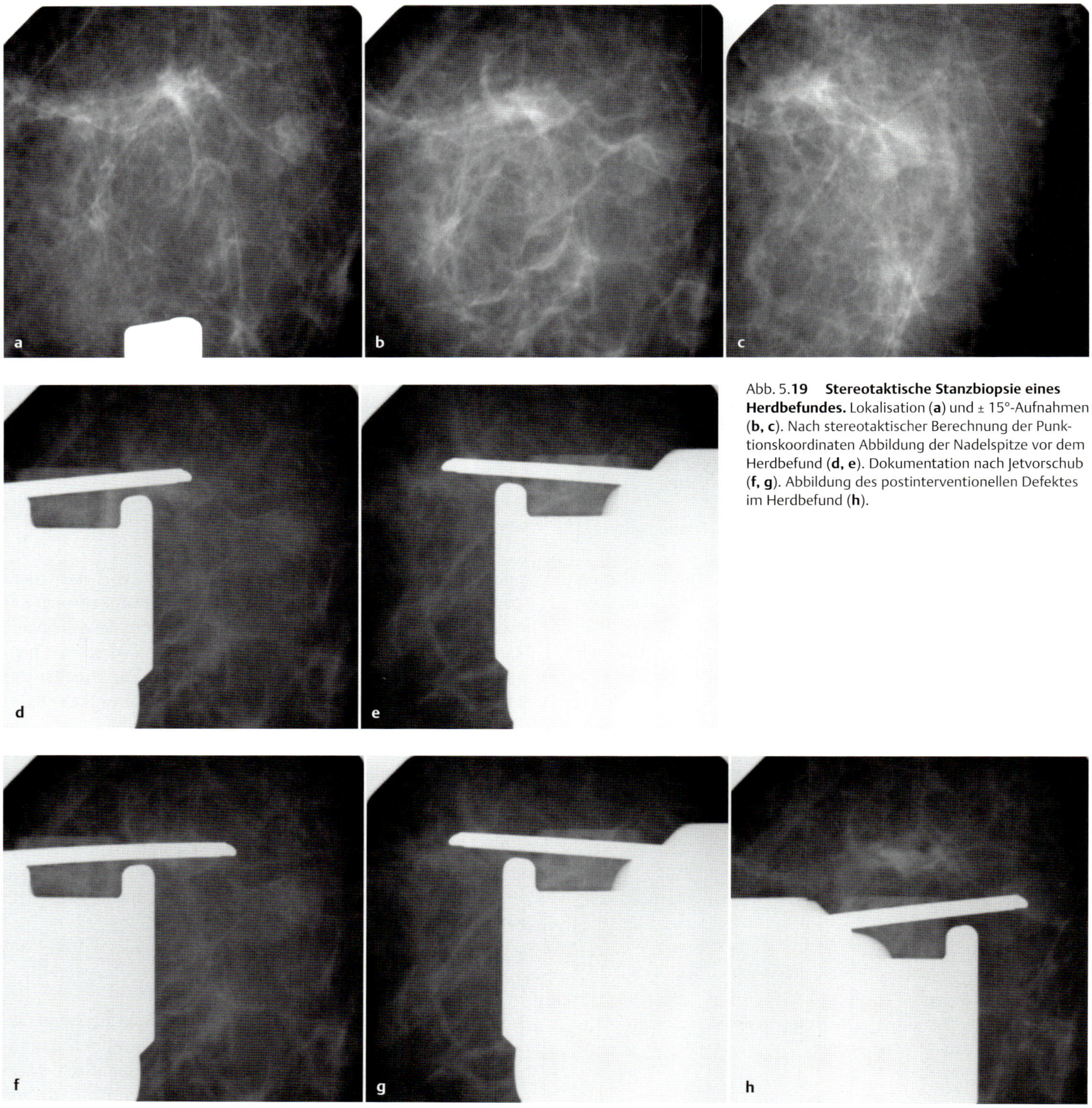

Abb. 5.**19** **Stereotaktische Stanzbiopsie eines Herdbefundes.** Lokalisation (**a**) und ± 15°-Aufnahmen (**b, c**). Nach stereotaktischer Berechnung der Punktionskoordinaten Abbildung der Nadelspitze vor dem Herdbefund (**d, e**). Dokumentation nach Jetvorschub (**f, g**). Abbildung des postinterventionellen Defektes im Herdbefund (**h**).

Verschiebung der Biopsienadel in der x- und der y-Ebene ist kein Problem. Ist die Herdtiefe berechnet, werden die x-, y- und z-Werte an die Mechanik der Nadelführung übermittelt.

Nadelplatzierung und Probeentnahme. Ist der Stroke Margin ausreichend, kann das Stanzgerät vorbereitet und in der Halterung fixiert werden. Die Patientin sollte an dieser Stelle mit entstehenden Geräuschen des Jetvorschubs vertraut gemacht werden. Zunächst wird die Koaxialnadel in der entsprechenden Halterung fixiert. Es folgt bei einigen Geräten die Nadelkalibrierung (Lorad), in anderen Fällen wird die Nadel zuvor kalibriert und abgespeichert (Achtung: richtige Nadel anwählen). Nach Anfahren der x- und y-Position bestimmt die Nadelspitze den Ort der Lokalanästhesie. Nach adäquater Hautdesinfektion erfolgt die Stichinzision. Nun wird die Zielposition auf der z-Achse angefahren, und es werden 2 Prefire-Aufnahmen (– 15° und + 15°) erstellt (Abb. Abb. 5.**19 d, e**). Liegt der Herd in beiden Aufnahmen wunschgemäß vor der Nadelspitze, kann das Biopsiegerät in der Halterung der Stereotaxievorrichtung befestigt und der Jetvorschub ausgelöst werden. Liegt die Nadel in beiden Ebenen im Herd (Abb. 5.**19 f, g**), wird die Nadel zurückgezogen und die erste Gewebeprobe aus der Notch der Biopsienadel entnommen. Dieser Schritt wird bei Herdbefunden mindestens 4-mal durchgeführt. Liegen Mikrokalzifikationen vor, sollte an dieser Stelle die

Präparateradiografie erfolgen. Können die Mikrokalzifikationen in den Präparaten nicht nachgewiesen werden, müssen weitere Biopsien folgen.

Abschluss der Untersuchung. War alles erfolgreich, wird die Koaxialnadel aus der Brust zurückgezogen. Es erfolgt eine Bilddokumentation nach Biopsie (Abb. 5.**19 h**). Dann wird das Biopsieareal manuell komprimiert. Die Patientin verlässt nun das Stereotaxiegerät. Es folgt eine ca. 10-minütige Kompression der Stanzregion mit einem Kühlelement. Sistiert die Blutung, kann die Adaptation der Stichinszision mittels Klammerpflaster erfolgen.

Feinnadelpunktionen. Diese werden aktuell nur noch zur Abklärung und Behandlung symptomatischer Zysten sowie zur Untersuchung suspekter Lymphknoten durchgeführt. Da diese Befunde jedoch sonografisch optimal reproduzierbar sind, liegt zur stereotaktischen Feinnadelpunktion keine Indikation mehr vor.

Checkliste: Stereotaktische Stanzbiopsie

1. Indikationsstellung (ergänzende Diagnostik?)
2. Mammografie in lm/ml-Projektion und cc-Ebene (Stroke Margin?)
3. Aufklärung der Patientin (24 h vor dem Eingriff)
4. Kalibrierung des Gerätes, Einstellen des Strokes (gerätespezifisch)
5. Positionierung von Paddel und Arbeitsfenster (0°)
6. Identifikation des Targets in der 0°-Aufnahme
7. + 15°/–15°-Aufnahmen
8. Markierung des Targets in den + 15°- und – 15°-Aufnahmen (ggf. 0°)
9. Übertragung der Koordinaten (Prüfung der Machbarkeit)
10. Hautdesinfektion und Lokalanästhesie
11. Geräusche demonstrieren
12. Stichinzision und Platzierung der Koaxial-/Biopsienadel
13. 2 Prefire-Bilder (+ 15°, – 15°, ggf. 0°), ggf. Korrektur
14. Hochgeschwindigkeitsvorschub der Biopsienadel
15. 2 Postfire-Bilder (+ 15°, – 15°, ggf. 0°), ggf. Korrektur
16. Gewebeprobe: Mindestanzahl 4 bei 14 G
17. Ggf. Präparateradiografie in Vergrößerungstechnik bei Mikrokalk (sehr selten)
18. Nadelentfernung
19. Umlagern der Patientin, Kompression und Kühlung (ca. 10 min)

Stereotaktische Lokalisation

Die offene Biopsie von tastbaren Befunden kann vom Operateur ohne weitere Hilfsmittel durchgeführt werden, da er palpatorisch den Weg zum Ziel findet. Die Lokalisation nicht tastbarer Befunde ist intraoperativ ohne vorherige Markierung kaum möglich. Aus diesem Grunde bedarf es der präoperativen Drahtlokalisation. Bei der überwiegenden Anzahl mammografisch zu lokalisierender Befunde handelt es sich um Mikrokalkgruppen, da Herdbefunde in den meisten Fällen auch sonografisch lokalisiert werden können.

Üblicherweise erfolgt die präoperative Markierung mithilfe eines Drahthakens, der aus dem Hohlraum einer Punktionskanüle freizusetzen ist, nachdem die Nadel in die gewünschte Lokalisation gebracht wurde. Einzelne oder mehrere Widerhaken verhindern das Verrutschen des freigesetzten Drahtes und ermöglichen dem Operateur später die gezielte Entfernung des markierten Areals. Notwendigerweise erfolgt postoperativ die Dokumentation der erfolgreichen Resektion durch eine Präparateradiografie.

Indikation und Zielsetzung

Üblicherweise wird eine stereotaktische Lokalisation durchgeführt bei nicht tastbaren Befunden der Kategorie BI-RADS 6 (histologisch gesicherte Mammakarzinome) ohne sonografisches Korrelat. Darüber hinaus werden in besonderen Fällen auch Befunde der Kategorie BI-RADS 5 und 4, selten sogar BI-RADS 3 lokalisiert, die im Vorfeld nicht perkutan bioptisch abgeklärt wurden (z. B. multifokales bzw. kontralaterales Mammakarzinom).

Ziel der Lokalisation ist eine ausreichende Geweberesektion an der richtigen Stelle, jedoch nur im notwendigen Ausmaß.

- *Mikrokalzifikationen* stellen eine häufige nicht tastbare OP-Indikation dar. Diese möglicherweise auf ein Frühstadium des Mammakarzinoms hinweisenden Veränderungen kommen nahezu ausschließlich in der Mammografie zur Darstellung.
- Im Falle sonografisch nicht darstellbarer *Herdbefunde* erfolgt die mammografische Markierung des abzuklärenden Befundes. Diese kann mit stereotaktischen Lokalisationsverfahren durchgeführt werden.
- Die präoperative Lokalisation von *Verdichtungen* erfolgt bevorzugt stereotaktisch. Üblicherweise bleibt bei diesem Verfahren der Befund in den + 15°- und den – 15°-Aufnahmen zur Berechnung der Herdtiefe abgrenzbar.
- *Architekturstörungen* werden üblicherweise mammografisch lokalisiert. Der Drahthaken ist dabei in der Mitte der Läsion zu platzieren.

Eine Besonderheit stellt die präoperative Lokalisation von *Clips oder Coils* dar, die zuvor periinterventionell im Rahmen einer minimal invasiven Gewebeprobe deponiert wurden. Derartige Clips werden beispielsweise bei kompletter Entfernung von Mikrokalkgruppen oder Herdbefunden im Rahmen der Vakuumbiopsie im Biopsieareal abgelegt. In besonderen Fällen werden zudem ausschließlich MR-mammografisch detektierbare Befunde mit Clips markiert, um eine spätere Lokalisation zu ermöglichen. Dabei handelt es sich z. B. um suspekte multifokale, multizentrische oder kontralaterale Befunde im Rahmen neoadjuvanter Therapiekonzepte. In anderen Fällen werden ausschließlich kernspintomografisch lokalisierbare Befunde clipmarkiert, um eine zeitlich entkoppelte Operation in Zentren ohne MR-mammografisches Lokalisationsequipment zu ermöglichen.

Material

Eine Vielzahl von Markierungsdrähten wird von der Industrie angeboten. Vor- und Nachteile dieser Materialien sollten bekannt sein, um diese optimal verwenden zu können. Die Beschaffenheit des Gewebes in dem der Drahthaken platziert wird, ist zu berücksichtigen. Beispielsweise ist die Verwendung von Doppelhaken in lipomatösem Parenchym ratsam, da diese den Draht besser im Gewebe verankern. Hat die Patientin eine längere Fahrt zur Operation oder gar eine weitere Nacht vor sich, kommen Clips und Coils oder gelegentlich auch der Ariadnefaden zur Anwendung (s. auch Kapitel 7 „Material").

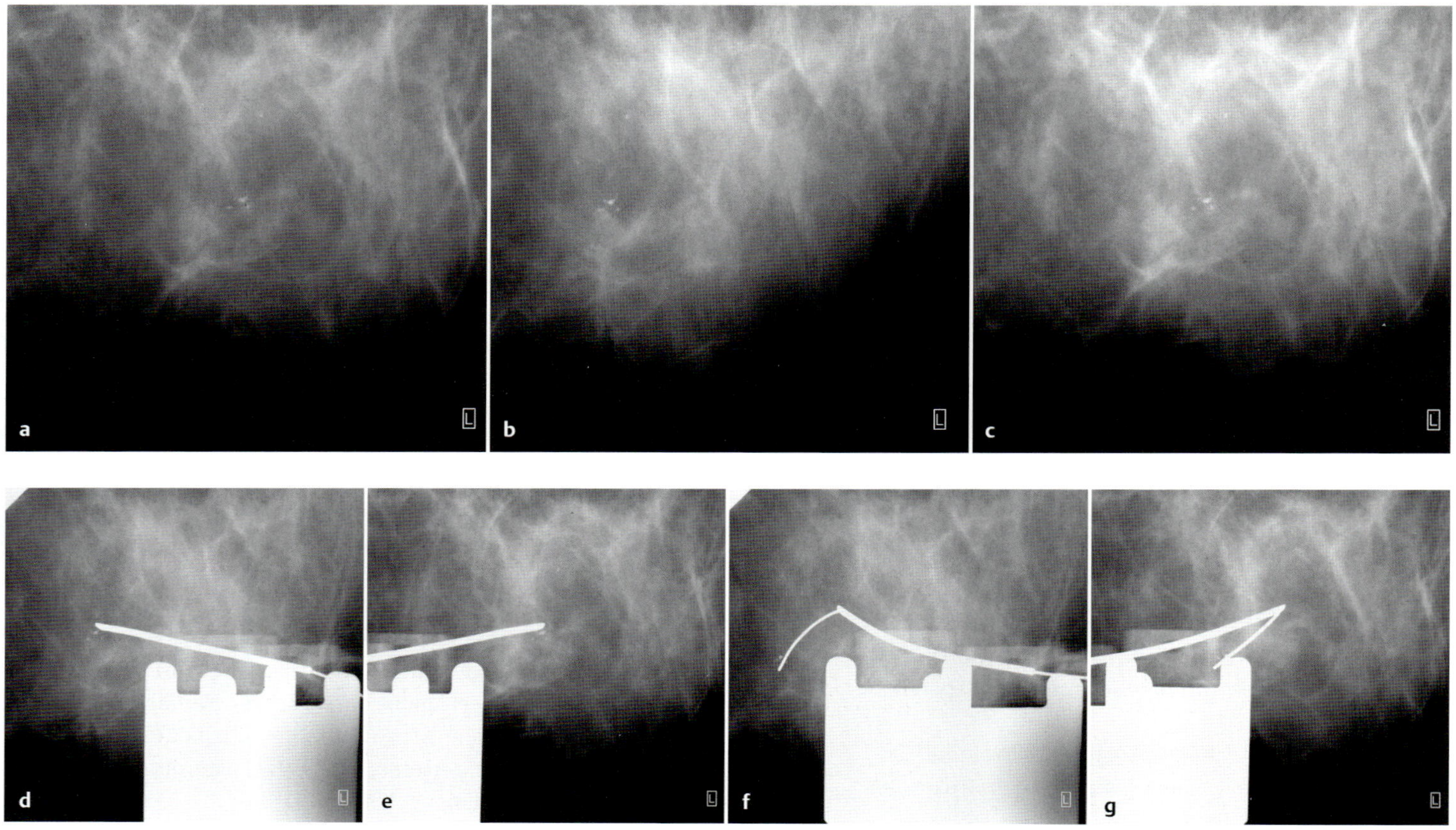

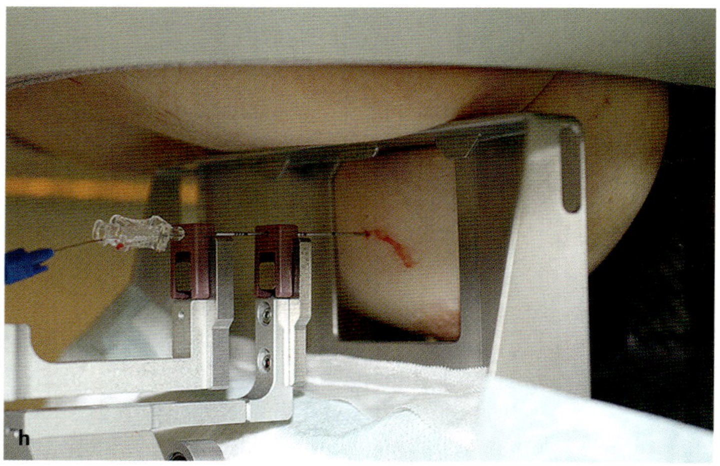

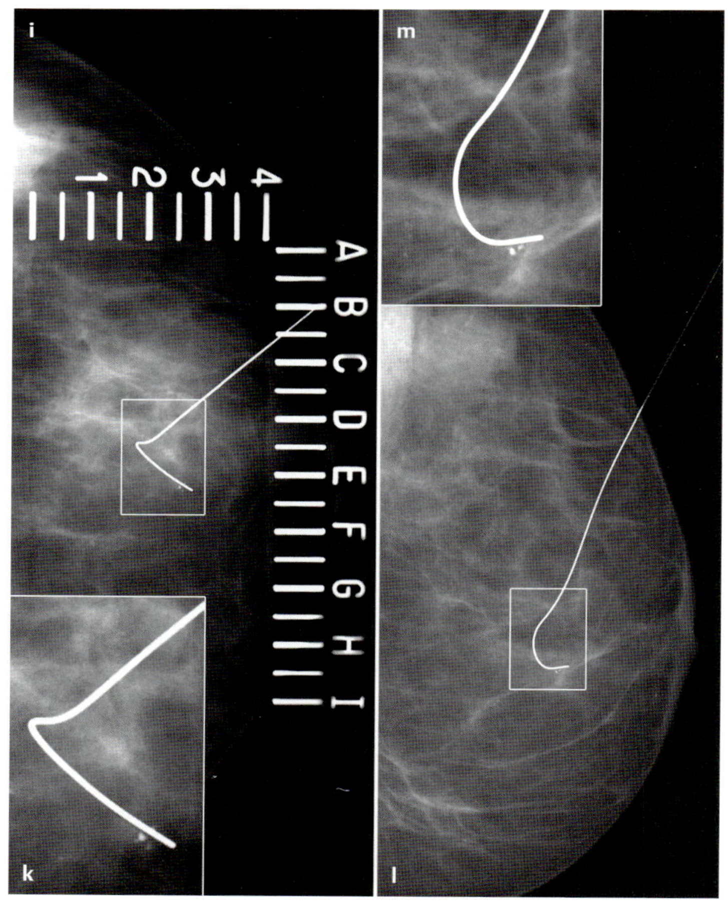

Abb. 5.**20** **Stereotaktische Lokalisation** einer Mikrokalkgruppe bei histologisch gesichertem Mammakarzinom links außen. 0°-Aufnahme (**a**) und ± 15°-Aufnahmen (**b, c**). Nach stereotaktischer Berechnung Dokumentation der Nadelspitze an der Kalkgruppe (**d, e**) Aufnahmen nach Hakenfreisetzung (**f, g**). Lokalisationsnadel mit Halterung (**h**). Mammografie cc und lm mit Ausschnittsvergrößerungen der Hakenspitze an der Mikrokalkgruppe und dem Herdbefund links außen (**i – m**). Histologie: invasiv duktales Mammakarzinom und sklerosierende Adenose.

Einfache Drahthaken. Eine Vielzahl von einfachen Drahthaken ist nicht reponierbar. Andere Hakendrähte können zum erneuten Lokalisationsversuch ins Innere der Punktionskanüle zurückgezogen werden. In besonderen Fällen kann ein einfacher Haken zur Annäherung an den suspekten Befund genutzt werden, indem er in die entsprechende Richtung aus der Kanüle freigesetzt wird.

Doppelte Drahthaken. Diese ermöglichen eine bessere Verankerung im Gewebe. Eine Dislokation dieser Drähte ist weniger wahrscheinlich. Der Widerstand des Drahtes beim Vorschieben in der Punktionskanüle ist relativ hoch, so dass man im Rahmen der Hakenfreisetzung sehr behutsam sein muss, damit der Draht nicht knickt.

Coils und Clips. Sollen Befunde markiert, aber nicht zeitnah operiert werden, finden Coils bzw. Clips ihre Anwendung. Diese bestehen üblicherweise aus nicht resorbierbaren Metalllegierungen. Seit kurzer Zeit werden jedoch auch resorbierbare Kollagenmarker angeboten. Diese Marker werden aus Punktionsnadeln freigesetzt. Bei der Vakuumbiopsie kommen spezielle Systeme zum Einsatz, da die Marker seitlich aus der Notch freigesetzt werden müssen. Hierzu bedarf es einer speziellen Mechanik. Grundsätzlich sollten Patienten vor dem Freisetzen eines Clips nach Allergien gefragt werden. Dies gilt sowohl für Metall- als auch für Kollagenmarker. Eine weitere Besonderheit stellen mit einem Faden versehene Metallclips dar (Ariadnefaden). Diese ermöglichen weitere Transportwege und längere Liegezeiten.

Vorgehensweise

Lage des Befunds. Vor der Markierung ist die genaue Kenntnis der Lokalisation des Befundes notwendig. Hierzu bedarf es einer Bildgebung in 2 orthogonalen Ebenen (cc und lm). Nach Lagerung der Patientin kann das Arbeitsfenster des Kompressionspaddels in der optimalen Arbeitsebene über dem betreffenden Befund platziert werden. In der Ausschnittsmammografie muss der Befund abgebildet sein (Abb. 5.**20a**). Zur Berechnung der Herdtiefe werden die + 15°- und – 15°-Aufnahmen angefertigt und das Target auf dem Bildschirm markiert (Abb. 5.**20b, c**). Dann werden zunächst der x- und der y-Achsenwert angefahren.

Tipps und Tricks

Machen Sie sich vor der Intervention mit dem Gleitwiderstand des Drahtes in der Punktionsnadel vertraut. Besonders bei den Double-Hook-Drähten muss ein erheblicher mechanischer Widerstand beim Vorschieben des Drahtes überwunden werden. Hierbei ist der Draht am distalen Ende kurz vor dem Luer-Ansatz zu fassen, da es sonst leicht zum Knicken des Drahtes kommen kann, was wiederum den Gleitwiderstand des Drahtes in der Kanüle erhöht. Um ein Knicken des Drahtes zu vermeiden, sollte dieser schrittweise 1 cm vor der Kanülen gefasst und parallel zum Zurückziehen der Nadel vorgeschoben werden.

Nadel- und Hakenplatzierung. Nach Hautdesinfektion sollte im Falle dicker Lokalisationsnadeln (21 Gauge und weniger) zunächst eine Lokalanästhesie durchgeführt werden. In Kenntnis der Herdtiefe (z-Achse) wird nun die Nadel an den entsprechenden Ort vorgeschoben. Es erfolgt die Lagekontrolle mithilfe der + 15°- und – 15°-Aufnahmen (Abb. 5.**20d, e**). Die Nadel soll im Befund bzw. direkt davor liegen. Dann wird der Drahthaken aus der Nadel vorgeschoben. Bei reponierbarem Lokalisationsmaterial ist nun die Drahtlage durch erneute + 15°- und – 15°-Aufnahmen zu kontrollieren (Abb. 5.**20f, g**). Zur Korrektur kann der Haken in die Nadel zurückgezogen und die Lage verändert werden (Abb. 5.**21**). Gemäß den geltenden Richtlinien soll der Draht den Befund penetrieren, zumindest jedoch in einem maximalen Abstand von 1 cm zu diesem liegen. Erfolgt die Platzierung wunschgemäß, kann die Kanüle zurückgezogen werden. Abschließend wird eine Mammografie in 2 orthogonalen Ebenen (cc + lm/ml) angefertigt (Abb. 5.**20i–m**).

Tipps und Tricks

Liegt die Lokalisationsnadel nicht direkt am Herdbefund kann bei Verwendung eines einfachen Hakendrahtes eine weitere Annäherung erreicht werden, indem die Drahtspitze in Richtung des zu lokalisierenden Befundes freigesetzt wird.

Nach der Resektion des markierten Befundes muss zeitnah eine Präparateradiografie erfolgen, um die erfolgreiche Operation zu dokumentieren oder dem Operateur die Möglichkeit zu einer Nachresektion zu eröffnen.

S3-Leitlinie:
Markierung nicht tastbarer Befunde mittels stereotaktischer Steuerung

Definition: Präoperative Markierung eines nicht tastbaren Befundes mithilfe eines Markierungsdrahtes. Farbmarkierungslösungen oder einfache Nadelmarkierungen sollten nur bei begründeten Ausnahmen angewandt werden.

Indikation: Markierung jedes nicht tastbaren Befundes vor Operation.

- Der Befund muss eindeutig identifizierbar sein.

Ergebnis der Markierung: Befund soll penetriert sein, Draht soll Herd um weniger als 1 cm überragen.

- Wenn der Draht den Herd nicht penetriert, muss die Entfernung zwischen Draht und Herdrand < 1 cm sein.
- Bei nichtraumfordernden Prozessen kann eine Markierung operationsrelevanter Eckpunkte ohne Einhaltung der 1-cm-Grenze sinnvoll sein.

Dokumentation der Markierung: Mammografie nach Markierung in 2 orthogonalen Ebenen, bei allen mammografisch sichtbaren, nicht tastbaren Befunden (ggf. sonografische Bilddokumentation)
a) Befund mit exakter Erläuterung der Drahtlage (ggf. Skizze)
b) Dokumentation von Komplikationen
a) und b) müssen an den Operateur weitergeleitet werden.

Präparatradiografie (ggf. zusätzlich Präparatsonografie):
Eine Präparatradiografie ist bei allen nicht tastbaren mammografisch sichtbaren Herden sowie bei allen Mikrokalk enthaltenden Läsionen durchzuführen

- Durchführung: mit Kompression und bei Mikrokalk mit Kompression und Vergrößerung
- Präparatradiografie der Blöcke bei Bedarf
- Eine Präparatsonografie kann zusätzlich bei sonografischer Markierung erfolgen (insbesondere ist dadurch eine rasche intraoperative Befundmitteilung möglich)

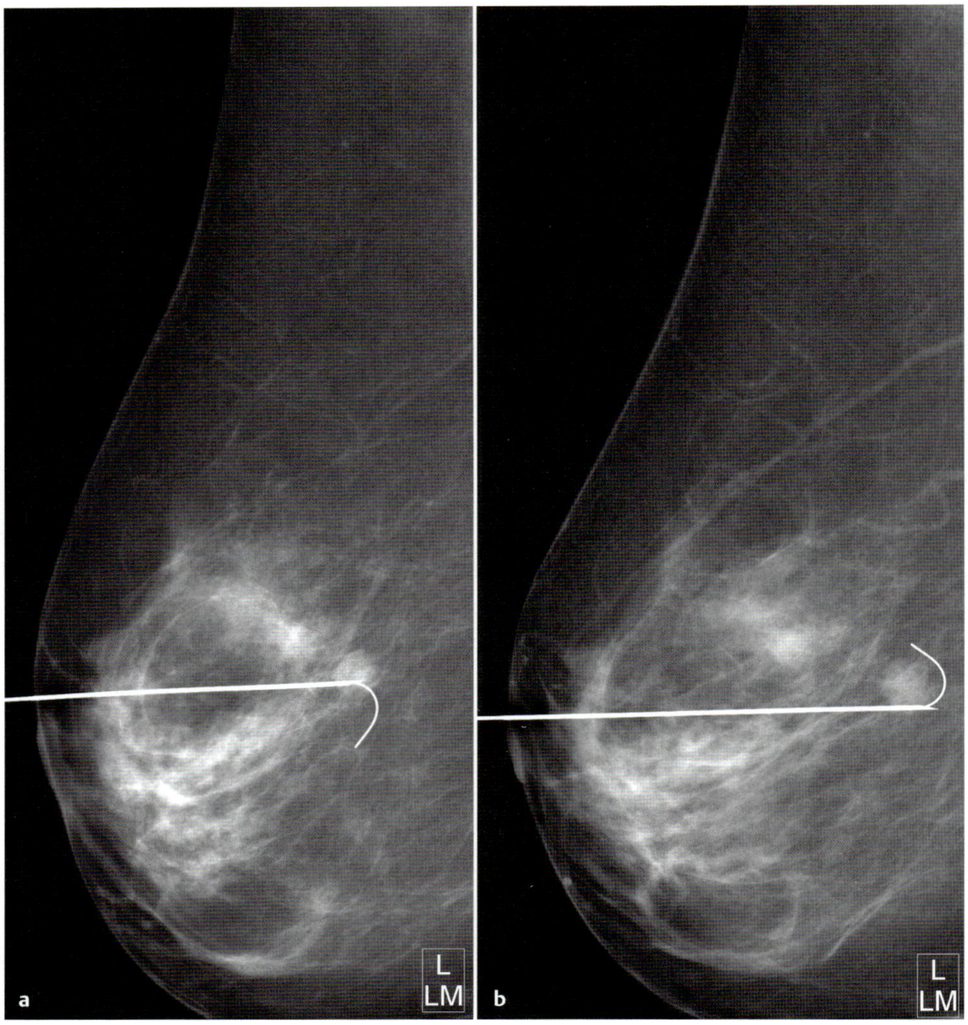

Abb. 5.21 **Annäherung durch Hakenpositionierung.** Suboptimale Hakenlage (**a**). Optimale Hakenlage nach Rückzug des reponierbaren Drahtes und Rotation der Punktionskanüle um 180° (**b**).

5

Dokumentation der Präparatradiografie (ggf. Präparatsonografie): Befund mit Stellungnahme,

- ob Befund (a)
  - sicher enthalten und vollständig
  - sicher enthalten und fraglich vollständig
  - sicher enthalten und unvollständig
- Befund (b) sicher nicht enthalten
- Befund (c) unsicher ist

Der Befundbericht muss an den Operateur intraoperativ mündlich und postoperativ schriftlich sowie schriftlich dem Pathologen mit dem Gewebsmaterial zugeleitet werden.

Resultatüberwachung Markierung: Dokumentation der Histologie

- Stellungnahme, ob repräsentativ
- falls nicht, Veranlassung weiterer Abklärung postoperativ innerhalb von 14 Tagen: 2-Ebenen-Mammografie/stereotaktische Mammografie/Reoperation
- Fallbesprechung

Checkliste: Stereotaktische Hakendrahtlokalisation

1. Ggf. ergänzende lm/ml-Projektion zur cc-Ebene
2. Kalibrierung des Gerätes
3. Positionierung des Arbeitsfensters (0°) gemäß diagnostischer Bildgebung
4. 0°-Aufnahme, Identifikation des Targets
5. Nativbilder (+ 15°, – 15°, ggf. 0°)
6. Markierung des Targets, Übertragung der Koordinaten
7. Desinfektion und ggf. Lokalanästhesie
8. Platzierung der Lokalisationsnadel
9. + 15°-, – 15°-, ggf. 0°-Aufnahmen, ggf. Korrektur
10. Freisetzen des Hakendrahtes
11. Bei korrigierbaren Drahthaken: + 15°-, – 15°-, ggf. 0°-Aufnahmen, ggf. Korrektur
12. Entfernung der Kanüle unter Belassen des Drahthakens
13. Umlagern der Patientin
14. Mammografie in 2 orthogonalen Ebenen (cc und lm/ml)

Probleme und Fehlermöglichkeiten

Liegt die abzuklärende Läsion sehr nahe am Detektor, ist der Jetvorschub der Biopsienadel von 20 mm nicht mehr möglich, da ansonsten die Haut der Gegenseite verletzt oder gar der Detektor beschädigt werden könnte. Um die Durchführbarkeit zu ermöglichen, kann die Brust im entgegengesetzten Strahlengang (z. B. kraniokaudal/kaudokranial) oder mit verändertem Strahlengang neu gelagert werden.

Befindet sich nach Markierung des Targets der Befund nicht optimal vor der Nadelspitze, kann das Target auf den gerade erstellten Prefire-Aufnahmen neu markiert und nach Rückzug der Nadel bis in das Subkutangewebe neu angefahren werden (Problemfall 4, S. 54). Da sich die Nadelposition oft nur um wenige Millimeter verändert, ist eine neuerliche Hautinzision bei dieser Vorgehensweise nicht notwendig.

Liegt der Befund direkt im Hautniveau, kann das Arbeitsfenster zur Hälfte in der Brust platziert werden, die andere Hälfte wird dann mit einer nachträglich aufsteckbaren Plastikhülse abgedeckt, so dass das Gerät in der Lage ist, ein Vakuum zu erzeugen (s. Abb. 5.**18**). Bei dieser Art der Gewebeprobe muss jedoch von einem entsprechenden Hautdefekt ausgegangen werden. Alternativ kann in diesen Fällen auf die Nadelbiopsie verzichtet und eine Befundabklärung in Lokalanästhesie bzw. Kurznarkose erwogen werden. Auf Grund der kutisnahen Lage ist in diesen Fällen eine Filzstiftmarkierung möglich. Diese erfolgt ebenfalls auf einer stereotaktischen Interventionseinheit (Problemfall 4, S. 83). Eine Präparateradiografie ist auch in diesem Falle unverzichtbar.

Lässt sich ein mammografisch suspekter Befund stereotaktisch nicht abgrenzen, muss dieser nach vorangegangener Freihandmarkierung durch eine offene Pobeexzision abgeklärt werden.

Ein spezifisches Problem kann unter Verwendung des Fischer-Tisches im Rahmen der Stereotaxie auftreten. Hier muss im Rahmen der Interventionsplanung die verwendete Biopsienadel im Computerprogramm angewählt werden. Wird an dieser Stelle irrtümlicherweise die falsche Nadel mit unterschiedlicher Nadellänge bzw. anderem Nadelvorschub eingegeben, ist die entsprechende stereotaktische Berechnung in der z-Achse nicht korrekt.

Im Falle besonders kleiner Brüste ist die Lagerung auf dedizierten Stereotaxietischen gelegentlich schwierig oder gar unmöglich. Weist eine sehr kleine Brust darüber hinaus Narben auf oder hat sich nach brusterhaltender Therapie ein radiogenes Ödem gebildet, wird die Fixierung und Kompression der Brust gelegentlich unmöglich. In solchen Fällen kann der Versuch der Intervention am diagnostischen Untersuchungsgerät unternommen werden. Zur Lokalisation der Befunde werden von der Industrie Koordinatensysteme angeboten. Mit ihrer Hilfe kann nach entsprechender Positionierung der Koordinaten eine Freihandvakuumbiopsie durchgeführt werden (Abb. 5.**22**).

Selten wird nach Vakuumbiopsie eine Narbenbildung beobachtet. Durch begleitende granulomatöse Reaktionen kommt es dabei auch zu MR-mammografisch nachweisbaren Kontrastmittelanreicherungen. Insbesondere im Falle einer präparateradiografisch gesicherten Mikrokalkabklärung kann einer neu entstandenen Verdichtung eine Narbenbildung zugrundeliegen. Gegebenenfalls ist in einem solchen Falle eine weitere Kontrolle nach 6 Monaten indiziert (Abb. 5.**23**).

Im Rahmen der stereotaktischen Intervention ist auf eine optimale Lagerung der Patientinnen zu achten. Besonders bei älteren Patientinnen, die gelegentlich unter Osteoporose leiden, sollte Druck auf die Rippen vermieden werden. Dennoch sind Rippenfrakturen nach stereotaktischer Intervention beschrieben.

5

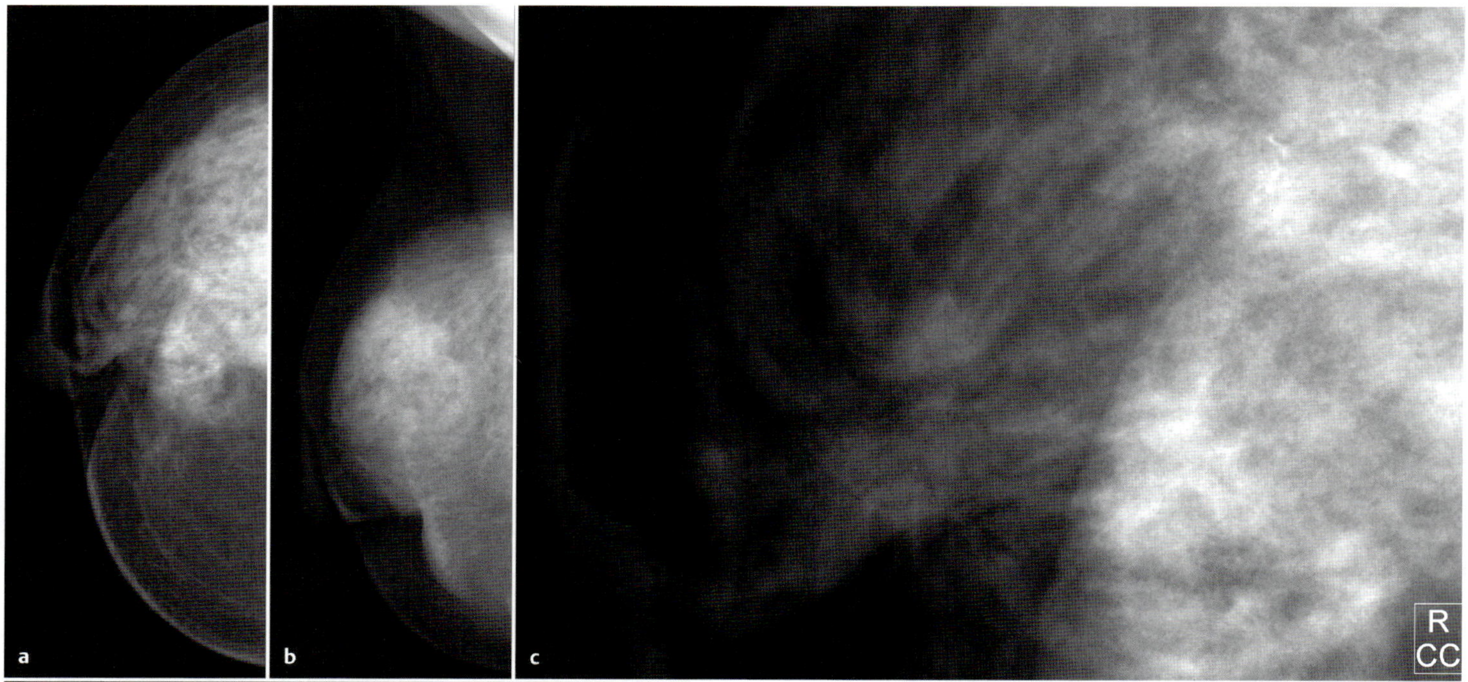

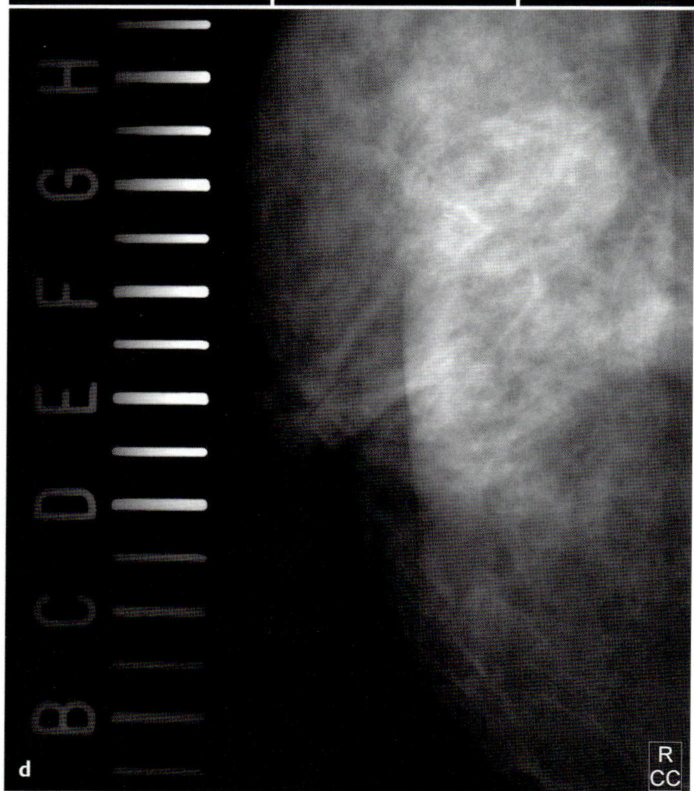

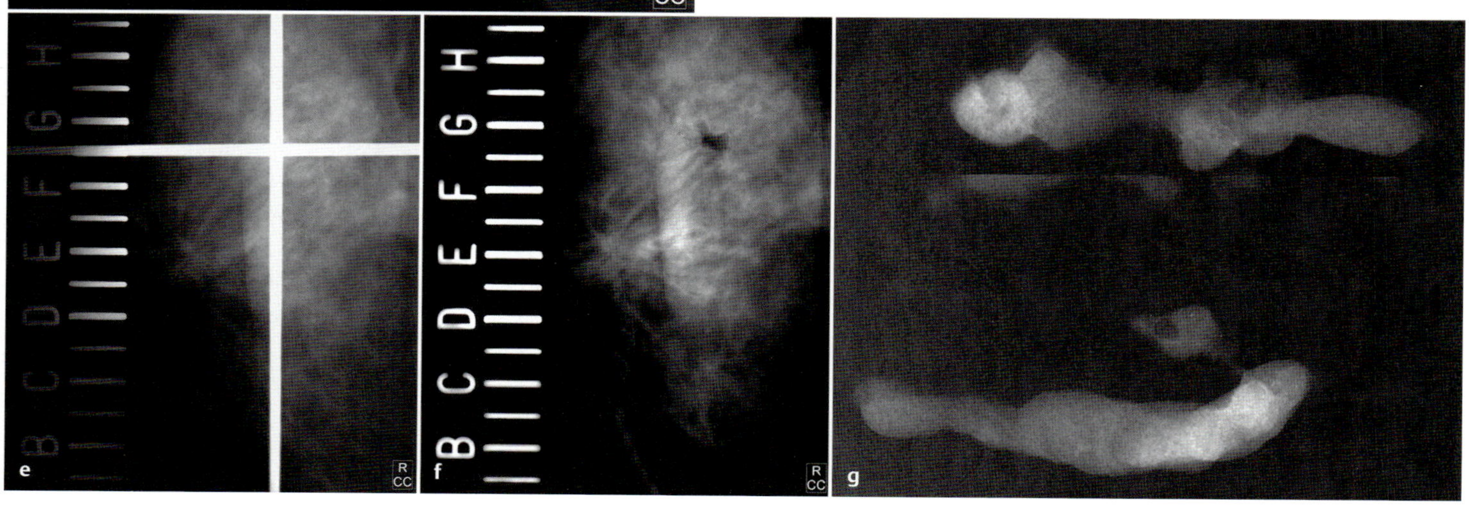

Abb. 5.**22** **Intervention mit Koordinatensystem.** Diagnostische Mammografie rechts cc und mlo mit Ausschnittsvergrößerung cc (**a – c**). Mammografie cc unter Nutzung eines Koordinatensystems mit Darstellung der Mikrokalzifikationen (**d**). Mammografie cc nach Berechnung der Koordinaten (**e**). cc-Kontrolle (**f**) und Präparateradiografie mit kleinen Mikrokalzifikationen (**g**) in den Vakuumbiopsaten.

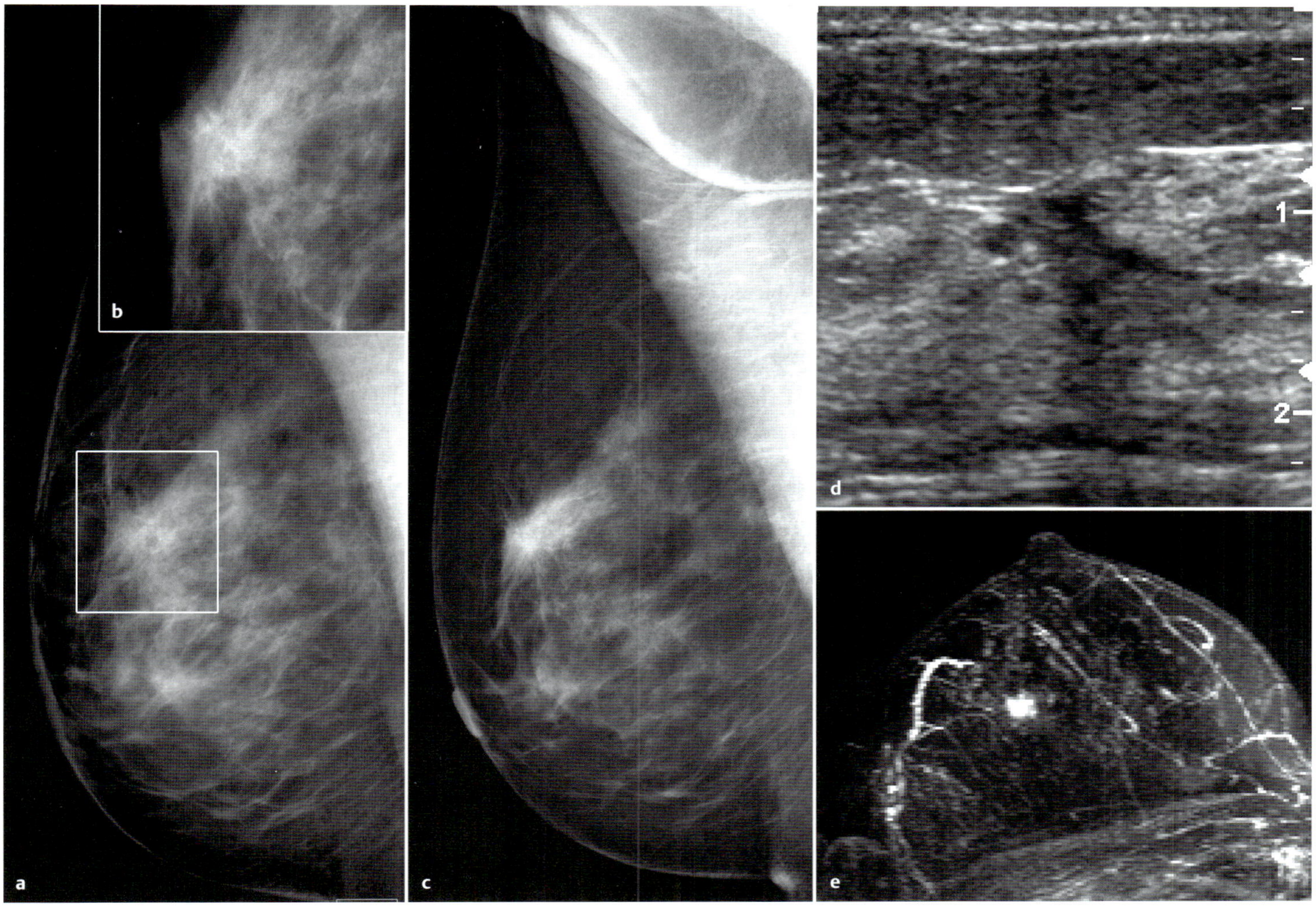

Abb. 5.**23** **Narbenbildung nach Vakuumbiopsie.** Mammografie mlo + Ausschnittsvergrößerung (**a, b**), Sowohl in der Mammografie mlo (**c**) 6 Monate nach Vakuumbiopsie wegen Mikrokalk (Histologie: Adenose) als auch in der Sonografie (**d**) und in der MR-Mammografie (**e**) neu aufgetretener Herdbefund. Histologie: granulomatöse Mastitis nach Vakuumbiopsie.

Stereotaktische Schneidbiopsien

Medinvents, Coramate. Das Coramate Biopsiegerät ermöglicht die Gewinnung von Gewebeproben durch Schneidbiopsie. Ohne Jetvorschub wird eine geschärfte Metallspirale gewindeartig in das gewünschte Gewebe hineingeschraubt. Im Inneren der Spirale wird dann das Biopsat geborgen.

Vor der Gewebeentnahme muss zunächst eine Koaxialnadel an den abzuklärenden Befund herangeführt werden. Dann wird die Gewebeprobe aus dem Herd herausgeschnitten. Nach Rückzug der Nadel kann jetzt das Biopsat mithilfe eines Widerlagers aus dem Nadelinneren freigesetzt werden. Für eine weitere Gewebeentnahme muss vorher die Position der Koaxialnadel verändert werden.

ABBI (Advanced Breast Biopsy Instrumentation). In den 90er Jahren wurde das ABBI-System sowohl als diagnostisches als auch therapeutisches Werkzeug eingeführt. Mit der Entwicklung der weniger traumatischen Vakuumbiopsiegeräte am Ende der 90er Jahre beschränkte sich der Einsatz der ABBI-Systeme zunehmend auf therapeutische Zwecke im Sinne der Knopflochchirurgie. Zielsetzung war die Tumorektomie nicht tastbarer, kleiner Karzinome im Rahmen eines bildgestützten Verfahrens.

Das System wird in Kombination mit einer mammografischen Stereotaxieeinheit eingesetzt. Nach Lokalisation des Befundes und Bestimmung der Herdtiefe wird der Befund zunächst mithilfe eines Hakendrahtes in der Brust fixiert. In der Folge wird dann ein Gewebezylinder mit Befund und Hakendraht aus der Brust entfernt. Der Durchmesser des Schneidzylinders kann zwischen 5, 10, 15, 20 und 30 mm gewählt werden. Bei diesem Verfahren wird jedoch auch der gesamte Zugangsweg vom Hautniveau bis zum Befund reseziert. Ist die gewünschte Biopsietiefe erreicht und der Herd im Inneren des Schneidzylinders, wird das Gewebe mit einer HF-Couter-Schlinge ausgelöst. Es kann dann aus der Brust geborgen werden (Abb. 5.**24** u. Abb. 5.**25**). Danach wird die Inzisionsstelle mit einer Hautnaht versorgt. Wegen der hohen Rate notwendiger Nachresektionen auf Grund inkompletter Tumorresektionen (> 50% Nachresektionen bei Tumoren < 10 mm) hat sich das ABBI-System als therapeutisches Werkzeug jedoch nicht durchsetzen können.

5

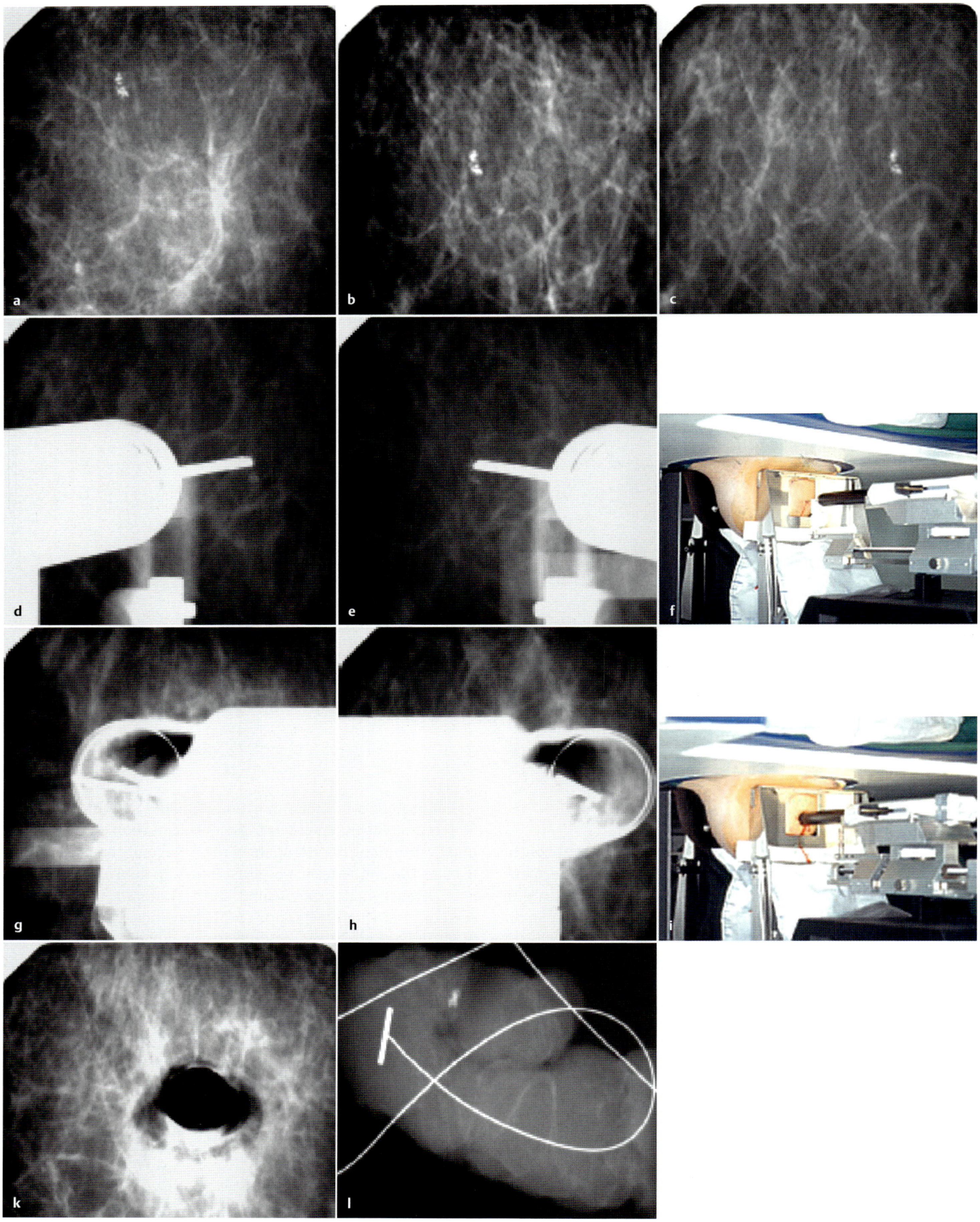

Abb. 5.**24** **ABBI-Gewebeprobe.** Lokalisationsaufnahme mit Mikrokalkgruppe (**a**) sowie + 15°- und – 15°-Aufnahme zur stereotaktischen Lokalisation (**b, c**). + 15°- und – 15°-Aufnahme nach Punktion des Befundes (**d – f**).+15°- und – 15°-Aufnahme bei Drahtschlingenkauterisierung des Herdes (**g – i**). Postbiopsieaufnahme (**k**). Präparateradiografie mit positivem Kalknachweis (**l**).

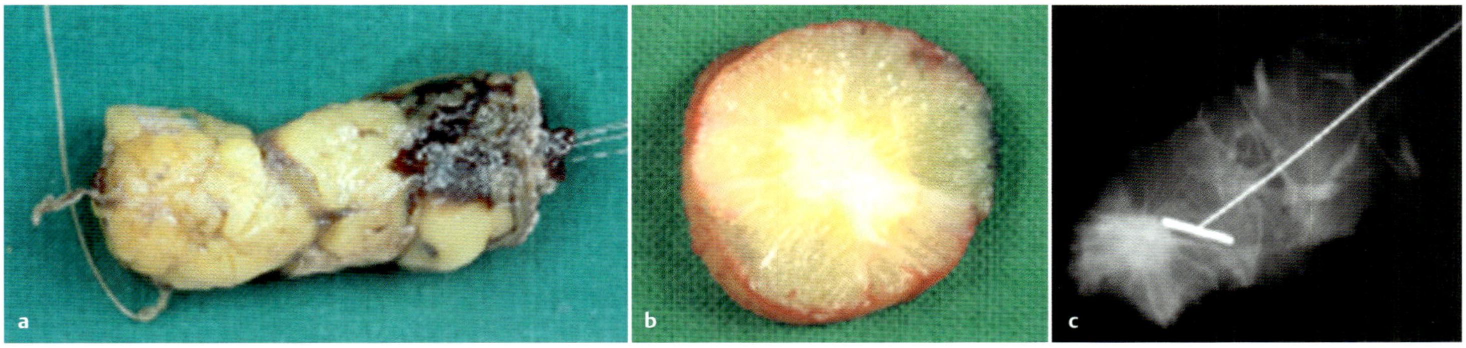

Abb. 5.**25** **ABBI-Resektionszylinder.** Resektionszylinder eines Herdbefundes (**a**), im Querschnitt (**b**) und in der Präparateradiografie (**c**).

Site Select. Ähnlich dem ABBI-System wird mit dem Site-Select-System eine minimal invasive Diagnostik im Zusammenhang mit einer Stereotaxieeinheit durchgeführt. Nach Lokalisation des Befundes wird zunächst ein Skalpell in Herdnähe vorgeschoben. Auch hier wird der Befund mit einem Hakendraht fixiert. Dann wird das anvisierte Gewebe mit einer HF-Couter-Schlinge umfahren. Die einsetzbaren Durchmesser sind dabei 5, 10, 15 und 20 mm. Das Biopsat kann dann durch den geweiteten Stichkanal aus der Brust geborgen werden. Abschließend bedarf es einer Hautnaht der kutanen Inszision.

Angaben aus der Literatur

Daten zur stereotaktischen Biopsie beschäftigen sich überwiegend mit der Abklärung von Mikrokalzifikationen. Die histologisch untersuchten Befunde variieren dabei zwischen Läsionen der BI-RADS-Kategorie 5 bis hin zu Arbeiten mit Befunden der BI-RADS-Kategorien 3 – 5. Das überwiegend eingesetzte Biopsieverfahren ist die Vakuumbiopsie. Dabei zeigt sich, dass durch den Einsatz der Vakuumbiopsie bei hoher Trefferquote der Anteil falsch negativer Befunde reduziert werden kann. Tab. 5.**3** zeigt Literaturangaben zu stereotaktischen Stanz- und Vakuumbiopsien der Mamma. Im Einzelnen werden folgende Arbeitsgruppen aufgeführt: Liberman (New York, NY, USA), Pfarl (Wien, Österreich), Siegmann (Tübingen), Kettritz (Berlin), Dieboldt (Frankfurt).

In der Zusammenschau aller vorliegenden Ergebnisse zeigt sich durchschnittlich eine Quote maligner zu benigner Befunde von etwa 2 : 3 (40% bösartige Befunde) bei einer Trefferquote von ca. 96%. Bei Einsatz der Vakuumbiopsie finden sich falsch negative Befunde mit einer Häufigkeit von 1 – 2%. Die Dauer der stereotaktischen Vakuumbiopsien betrug bei erfahrenen Arbeitsgruppen zwischen 30 und 45 Minuten (sog. Tischliegezeit). Die Rate relevanter Komplikationen liegt durchschnittlich bei 2%.

Tabelle 5.**3** Literaturangaben zu stereotaktischen Stanz- und Vakuumbiopsien der Mamma

Arbeitsgruppe	Liberman	Liberman	Pfarl	Siegmann	Kettritz	Dieboldt
Jahr	1998	2001	2002	2003	2004	2005
Anzahl Patienten	80	89	325	132	485	58
Anzahl Biopsien	112	105	332	166	500	61
Gauge	11	14*/11	11	11	11	8
Anzahl Zylinder	14	7/16	k.A	26	> 20	13
Kalk	100%	100%	52%	91%	100%	100%
Herd/Verdichtung	0%	0%	34%	8%	0%	0%
Kalk + Herd	0%	0%	14%	1%	0%	0%
Maligne	33%	80%	64%	23%	32%	30%
Borderline	11%	10%	5%	4%	2%	7%
Benigne	56%	10%	31%	73%	66%	63%
Trefferquote	95%	k.A.	93%	99%	k.A.	95%
Falsch negative Befunde	1%	7%	2%	2%	0,4%	0%
Zeitaufwand (11 G)	k. A	k.A.	k. A	57 min	k.A.	–
Zeitaufwand (10 G)	–	–	–	–	–	–
Zeitaufwand (9 G)	–	–	–	–	–	29 min
Komplikationen	< 3%	k. A	k. A	18%**	1,8%	3,5%

* inklusive 25 Biopsien mittels 14-Gauge-Stanzbiopsie und 17 Biopsien mittels 14-Gauge-Vakuumbiopsie

** auch Hämatome > 2 cm wurden als Komplikation eingeschätzt

Fallbeispiele und Problemfälle

Fallbeispiel 1: Stereotaktische Vakuumbiopsie bei Herdbefund

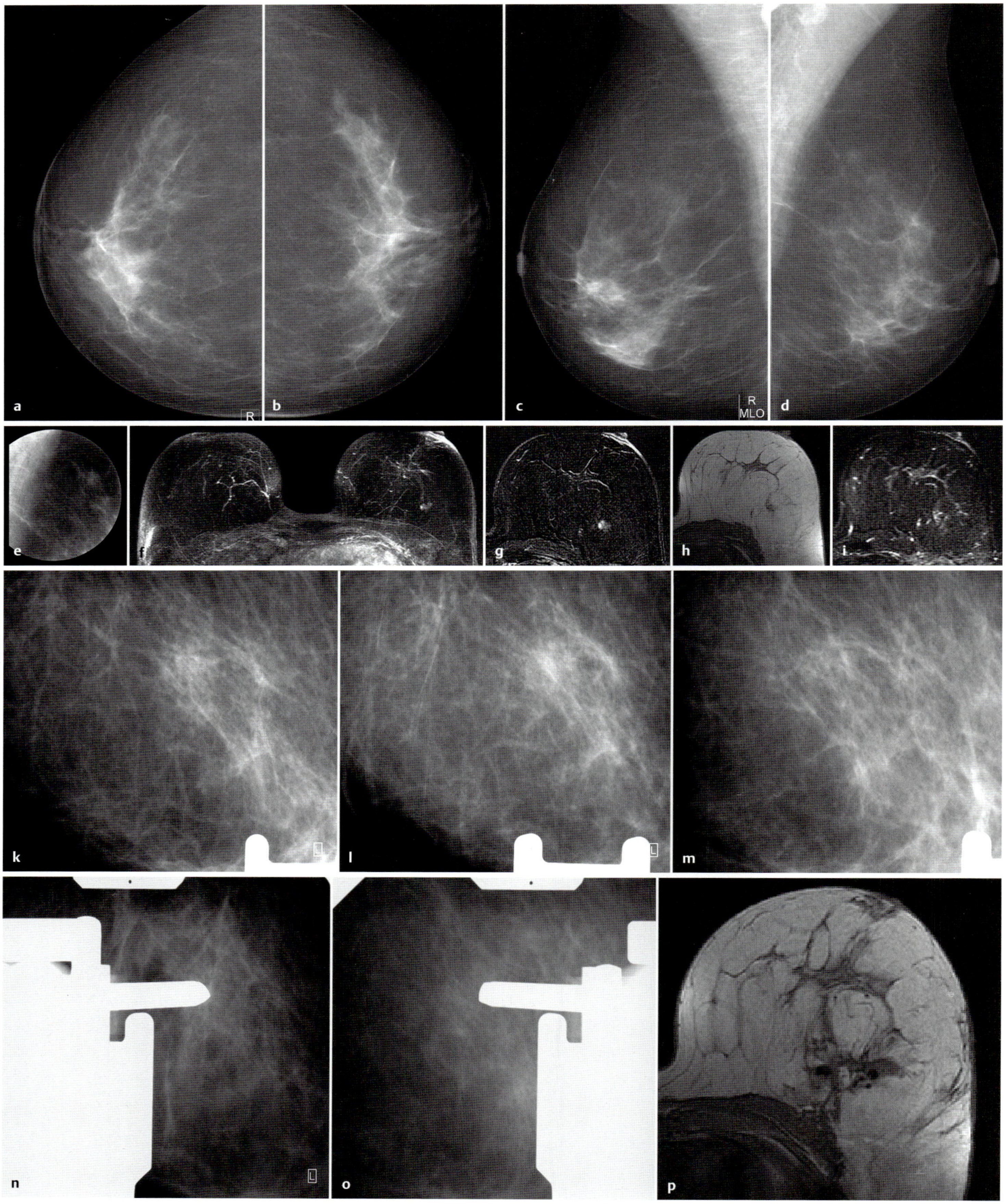

Abb. 5.**26** **Stereotaktische Vakuumbiopsie bei Herdbefund.** Mammografie beidseits cc und mlo mit unscharf begrenztem Herdbefund links oben außen (**a–d**). Tubuskompression (**e**). MRM-MIP der KM-Subtraktion (**f**). KM-Subtraktion (**g**), T1-Gewichtung (**h**), T2-Gewichtung (**i**). Lokalisationsaufnahme (**k**) und ± 15°-Aufnahmen (**l, m**). Prefire-Aufnahmen ± 15° (**n, o**). MRM-Kontrolle T1-Gewichtung (**p**). Histologie: invasiv lobuläres Mammakarzinom.

Fallbeispiel 2: Bifokale Vakuumbiopsie von Mikrokalk

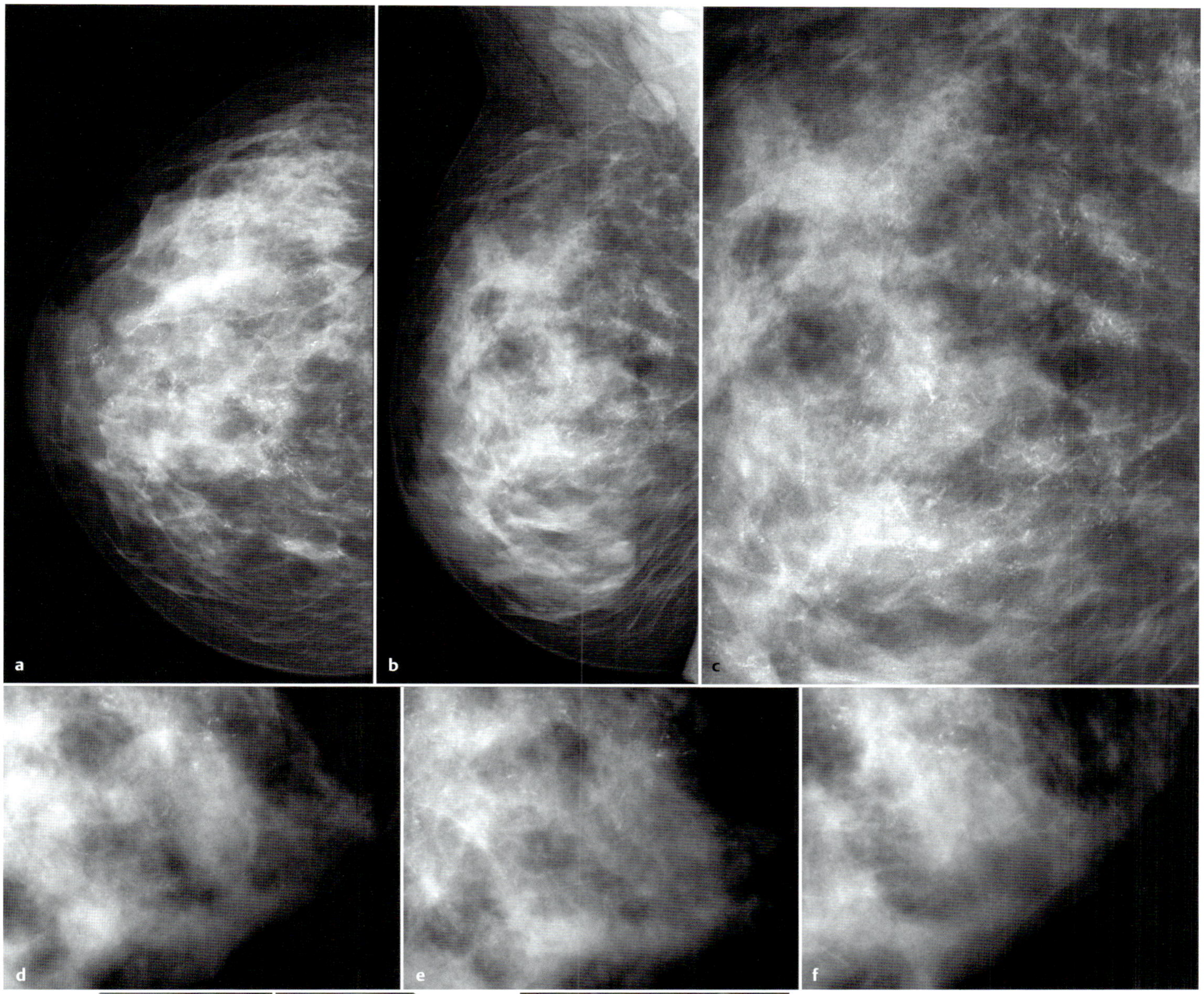

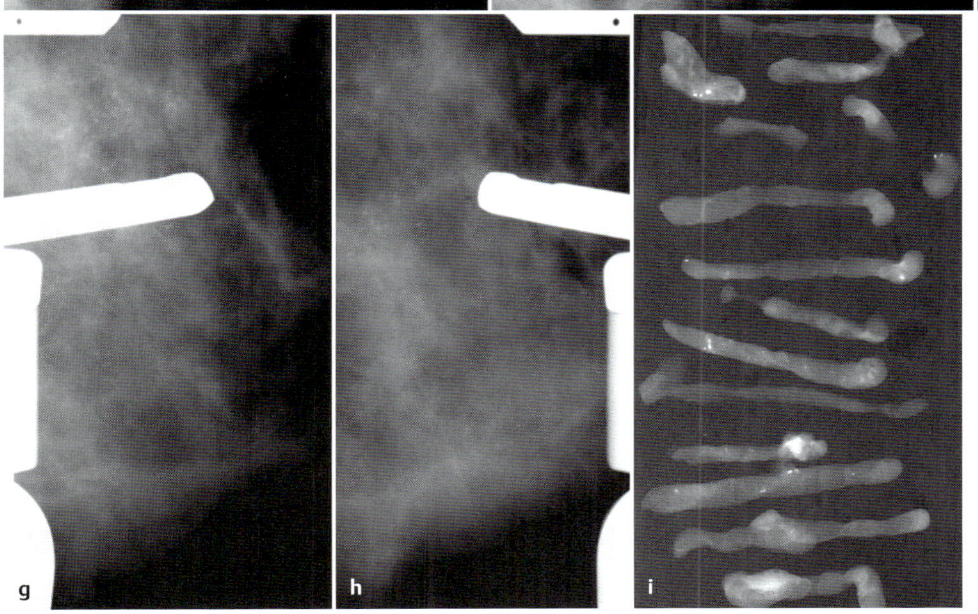

Abb. 5.**27** **Bifokale Vakuumbiopsie von Mikrokalk.** Mikrokalk rechts oben außen brustwandnah und retroareolär in einer Distanz von 8 cm. Festlegung des therapeutischen Konzeptes bei V. a. ausgedehntes DCIS. Mammografie rechts cc und mlo (**a, b**). Ausgedehnter, segmentaler, pleomorpher Mikrokalk rechts oben außen. Ausschnittsvergrößerung mlo (**c**). Lokalisationsaufnahme (**d**). ± 15°-Lokalisationsaufnahmen (**e, f**) und Prefire-Aufnahmen (**g, h**). Präparateradiografie (**i**).
k–q s. S. 74

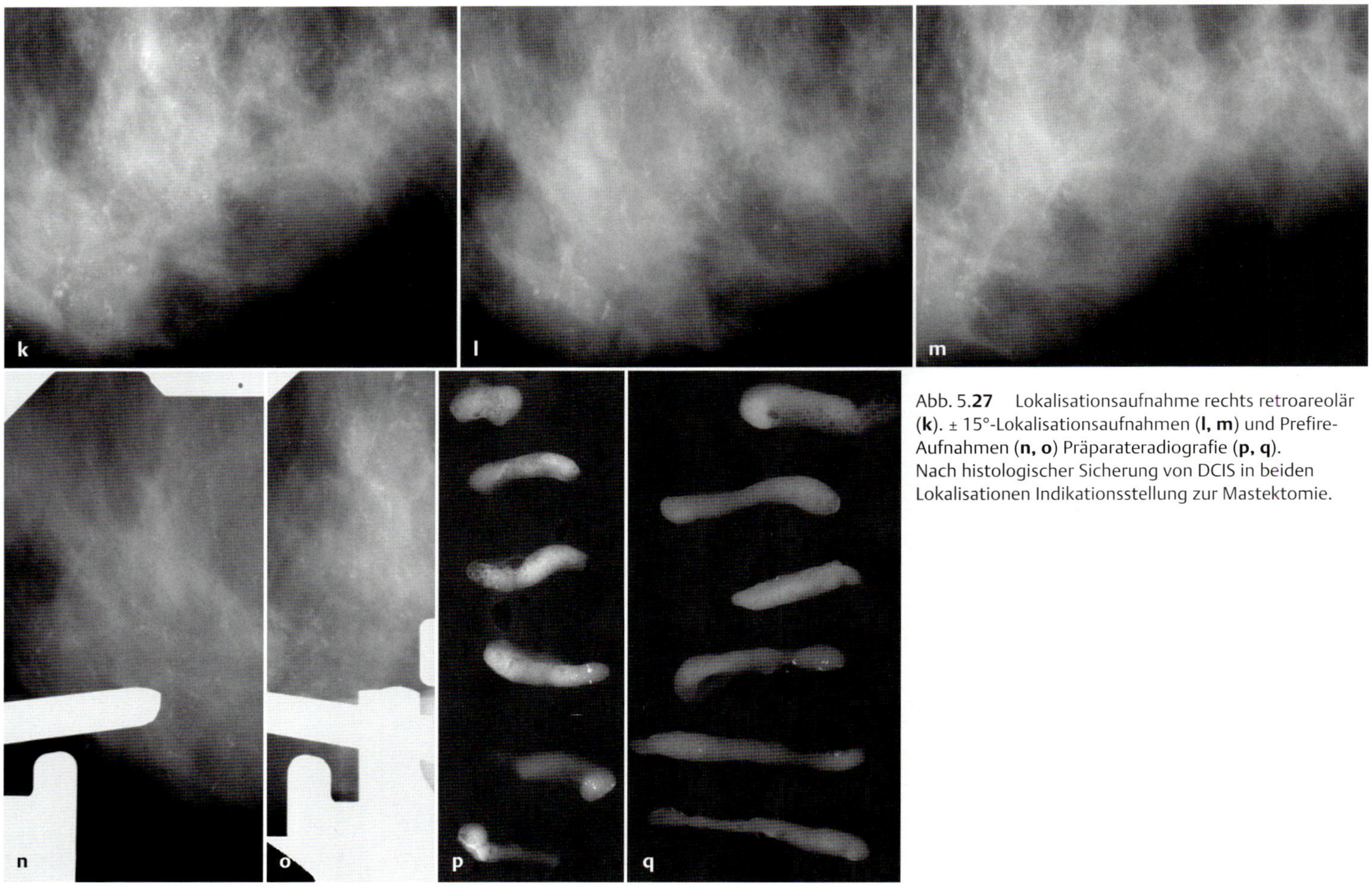

Abb. 5.**27** Lokalisationsaufnahme rechts retroareolär (**k**). ± 15°-Lokalisationsaufnahmen (**l, m**) und Prefire-Aufnahmen (**n, o**) Präparateradiografie (**p, q**). Nach histologischer Sicherung von DCIS in beiden Lokalisationen Indikationsstellung zur Mastektomie.

Fallbeispiel 3: Freihandmarkierung eines Coils

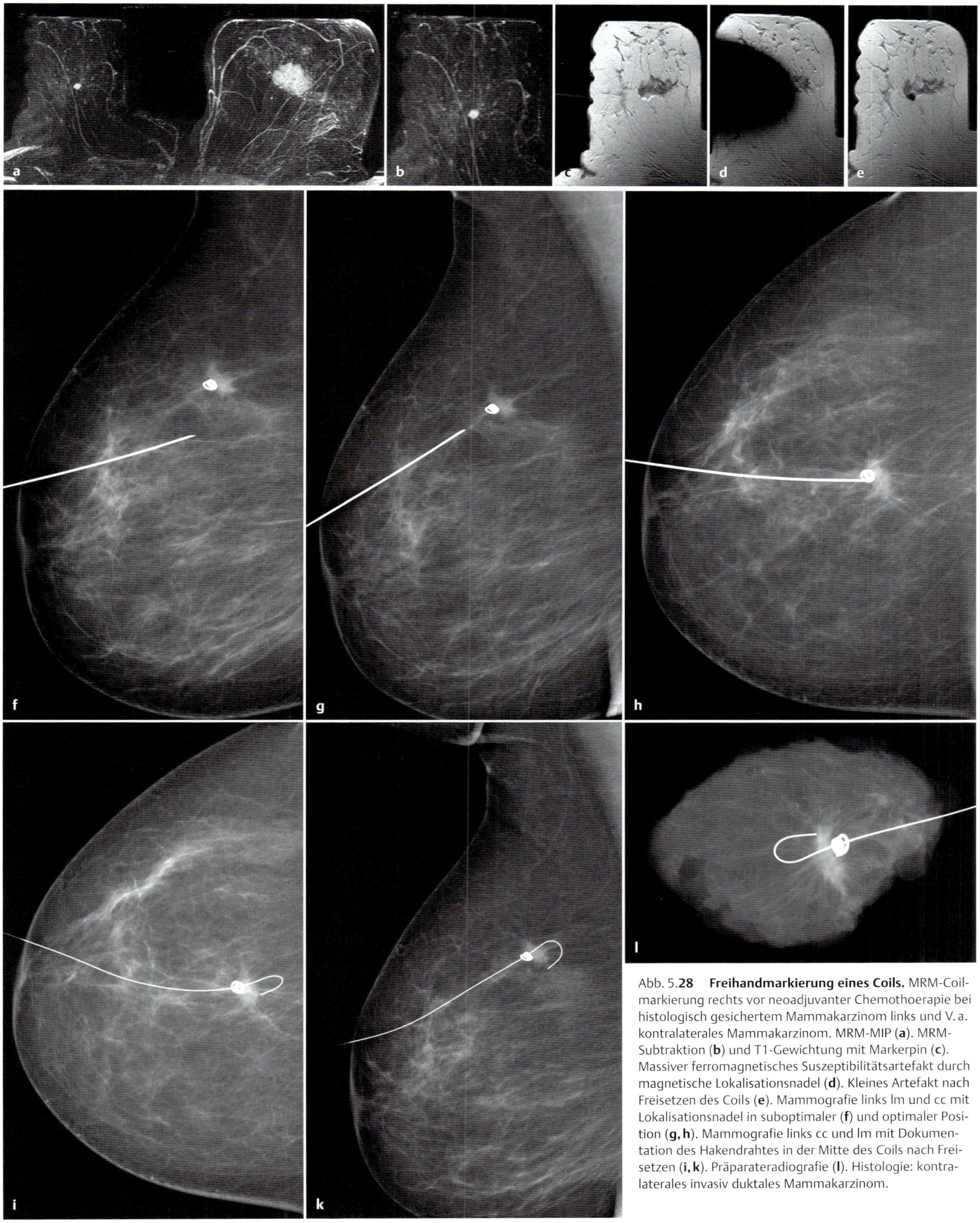

Abb. 5.**28** **Freihandmarkierung eines Coils.** MRM-Coilmarkierung rechts vor neoadjuvanter Chemothoerapie bei histologisch gesichertem Mammakarzinom links und V. a. kontralaterales Mammakarzinom. MRM-MIP (**a**). MRM-Subtraktion (**b**) und T1-Gewichtung mit Markerpin (**c**). Massiver ferromagnetisches Suszeptibilitätsartefakt durch magnetische Lokalisationsnadel (**d**). Kleines Artefakt nach Freisetzen des Coils (**e**). Mammografie links lm und cc mit Lokalisationsnadel in suboptimaler (**f**) und optimaler Position (**g, h**). Mammografie links cc und lm mit Dokumentation des Hakendrahtes in der Mitte des Coils nach Freisetzen (**i, k**). Präparateradiografie (**l**). Histologie: kontralaterales invasiv duktales Mammakarzinom.

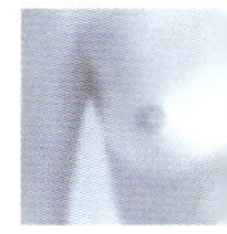

Fallbeispiel 4: Stereotaktische Vakuumstanzbiopsie einer Architekturstörung

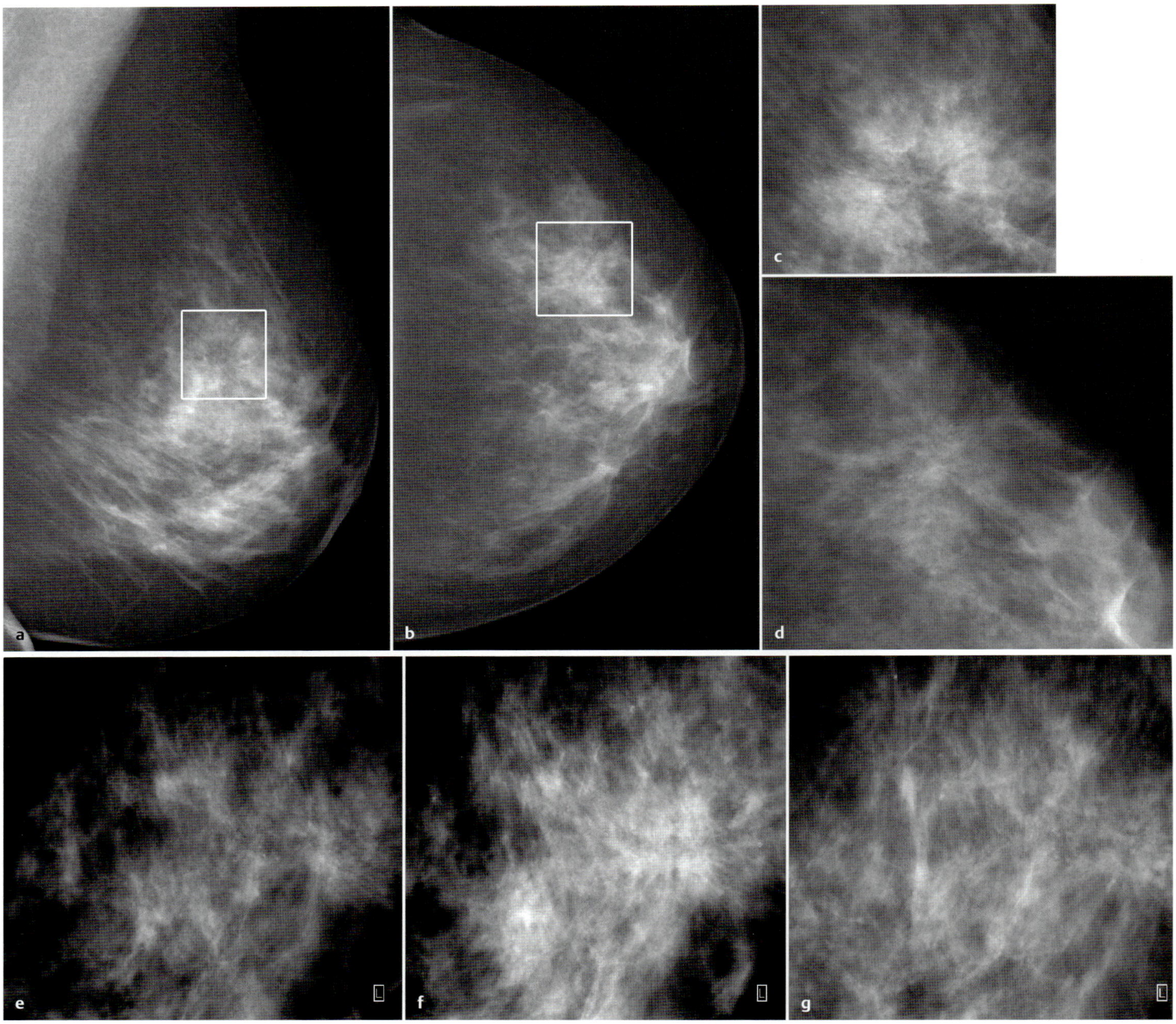

Abb. 5.29 **Stereotaktische Vakuumstanzbiopsie einer Architekturstörung.** Mammografie links lm und cc (**a, b**) mit Ausschnittsvergrößerung lm und cc (**c, d**): Architekturstörung links außen mittig bei 9 Uhr. Stereotaxieaufnahmen 0° (**e**) und ± 15° (**f, g**). **h – o** s. S. 77

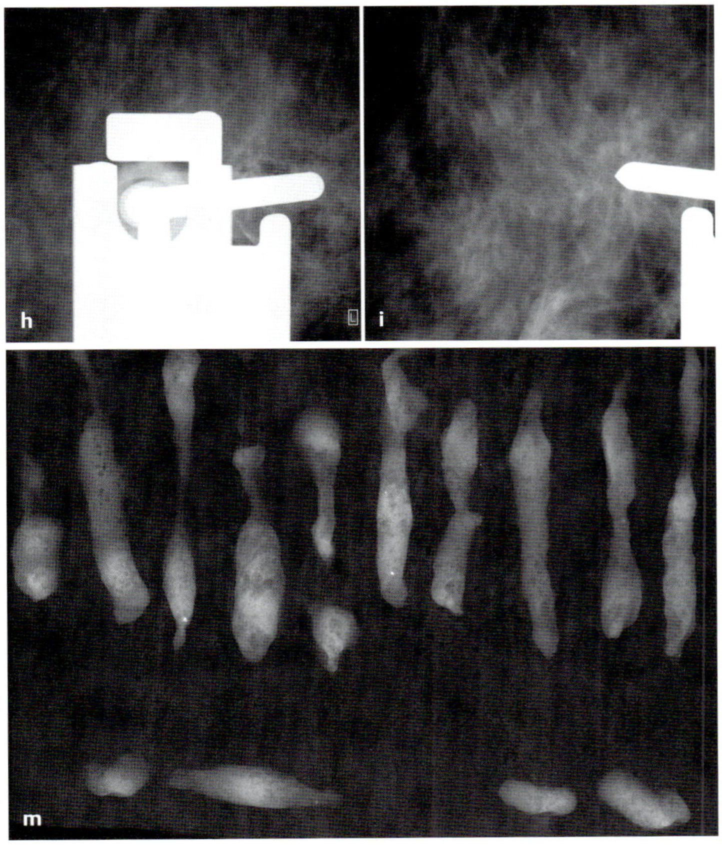

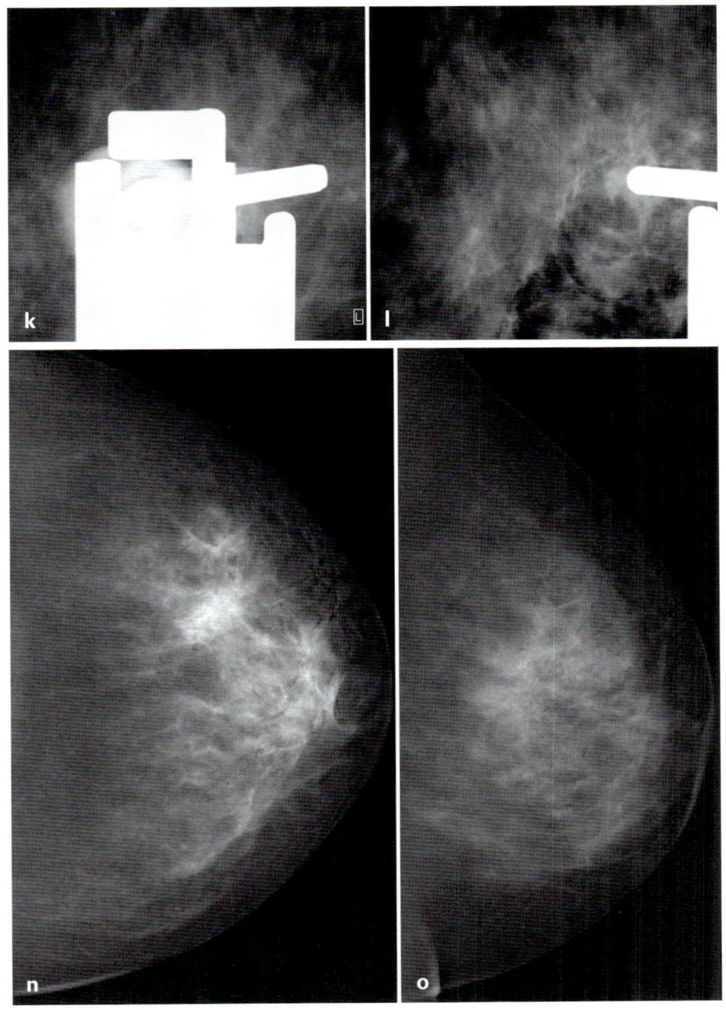

Abb. 5.**29** Stereotaxieaufnahmen prefire (**h, i**) und post Biopsie (**k, l**). Präparateradiografie mit wenigen Mikroverkalkungen (**m**). Mammografie cc und lm nach Biopsie (**n, o**). Histologie: radiäre Narbe mit DCIS.

Fallbeispiel 5: Stereotaktische Vakuumresektion eines intraduktalen Papilloms

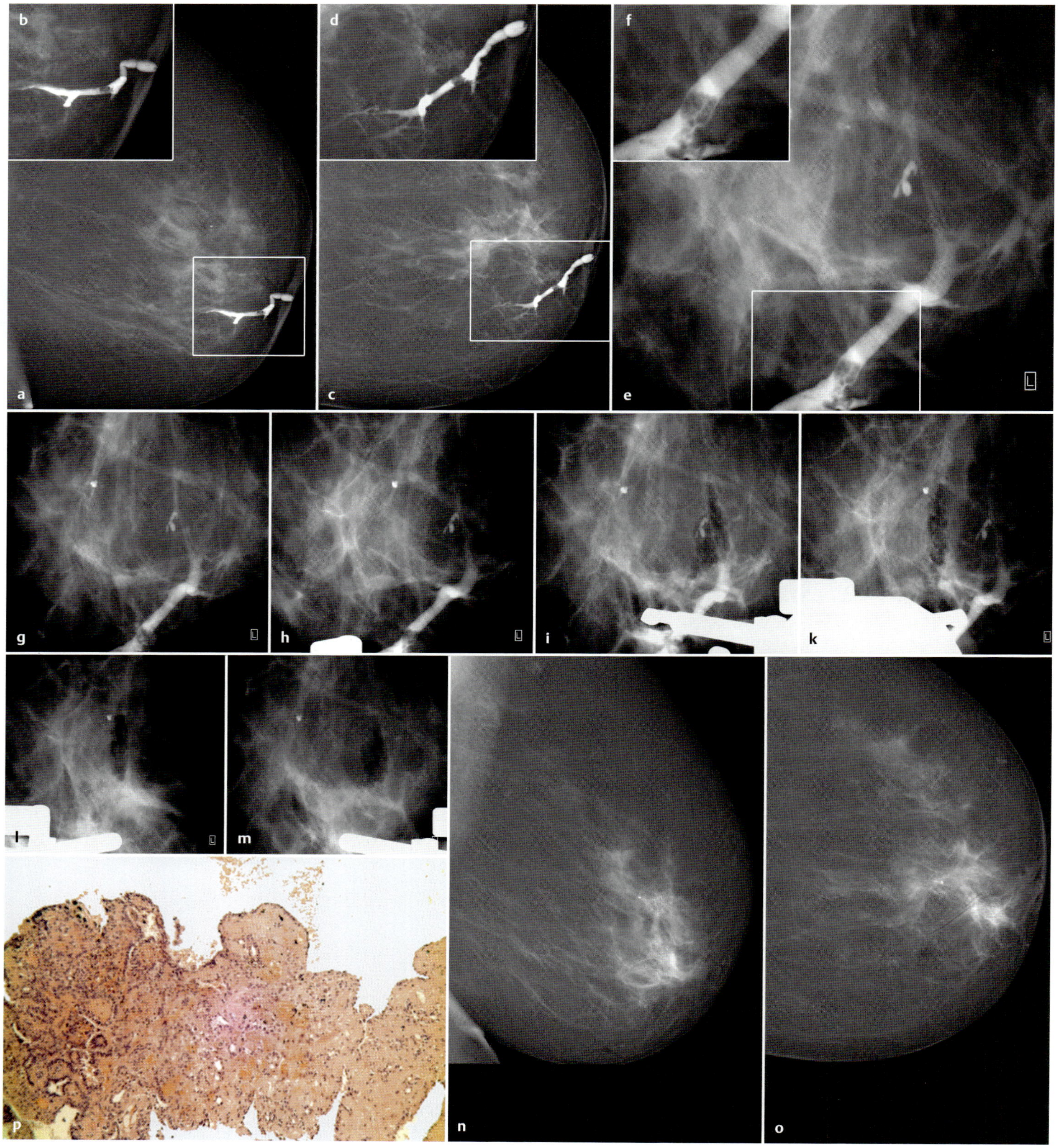

Abb. 5.30 **Stereotaktische Vakuumresektion eines intraduktalen Papilloms.** Galaktografie links lm und cc plus Ausschnittsvergrößerungen (**a – d**): intraduktale Raumforderung links innen retromamillär. Stereotaktische Lokalisation plus Ausschnittsvergrößerung nach Galaktografie (**e, f**). ± 15°-Aufnahmen (**g, h**). Positionierung der Vakuumnadel oberhalb der intraduktalen Raumforderung (**i, k**). ± 15°-Aufnahmen nach Biopsie (**l, m**). Mammografie lm und cc nach Intervention (**n, o**). Histologie: intraduktales Papillom (**p**).

Problemfall 1: Stereotaktische Vakuumbiopsie mit atypischer Patientenlagerung

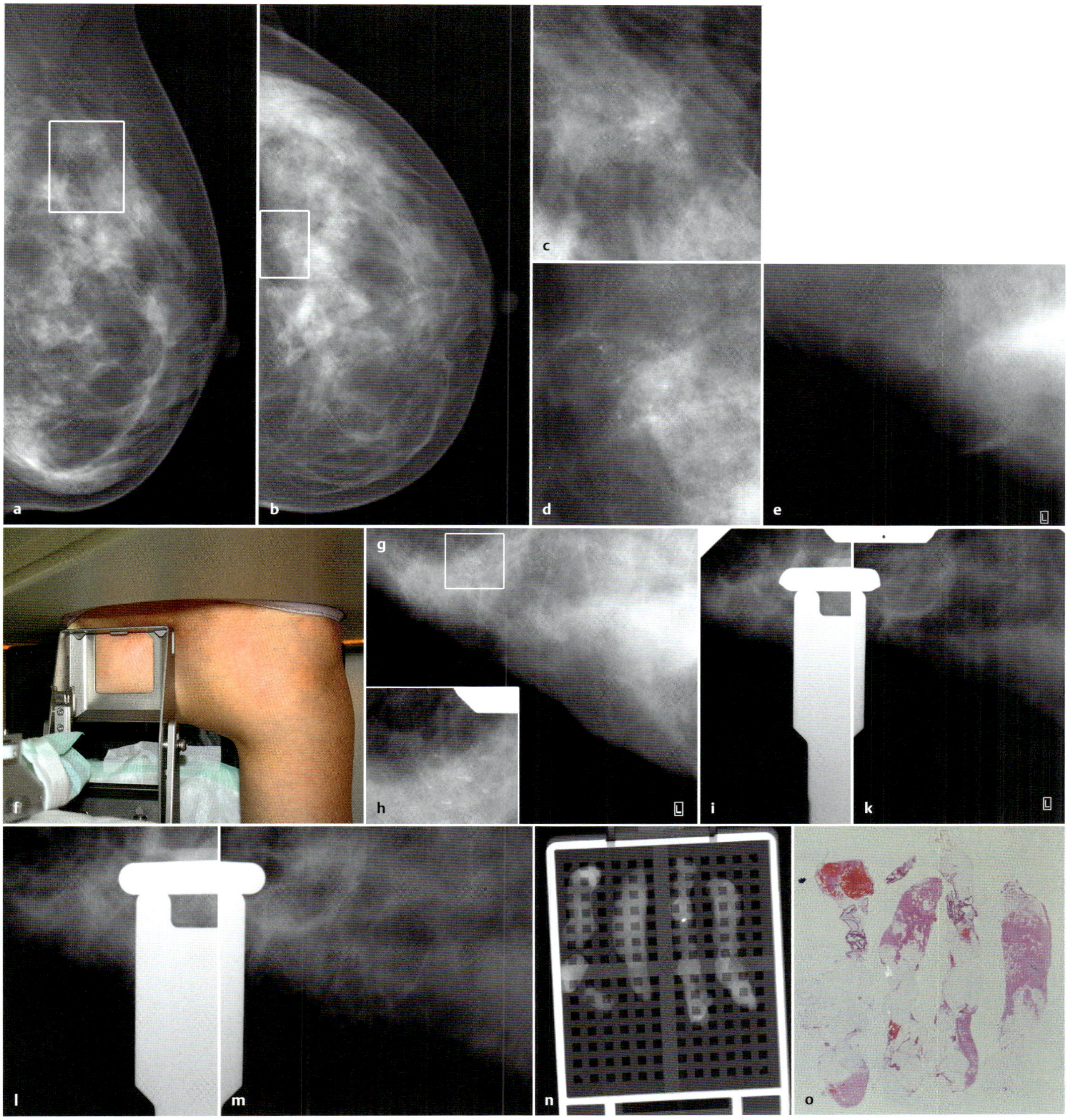

Abb. 5.**31** **Stereotaktische Vakuumbiopsie mit atypischer Patientenlagerung.** Mammografie links cc und lm (**a, b**) mit Ausschnittsvergrößerung (**c, d**): Thoraxwandnahe Mikrokalkgruppe links oben mittig bei 12 Uhr in 9 cm Entfernung zur Mamille. Stereotaktische Lokalisationsaufnahme mlo 0°: ohne Kalkdetektion (**e**). Atypische Lagerung der Mamma und des Armes durch das Arbeitsfenster (**f**). Erneute stereotaktische Lokalisation mit Kalkdetektion (**g**), Ausschnittsvergrößerung (**h**), Prefire-Aufnahmen (**i, k**). Postfire-Aufnahmen (**l, m**). Präparateradiografie der kalkhaltigen Gewebeproben (**n**) und korrespondierender Histologieschnitt (**o**). Histologie: sklerosierende Adenose.

5

Problemfall 2: Stereotaktische Biopsie eines Herdbefundes mit Clipdislokation

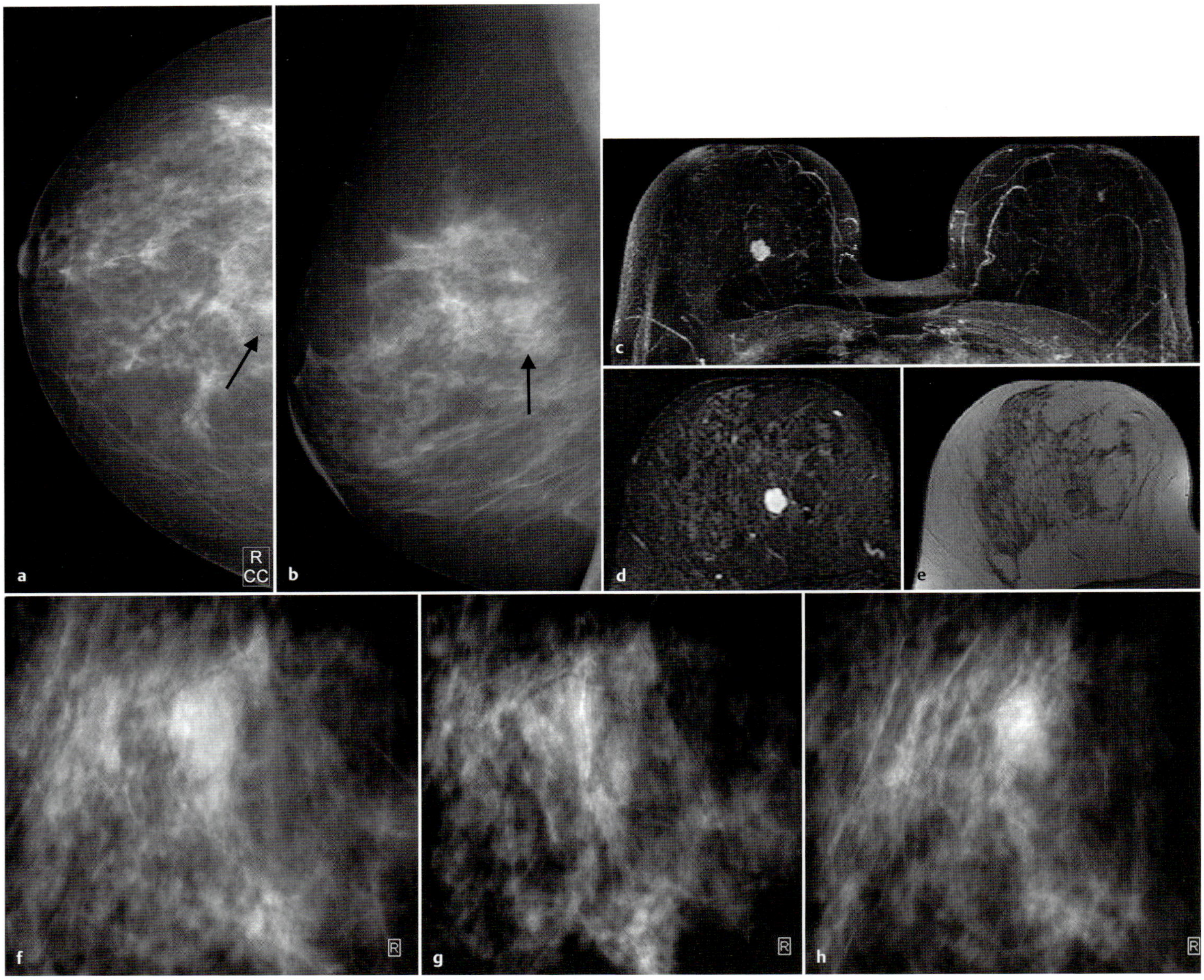

Abb. 5.32 **Stereotaktische Biopsie eines Herdbefundes mit Clipdislokation.** Mammografie rechts cc und lm (**a, b**) mit glatt begrenztem Herdbefund zentral, thoraxwandnah (Pfeile). MRM-MIP (**c**), KM-Subtraktion (**d**) und T1-Gewichtung (**e**) mit lobuliertem Herdbefund rechts zentral. Lokalisationsaufnahmen mit zentral gelegenem Herdbefund vor stereotaktischer Vakuumbiopsie (**f–h**). **i–s** s. S. 81.

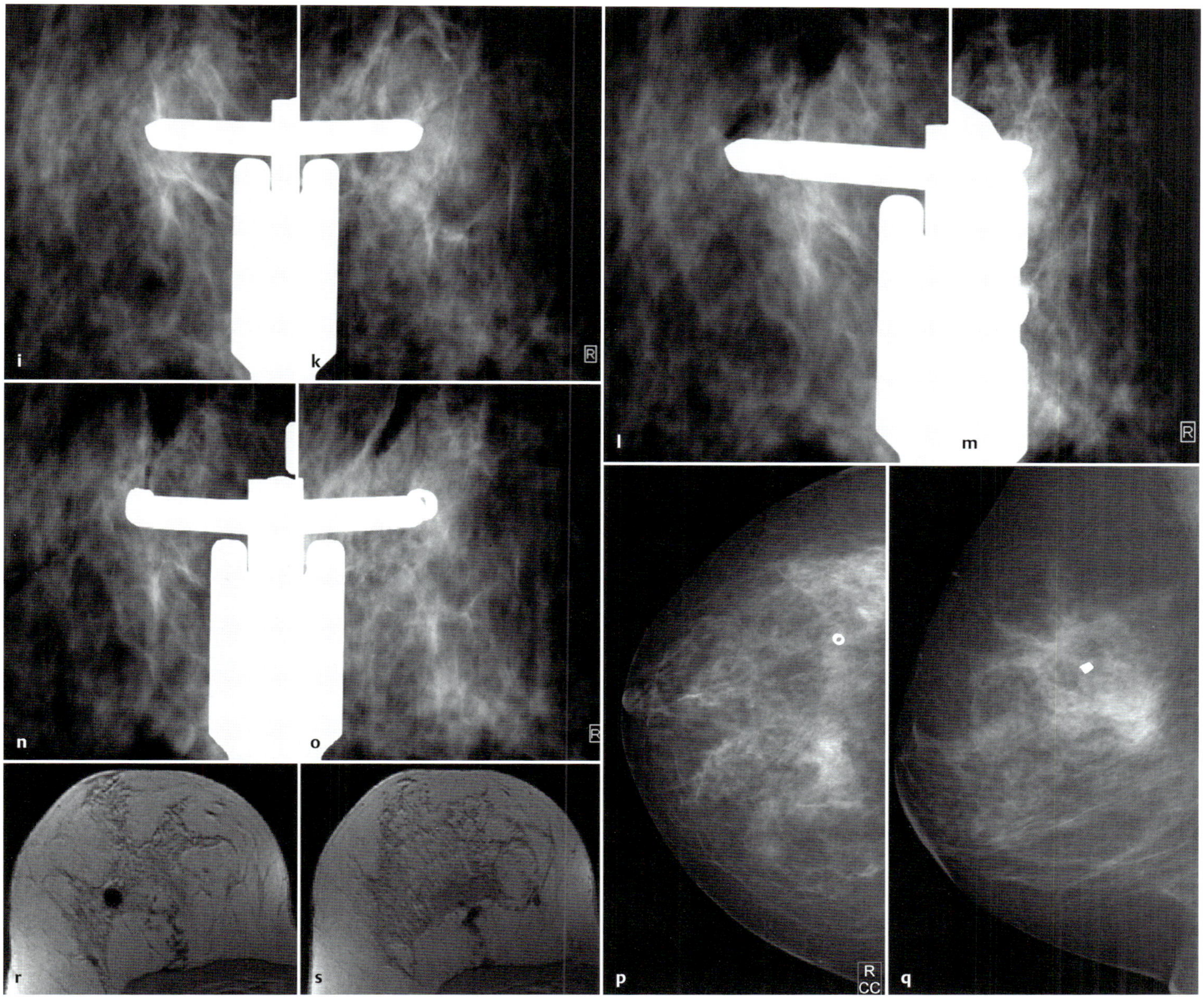

Abb. 5.**32** Pre- und Postfire-Aufnahmen (**i – m**). Aufnahmen nach Coilmarkierung (**n, o**). Mammografie cc und lm mit lateral disloziertem Coil (**p, q**). T1-Gewichtung mit Coilnachweis lateral des Herdbefundes und Biopsiedefekt an der Hinterkante des Herdes (**r, s**).Histologie: Fibroadenom.

5

Problemfall 3: Schlecht reproduzierbarer Mikrokalk, alternative MR-Lokalisation

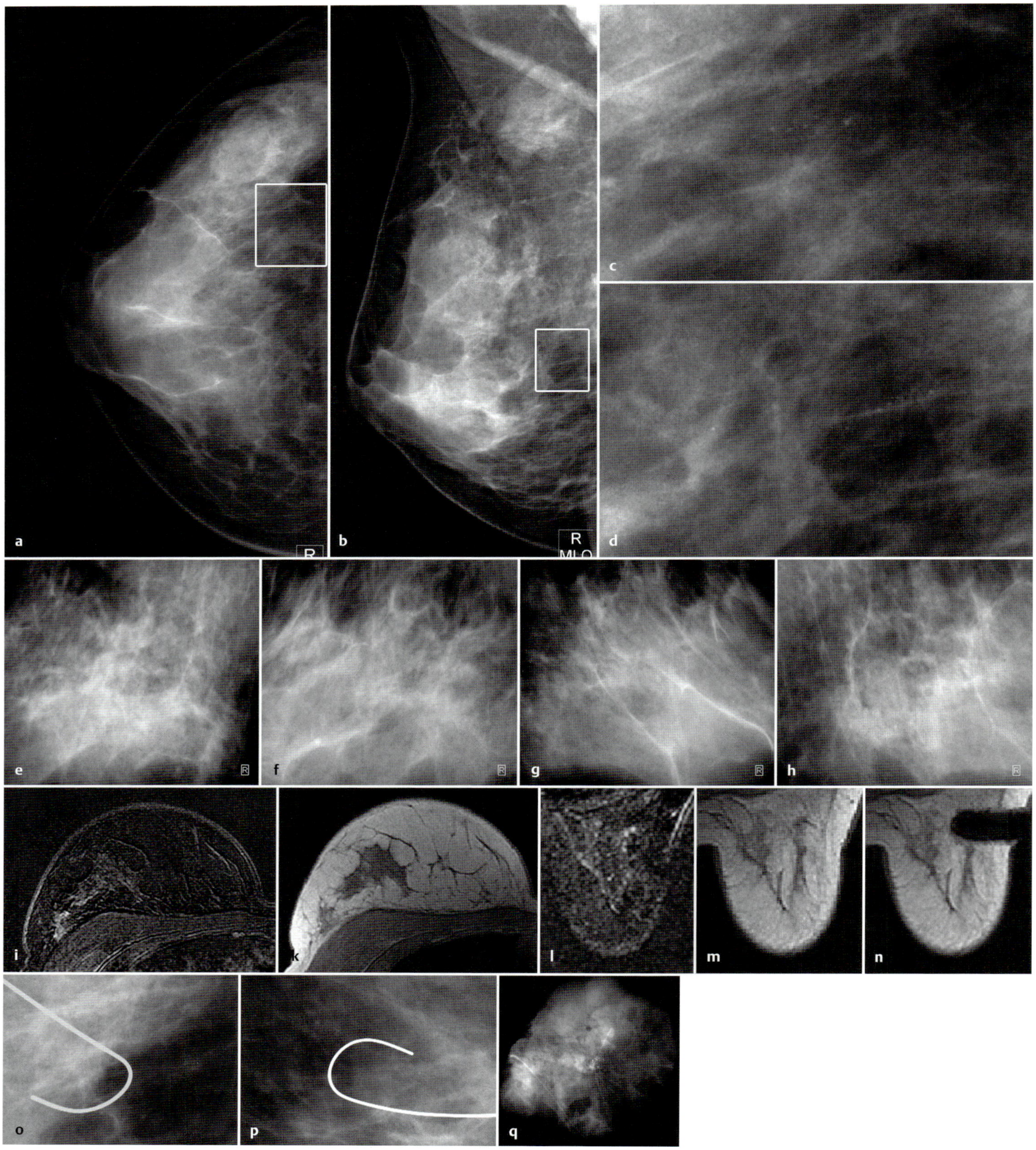

Abb. 5.**33** **Schlecht reproduzierbarer Mikrokalk, alternative MR-Lokalisation.** Mammografie rechts cc und mlo mit neu aufgetretenen, monomorphen, linear angeordneten Mikrokalzifikationen (**a, b**). Ausschnittsvergrößerungen (**c, d**). Frustrane Lokalisationsaufnahmen zur stereotaktischen Vakuumbiopsie ohne Nachweis von Mikrokalk (**e – h**). MR-Mammografie (Subtraktion) mit segmentalem Enhancement rechts außen (**i**). T1-Gewichtung (**k**). MRM-Lokalisation, KM-Subtraktion (**l**), T1-Gewichtung ohne (**m**) und mit Draht (**n**). Mikrokalknachweis in der mammografischen Ausschnittsvergrößerung cc und lm (**o, p**). Präparateradiografie (**q**). Histologie: DCIS.

Problemfall 4: Nachträgliche Lagekorrektur bei stereotaktischer Vakuumbiopsie

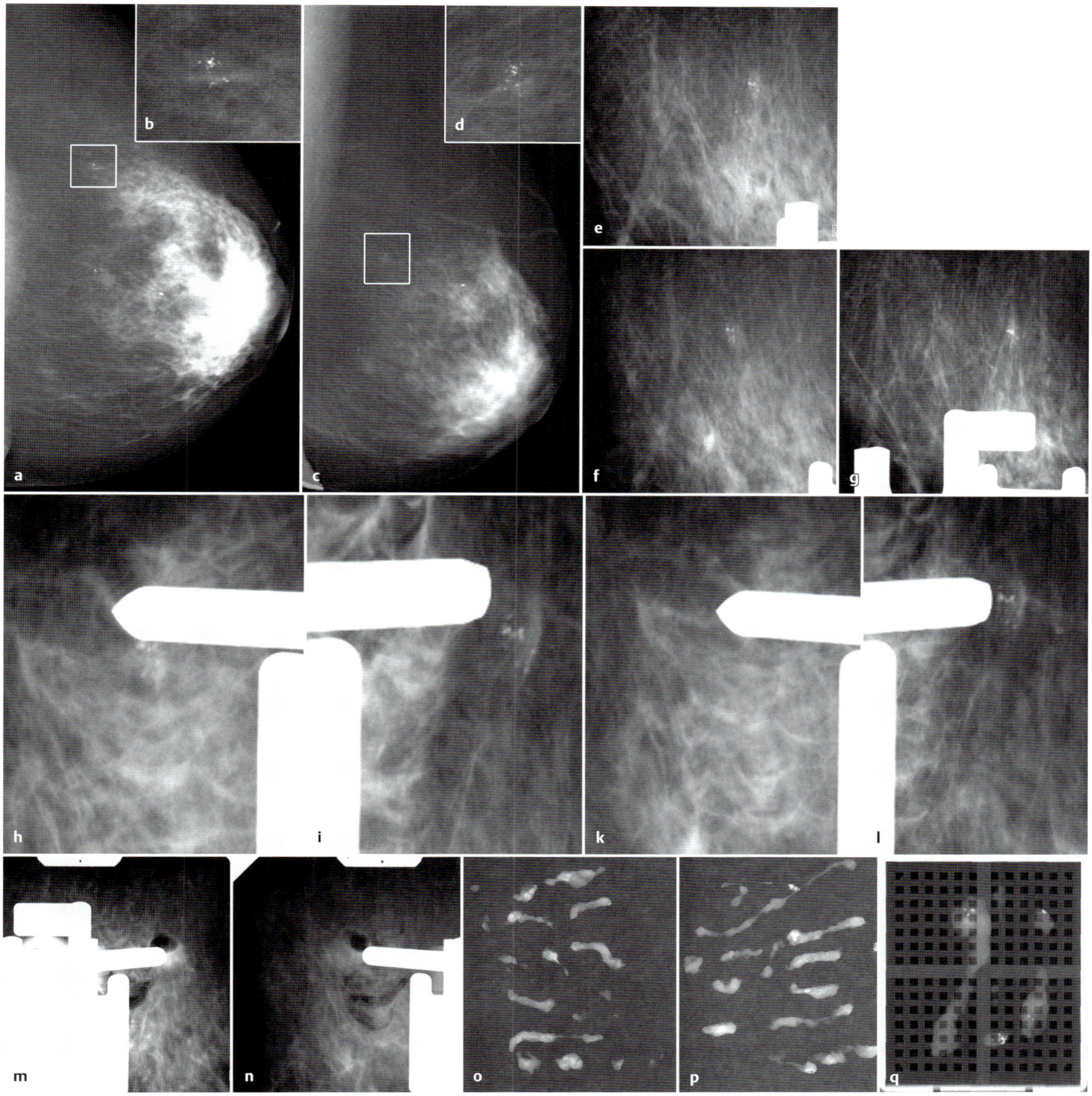

Abb. 5.**34** **Nachträgliche Lagekorrektur bei stereotaktischer Vakuumbiopsie.** Mammografie cc und lm und Ausschnittvergrößerung mit Mikrokalkgruppe links bei 2 Uhr (**a – d**). Stereotaktische Lokalisation der Mikrokalkgruppe links (**e – g**). Prefire-Aufnahmen ± 15° mit Darstellung der Kalkgruppe kaudal und lateral der Nadelspitze (**h, i**). Prefire-Aufnahmen ± 15° nach Korrektur und Anfahren eines neuen Targets mit Kalkgruppe vor der Nadelspitze (**k, l**). Postfire-Aufnahme mit kompletter Kalkentfernung (**m, n**). Präparateradiografie (**o – q**). Histologie: fibrös zystische Adenose.

Problemfall 5: Stereotaktische Hautmarkierung einer subkutanen Mikrokalkgruppe

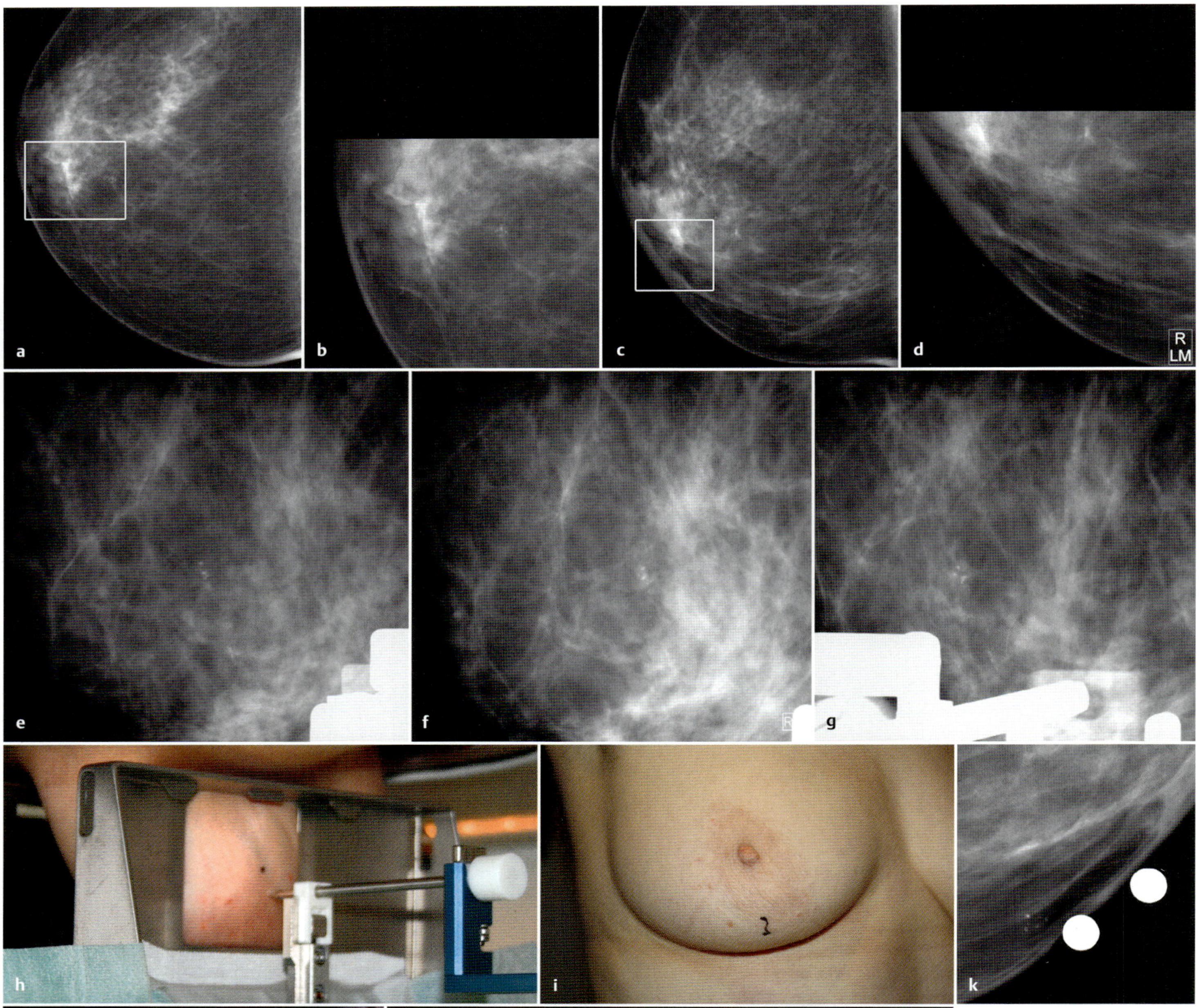

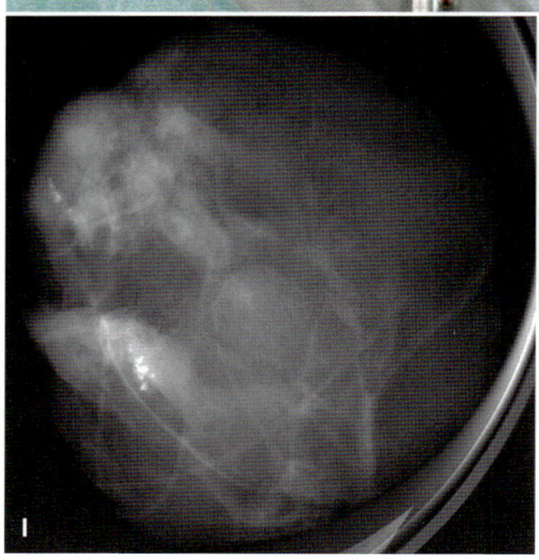

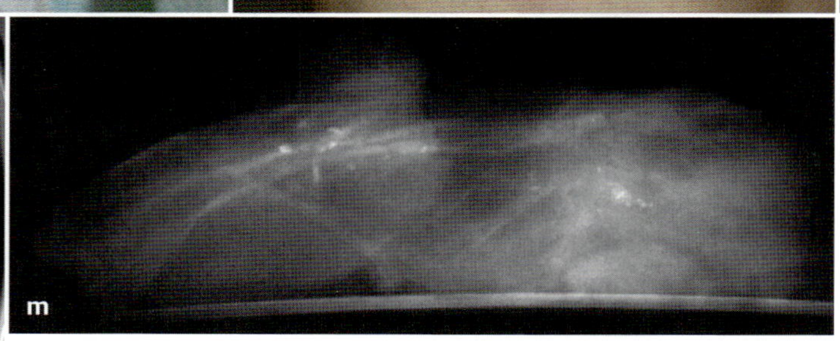

Abb. 5.**35** **Stereotaktische Hautmarkierung einer subkutanen Mikrokalkgruppe.** Mammografie rechts cc und lm mit Mikrokalkgruppe areolanah und Ausschnittsvergrößerungen (**a–d**). Stereotaktische Lokalisation (**e**) und ± 15°-Aufnahme (**f, g**). Nach stereotaktischer Berechnung geeigneter Punktionskoordinaten Anfahren des Targets mit der Nadelspitze und Filzstiftmarkierung der Kalkgruppe (**h, i**). Mammografiekontrolle lm mit Bleikugelmarkierung (Tangentialaufnahmen) (**k**). Präparateradiografie (**l, m**). Histologie: DCIS.

Literatur

Berg WA. Breast Imaging Reporting and Data System: inter- and intraobserver variability in feature analysis and final assessment. AJR Am J Roentenol 2000; 174(6): 1769 – 1777

Burnside ES et al. Use of microcalcification descriptors in BI-RADS 4th edition to stratify risk of malignancy. Radiology 2007; 242(2): 388 – 395

Ciatto S et al. Benign breast surgical biopsies: are they always justified. Tumori 1998; 84(5): 521 – 524

Hanna WC et al. The use of stereotactic exisional biopsy in the management of invasive cancer. World J Surg. 2005; 29(11): 1490 – 1494

Jakobs et al. Radial scars in benign breast-biopsy specimens and the risk of breast cancer. N Engl J Med 1999; 340(6): 430 – 436

Kettritz U et al. Stereotactic vacuum-assisted breast biopsies in 500 women with microcalcifications: radiological and pathological correlations. Eur J Radiol 2005; 55(2): 270 – 276

Liberman L et al. Calcifications highly suggestive of malignancy: comparison of breast biopsy methods. AJR Am J Roentgenol 2001; 177(1): 165 – 172

Liberman L et al. The breast imaging reporting and data system: positive predictive value of mammographic features and final assessment categories. AJR Am J Roentgenol 1998; 171(1): 35 – 40

Makopoulos C et al. Management of nonpalpable, mammographically detectable breast lesions. World J Surg 1999; 23(5): 434 – 438

Müller-Schimpfle et al. Microcalcifications of the breast: how does radiologic classification correlate with histology? Acta Radiol 2005; 46(8): 774 – 781

Osuch JR et al. BREASTAID: Clinical results from early development of a clinical decision rule for palpable solid breast masses. Ann Surg 2003; 238(5): 728 – 737

Pfarl G et al. Stereotaktische Nadelbiopsie der Brust: Diagnosesicherheit verschiedener Biopsie-Systeme und Nadelkaliber. Fortschr Röntgenstr 2002; 174(5): 614 – 619

Philpotts LE et al. Comparison of rebiopsy rates after stereotactic core needle biopsy of the breast with 11-gauge vacuum suction probe versus 14-gauge needle and automatic gun. AJR Am J Roentgenol 1999; 172(3): 683 – 687

Pisano ED et al. Diagnostic performance of digital versus film mammography for breast-cancer screening. N Engl J Med 2005; 353(17): 1773 – 1783

Schulz KD, Albert US. Stufe 3 Leitlinie Brustkrebsfrüherkennung in Deutschland. München: Zuckschwerdt 2003

Siegmann KC et al. Stereotaktische Vakuumbiopsie mammografisch detektierter Läsionen. Erfolg, histologische Sicherheit, Patientenakzeptanz und BI-RADSTM-korrelierte Indikationsoptimierung. Fortschr Röntgenstr 2003; 175(1): 99 – 104

Spencer NJ et al. Pathological-radiological correlations in benign lesions exercised during a breast screening programme. Clin Radiol 1994; 49(12): 853 – 856

6 MR-gesteuerte Interventionen

U. Fischer

MR-Mammografie

Stellenwert

Neben der Röntgenmammografie und der Mammasonografie stellt die MRT der Mamma die dritte bildgebende Untersuchungsmethode in der Brustdiagnostik dar. Im Gegensatz zu den anderen Verfahren wird bei der MRT in erster Linie eine Information zur Vaskularisation der intramammären Strukturen genutzt, da bösartige Tumoren aufgrund ihrer Tumorneoangiogenese typischerweise ein gesteigertes Durchblutungsmuster aufweisen. Dieses Phänomen kann durch die schichtweise Untersuchung der weiblichen Brust nach Gabe eines paramagnetischen Kontrastmittels dargestellt werden.

Zahlreiche Studien belegen, dass die MR-Mammografie anderen bildgebenden Verfahren in der Detektion von invasiv wachsenden Mammakarzinomen klar überlegen ist. Darüber hinaus zeigen erste Studien, dass die MRT bei Verwendung der HR-Technik auch im Nachweis intraduktaler Tumorformen überlegen ist. Aktuell kann von einer Sensitivität der MR-Mammografie in einer Größenordnung von 85 – 95 % ausgegangen werden. Die Spezifität beträgt bei Arbeitsgruppen mit hoher technischer und methodischer Qualität um 90 %.

Indikationen

Prinzipiell erscheint der Einsatz der KM-gestützten MR-Mammografie immer dann sinnvoll, wenn kostengünstigere Untersuchungsverfahren wie Mammografie und Mammasonografie Limitationen aufweisen. Dies betrifft in erster Linie Frauen mit einer hohen Parenchymdichte im Mammogramm (Dichtetyp ACR III und IV) und inhomogener Textur im Ultraschall. Mehrere Studien belegen aber auch, dass selbst bei geringer Parenchymdichte mammografisch okkulte Karzinome in der MRT detektiert werden.

Allgemein anerkannte Indikationen für die MR-Mammografie betreffen das sog. lokale prätherapeutische Staging bei Patientinnen mit hochsuspektem Befund (BI-RADS 5) oder perkutan-bioptisch gesichertem Karzinom (BI-RADS 6). Relevante Fragestellungen betreffen in dieser Konstellation die Tumorgröße, eine potenzielle EIC, Multifokalität und Multizentrizität sowie etwaige kontralaterale Zweittumoren. Weiterhin vermag die MRT wichtige differenzialdiagnostische Kriterien in der Unterscheidung zwischen einem narbigen Geschehen und einer bösartigen Neubildung zu liefern. Durch zahlreiche Studien belegt ist auch der sehr hohe Stellenwert der MR-Mammografie bei Frauen mit erhöhtem Risikoprofil (z. B. BRCA-Trägerinnen). Für diese Frauen stellt die MRT inzwischen das wichtigste Untersuchungsverfahren dar, da es sich allen anderen Verfahren als deutlich überlegen erwies. Weitere sinnvolle Indikationen für den Einsatz der MR-Mammografie sind das Monitoring von Patientinnen mit einem neoadjuvanten Behandlungskonzept sowie die Primärtumorsuche bei sog. CUP-Syndrom (Cancer of unknown Primary). Letztendlich kommt die MR-Mammografie regelmäßig als „problem solver“ bei unklarer Befundkonstellation in Mammografie und Mammasonografie zum Einsatz. Unabhängig hiervon stellt die MRT ohne Kontrastmittel das zuverlässigste Verfahren zur Abklärung von Prothesenkomplikationen dar.

Ein modernes Konzept der Mammadiagnostik stellt das sog. „Göttinger Optipack“ dar, bei dem neben einer digitalen 1-Ebenen-Mammografie eine KM-gestützte MR-Mammografie angefertigt wird. Dieses Konzept hat die höchste Sensitivität für den Nachweis von Mammakarzinomen und die geringstmögliche Strahlenexposition. Letztendlich stellt das Optipack – sieht man einmal von den Kosten ab – ein ideales Konzept zur Früherkennung des Mammakarzinoms dar.

Technik und Methodik

Gerätetechnik. Die MR-Mammografie erfolgt bevorzugt an Ganzkörpermagneten der Feldstärke 1,5 T, während der Einsatz von Systemen mit geringerer Feldstärke nicht mehr den Anforderungen einer hochauflösenden Qualität genügt. Zusätzlich liegen erste positive Erfahrungen mit 3,0-T-Magneten vor. Zum Einsatz kommen dedizierte, auf das Relief der weiblichen Brust angepasste Oberflächenspulen, die aktuell als 4- oder 8-Kanal-Equipment zur Verfügung stehen. Für interventionelle Eingriffe an der Brust sind offene Oberflächenspulen notwendig, da nur sie einen Zugriff lateral oder medial, ggf. auch ventral erlauben. Zudem ermöglichen offene Spulen für die diagnostische MR-Mammografie hervorragende Optionen der Brustfixierung, da zusätzlich Kompressorien integriert und nach Positionierung der Brust in Funktion gesetzt werden können.

Kontrastmittel. Die MR-Messungen erfolgen unter Verwendung von T1w GE-Sequenzen, die eine hohe Sensitivität für paramagnetische Kontrastmittel aufweisen. Typischerweise werden Messungen vor und repetitiv nach intravenöser Applikation von MR-geeigneten Kontrastmitteln über eine Armvene durchgeführt. Die Konzentration dieser Kontrastmittel (z. B. Magnevist) beträgt 0,1 mmol/kg Körpergewicht. Ergänzend sollten primär wassersensitive Messungen (z. B. T2, TSE 2, T2 IR) in identischer Schichtpositionierung angefertigt werden.

Mindestanforderungen. Die AG Mammadiagnostik der DRG hat darüber hinaus Empfehlungen zu Methodik und Technik der KM-gesteuerten MR-Mammografie erarbeitet. Ihnen wurden die gegenwärtig wünschenswerten Parameter einer MR-Mammografie auf hohem Niveau gegenübergestellt (Tab. 6.**1**).

Tabelle 6.1 Untersuchungsparameter der KM-gesteuerten MR-Mammografie – Mindestanforderungen (Empfehlungen der AG Mammadiagnostik der Deutschen Röntgengesellschaft 2003) und Maximalprotokoll

Kriterium	Mindest-anforderungen	Maximal-protokoll
Technik	2D/3D	2D/3D
Räumliche Auflösung: Schichtdicke	≤4 mm/Schicht	≤3 mm/Schicht
Räumliche Auflösung: Matrix	256 × 256	512 × 512
Zeitliche Auflösung	< 2,5 min/Sequenz	< 2 min/Sequenz
TE	in phase	in phase
FOV	350	350

Untersuchungszeitpunkt. Bei prämenopausalen Frauen sollte die MR-Mammografie in der 2. Zykluswoche (ggf. 3. Zykluswoche) durchgeführt werden, während die 1. und 4. Woche vermieden werden sollten. Für bestimmte Fragestellungen (z. B. lokales prätherapeutisches MR-Staging bei Patientinnen mit Befund der Kategorie BI-RADS 6) ist eine zeitnahe Untersuchung ohne Berücksichtigung des Menstruationszyklus indiziert. Postmenopausal ist bei der Bildinterpretation eine eventuelle Hormonsubstitution zu beachten.

Terminologie

Prinzipiell werden bei der Auswertung anreichernder Strukturen in der MR-Mammografie 3 Veränderungen unterschieden (Abb. 6.1):

Focus, Foci. Hierunter versteht man fleckförmige Mehranreicherungen der Mamma in einer Größenordnung bis 5 mm. Bei bilateral symmetrischem Auftreten innerhalb des Drüsenparenchyms liegt häufig ein physiologischer Befund mit punkt-/fleckförmigen Anreicherungen der Lobuli vor. In aller Regel handelt es sich folglich um einen harmlosen und üblicherweise nicht kontrollbedürftigen Normalbefund. Bei singulärem Auftreten und insbesondere bei Nachweis von Foci in unmittelbarer Umgebung von malignen Befunden muss allerdings auch an das Vorliegen von Malignomen bzw. Satellitenmanifestationen gedacht werden.

Herdbefunde. Dies sind raumfordernde, dreidimensionale Befunde (sog. „mass“) mit gesteigerter Vaskularisation und einem Durchmesser über 5 mm. Die Interpretation erfolgt multimodal, wobei morphologische und kontrastmitteldynamische Kriterien zur Anwendung kommen (s. Göttingen-Score).

Nichtraumfordernde Veränderungen. Nichtraumfordernde Veränderungen der Mamma (sog. „non-mass-like lesions“) sind charakterisiert durch eine diffuse Aufnahme des Kontrastmittels, wobei typischerweise lipomatöse Gewebestrukturen respektiert werden. Differenzialdiagnostisch ist zu denken an

- entzündliche Veränderung,
- radiäre Narbe,
- maligner Prozess (DCIS, invasiv lobuläres Karzinom),
- Normalbefund.

Auswertekriterien

Prinzipiell wird bei der MR-Mammografie zwischen morphologischen und dynamischen Auswertekriterien unterschieden, wobei der Morphologie mit zunehmendem Auflösungsvermögen der MR-Systeme eine immer größere Bedeutung zukommt (Tab. 6.2). Hinsichtlich der Dynamik der KM-Anreicherung wird zwischen einer sog. Früh- und einer Spätphase unterschieden.

Frühphase. Sie definiert den Zeitraum der ersten 3 Minuten nach KM-Gabe. Die Kalkulation dieses sog. initialen Signalanstieges ($S_{initial}$) berechnet sich als prozentualer Anstieg des Signals (maximales Signal S_{max} innerhalb der ersten 3 Untersuchungsminuten) in Bezug zum Ausgangssignal in der Nativmessung (S_{nativ}). Hierbei wird typischerweise zwischen einem geringen, einem mäßigen und einem starken initialen Signalanstieg unterschieden. Die quantitative Zuordnung des prozentualen Anstiegs zu einem dieser drei Kriterien ist abhängig von den Untersuchungsmodalitäten (u. a. KM-Dosis, Feldstärke, Messtechnik 2D, 3D) und muss benutzerabhängig primär geeicht werden.

$$S_{initial} = (S_{max} - S_{nativ}) : S_{nativ} \times 100 \, [\%]$$

Spätphase. Die Spätphase berücksichtigt den Zeitraum zwischen der 3. Minute und dem Ende der dynamischen Messung, das typischerweise bei 8 Minuten nach der KM-Gabe liegt. Berücksichtigt werden hierbei einerseits das maximale Signal (S_{max}) innerhalb der ersten 3 Messminuten und das Signal S_{final} nach 8 Minuten.

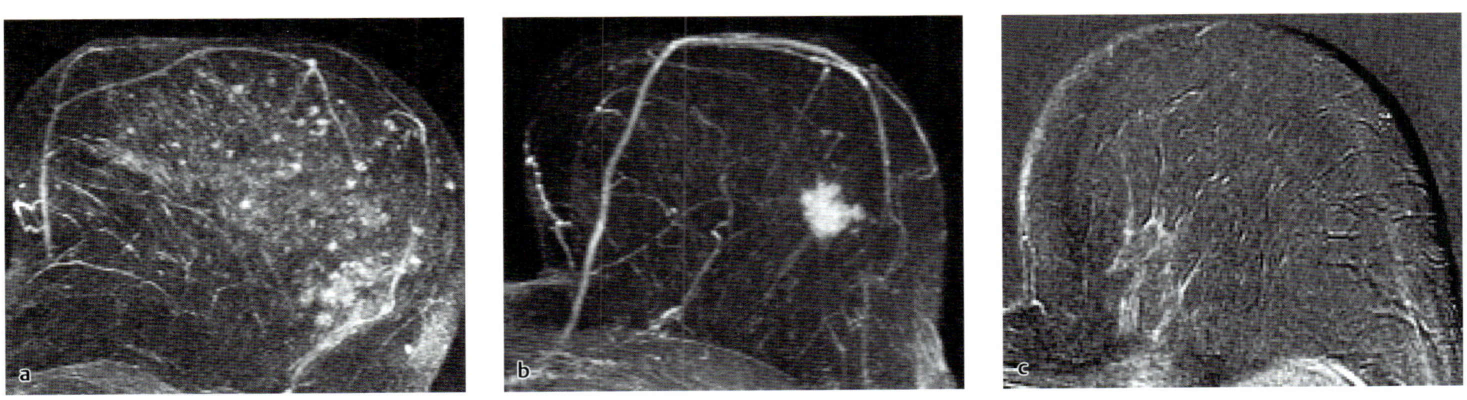

Abb. 6.1 **Anreicherungsformen in der MR-Mammografie. a** Foci (Adenose). **b** Herdbefund (invasiv duktales Karzinom). **c** Nichtraumfordernde Läsion (invasiv lobuläres Karzinom).

Findet sich zwischen diesen beiden Werten ein Anstieg (> 10%), so beschreibt dies einen kontinuierlichen Signalanstieg dieser sog. postinitialen Phase. Liegt eine Signalminderung (> 10%) vor, so charakterisiert dies einen Auswascheffekt (wash out). Bei einem eher unveränderten Signal (Abweichung S_{max} von S_{final} < 10%) handelt es sich um ein Plateauphänomen (Abb. 6.2).

$$S_{postinitial} = (S_{final} - S_{max}) : S_{max} \times 100\ [\%]$$

Morphologische Kriterien. Morphologische Kriterien sind insbesondere bei der Evaluation von raumfordernden Veränderungen anzuwenden. Diese betreffen in erster Linie die Form, die Begrenzung und die Binnentextur einer KM-anreichernden Läsion (Tab. 6.2, Abb. 6.3 und Abb. 6.4)

Keines der Einzelkriterien erlaubt – für sich gesehen – eine abschließende Einschätzung eines Befundes. Vielmehr konnte gezeigt werden, dass durch die Anwendung multimodaler Konzepte insbesondere die Spezifität der Methode deutlich gesteigert werden kann. Der Göttingen-Score (Tab. 6.3 u. Tab. 6.4), der in erster

6

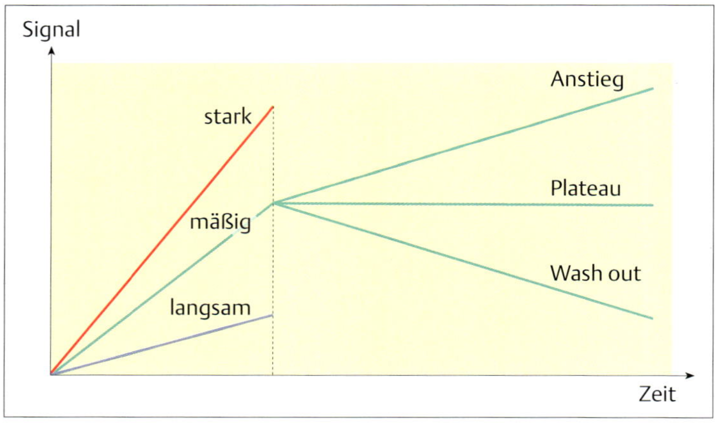

Abb. 6.2 **Auswertekriterien in der KM-gestützten MR-Mammografie.** Dynamische Kriterien in der Frühphase und in der Spätphase.

Tabelle 6.2 Morphologische Kriterien KM-anreichernder Läsionen

Kriterien	Beschreibung
Form	rund, oval (eher benigne)
	irregulär (eher maligne)
Begrenzung	scharf (eher benigne)
	unscharf (eher maligne)
Binnentextur der KM-Aufnahme	homogen (eher benigne)
	inhomogen (unspezifisch)
	randständig, ringförmig (eher maligne)

Tabelle 6.3 Göttingen-Score für Herdbefunde in der MR-Mammografie

Kriterium	Punkte	1 Punkt	2 Punkte
Form	rund, oval	irregulär	–
Begrenzung	scharf	unscharf	–
Textur	homogen	inhomogen	Ring
$S_{initial}$	< 50%	50–100%	> 100%
$S_{postinitial}$	kontinuierlich	Plateau	Wash out

Tabelle 6.4 Gesamtpunktzahl nach Göttingen-Score und Zuordnung zur MRM-Kategorisierung nach BI-RADS

Gesamtpunktzahl	BI-RADS-Kategorie
1	MRM-BI-RADS 1
2	MRM-BI-RADS 2
3	MRM-BI-RADS 3
4–5	MRM-BI-RADS 4
6–8	MRM-BI-RADS 5

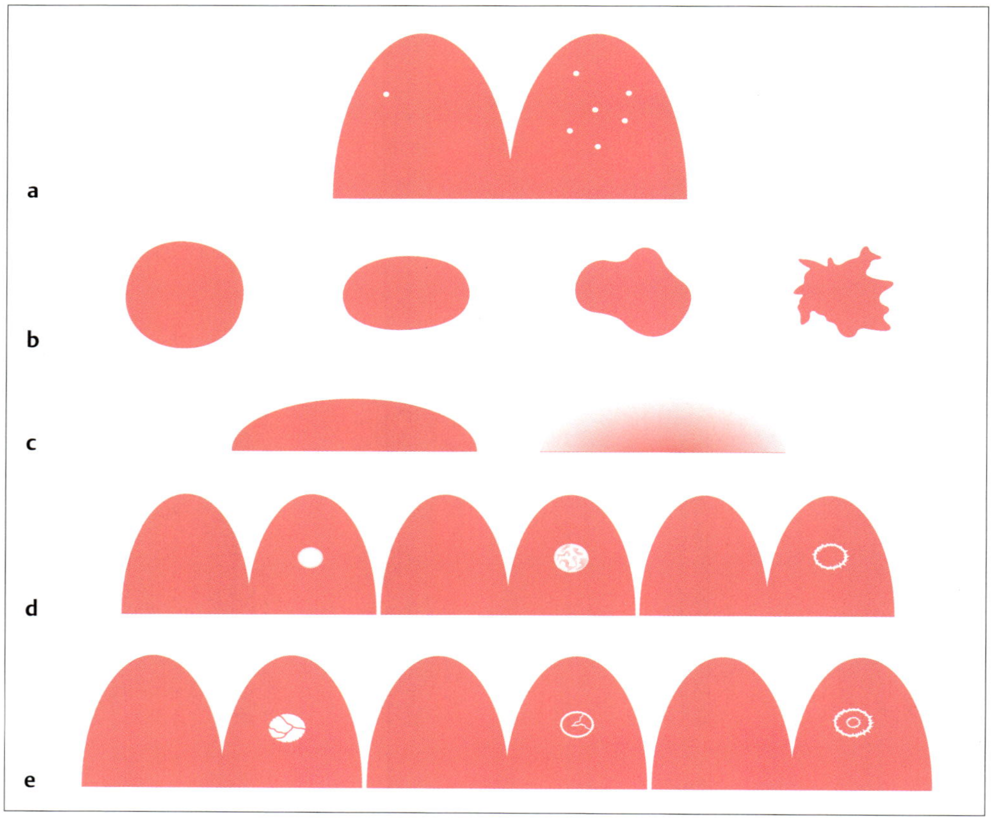

Abb. 6.3 **Focus und Herdbefunde. a** Focus/Foci (bis 5 mm Größe). **b** Herdbefund – Form: von links nach rechts rund, oval, lobuliert, irregulär. **c** Herdbefund – Begrenzung: links: scharf begrenzt, rechts: unscharf begrenzt. **d** Herdbefund – Enhancementmuster: homogen, inhomogen, Ringenhancement. **e** Septierungen: nicht anreichernde Septierungen, anreichernde Septierungen, zentrales Enhancement.

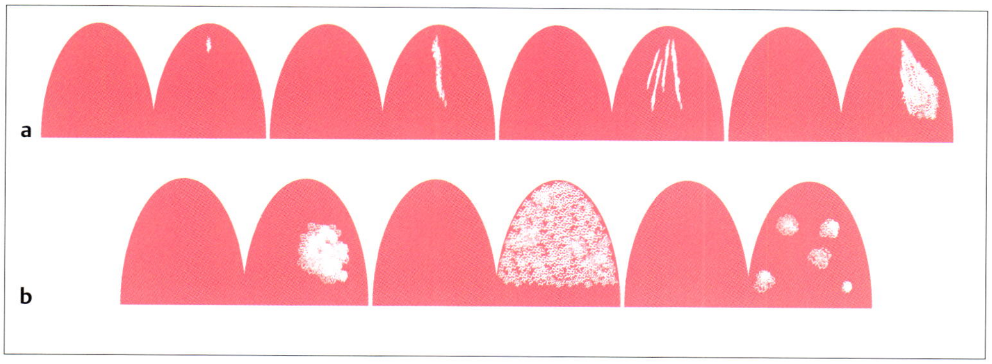

Abb. 6.**4** **Nichtraumfordernde Läsionen.**
a Von links nach rechts: fokal, linear, dendritisch, segmental. **b** Von links nach rechts: regional, diffus, multipel.

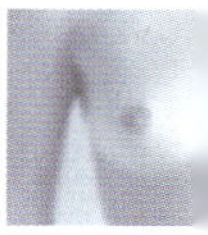

Tabelle 6.**5** Kategorisierung von MRT-Befunden nach MRM-BI-RADS: 7-stufige Kategorisierung von Befunden in der MR-Mammografie in Anlehnung an die Ausführungen des American College of Radiology (ACR)

Kategorie	Beurteilung	Beispiele	Karzinomrisiko	Konsequenzen
0	keine abschließende Beurteilung möglich	bilateral frühzeitig starkes Anreicherungsmuster ohne abgrenzbare pathologische Befunde (MRM-Dichtetyp IV)	nicht einschätzbar	weitere bildgebende Diagnostik erforderlich
1	unauffällig	Normalbefund ohne anreichernde Läsion, z. B. bei MRM-Dichtetyp I (Göttingen-Score: 0 – 1 Punkte)	0 %	keine weiteren Maßnahmen
2	gutartig	Zysten, Lymphknoten, fibrosiertes Fibroadenom, Ölzyste, Narben (Göttingen-Score: 2 Punkte)	0 %	keine weiteren Maßnahmen
3	wahrscheinlich gutartig	myxoides Fibroadenom (Göttingen-Score: 3 Punkte)	< 2 %	gezielte Re-Sonografie in Kenntnis der Befundgröße und -lage, ansonsten MRM-Befundkontrolle in geeignetem Intervall, typischerweise nach 6 Monaten; in indizierten Fällen MR-gesteuerte Vakuumbiopsie
4	möglicherweise bösartig	hypervaskularisierter, unscharf begrenzter Herdbefund (Göttingen Score: 4 – 5 Punkte)	4A: 2 – 30 % 4B: 30 – 60 % 4C: 60 – 90 %	histologische Befundabklärung durch perkutan-bioptische Gewebeentnahme, typischerweise durch MR-gesteuerte Vakuumbiopsie (falls kein Korrelat in Mammografie oder Sonografie)
5	typisch bösartiger Befund	hypervaskularisierter Herdbefund mit Ringenhancement und Wash out (Göttingen-Score: 5 – 8 Punkte)	90 – 100 %	histologische Befundabklärung durch perkutan-bioptische Gewebeentnahme, typischerweise durch MR-gesteuerte Vakuumbiopsie (falls kein Korrelat in Mammografie oder Sonografie)
Gesamt-BI-RADS 6	histologisch gesichertes Mammakarzinom nach Stanz- oder Vakuumbiopsie	unabhängig von MRM-Bildgebung	100 %	Einleitung adäquater prätherapeutischer oder therapeutischer Maßnahmen

Linie für die Evaluation von Herdbefunden gedacht ist, bietet hier die Möglichkeit einer zusammenfassenden Bewertung mehrerer Auswertekriterien in einem Punktesystem, das wiederum in eine MRM-BI-RADS-Kategorisierung überführt werden kann (Tab. 6.**5**).

Inzwischen gibt es für die Deskription der Binnentextur einer anreichernden Läsion weitere Muster, in denen „nichtanreichernde intratumorale Septierungen“, „anreichernde intratumorale Septierungen“ und ein „zentrales Enhancement“ unterschieden werden. Die nichtanreichernden Septierungen (dark internal septations) sind hierbei typisch für myxoide Fibroadenome mit zentral nicht oder geringer anreichernden Fibrosestraßen, also eher ein zusätzliches Kriterium für Gutartigkeit. Anreichernde Septierungen (enhancing internal septations) und zentrale Mehranreicherungen innerhalb eines Ringenhancements (central enhancement) sind hinweisend auf proliferative Veränderungen innerhalb des Tumors. Sie sprechen eher für ein bösartiges Tumorgeschehen.

Besonderheiten interventioneller Eingriffe im MRT

Materialien. MR-gesteuerte Interventionen haben in besonderem Maße den Gegebenheiten des Untersuchungsverfahrens Rechnung zu tragen. Dies betrifft insbesondere das extrem starke Magnetfeld, das den Einsatz der üblichen ferromagnetischen Materialien verbietet (Abb. 6.**5**). Steuerungs- und Punktionsequipment sowie intramammär eingebrachte Materialien (Coils, Clips, Markierungsdrähte) müssen daher aus MR-kompatiblen Materialien bestehen, wobei typischerweise Legierungen aus Titan und Nickel zum Einsatz kommen (Abb. 6.**6**). Diese Legierungen erlauben aufgrund ihrer geringen Suszeptibilität einerseits eine eindeutige Erkennbarkeit, andererseits führen sie nicht zu einer signifikanten Störung des Bildaufbaus mit Maskierung relevanter Befunde und Feinstrukturen.

Das Ausmaß der suszeptibilitätsbedingten Auslöscheffekte hängt neben der Zusammensetzung der Materialien u. a. auch von den Untersuchungsparametern ab. So erlauben T1w SE-Sequenzen, die im Vergleich zu GE-Sequenzen eine geringere Empfindlichkeit für Kontrastmittel besitzen und eine höhere Messzeit benötigen, eine deutliche Reduktion störender Signalalterationen. Sie sind daher geeignet für eine abschließende Befunddokumentation eingebrachter Markierungsmaterialien.

6

Auch die Punktionsvorrichtung darf keine ferromagnetischen Bestandteile enthalten, da der Bildaufbau hierdurch ebenfalls gestört werden würde. Bewährt haben sich in diesem Zusammenhang Plexiglasmaterialien, die eine adäquate Verarbeitung erlauben und eine ausreichende Belastbarkeit ermöglichen. Zudem müssen diese Utensilien den bekannten Aspekten der Hygiene Rechnung tragen.

Diagnostisches Zeitfenster. Eine weitere Besonderheit MR-gesteuerter Interventionen betrifft den Nachweis auffälliger intramammärer Befunde: Nach periphervenöser Kontrastmittelgabe gelingt die Darstellung hypervaskularisierter Veränderungen typischerweise innerhalb eines zeitlichen Intervalls von wenigen Minuten. Innerhalb dieses „Zeitfensters" muss der abzuklärende Befund eindeutig identifiziert werden (Abb. 6.**7**). Alle weiteren Manipulationen erfolgen zu einem späteren Zeitpunkt, zu dem die Läsion als solche üblicherweise nicht mehr gegenüber dem inzwischen ebenfalls anreichernden gesunden Umgebungsgewebe differenziert werden kann. Gelingt die primäre Reproduzierbarkeit des abzuklärenden Befundes innerhalb des gegebenen zeitlichen Intervalls nicht oder kommt es im Verlauf der Intervention zu einer relevanten Verlagerung der Gewebestrukturen durch Bewegung, so ist eine Wiederholung in der Regel frühestens am Folgetag möglich.

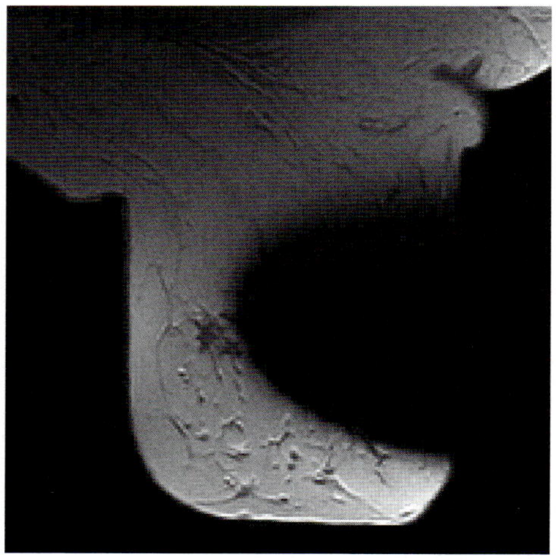

Abb. 6.**5** **Inakzeptable Suszeptibilität.** Für MR-gesteuerte Interventionen ungeeignete, stark ferromagnetische Punktionsnadel mit ausgeprägtem Auslöschartefakt aufgrund von Suszeptibilität.

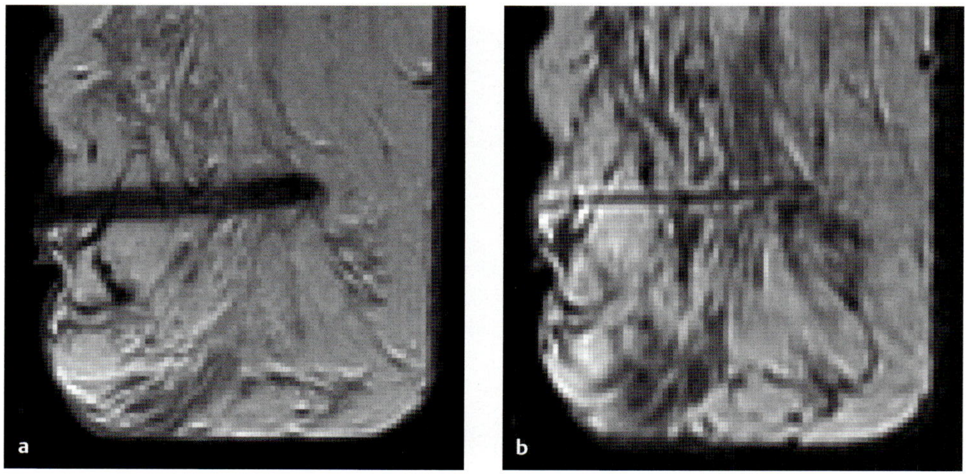

Abb. 6.**6** **Akzeptable und optimale Suszeptibilität. a** Darstellung einer Punktionsnadel mit akzeptablem Auslöschphänomen in einer Gradienten-Echo-Sequenz. **b** Geringere Suszeptibilität und präzisere Darstellung der Nadel in einer Spin-Echo-Sequenz.

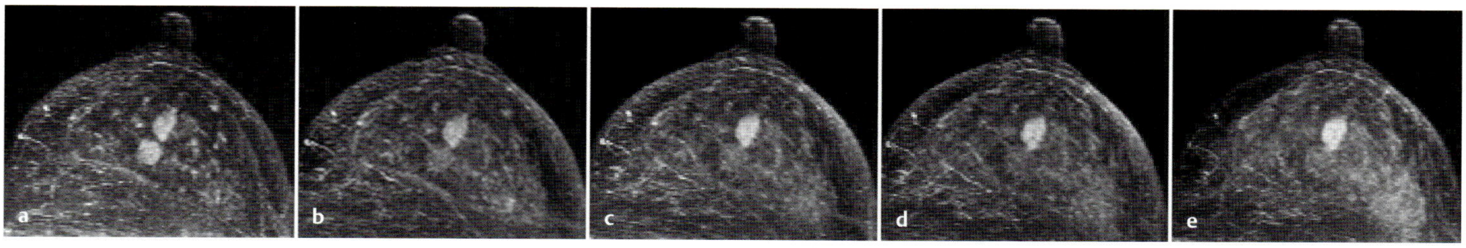

Abb. 6.**7** **„Diagnostisches Zeitfenster" der MR-Mammografie.** Unterschiedliches Durchblutungsmuster zweier dicht beieinander liegender Herdbefunde: tiefer gelegener Herd: Karzinom, näher zur Mamille gelegener Herd: Fibroadenom. Frühzeitiges Enhancement beider Läsionen (**a**). Auswaschen des Karzinoms in der 2. – 3. Messung (**b, c**) (begrenztes Zeitfenster der Visualisation: ca. 3 Minuten). Zunehmendes Anfluten des Kontrastmittels über die gesamte Untersuchungssequenz innerhalb des Fibroadenoms (**a – e**).

MR-gesteuerte Vakuumbiopsie (diagnostische Zielsetzung)

Indikationen und Zielsetzung

Die Indikation für MR-gesteuerte Biopsien ist üblicherweise gegeben, wenn in der MR-Mammografie ein suspekter Befund (Kategorie MR-BI-RADS 4, MR-BI-RADS 5) auffällt, der klinisch oder mit anderen bildgebenden Verfahren nicht zweifelsfrei darstellbar ist. In Einzelfällen kann ein solches Vorgehen auch bei einem Befund der Kategorie MR-BI-RADS 3 indiziert sein, z.B. bei ausdrücklichem Patientenwunsch oder bei einem Befund der Kategorie BI-RADS 5 an anderer Stelle (multizentrisches und/oder bilaterales Mammakarzinom).

Die Zielsetzung der MR-gesteuerten perkutanen Biopsie ist die histopathologische Abklärung eines auffälligen MR-Befundes durch Gewinnung von repräsentativem Gewebematerial. Das Ziel solcher Interventionen ist üblicherweise nicht therapeutisch, d.h. es wird nicht die komplette Entfernung eines auffälligen Befundes in der Mamma angestrebt. Eine Ausnahme bilden in diesem Zusammenhang kleine intraduktale Papillome, bei denen eine komplette vakuumbioptische Entfernung mit therapeutischer Zielsetzung sinnvoll sein kann. Diese Vorgehensweise macht allerdings eine strukturierte Einsendung der gewonnenen Gewebezylinder und eine subtile Aufarbeitung der Proben durch den Pathologen notwendig.

Lagerung

Die Durchführung MR-gesteuerter Interventionen erfolgt klassischerweise in Bauchlage mit frei in das Spuleninnere hängender Brust. Bei lateralem Zugang kann die gegenseitige Brust ebenfalls in das Spuleninnere gelagert werden, bei medialem Zugang muss die gegenseitige Mamma ausgelagert, d.h. außerhalb des Spulenzielvolumens positioniert werden. Der Kopf liegt während der Intervention seitlich oder – bevorzugt – stirnseitig auf, da dies in der Regel seltener zervikale Beschwerden provoziert. Ohrstöpsel sowie die Option der Einspielung von Musik erhöhen in dieser Situation den Komfort. Bei antegrader Positionierung besteht zudem die Option der freien Sicht durch eine integrierte Spiegeloptik (Abb. 6.**8a**). In Abhängigkeit vom jeweiligen Spulendesign können die Arme während der Intervention nach vorn genommen oder seitlich am Körper angelegt werden. Bei seitlicher Armpositionierung hat sich eine Fixierung in einem Bademantelgürtel bewährt (Abb. 6.**8b**). Weiterhin ist auf eine komfortable Lagerung der Beine/Füße und auf ein angenehmes Temperaturklima im Untersuchungsraum zu achten. Mitteilungen über MR-gesteuerte Biopsien in Schräg- oder Rückenlage mit ventralseitig angebrachter Zielvorrichtung sind eher von historischer Bedeutung.

Material

Oberflächenspulen und Zielvorrichtungen. Die Durchführung der MR-gesteuerten Vakuumbiopsie setzt eine offene Mammaoberflächenspule voraus, über die ein lateraler, medialer oder kraniokaudaler Zugang zur Brust gewährleistet ist. Zusätzlich kommen integrierbare Punktionsvorrichtungen zum Einsatz, die eine zuverlässige Zuordnung der Punktionskoordinaten in x- und y-Achse ermöglichen. Hierfür stehen neben Würfelsystemen, die bei einzelnen Herstellern angulierbar sind, auch stufenlos verschiebbare Vorrichtungen (post and pillar) zur Verfügung (Abb. 6.**9**). Spulensysteme mit ventralseitigem Zugang werden für vakuumbioptische Interventionen nicht empfohlen.

Punktionsequipment. Gegenwärtig stehen 3 funktionstüchtige Vorrichtungen für MR-gesteuerte Vakuumbiopsien zur Verfügung, die in Abb. 6.**10** im klinischen Einsatz gezeigt werden.

Vorgehensweise

Nach der korrekten Indikationsstellung zur MR-gesteuerten perkutanen Gewebeentnahme anhand einer technisch und methodisch einwandfreien diagnostischen MR-Mammografie erfolgen die einzelnen Arbeitsschritte, wie in Abb. 6.**11** dargestellt.

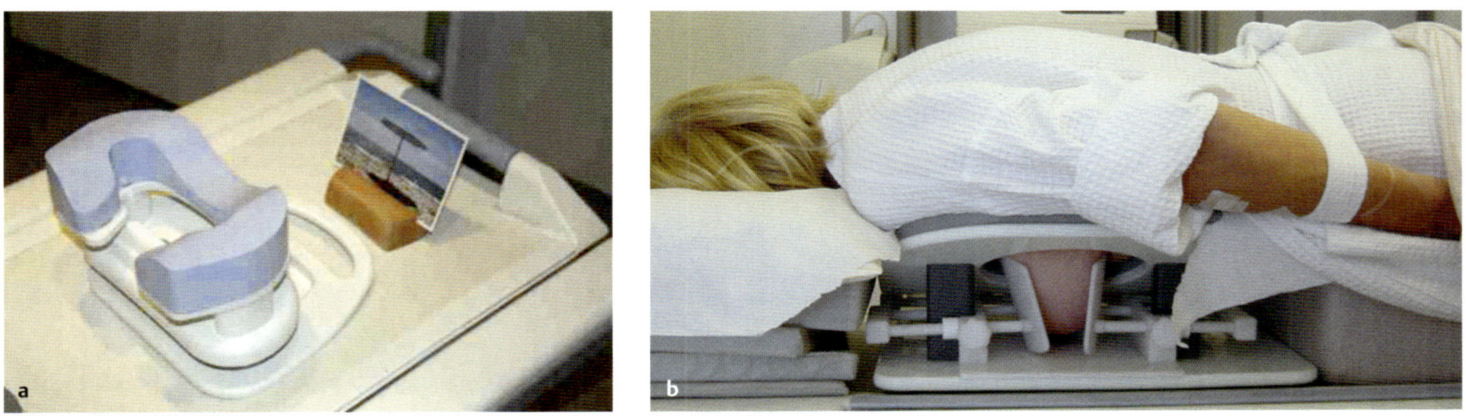

Abb. 6.**8** **Lagerung und Komfort bei der MR-Mammografie. a** Kopfhalterung mit integrierter Spiegeloptik. **b** Lagerung mit entspannter Haltung der Arme durch Fixierung mit einem Stoffgürtel.

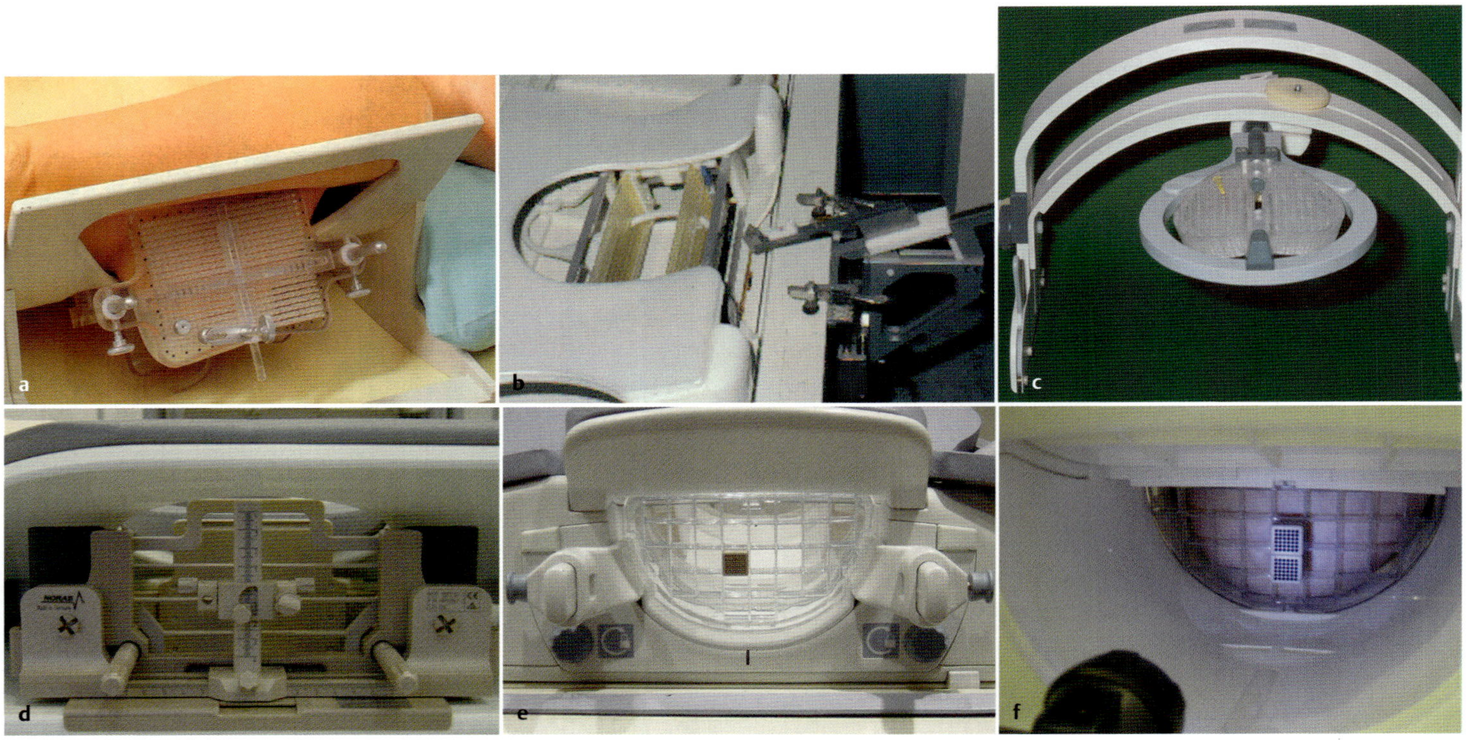

Abb. 6.9 **Dedizierte MR-kompatible Punktionsvorrichtungen. a** Offene Mammaoberflächenspulen mit gelochtem Plexiglasaufsatz in Schräglage der Patientin (Fa. Philips). **b** Dedizierte unilateral offene Interventionsspule mit seitlich am Lagerungstisch montierter Punktionszielvorrichtung (Fa. Siemens). **c** C-Bogen mit montierter Flexoberflächenspule und integriertem flüssigkeitsgefülltem Punktionszylinder (Eigenbau, Uni Göttingen). **d – f** Offene Diagnostikspule (Fa. GE Healthcare) mit lateral eingebrachtem Punktionseinsatz und Post-and-Pillar-Zielvorrichtung (Fa. Noras) (**d**), lateral eingebrachtem rasterförmigem Ziel-Grid (Fa. Noras) (**e**) sowie mit medialseitig eingebrachter rasterförmiger Zielvorrichtung (Fa. Noras) (**f**).

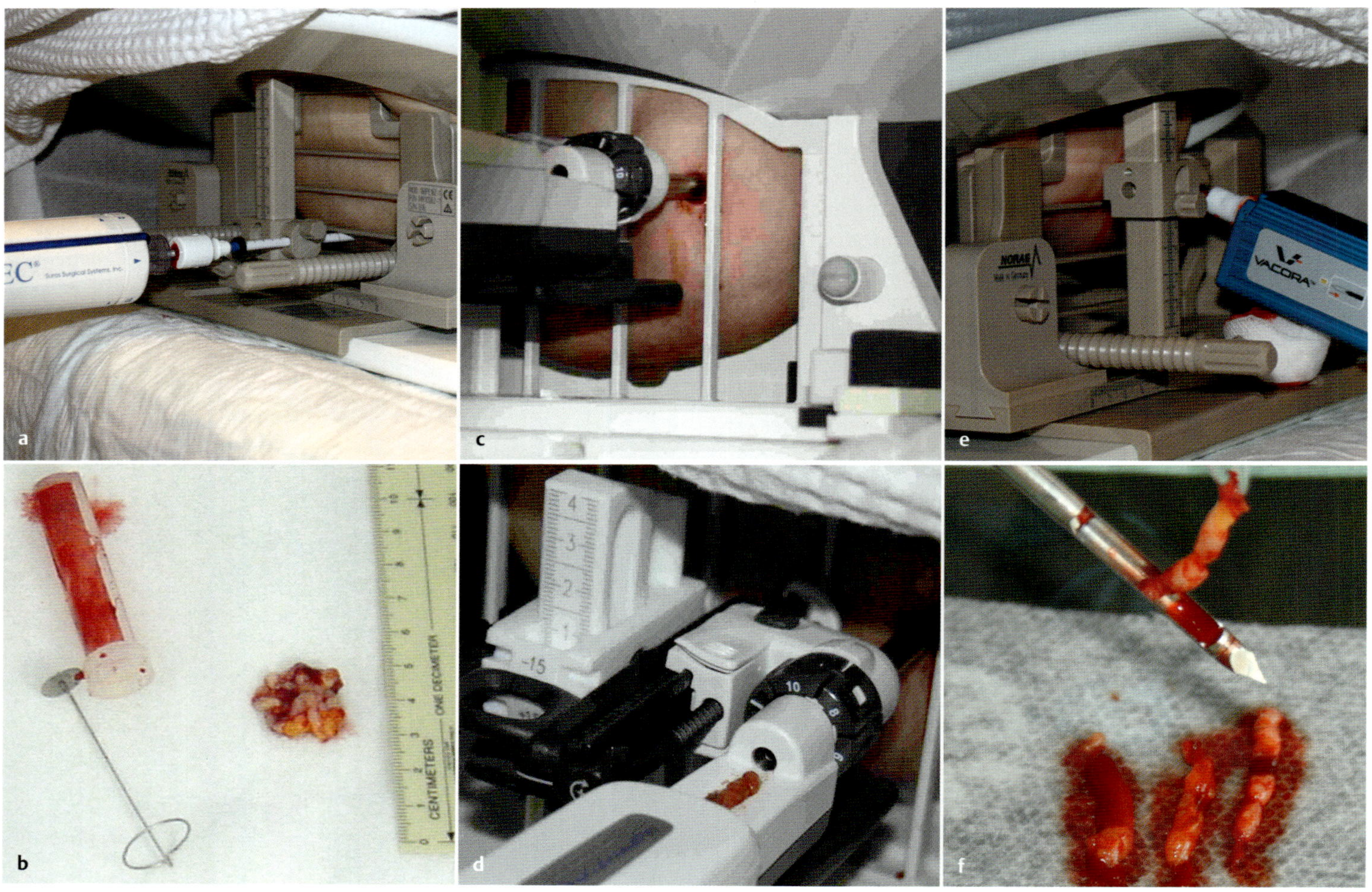

Abb. 6.10 **Einsatz verschiedener Nadelsysteme für die MR-gesteuerte Vakuumbiopsie.** ATEC-System (Fa. Suros) mit passender Koaxialnadel (**a**). Gewinnung der Gewebezylinder in einem Sammelbehälter (**b**). Mammotome-System (Fa. Ethicon) mit adäquater Koaxialnadel (**c**). Konsekutive Entnahme der einzelnen Gewebezylinder aus dem Entnahmefenster (**d**). VACORA-System (Fa. Bard) mit kompatibler Koaxialnadel (**e**) mit Einzelentnahme der Gewebezylinder (**f**).

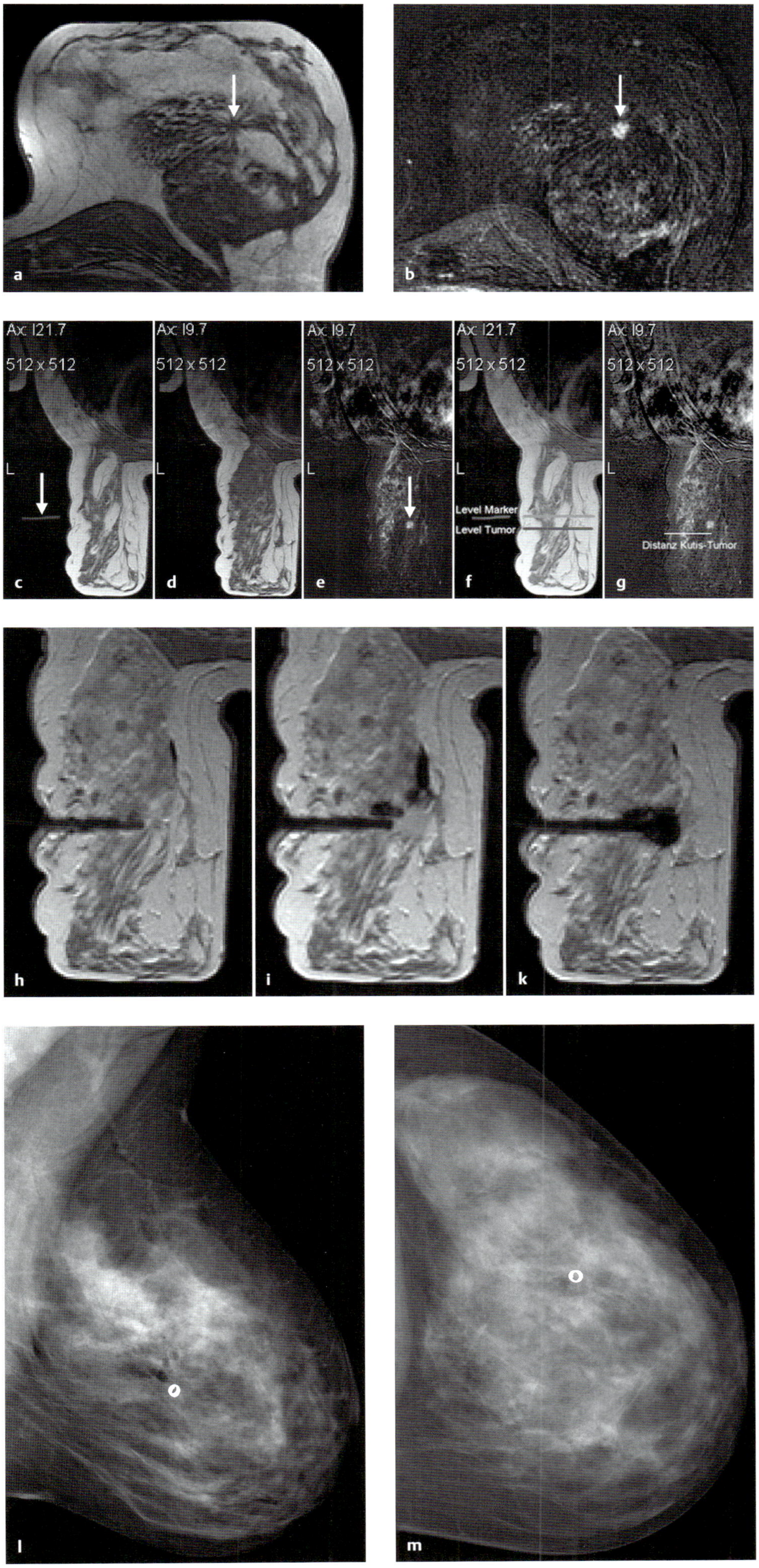

Abb. 6.**11** **Arbeitsschritte der MR-Vakuumbiopsie.** Diagnostische MR-Mammografie mit suspektem Befund in der linken Mamma in der Nativuntersuchung (**a**) und in der Bildsubtraktion (**b**) (Pfeile). Nach Lagerung der Patientin zur MR-Vakuumbiopsie Anbringen eines externen Markers mit hoher Signalintensität in der T1-Messung (z. B. öl- oder gadoliniumhaltig) an der Punktionsvorrichtung in einer geschätzten Position des abzuklärenden Befundes als Nullpunkt (**c**) (Pfeil).
Durchführung einer KM-gestützten MR-Mammografie (**b**) (T1-Nativmessung) und zweifelsfreie Reproduzierbarkeit des auffälligen und durch Biopsie abzuklärenden Befundes (**e**) (Subtraktionsbild nach KM-Gabe mit Darstellung des auffälligen Herdbefundes [Pfeil]). Berechnung geeigneter Punktionskoordinaten (x-Achse, y-Achse) unter Berücksichtigung des willkürlich angebrachten Markers (Nullpunkt) sowie Berechnung der Punktionstiefe (z-Achse).
Im präsentierten Fall ist eine Verschiebung des Nullpunktes um 12 mm nach kaudal (y-Achse) notwendig: Schichtposition des Markers ist „Ax I 21,7", Position der Läsion ist „Ax I 9,7" (**c, e**), resultierende Differenz: 12 mm. Nach ventral (x-Achse) ist eine Verschiebung um die Distanz notwendig, die das Level des Markers vom Level des Tumors unterscheidet (10 mm) (**f**). Die Tiefe der Läsion ab Kutis wird eingezeichnet und vom Rechner kalkuliert (**g**). Gegebenfalls Kontrolle nach Verschiebung des externen Markers. Nach Desinfektion und Lokalanästhesie im Bereich der kalkulierten Punktionsstelle erfolgt die Positionierung der Koaxialkanüle (ggf. nach Stichinzision). MR-Kontrolle der korrekten Position der Koaxialkanüle mit Verwendung eines MR-kompatiblen Mandrins (**h**). Gegebenenfalls Korrektur der Koaxialkanüle und erneute Kontrolle. Einführen der Punktionsnadel durch die Koaxialkanüle und Entnahme der Gewebezylinder in Vakuumtechnik. Nach Entnahme der Gewebezylinder MR-Kontrolle der liegenden Koaxialkanüle mit erneut eingebrachtem MR-kompatiblem Mandrin nativ (**i**) oder nach erneuter KM-Applikation. Beurteilung einer kompletten, partiellen oder nicht nachweisbaren Entfernung des abzuklärenden Befundes. Gegebenenfalls Entnahme weiterer Gewebezylinder. Optional Abwurf eines Markierungscoils (**k**).
Nach Entfernung der Koaxialkanüle, Blutstillung, Kompression, Kühlung und Verband postinterventionell mammografische Dokumentation in ml- und cc-Projektion (**l, m**).

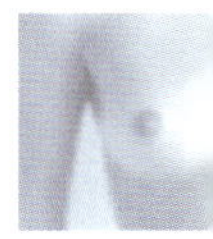

Checkliste: MR-gesteuerte Vakuumbiopsie

1. Indikationsstellung
2. Fehlende Reproduzierbarkeit des Befundes in Mammografie und/oder Sonografie
3. Aufklärung der Patientin (24 h vor dem Eingriff)
4. Adäquate Positionierung der Patientin in offener Mammaspule mit Biopsieoption
5. Wahl der geeigneten Punktionsvorrichtung (Raster, post and pillar)
6. Positionierung eines geeigneten Nullpunktes
7. Dynamische KM-Messung mit Bildsubtraktion
8. Zweifelsfreie Reproduzierbarkeit des abzuklärenden Befundes
9. Berechnung geeigneter Koordinaten für x-, y- und z-Achse
10. MR-Kontrolle der korrekten Koordinatenberechnung
11. Desinfektion und Lokalanästhesie, ggf. Stichinzision
12. Perkutane Einbringung der Koaxialkanüle
13. MR-Kontrolle der korrekten Lage der Koaxialkanüle in Beziehung zur Läsion, ggf. Korrektur
14. Gewebeentnahme: Mindestanzahl 12 bei 11 G, Äquivalentmenge bei anderer Nadelstärke
15. MR-Kontrolle der korrekten Lage der Resektionshöhle, ggf. als KM-gestützte Messung
16. Ggf. Entnahme weiterer Gewebezylinder
17. Fakultativ Abwurf eines Markierungscoils oder -clips
18. Entfernung der Koaxialkanüle
19. Kompression
20. Umlagern der Patientin, Kühlen des Punktionsbereichs
21. Mammografie in 2 Ebenen

Resektionshöhlen-Check mit KM. Peri- oder postinterventionell wird eine Kontrolle des Resektionsbereiches ausdrücklich empfohlen. Sie kann – je nach Befund – mit oder ohne eine erneute Kontrastmittelgabe durchgeführt werden. Eine Nativuntersuchung zur Kontrolle erscheint bei Non-mass-like-Läsionen ausreichend, um eine repräsentative Position des Resektionsbettes in Bezug zur abzuklärenden Region belegen zu können. Bei herdförmigen Anreicherungen ist eine erneute KM-gestützte Untersuchung ratsam, um die partielle (Abb. 6.**12**) oder komplette Befundentfernung (Abb. 6.**13**) zu dokumentieren und ggf. in Kenntnis der exakten Lage belassener Tumoranteile gezielt weitere Gewebezylinder zu entnehmen. Bei KM-gestützter Kontrolle ist zu beachten, dass eine potenzielle Einblutung in die Resektionshöhle in der Subtraktionsaufnahme nicht mit belassenem Tumorgewebe verwechselt wird (Abb. 6.**14**).

Qualitätssicherung: MR-gesteuerte perkutane Gewebeentnahme

Empfehlungen der AG Mammadiagnostik der Deutschen Röntgengesellschaft 2007

Indikationen: MR-Befunde der Kategorie MRM-BI-RADS 4 oder 5 (ggf. MRM-BI-RADS 3, z. B. bei Wunsch der Patientin), die weder klinisch noch mit anderen bildgebenden Verfahren (Mammografie, Sonografie) eindeutig nachweisbar sind.

Equipment: MR-System 1,0 T oder höher

- offene Oberflächenspule mit Zugang zur Brust
- MR-kompatible Zielvorrichtung

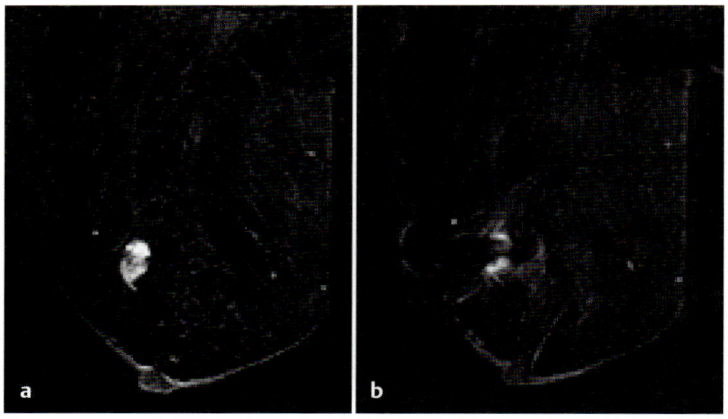

Abb. 6.**12** **Partielle Befundentfernung. a** Unklare ovale Herdsetzung vor geplanter MR-gesteuerter Vakuumbiopsie. **b** Periinterventionelle KM-gestützte Kontrolle nach Entnahme von 12 Gewebezylindern mit Dokumentation der partiellen Befundentfernung im Zentrum der Läsion.

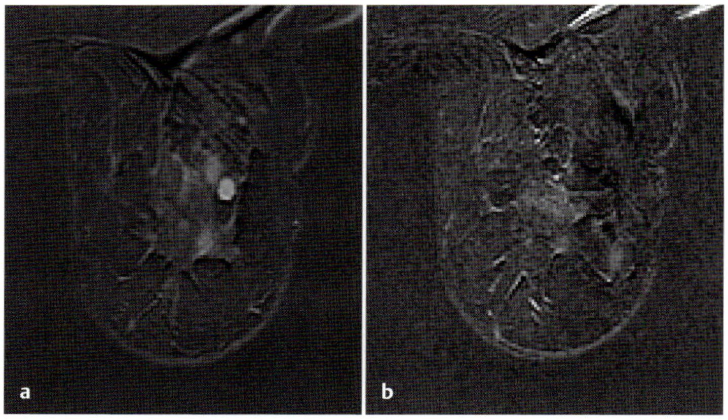

Abb. 6.**13** **Komplette Befundentfernung. a** Ausgangsbefund vor perkutaner Vakuumbiopsie mit Nachweis eines Rundherdes in der linken Mamma. **b** Postinterventionelle KM-gestützte Kontrolle nach Entnahme von 9 Gewebezylindern (8 G) mit fehlendem Nachweis des hypervaskularisierten Herdes als Hinweis auf eine komplette Entfernung.

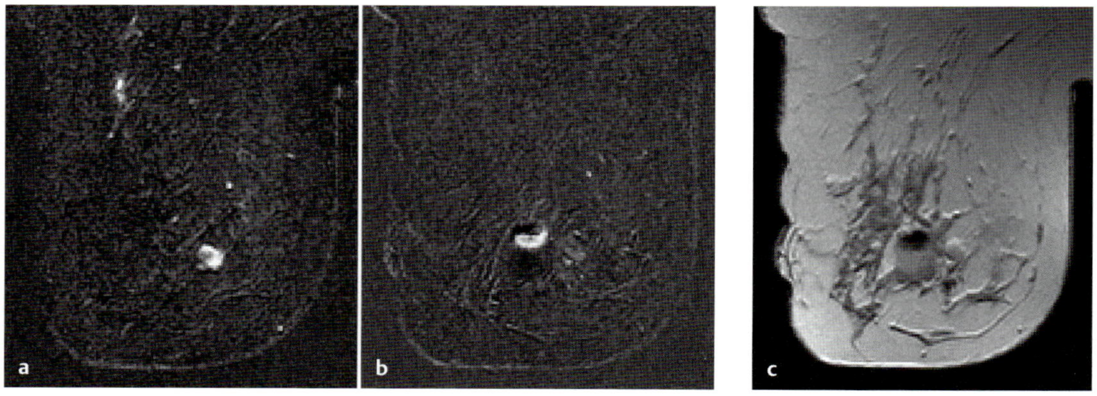

Abb. 6.**14** **Vorgetäuschter Resttumor. a** Hypervaskularisierter Herdbefund als Ausgangsbefund vor der MR-gesteuerten Vakuumbiopsie. **b** KM-gestützte Kontroll-MRT nach perkutaner Entnahme von 12 Vakuumbiopsaten mit Darstellung einer signalintensen Formation mit möglicher Fehlinterpretation als verbliebenes Tumorgewebe. **c** Im direkten Vergleich mit der T1-Untersuchung Lokalisation der signalreichen Veränderung in das Resektionsbett im Sinne einer Einblutung (Jeteffekt) von kontrastmittelhaltigem Blut in die Biopsathöhle.

- MR-kompatible Punktionsvorrichtung:
  - Vakuumbiopsie*
  - Stanzbiopsie**

Anmerkungen:
* Methode der Wahl
** Einsatz nur in begründeten Ausnahmefällen

Vorgehensweise: KM-gestützte MR-Mammografie mit positionierter Zielvorrichtung zur Reproduzierbarkeit des durch eine perkutane Biopsie abzuklärenden Befundes.

Bei fehlender oder zweifelhafter Reproduzierbarkeit des durch perkutane Biopsie abzuklärenden Befundes Beendigung der Intervention. MRM-Kontrolle innerhalb der nächsten 6 Monate.

Bei eindeutiger Reproduzierbarkeit des Befundes Berechnung geeigneter Punktionskoordinaten (x-, y- und z-Achse). Markierung der errechneten Punktionsstelle (z. B. ölhaltiger Marker) und MR-Kontrolle (ohne KM) der korrekten Position der gewählten Punktionsstelle.

Bei inkorrekter Position des Markers erneute Berechnung geeigneter Koordinaten und Korrektur des Markers. Bei korrekter Markerplatzierung kutane Desinfektion der Punktionsstelle, adäquate Lokalanästhesie und ggf. Stichinzision. Einführen der MR-kompatiblen Koaxialnadel (z. B. mit metallischem Mandrin) unter Berücksichtigung der Herdtiefe (z-Achse). Positionierung der Koaxialnadelspitze vor dem abzuklärenden Befund (Distanz abhängig vom gewählten Vakuumbiopsiesystem, üblicherweise 15 – 25 mm).

Entfernung des metallischen Mandrins, Einführen eines MR-kompatiblen Mandrins und MR-Kontrolle (ohne KM) der korrekten Position der Koaxialnadel. Bei Fehlplatzierung Korrektur und erneute Kontrolle, bei korrekter Positionierung der Koaxialnadelspitze/Mandrinspitze Entfernung des MR-kompatiblen Mandrins und Einführen der Vakuumbiopsienadel.

Konsekutive Entnahme von Gewebezylindern mit dem Vakuumbiopsiesystem unter Rotation der Entnahmeöffnung (Notch). Empfohlene Anzahl der zu entnehmenden Biopsate ≥ 12 (entsprechend einer kompletten Rotation von 1 Uhr bis 12 Uhr gemäß Ziffernblatt). Gegebenenfalls zwischenzeitliche Kontrolle der repräsentativen Lage des Resektionsbettes zur Modifikation der weiteren Entnahmestellen.

Postinterventionelle MR-Kontrolle (ggf. KM-gestützt, z. B. bei Herdbefunden) zur abschließenden Dokumentation der repräsentativen Gewebeentnahme (Befund kleiner, Befund nicht mehr nachweisbar, Lage des Resektionsbettes repräsentativ). Gegebenenfalls Entnahme weiterer Gewebezylinder.

Optional Freisetzung eines Markierungscoils im Resektionsbett über liegende Koaxialnadel. MR-Dokumentation (ohne KM) der intramammären Coillage.

Entfernung der Koaxialnadel. Kompression und Kühlung des Stichkanals. Druckverband.

Optional ergänzende 2-Ebenen-Mammografie im cc- und ml-Strahlengang zur topografischen Zuordnung der Resektionshöhle oder zur Dokumentation der Lage des Coils für den Fall eines notwendigen operativen Eingriffes.

Befundbeschreibung: Reproduzierbarkeit des Befundes (ja, nein)
- Lage des Befundes (Quadrant, Uhrzeit, Distanz ab Kutis)
- Kaliber der Vakuumnadel (z. B. 11 G, 9 G)
- Anzahl der primär (und ggf. sekundär) entnommenen Gewebezylinder
- Auftreten relevanter Komplikationen

Befunddokumentation: MR-Bild mit Befunddokumentation (Bildsubtraktion)
- MR-Bild mit Dokumentation der Koaxialnadellage (prefire)
- MR-Bild mit Dokumentation des Resektionsbettes oder der Vakuumnadellage nach Gewebeentnahme
- Optional: Kontroll-KM-MRT
- Optional: Röntgenmammografie (cc, ml)

Qualitätskriterium: Komplette oder partielle Entfernung der durch MR-gesteuerte perkutane Biopsie abzuklärenden Läsion

Prozedere: Bei histologischem Befund der Kategorie
- B1 oder B2: Kontroll-MRT nach 6 Monaten (ggf. auch frühzeitiger)
- B3 oder B4: interdisziplinäre Besprechung der weiteren Vorgehensweise (z. B. MRT-Kontrolle, erneute Stanzbiopsie, OP)
- B5a oder B5b: Einleitung adäquater therapeutischer Maßnahmen

Tipps und Tricks

Second-Look-Sonografie. Vor geplanter MR-gesteuerter Vakuumbiopsie eines auffälligen Befundes, der klinisch, mammografisch und sonografisch in der Primärdiagnostik kein Korrelat aufweist, sollte obligat eine sog. Second-Look-Sonografie erfolgen (Abb. 6.**15**). In Kenntnis der exakten Lage, Größe und Konfiguration des auffälligen MR-Befundes ist gelegentlich ein sonografisches Korrelat zum MR-Befund identifizierbar und durch eine deutlich weniger aufwendige US-gesteuerte Stanzbiopsie abklärbar. Ist auf diese Weise keine abschließende oder schlüssige Diagnose möglich, so sollte allerdings immer eine MR-gesteuerte Intervention erfolgen. In diesem Zusammenhang ist es auch denkbar, nach US-gesteuerter Stanzbiopsie die Punktionsregion durch einen manuell entfernbaren Draht zu markieren und die Übereinstimmung mit dem MRT zu überprüfen. Hierfür reicht üblicherweise eine Nativuntersuchung.

Ohne Kontrastmittel. Befunde, die aufgrund einer eindeutigen Signalgebung in der T1w Nativuntersuchung oder in der T2w Untersuchung eine charakteristische Morphologie aufweisen, können häufig ohne ergänzende Kontrastmittelgabe identifiziert und vakuumbioptisch abgeklärt werden (Abb. 6.**16**). Zu beachten ist hierbei, dass es aufgrund des höheren Kompressionsdruckes zu Verformungen der Gestalt kommen kann. Die Option einer KM-gestützten Messung bleibt in jedem Fall erhalten.

Überstechen der Läsion. Aufgrund der sehr variablen Konsistenz der intramammären Strukturen ist eine primär exakte Positionierung des Equipments in der Läsion nicht immer möglich, so dass Korrekturen in Längsrichtung der Nadel notwendig werden. Primär sollte hierbei eher ein Überstechen der Läsion als eine zu kurze intramammäre Position der Nadel angestrebt werden, da eine Korrektur durch Zurückziehen dosiert und exakt möglich ist (Abb. 6.**17**). Ein korrigierendes Vorschieben der Nadel ist deutlich schwieriger und führt gelegentlich nur noch zu einer Verlagerung des Gewebes durch die Nadelspitze.

Lange intramammäre Wege. Bei subkutan gelegenen Befunden ist ein Zugang direkt über der Läsion gelegentlich nicht möglich, da bei zu tiefer Position der Biopsienadel die Notch über das Ziel hinausreicht oder bei zu oberflächlicher Position Raumluft ansaugt, so dass das notwendige Vakuum nicht erzeugt werden kann. In diesen Konstellationen ist eine Vorgehensweise von der gegenüberliegenden Brusthälfte, also der „lange Weg" durch die gesamte Brust not-

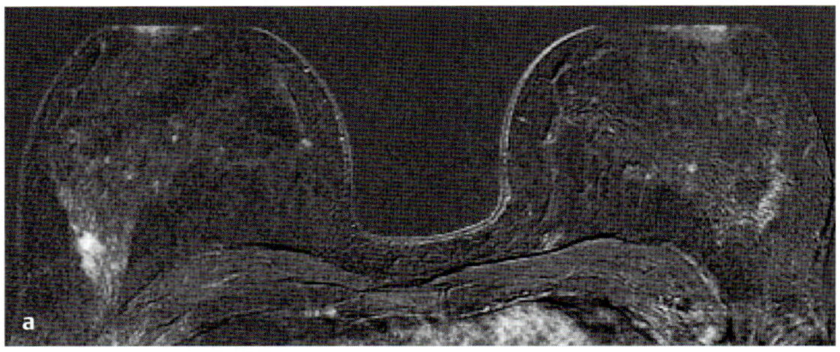
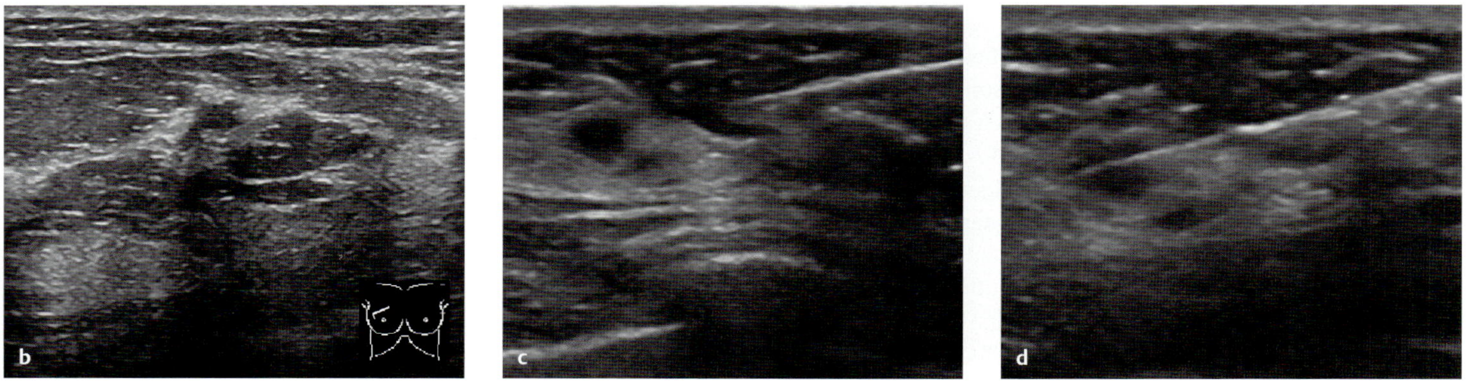

Abb. 6.**15** **Second-Look-Sonografie.** Primär klinisch, mammografisch und sonografisch okkulter, nur in der MR-Mammografie auffälliger Herdbefund (Durchmesser 6 mm) rechts lateral (**a**). In Kenntnis der Lage, Größe und Konfiguration des Befundes vages Korrelat in den lateralen Parenchymabschnitten der rechten Mamma (**b**). Probatorisch US-gesteuerte Stanzbiopsie (Pre- und Postfire-Dokumentation) (**c, d**). Histologie: invasiv duktales Mammakarzinom.

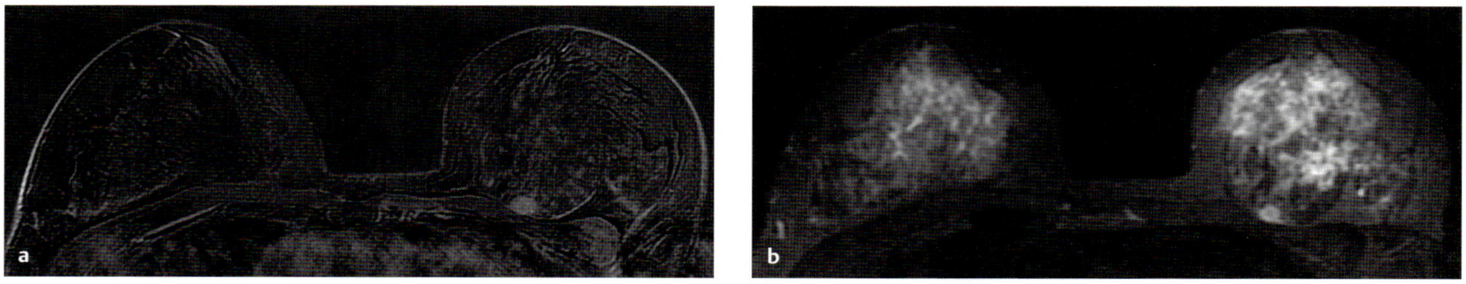
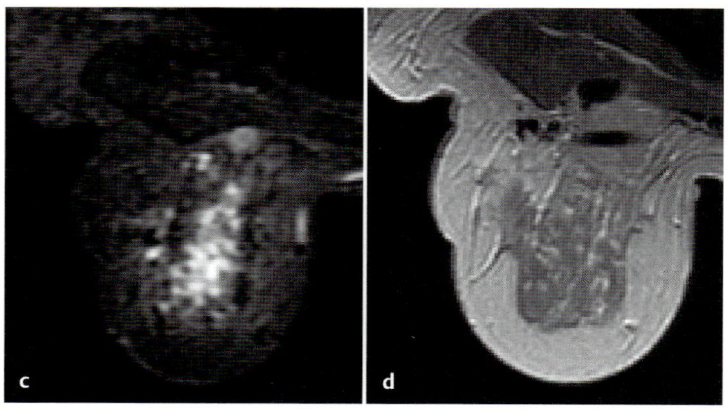

Abb. 6.**16** **Intervention ohne Kontrastmittelgabe.** In der diagnostischen MR-Mammografie hypervaskularisierter Herdbefund links oben innen thoraxwandnah (**a**). Hohe Signalintensität dieses Befundes in der T2w Messung (**b**). Im Rahmen der MR-gesteuerten Biopsie primäre Befunddarstellung in der wassersensitiven T2-Messung (**c**). Situs nach Probenentnahme (**d**). Histologisch: Gallertkarzinom.

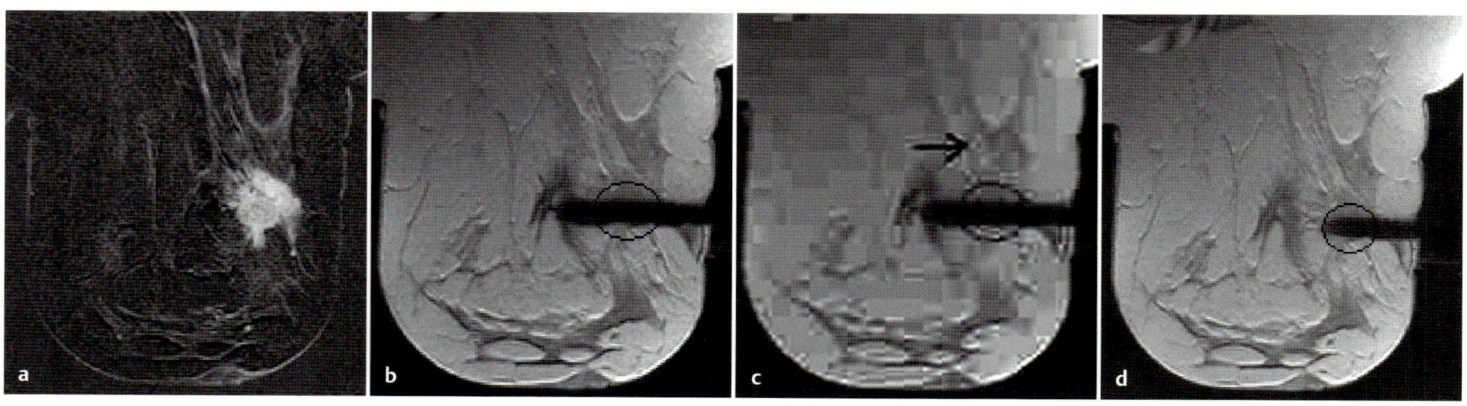

Abb. 6.**17** **Primäres Überstechen der Zielregion.** In der Bildsubtraktion nach KM-Gabe eindeutige Reproduzierbarkeit einer durch Stanzbiopsie abzuklärenden Herdsetzung (**a**). Nach Berechnung geeigneter Punktionskoordinaten Positionierung der Koaxialkanüle und Bildgebung mit liegendem Mandrin. Zu weiter antegrader Vorschub („Überstechen") der Koaxialnadel um etwa 1 cm (**b**). Korrektur der Position der Koaxialnadel (**c**). Gemäß erneuter MR-Kontrolle nunmehr exakte Positionierung der Koaxialnadel im Zentrum des abzuklärenden Herdbefundes (**d**).

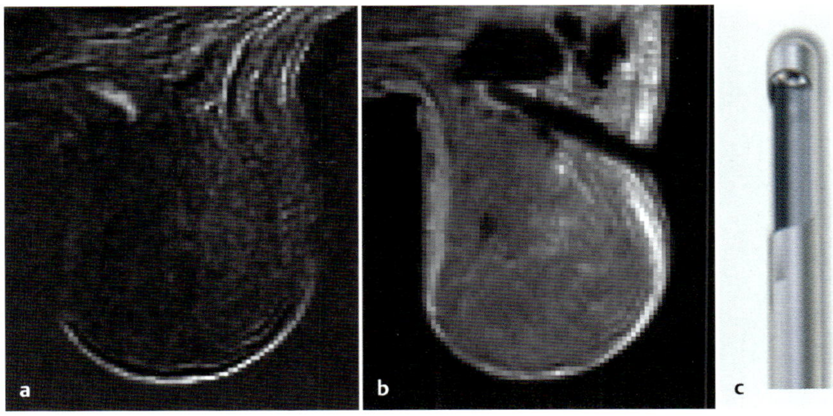

Abb. 6.**18** **Gerundete Nadelspitze für kutis- und thoraxwandnahe Befunde.** Pektoralisnah gelegene Läsion, die bevorzugt von der kutanen Gegenseite unter Verwendung einer gerundeten Nadelspitze abgeklärt werden sollte (Bildsubtraktion) (**a**). Status nach Entnahme von 12 Gewebezylindern mit repräsentativer Lage des Resektionsbettes bei belassener Koaxialkanüle (**b**). Beispiel einer gerundeten Nadelspitze für die Vakuumbiopsie (**c**).

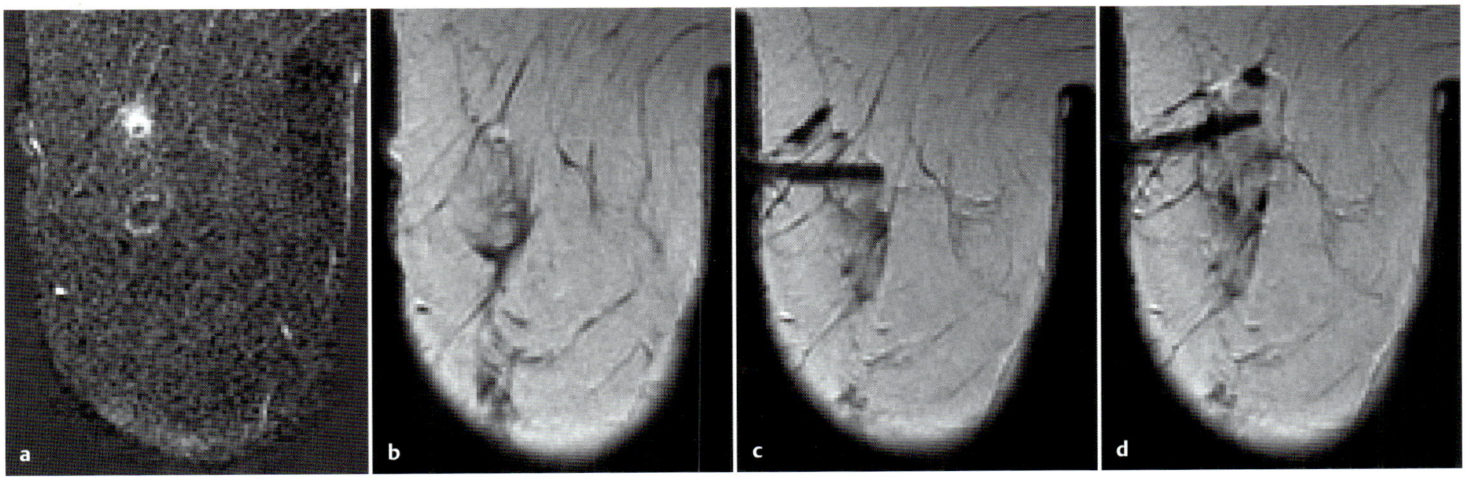

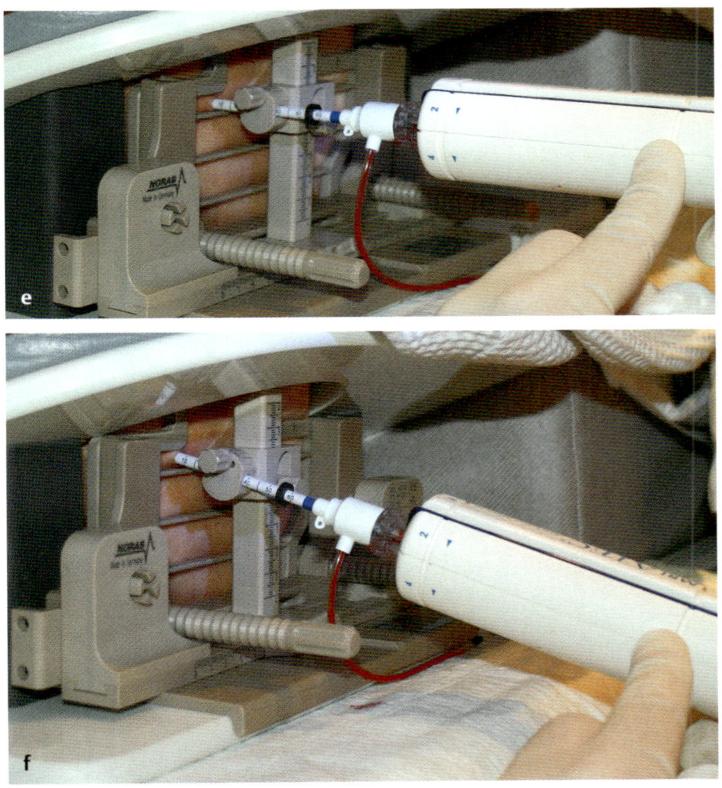

Abb. 6.**19** **Unidirektionale Gewebegewinnung bei kleinen Herdbefunden.** Kleine, durch Vakuumbiopsie abzuklärende Herdsetzung in der linken Mamma: Subtraktionsaufnahme (**a**). Darstellung im T1w Bild nach Kontrastmittelgabe (**b**). Horizontale Einbringung der Koaxialkanüle mamillenseits der abzuklärenden Läsion (**c**). Gewinnung der Vakuumbiopsate mit thoraxwandseitig positioniertem Entnahmefenster (Notch) und unidirektionaler Probenentnahme in Richtung Thoraxwand (**d**): Endposition der Koaxialkanüle nach Gewinnung von 12 Vakuumbiopsiezylindern. Dokumentation des Punktionssystems zu Beginn (**e**) und nach Beendigung der Gewebeentnahme (**f**). Histologie: Fettgewebsnekrose.

wendig. Zur Vermeidung einer Penetration sowie schmerzhaften Irritation der Kutis durch die Nadelspitze wird bei entsprechender Konstellation die Wahl einer gerundeten Nadelspitze empfohlen. Die Problematik langer intramammärer Wege besteht ebenso bei Befunden, die thoraxwandnah liegen (Abb. 6.**18**).

Kleine Herdbefunde. Bei kleinen Herdbefunden (z. B. bis 10 mm Durchmesser) kann es sinnvoll sein, die Biopsienadel primär wenige Millimeter ventral oder dorsal der Läsion zu positionieren und von hier aus nur noch in einer Richtung (unidirektional) zu biopsieren. Hierdurch wird ein Ausweichen des Befundes vor der Notch – wie es bei der üblichen rotierenden Vorgehensweise denkbar ist – vermieden (Abb. 6.**19**). Diese unidirektionale Vorgehensweise führt zu einer besseren Fixierung kleiner „derber“ Befunde, insbesondere bei einer Lage innerhalb von „weichem“ Fettgewebe.

Zystendekompression. Finden sich im Verlauf des erwarteten Zugangsweges größere Mammazysten, so sollte primär eine perkutane Punktion und Aspiration der Zysten vor der Kontrastmittelgabe erfolgen, da es ansonsten durch die Entleerung der Zysten während der Intervention zu erheblichen intramammären Gewebeverschiebungen kommen kann (Abb. 6.**20**).

Coils und Hämatomaspiration. Nach Platzierung eines Coils oder Clips zur Markierung der Resektionshöhle sollte über die liegende Koaxialnadel keine weitere Absaugung eines möglicherweise ausgedehnteren Hämatoms erfolgen, da es hierdurch im Einzelfall zu einer Aspiration und Entfernung des Coils/Clips kommen kann (Abb. 6.**21**).

Kompression mit Stieltupfer. Nach Entfernung der Koaxialkanüle hat sich zur Kompression der Punktionsstelle der Einsatz eines sterilen Stieltupfers bewährt. Auf diese Weise kann die Kompressionsvorrichtung der Punktionseinheit problemlos entfernt werden, ohne dass es zu einer Blutung aus der Einstichstelle kommt (Abb. 6.**22**).

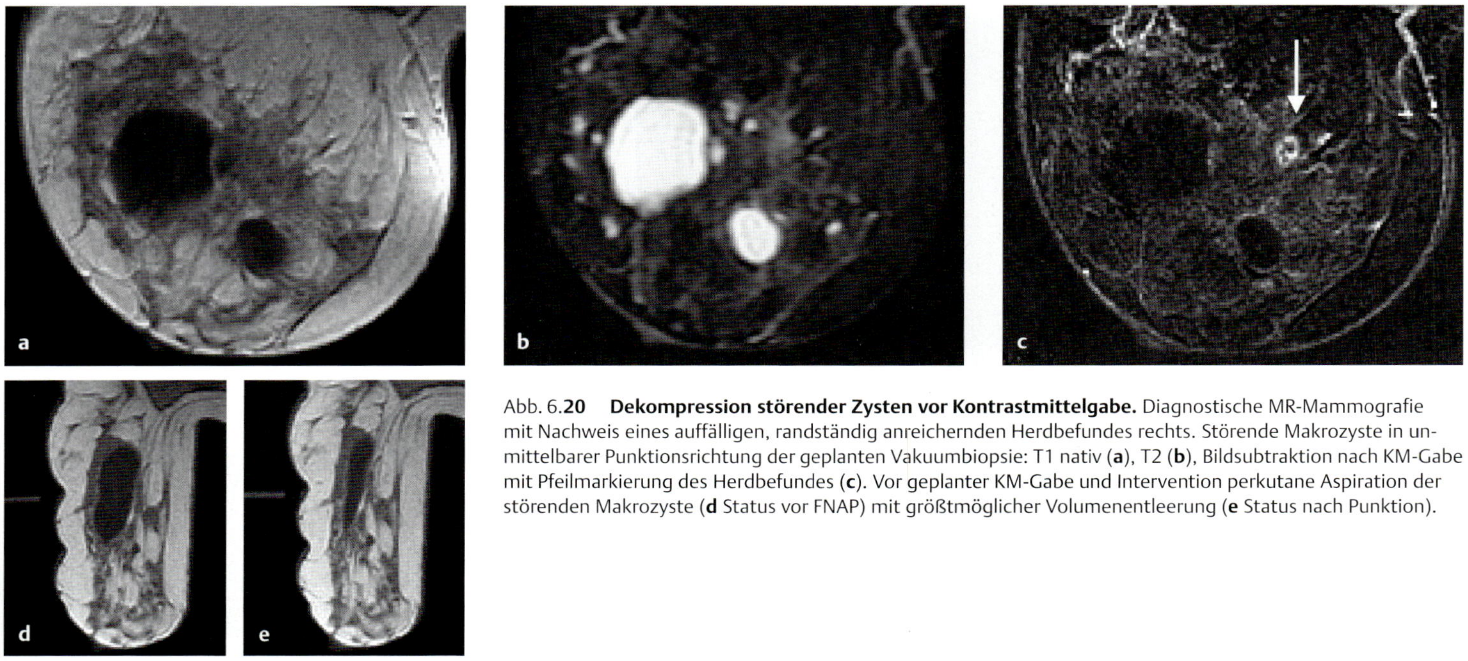

Abb. 6.**20** **Dekompression störender Zysten vor Kontrastmittelgabe.** Diagnostische MR-Mammografie mit Nachweis eines auffälligen, randständig anreichernden Herdbefundes rechts. Störende Makrozyste in unmittelbarer Punktionsrichtung der geplanten Vakuumbiopsie: T1 nativ (**a**), T2 (**b**), Bildsubtraktion nach KM-Gabe mit Pfeilmarkierung des Herdbefundes (**c**). Vor geplanter KM-Gabe und Intervention perkutane Aspiration der störenden Makrozyste (**d** Status vor FNAP) mit größtmöglicher Volumenentleerung (**e** Status nach Punktion).

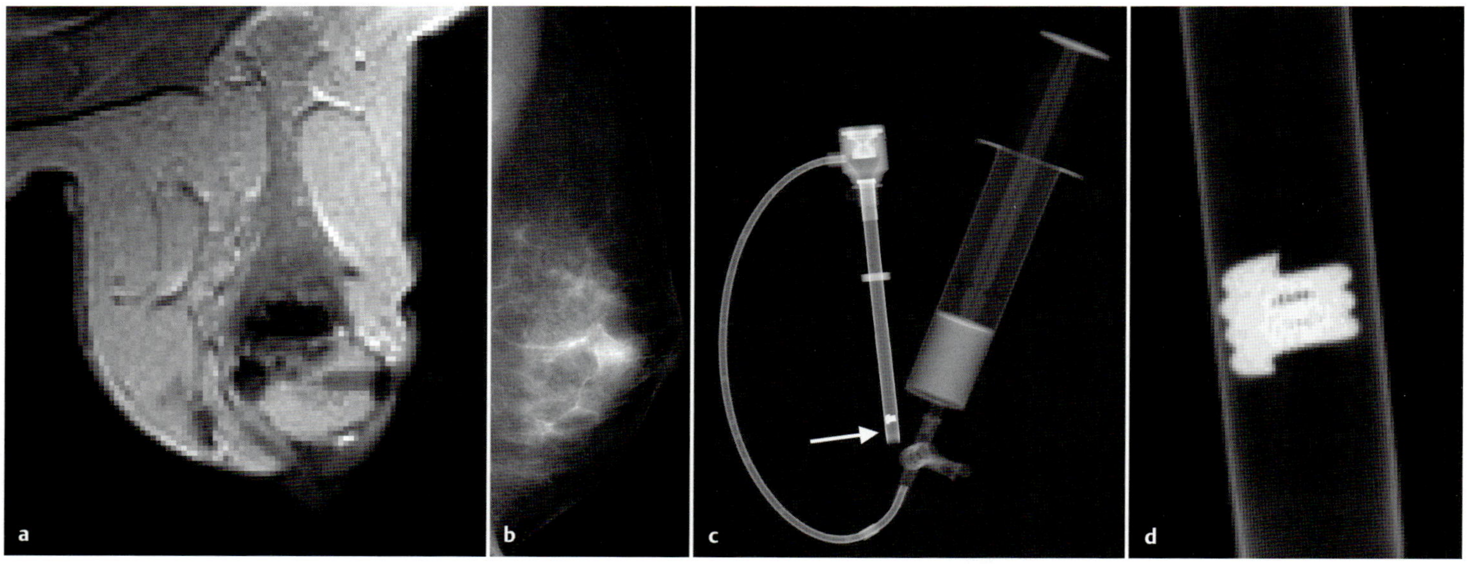

Abb. 6.**21** **Coilabsaugung durch Hämatomaspiration.** Platzierung eines Markierungscoils nach erfolgter MR-gesteuerter Vakuumbiopsie mit anschließender Coilmarkierung. Hämatomabsaugung vor Entfernung der Koaxialkanüle (**a**). Fehlende Dokumentation des Coils auf der anschließend angefertigten Röntgenmammografie (**b**). Nachweis des Coils in der entfernten Koaxialkanüle (**c** Röntgenbild des entfernten Koaxialsystems, Coil pfeilmarkiert). Ausschnittsvergrößerung mit Coil (**d**).

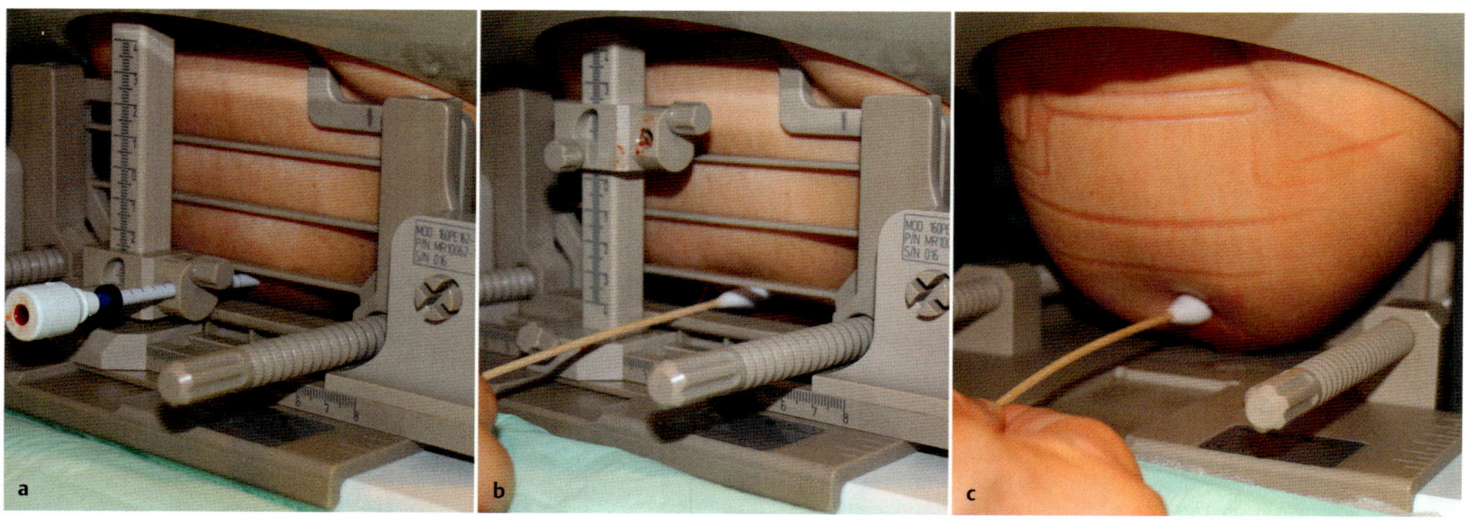

Abb. 6.**22** **Stieltupfer zur Kompression der Einstichstelle.** Konstellation nach Beendigung der Gewebeentnahme mit angebrachter Fixiervorrichtung und positionierter Koaxialkanüle (**a**). Positionierung eines Stieltupfers zur Kompression der Einstichstelle nach Entfernung der Koaxialkanüle (**b**) und Möglichkeit der Entfernung der Fixiervorrichtung ohne Blutung aus dem Stichkanal (**c**).

Computergestützte Punktionshilfen

Seitens verschiedener Firmen wurden zur Planung der Punktionskoordinaten für MR-gesteuerte Interventionen der Mamma Softwareprogramme geschrieben, die die Kalkulation adäquater x-, y- und z-Daten erlauben. Grundsätzlich erfolgt hierbei die Kalkulation der Daten auf der Basis eines fiktiv zu wählenden Nullpunktes, von dem aus die geeigneten Distanzen in den 3 Raumebenen berechnet und dem passenden Punktionssteg zugeordnet werden. Derzeit verfügbare Systeme sind:

- SureLoc der Fa. Confirma Europe GmbH (Abb. 6.**23**)
- DynaLOC der Fa. Invivo, GmbH (Abb. 6.**24**)
- MICS MIA der Fa. Machnet B.V. (Abb. 6.**25**)

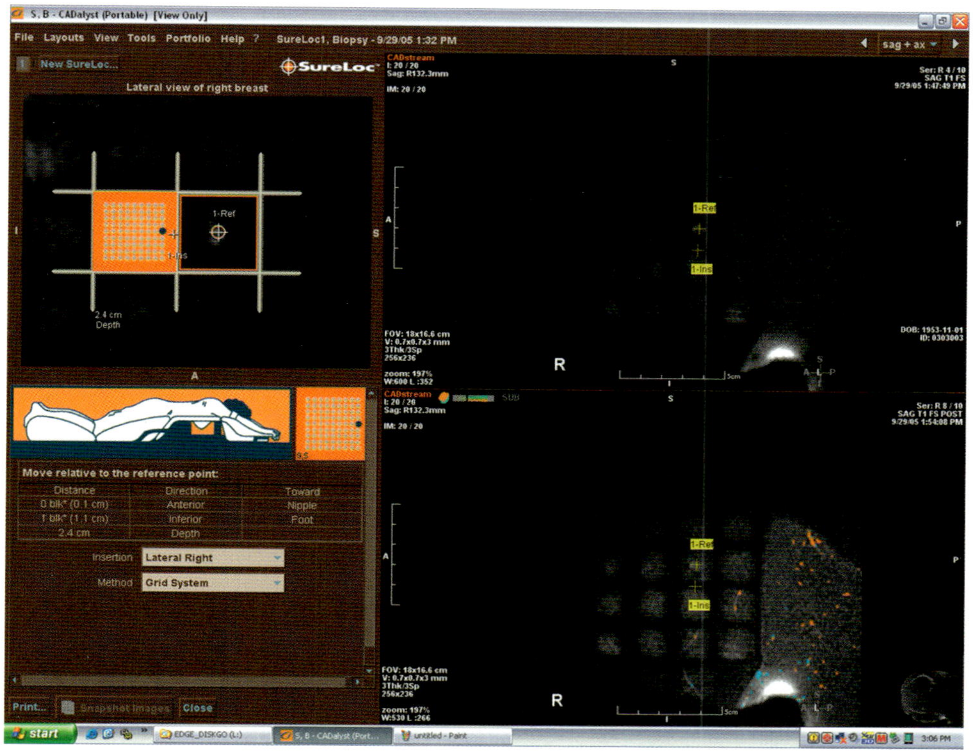

Abb. 6.**23** **Computergestützte Koordinatenkalkulation SureLoc der Fa. Confirma Europe GmbH.** Display nach Kalkulation der Koordinaten zur MR-gesteuerten Intervention mit Anwahl eines geeigneten Punktionssteges für die neunte Punktionsperforation in der Horizontalen und die fünfte Punktionsperforation in der Vertikalen innerhalb eines im Rastersystem positionierten Lokalisationswürfels.

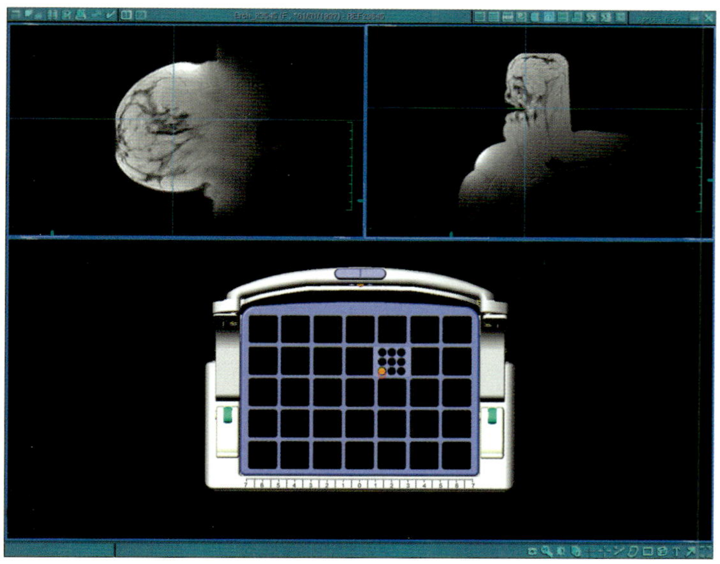

Abb. 6.**24** **Computergestützte Koordinatenkalkulation DynaLOC der Fa. Invivo, GmbH.** Display nach Kalkulation der Koordinaten zur MR-gesteuerten Intervention mit Anwahl eines geeigneten Punktionssteges für das fünfte Punktionsfach in der Horizontalen und das zweite Punktionsfach in der Vertikalen. Innerhalb des perforierten Würfeleinsatzes Wahl des Punktionssteges links unten.

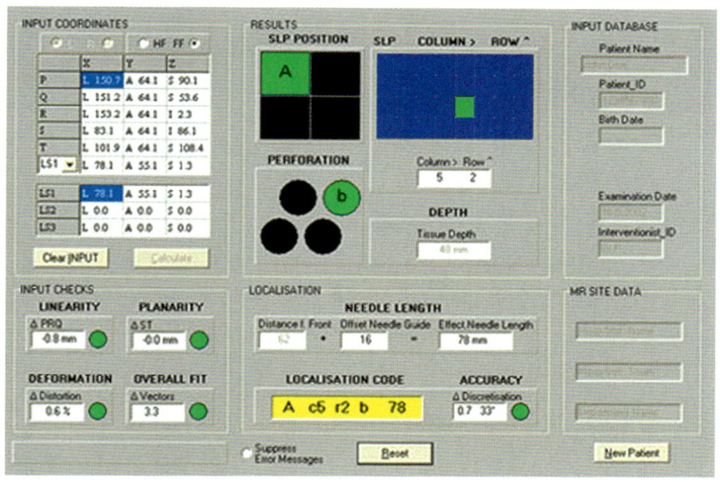

Abb. 6.**25** **Computergestützte Koordinatenkalkulation MICS-MIA der Fa. Machnet.** Display nach Kalkulation der Koordinaten zur MR-gesteuerten Intervention mit Anwahl eines geeigneten Punktionssteges für das fünfte Punktionsfach in der Horizontalen und das dritte Punktionsfach in der Vertikalen. Innerhalb des perforierten Würfeleinsatzes Wahl des Punktionssteges rechts oben. MICS = MR-Mammography Intervention Coil System, MIA = Mammography Intervention Aid.

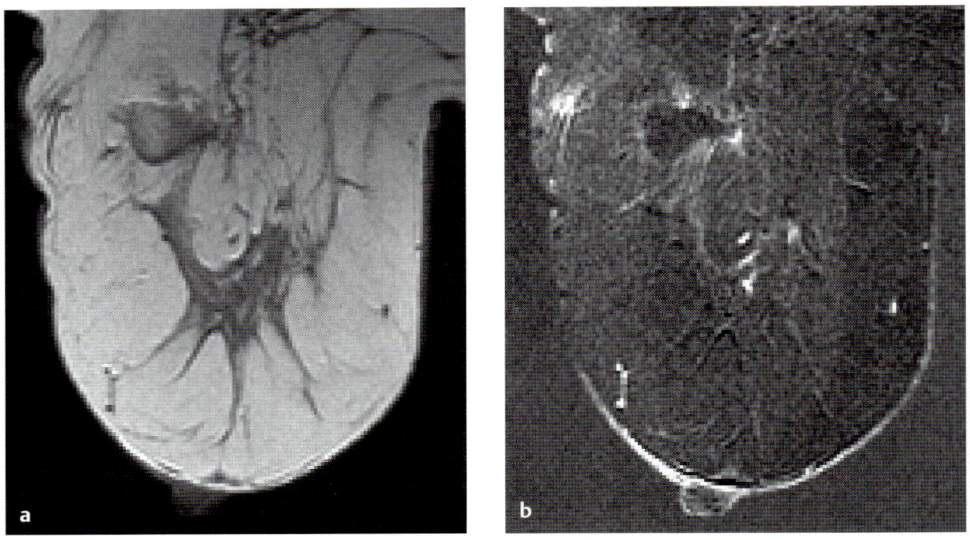

Abb. 6.**26** **MR-Bildgebung 1 Woche nach Vakuumbiopsie.** Resektionshöhle 1 Woche nach Vakuumbiopsie. In der nativen T1-Gewichtung umschriebenes Hämatom (**a**). Nach Kontrastmittelgabe diskretes Enhancement im Randbereich des Hämatoms (**b**).

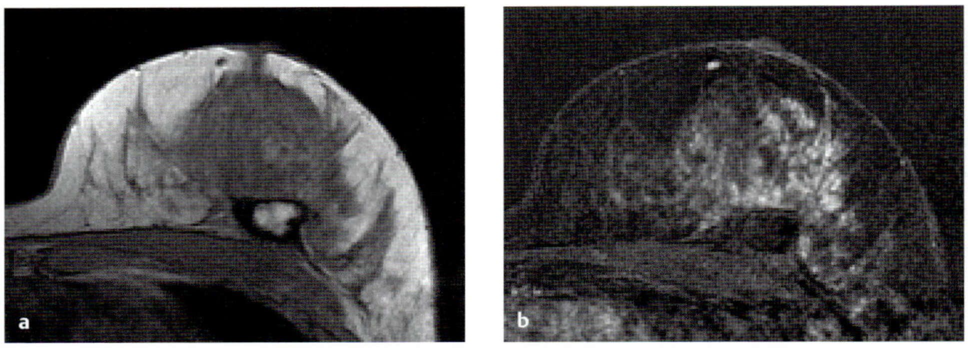

Abb. 6.**27** **Bildgebung nach Vakuumbiopsie bei persistierendem Hämatom nach 6 Monaten.** Resektionshöhle 6 Monate nach Vakuumbiopsie. In der nativen T1-Gewichtung thoraxwandnahes, in Organisation befindliches Hämatom (**a**). Nach Kontrastmittelgabe physiologisches Enhancement des Parenchyms, jedoch keine signifikante Kontrastmittelanreicherung in der unmittelbaren Hämatomumgebung (**b**).

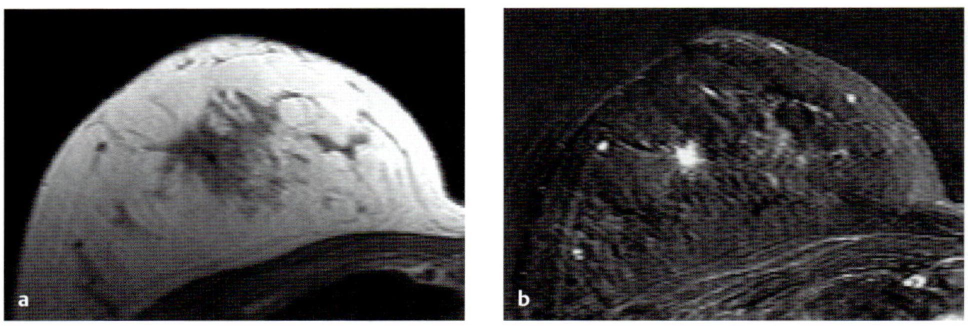

Abb. 6.**28** **Bildgebung nach Vakuumbiopsie mit persistierenden reaktiv-hyperämischen Veränderungen im Narbenbereich.** Resektionshöhle 6 Monate nach Vakuumbiopsie. In der nativen T1-Gewichtung fokale Architekturstörung (**a**). Nach Kontrastmittelgabe auffälliges Enhancement im Zentrum der ehemaligen Resektionshöhle mit karzinomtypischem Erscheinungsbild (**b**). Histologisch lymphozytär-entzündliche Veränderungen. Kein Hinweis auf Malignität.

Prozedere: Kontrollen

Resektionhöhle. Üblicherweise kann nach Tagen bis Wochen von einer Darstellbarkeit der Resektionshöhle nach Vakuumbiopsie ausgegangen werden. Hierbei zeigen die umgebenden Strukturen des Hämatoms meist bereits nach wenigen Tagen eine geringe oder gar fehlende Mehranreicherung des Kontrastmittels (Abb. 6.**26**). Gelegentlich kann es jedoch auch zur Persistenz eines Hämatoms (Abb. 6.**27**) und/oder zu einer verbleibenden Kontrastmittelmehranreicherung über Monate (Abb. 6.**28**) kommen.

Kontrolle nach 6 Monaten bei benigner Histologie nach Vakuumbiopsie. Nach MR-gesteuerter Gewebeentnahme wird bei Vorliegen eines gutartigen histologischen Befundes eine einmalige Kontrolluntersuchung nach 6 Monaten empfohlen. Dies gilt in besonderem Maße in solchen Situationen, in denen Histologie und MRT-Befund diskordant erscheinen. Findet sich in dieser Kontroll-MRT bei Reproduzierbarkeit der vor 6 Monaten biopsierten Läsion eine reduzierte Größe der Läsion oder ist der biopsierte Befund nicht mehr reproduzierbar, so ergeben sich keine weiteren Konsequenzen, da von einer zuverlässigen und repräsentativen Abklärung ausgegangen werden kann (Abb. 6.**29** u. Abb. 6.**30**). Zeigt sich der vor 6 Monaten biopsierte Befund in der Kontroll-MRT in Form und Größe unverändert, so muss offen bleiben, ob der Befund seinerzeit tatsächlich repräsentativ getroffen wurde. Aufgrund der fehlenden Größenzunahme über einen Zeitraum von 6 Monaten kann allerdings in der Regel vom Vorliegen eines gutartigen Befundes ausgegangen werden. Dennoch wird in dieser Konstellation eine weitere Kontrolle nach 6–12 Monaten empfohlen (Abb. 6.**31**). Findet sich in der Kontrolle ein Befundprogress der vor 6 Monaten biopsierten Läsion, so ist im subtilen Vergleich mit der Bilddokumentation der MR-Biopsie zu prüfen, ob es sich um reaktive Veränderungen bei prolongierter Wundheilung handelt oder ob eine Fehlpunktion mit nicht repräsentativer Gewebeentnahme bei Vorliegen eines Malignoms anzunehmen ist (Abb. 6.**32 a–e**). Im Falle einer anzunehmenden verzögerten Heilungsphase ist eine erneute Kontrolle (empfohlenes Intervall: 6 Monate) indiziert (Abb. 6.**32 f**). Im Falle einer potentiellen Fehlpunktion sollten eine erneute perkutan bioptische oder eine offene Biopsie diskutiert werden.

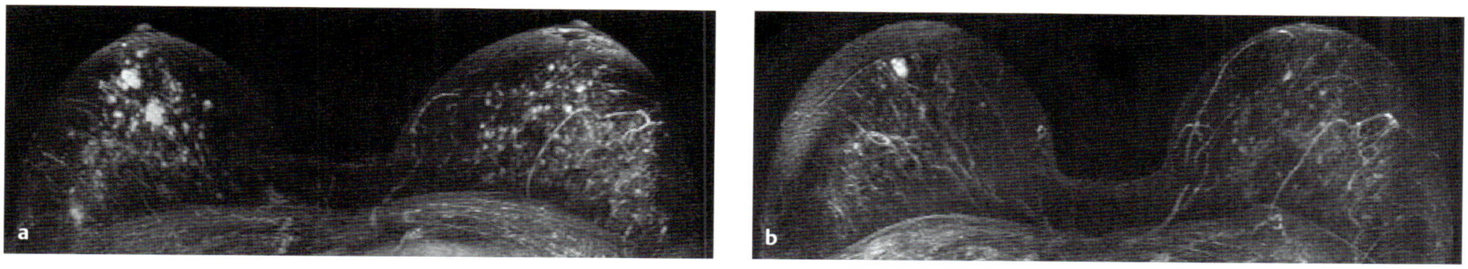

Abb. 6.**29** **Fehlende Reproduzierbarkeit** in der 6-Monats-Kontrolle nach MR-gesteuerter Vakuumbiopsie. In der Primäruntersuchung bilateral zahlreiche Foci. Rechts retromamillär 2 Herdsetzungen mit gesteigerter Vaskularisation (**a**). MR-gesteuerte Vakuumbiopsie des größeren der beiden Befunde rechts zentral. Gutartige Histologie. In der Kontrolle nach 7 Monaten komplett fehlende Anreicherung des zentralen Befundes rechts als Hinweis auf eine vakuumbioptisch komplette Entfernung. Unveränderte Präsentation des zweiten Befundes rechts (**b**).

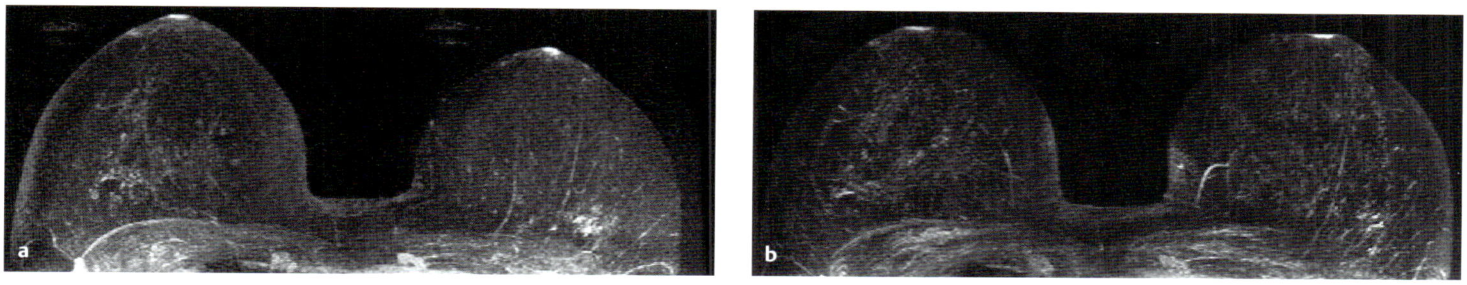

Abb. 6.**30** **Partieller Befundregress** nach MR-gesteuerter Vakuumbiopsie. Ausgangsbefund mit regionaler non-mass-like-Anreicherung in der linken Mamma unten außen (MIP-Technik) (**a**). MR-gesteuerte Vakuumbiopsie mit histologischem Nachweis einer fokalen Mastitis (Kategorie: B2). Kontroll-MRT nach 6 Monaten mit weitestgehender Normalisierung des Befundes (**b**). Anmerkung: Im konkreten Fall ist es unerheblich, ob die Rückbildung des Befundes durch die vorausgegangene Gewebeentnahme oder durch eine Rückbildung der Mastitis begründet ist. In beiden Fällen kann ein malignes Tumorgeschehen sicher ausgeschlossen werden.

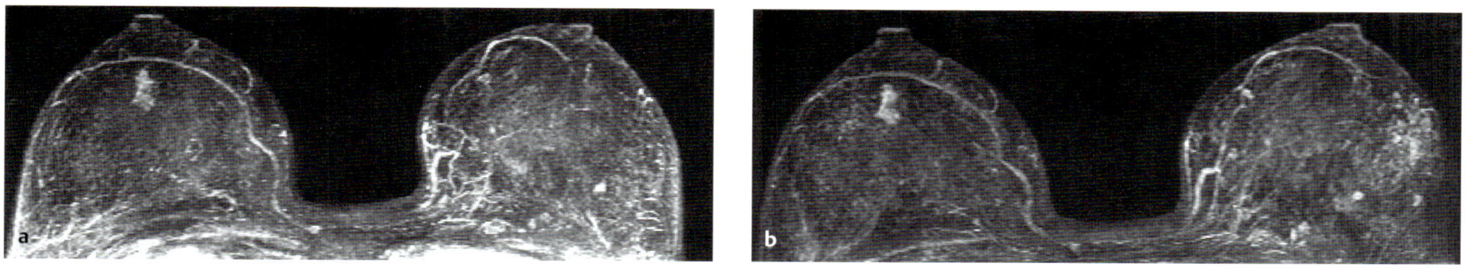

Abb. 6.**31** **Befundkonstanz** nach MR-gesteuerter Vakuumbiopsie. Diagnostische Untersuchung mit nichtraumfordernder Mehranreicherung rechts retromamillär (**a**). MR-gesteuerte Vakuumbiopsie mit benigner Histologie. Nichterscheinen der Patientin zur 6-Monats-Kontrolle. In der nächsten MR-Untersuchung 18 Monate nach Vakuumbiopsie identischer Befund zur präinterventionellen Untersuchung als möglicher Hinweis auf eine Fehlpunktion (**b**). Aufgrund der Befundkonstanz über 1½ Jahre keine Indikation zur Re-Biopsie.

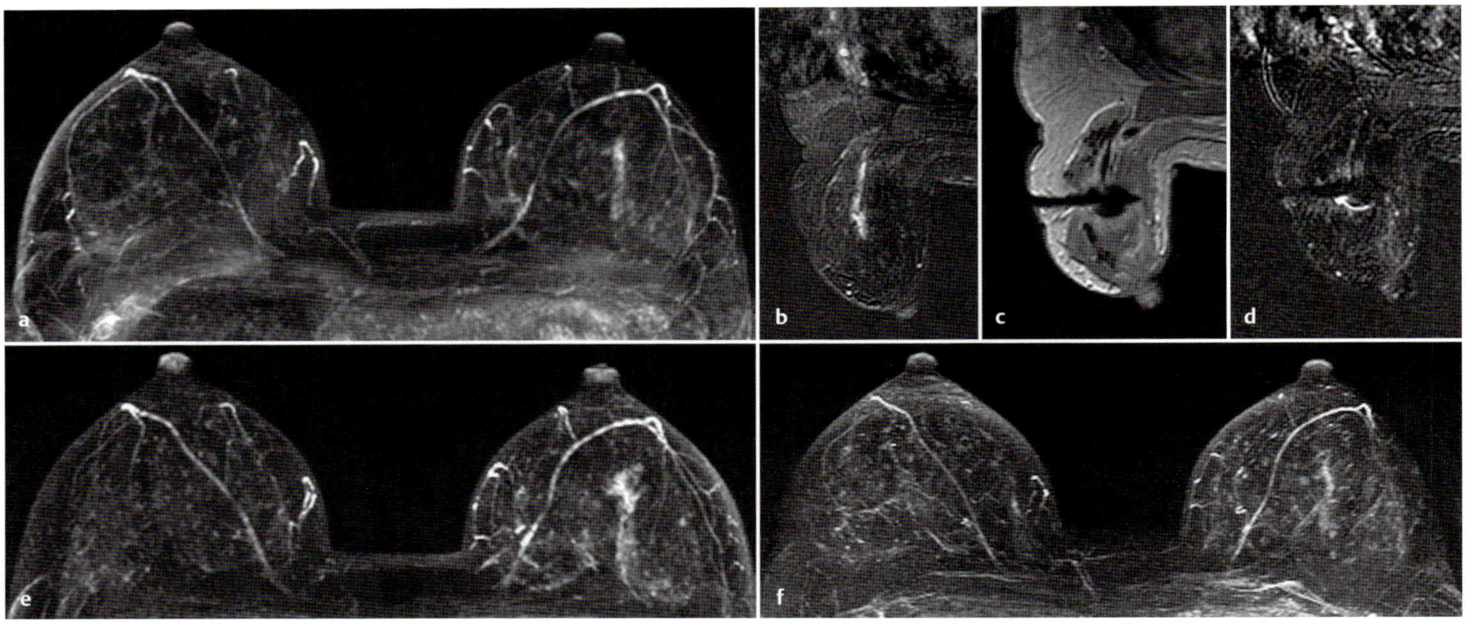

Abb. 6.32 **Befundprogress** nach MR-gesteuerter Vakuumbiopsie. Ausgangsbefund mit linearer Mehranreicherung in den zentralen Abschnitten der linken Mamma. MIP-Darstellung (**a**). Histologie nach MR-gesteuerter Vakuumbiopsie: Adenose. Keine Malignität. Anhand der Interventionsaufnahmen Dokumentation der schwerpunktmäßig in den mamillennahen Abschnitten der linearen Anreicherung entnommenen Gewebezylinder (Subtraktionsaufnahme: **b**; Dokumentation mit liegender Koaxialnadel nach Gewebeentnahme: **c**; Subtraktionsbild nach Biopsie und erneuter KM-Gabe: **d**). In der Kontrolluntersuchung 6 Monate nach MR-gesteuerter Vakuumbiopsie Zunahme der linearen Anreicherung insbesondere in den mamillennahen Anteilen (**e**). Abwartendes Verhalten und Kontrolluntersuchung nach weiteren 6 Monaten mit nunmehr deutlicher Rückbildung der linearen Mehranreicherung links (**f**).

Fallbeispiele (MR-gesteuerte Vakuumbiopsie)

Fallbeispiel 1: MR-gesteuerte Vakuumbiopsie bei unklarem Herdbefund

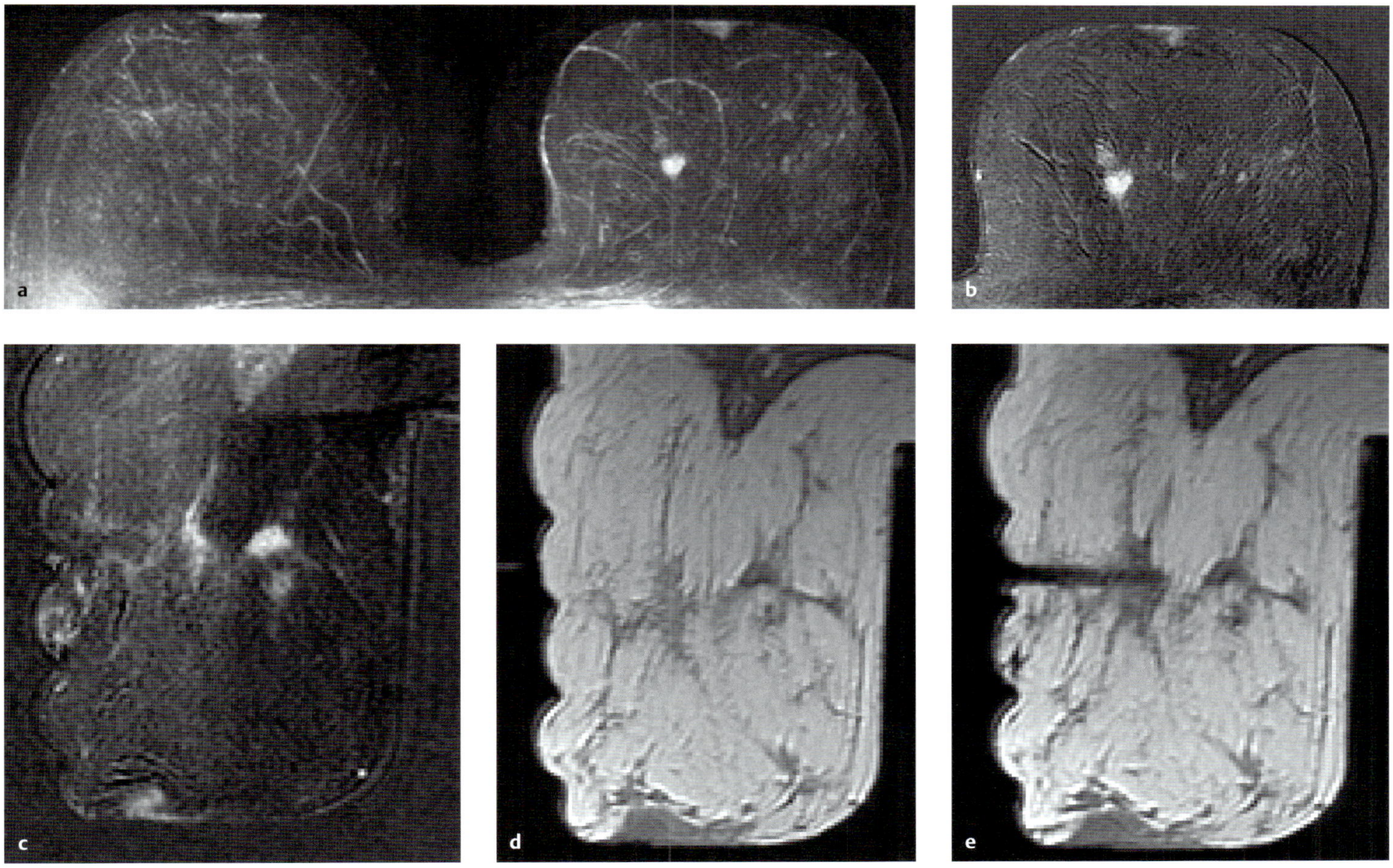

Abb. 6.**33** **MR-gesteuerte Vakuumbiopsie eines unklaren Herdbefundes.** Diagnostische MR-Mammografie bei dichten Gewebestrukturen im Mammogramm (ACR IV, BI-RADS 1) und unauffälligem Sonografiebefund. Suspekter Herdbefund im Zentrum der linken Mamma. MIP-Darstellung (**a**) und Einzelschicht der Subtraktionsaufnahmen der linken Brust (**b**). Eindeutige Befundreproduzierbarkeit im Rahmen der MR-gesteuerten Intervention (Subtraktionsaufnahme nach KM-Gabe: **c**; T1w Aufnahme vor KM-Gabe: **d**). Dokumentation der exakten Positionierung der Koaxialkanüle vor der abzuklärenden Läsion (**e**). Erfolgreiche Vakuumbiopsie mit dem VACORA-System. Histologie: invasiv duktales Mammakarzinom (B5b).

Fallbeispiel 2: MR-gesteuerte Vakuumbiopsie bei unklarem nichtraumforderndem Befund

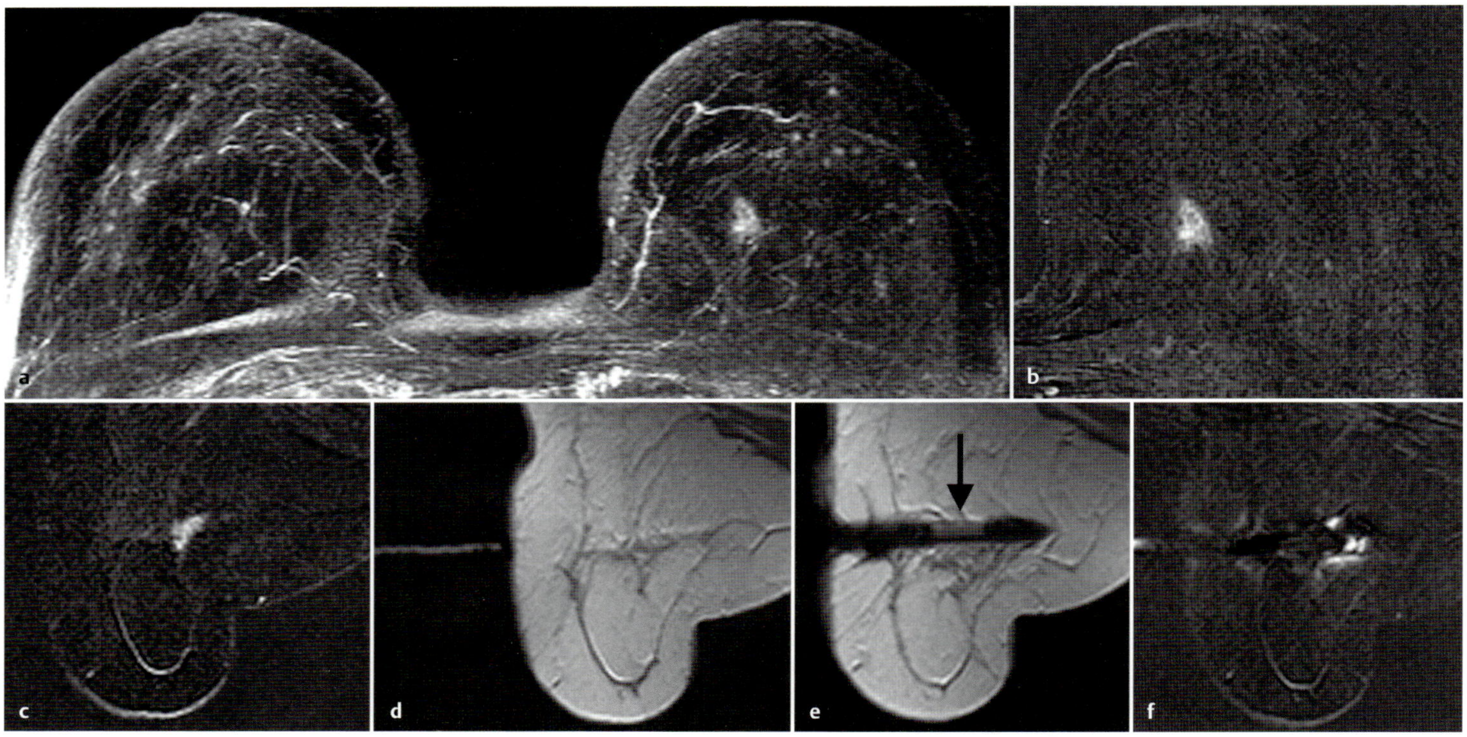

Abb. 6.34 **MR-gesteuerte Vakuumbiopsie bei nichtraumfordernder Läsion.** Unklare fokale Mehranreicherung im Zentrum der linken Mamma (MRM-BI-RADS 4, MIP-Darstellung: **a**; Subtraktionseinzelschicht: **b**). Eindeutige Reproduzierbarkeit des Befundes im Rahmen der vorgesehenen MR-gesteuerten Vakuumbiopsie mit dem Mammotome-System (**c**). Check der korrekten Lokalisation und Richtung des berechneten Punktionsweges mit einem extern fixierten Markerstift (**d**). Dokumentation der korrekt positionierten Nadel mit exakter Zuordnung der einsehbaren Notch (Pfeile) im Zentrum der abzuklärenden Läsion (**e**). Dokumentation der repräsentativen Befundentfernung in der abschließenden KM-gestützten MRT (**f**). Histologie: radiäre Narbe (B3).

Fallbeispiel 3 (besondere Konstellation): Bifokal suspekter Befund – simultan MR-gesteuerte Vakuumbiopsie

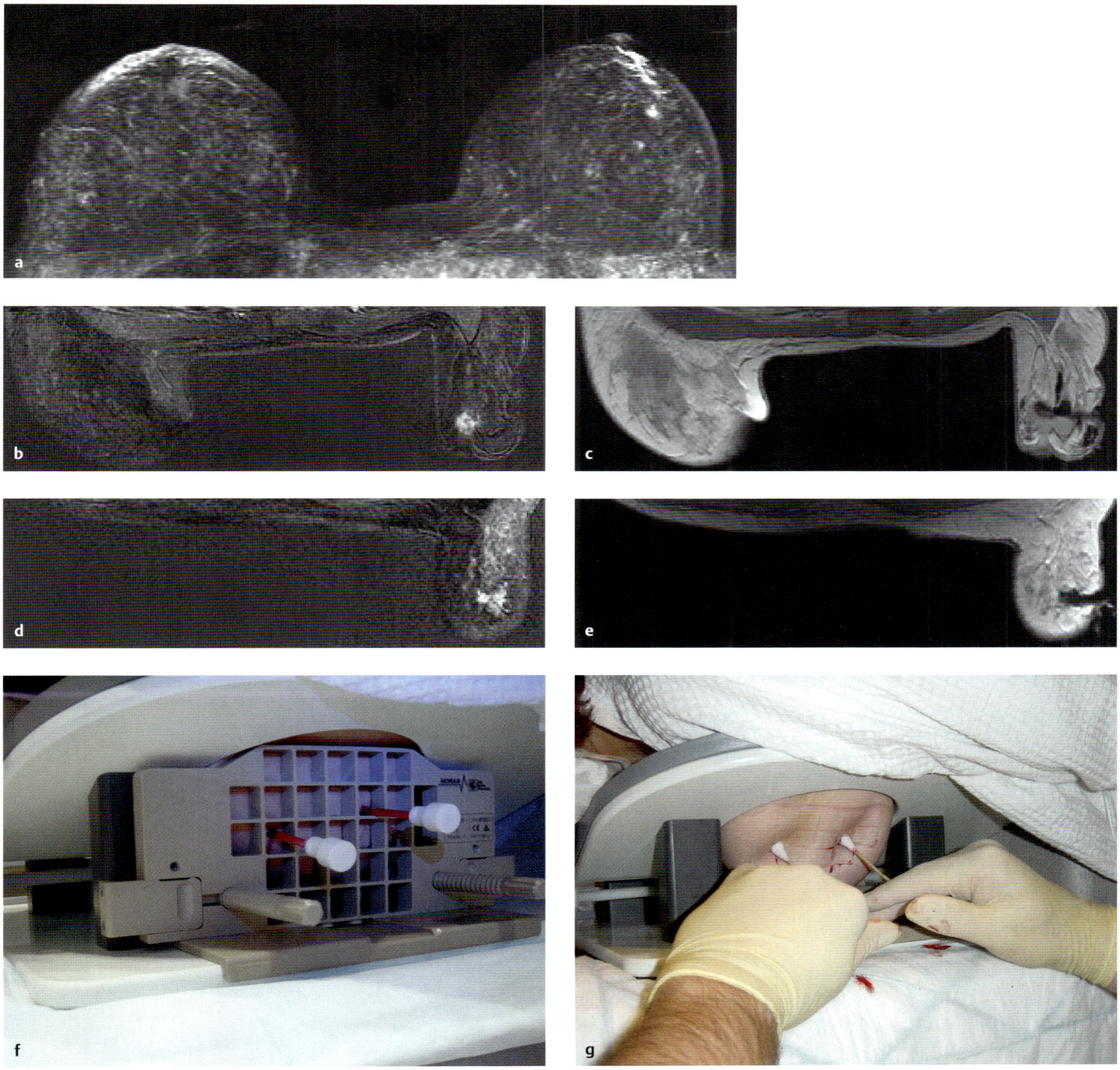

Abb. 6.**35** **Unilateral bilokuläre Vakuumbiopsie.** In der diagnostischen MR-Mammografie auffällige Befunde in der rechten Mamma oben innen und kaudal zwischen den Quadranten (MIP-Darstellung: **a**). Entschluss zur simultanen Vakuumbiopsie beider Läsionen in der MRT. Primär vakuumbioptische Abklärung des supekteren Befundes links oben innen (Einzelschichtsubtraktion: **b**, T1-Darstellung nach Gewebeentnahme: **c**) und anschließend der zweiten Läsion kaudal (Einzelschichtsubtraktion: **d**; T1-Darstellung nach Gewebeentnahme: **e**). Konstellation der beiden Koaxialnadeln im Rasterkoordinatensystem (**f**). Blutungsstillung nach Entfernung der Koaxialnadeln und der lateralen Rastervorrichtung (**g**). Histologie: invasiv duktales Mammakarzinom rechts oben innen (Kategorie B5b). DCIS rechts kaudal mittig (Kategorie B5a).

Prinzipiell ist eine simultane perkutan bioptische Abklärung bifokaler Befunde einer Brust möglich. Hierbei sollte primär der suspektere der beiden Befunde vakuumbiopsiert werden für den Fall, dass es zu einem vorzeitigen Abbruch der Intervention kommt. Prinzipiell muss die Abklärung bifokaler Befunde mit einem Interventionsset pro Läsion erfolgen, um nicht Zellmaterial von einer Lokalisation zur anderen zu verschleppen und/oder das gewonnenen Gewebematerial zu kontaminieren (Abb. 6.**35**).

Tipps und Tricks

Für die Biopsie unilateral bifokaler Befunde wird der Einsatz eines Zielrasters empfohlen, da die notwendigen Zugänge hierbei unabhängig voneinander gewählt werden können. Außerdem sollte die Vakuumbiopsie in Koaxialtechnik erfolgen, da nach Beendigung der Biopsie der ersten Läsion die entsprechende Koaxialnadel belassen werden und die vakuumbioptische Abklärung der zweiten Läsion ohne Blutung aus der ersten Punktionsstelle erfolgen kann.

Fallbeispiel 4 (besondere Konstellation): Bilateral suspekter Befund – simultane MR-gesteuerte Vakuumbiopsie

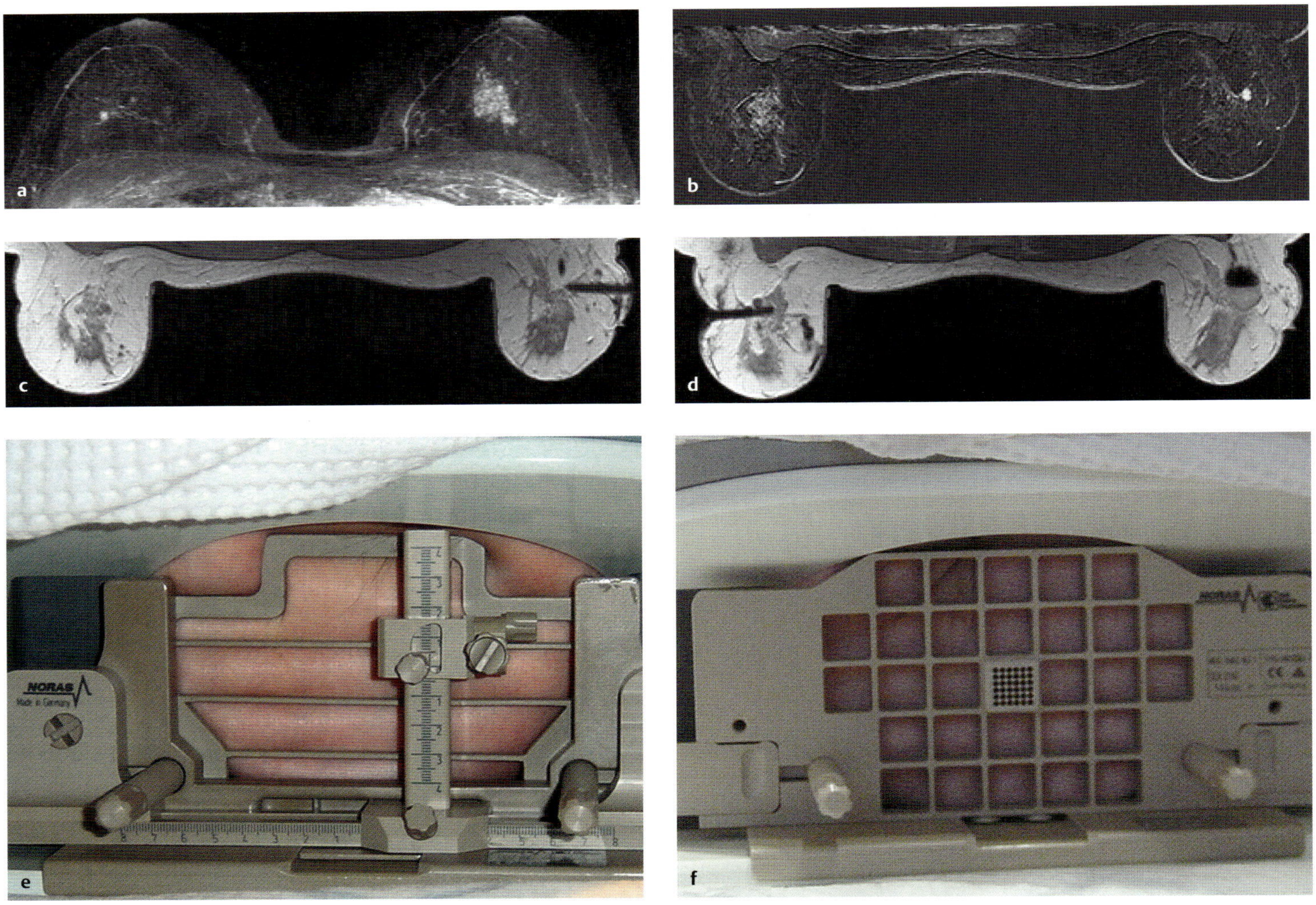

Abb. 6.36 **Simultan bilaterale Vakuumbiopsie.** In der diagnostischen MR-Mammografie auffälliger Herdbefund in der rechten Mamma (MRM-BI-RADS 5) sowie unklare fokale Mehranreicherung (non-mass, MRM-BI-RADS 4) links (**a**). Entschluss zur simultanen Vakuumbiopsie beider Läsionen. Verwendung des Post-and-Pillar-Systems für den kleineren und suspekteren Befund rechts und der Rastervorrichtung für die diffuse Anreicherung links (**e, f**). Subtraktionseinzelschicht mit beiden Befunden (**b**). Vakuumbiopsie rechts (**c**). Unter Belassung der Koaxialkanüle rechts Durchführung der Vakuumbiopsie links (**d**). Histologie: DCIS rechts (B5a). Duktale Hyperplasie mit Atypien links (B3).

Tipps und Tricks

Für die simultane Biopsie bilateraler Befunde wird häufig ein Zielraster auf der einen Seite und ein Post-and-Pillar-System auf der anderen Seite verwendet, da diese Vorrichtungen üblicherweise im Interventionsset vorhanden sind und nicht eine der beiden Versionen doppelt angeschafft werden muss. Außerdem sollte die Vakuumbiopsie in Koaxialtechnik erfolgen, da nach Beendigung der Biopsie auf der einen Seite die entsprechende Koaxialnadel belassen werden und die vakuumbioptische Abklärung auf der Gegenseite ohne Blutung aus der ersten Punktionsstelle erfolgen kann.

Fallbeispiel 5 (besondere Konstellation): MR-gesteuerte Vakuumbiopsie bei periprothetischer Lage des Befundes

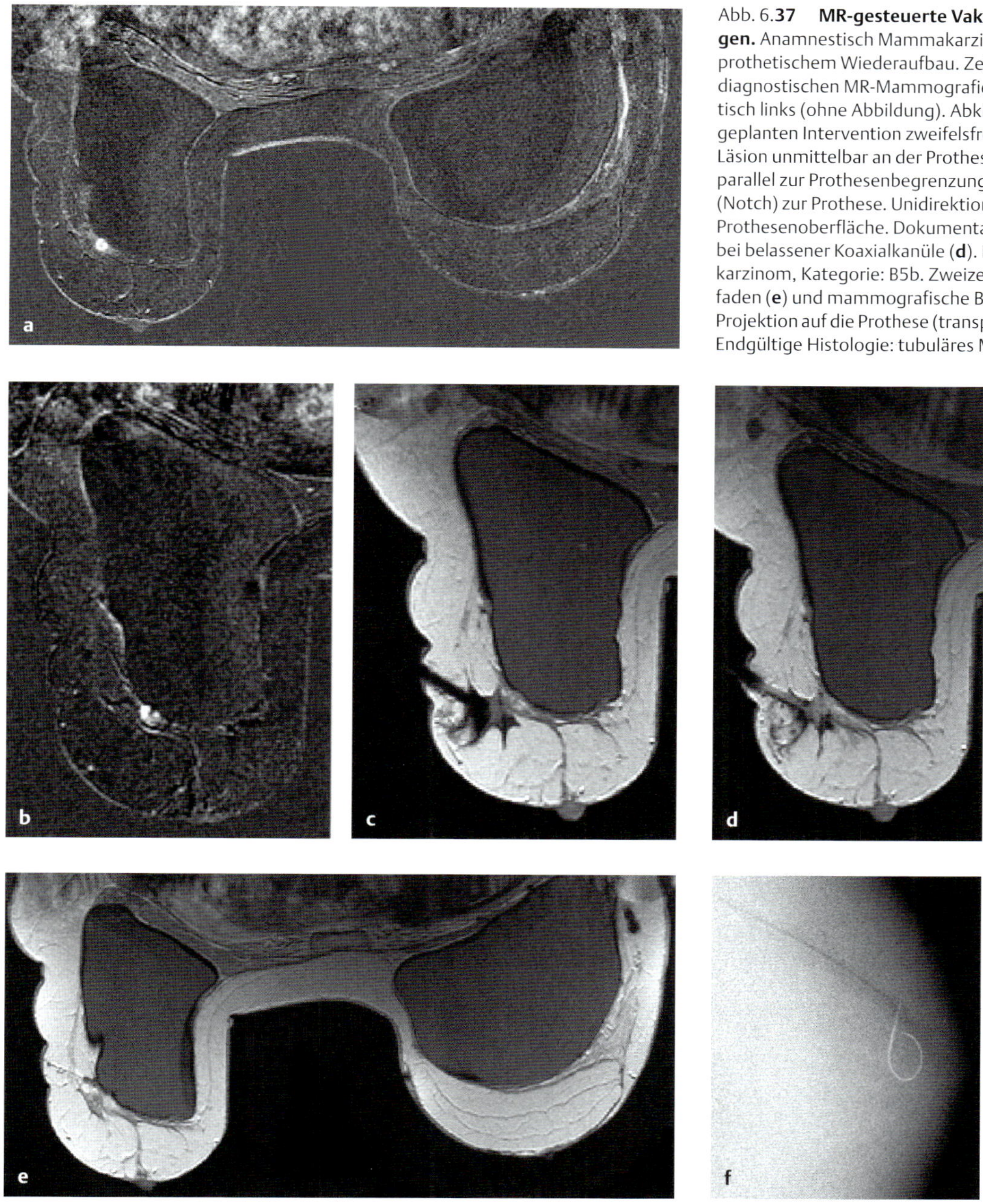

Abb. 6.**37** **MR-gesteuerte Vakuumbiopsie bei prothesennahen Veränderungen.** Anamnestisch Mammakarzinom rechts vor 16 Jahren. Mastektomie rechts mit prothetischem Wiederaufbau. Zeitgleich Protheseninplantation links. Aktuell in der diagnostischen MR-Mammografie auffälliger Herdbefund unmittelbar periprothetisch links (ohne Abbildung). Abklärung durch Vakuumbiopsie. Im Rahmen der geplanten Intervention zweifelsfreie Reproduzierbarkeit der hypervaskularisierten Läsion unmittelbar an der Prothese (**a, b**). Schräge Angulierung der Koaxialkanüle parallel zur Prothesenbegrenzung (**c**) mit Ausrichtung des Entnahmefensters (Notch) zur Prothese. Unidirektionale Entnahme von 8 Gewebezylindern in Richtung Prothesenoberfläche. Dokumentation des Situs nach Entnahme der Gewebezylinder bei belassener Koaxialkanüle (**d**). Histologie der Stanzzylinder: Tubuläres Mammakarzinom, Kategorie: B5b. Zweizeitig Coilmarkierung des Befundes mit Ariadnefaden (**e**) und mammografische Befunddokumentation des fadengeführten Coils in Projektion auf die Prothese (transparente Ausspielung bei digitaler Mammografie (**f**). Endgültige Histologie: tubuläres Mammakarzinom Stadium pT1a, pN0, G1.

Tipps und Tricks

Es sollte niemals antegrad zur Prothese punktiert werden. Es ist immer ein Zugangsweg zu suchen, der die Nadel tangential an die Prothesenoberfläche heranführt, so dass mit der seitlichen Notch bis an die Prothesenkapsel in unidirektionaler Vorgehensweise Gewebe entnommen werden kann.

Problemfall 1: Fehlende Reproduzierbarkeit des abzuklärenden Befundes

Gelegentlich kann es vorkommen, dass ein abzuklärender Befund im Rahmen der geplanten MR-gesteuerten Intervention nicht (mehr) reproduzierbar ist. Die entsprechende Quote solcher nicht mehr reproduzierbarer Läsion wird in der Literatur mit 0–12% angegeben. Hauptursache hierfür sind intraindividuelle Schwankungen der Kontrastmittelaufnahme gutartiger Veränderungen (Abb. 6.**38**). In jedem Fall müssen andere Ursachen, z. B. inkomplette Erfassung der Mamma (Abb. 6.**39**), eine Fehlinjektion des Kontrastmittels (Check: KM-Nachweis in intramammären Venen und in A. mammaria interna), Artefakte ausgeschlossen werden. Aus forensischen Überlegungen wird bei Abbruch der Untersuchung aufgrund fehlender Reproduzierbarkeit des suspekten Befundes eine diagnostische Kontroll-MRT in identischer Zyklusphase empfohlen.

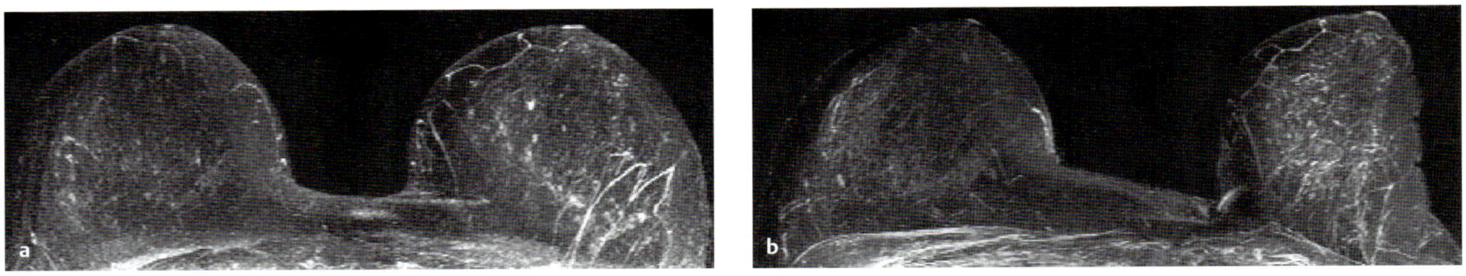

Abb. 6.**38** **Fehlende Befundreproduzierbarkeit bei intraindividueller Schwankung der KM-Anreicherung.** Feinfleckiges Anreicherungsmuster beider Mammae in der diagnostischen MR-Mammografie mit kleinem, unscharf begrenztem Focus links zentral (**a**). Im Rahmen der daraufhin am Folgetag geplanten MR-gesteuerten Vakuumbiopsie keine Reproduzierbarkeit der Läsion (**b**), Verformung der linken Mamma durch seitlich positioniertes Punktionsraster. Konsekutiv Verzicht auf perkutan bioptische Abklärung und Kontrolle in 6 Monaten.

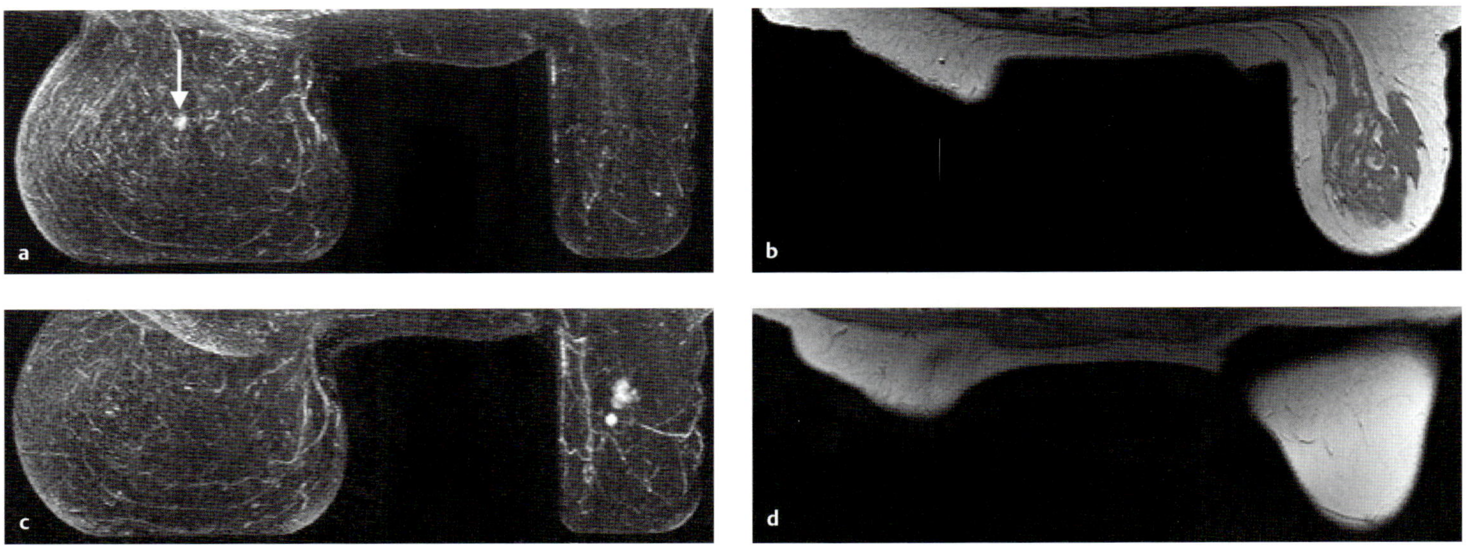

Abb. 6.**39** **Fehlende Befundreproduzierbarkeit bei Lage außerhalb der Untersuchungsschichten.** In der MIP-Darstellung vor geplanter MR-gesteuerter Vakuumbiopsie der rechten Mamma fehlende Reproduzierbarkeit abzuklärender Läsionen in der rechten Mamma bei fehlender Erfassung der kranialen Anteile der rechten Brust (MIP-Darstellung: **a**), Nebenaspekt: über Jahre konstante Läsion in den kaudalen Abschnitten der gegenseitigen linken Mamma (Pfeil). Präsentation der ersten kranialen Einzelschicht mit Nachweis deutlicher Parenchymanteile (**b**). Wiederholung der geplanten Intervention am folgenden Tag mit primär weiter kranial positioniertem Schichtstapel und nunmehr eindeutiger Erfassung der weit kranial liegenden unklaren Befunde rechts (MIP **c**; beachte: nunmehr fehlende Abbildung des harmlosen Nebenbefundes in der linken Mamma weit kaudal bei fehlender Abbildung dieser Brustabschnitte). Jetzt kranialer Beginn des untersuchten Schichtstapels oberhalb des Parenchyms im subkutanen Fettgewebe (**d**). Histologie: DCIS (B5a).

Problemfall 2: Ungünstige Lage

Bei sehr kleinen Mammae, bei sehr atrophischen Mammae oder bei weit axillärer oder medialer Lage abzuklärender Befunde kann eine perkutan-biotische Befundabklärung in der MRT deutlich erschwert oder unmöglich sein. Prinzipiell sollte bereits primär eine Lagerung der Patientin gewählt werden, die einen geeigneten und nicht erschwerten Zugang zum Befund erwarten lässt.

In einzelnen Fällen ist eine Wiederholung am Folgetag erforderlich, falls die primäre Befundlage zu ungünstig erscheint (Abb. 6.**40**). Andernfalls muss eine offene Abklärung nach Hakendrahtmarkierung, die oft auch bei ungünstiger Befundlage suffizient möglich ist, durch eine diagnostische Exzision angestrebt werden.

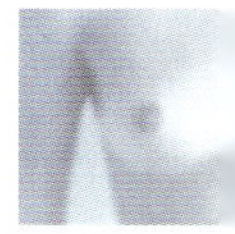

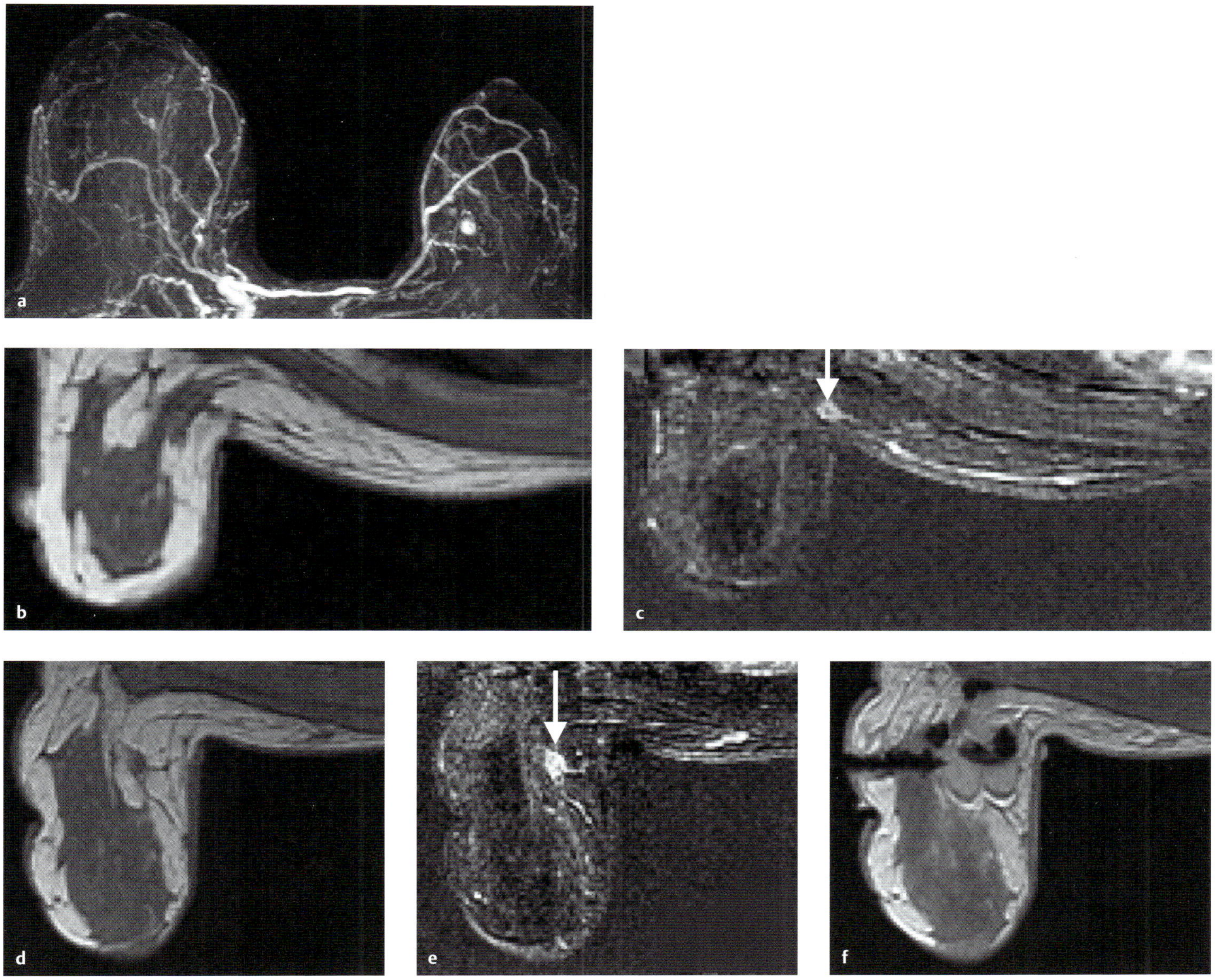

Abb. 6.**40** **Erfolgreiche Intervention nach Umlagerung bei primär ungünstiger Lage.** In der diagnostischen MR-Mammografie auffälliger Herdbefund in der rechten Mamma unten innen (auswärtiges MRT: **a**). Im Rahmen der MR-gesteuerten Intervention zur Befundabklärung ungünstige Lage des Herdbefundes weit medial im Bereich der innenseitigen Umschlagfalte (**b** T1w Nativbild; **c** Subtraktionsaufnahme mit anreicherndem Herdbefund, Pfeil). Wiederholung der Intervention am Folgetag mit primär weit nach frontal positionierter Mamma und günstigerer Lage der abzuklärenden Herdsetzung (**d** T1w Nativbild; **e** Subtraktionsaufnahme mit anreicherndem Herdbefund, Pfeil). Anschließend technisch erfolgreiche Vakuumbiopsie mit kompletter Befundentfernung (**f** repräsentative Lage der Resektionshöhle und noch belassene Koaxialkanüle). Histologie: invasiv duktales Karzinom (B5b).

Problemfall 3: Verhinderter antegrader Zugang – angulierter Zugang

Für alle Punktionssysteme gilt, dass im Einzelfall der adäquate Zugangsweg unmittelbar im Bereich eines Plexiglassteges (Abb. 6.**41**) oder einer Kompressionsfläche liegt. In diesen Situationen muss abgeschätzt werden, ob ein modifizierter Zugangsweg neben dem Hindernis mit angulierter Punktionsstrecke sinnvoll und Erfolg versprechend erscheint.

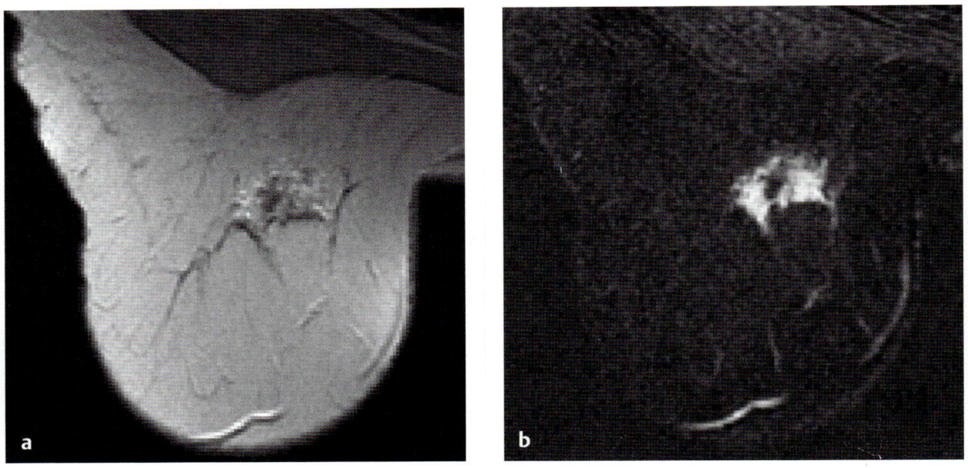

Abb. 6.**41** **Verhinderung des direkten Zugangsweges durch Equipment.** Non-mass-like-Läsion thoraxwandnah in T1-Messung nach KM-Gabe (**a**) und in der Bildsubtraktion (**b**). Anhand der Punktionskoordinaten Versperrung des antegraden Zugangsweges aufgrund des Plexiglassteges (Pfeil) der Punktionsvorrichtung und Wahl eines angulierten Zugangsweges oberhalb des Steges (**c**). Vakuumbiopsie mit anguliertem ATEC-System (**d**). Dokumentation der platzierten Koaxialkanüle mit integriertem Mandrin. Mandrinende in Höhe des abzuklärenden Befundes (**e**). Dokumentation nach Entnahme von 12 Gewebezylindern (**f**). Bildsubtraktion mit nachweisbarem Gewebedefekt innerhalb der abzuklärenden Läsion (**g**). Gegenüberstellung der MIP vor (**h**) und nach Vakuumbiopsie mit Darstellung des Gewebedefektes (**i**). Histologie: invasiv lobuläres Karzinom B5b.

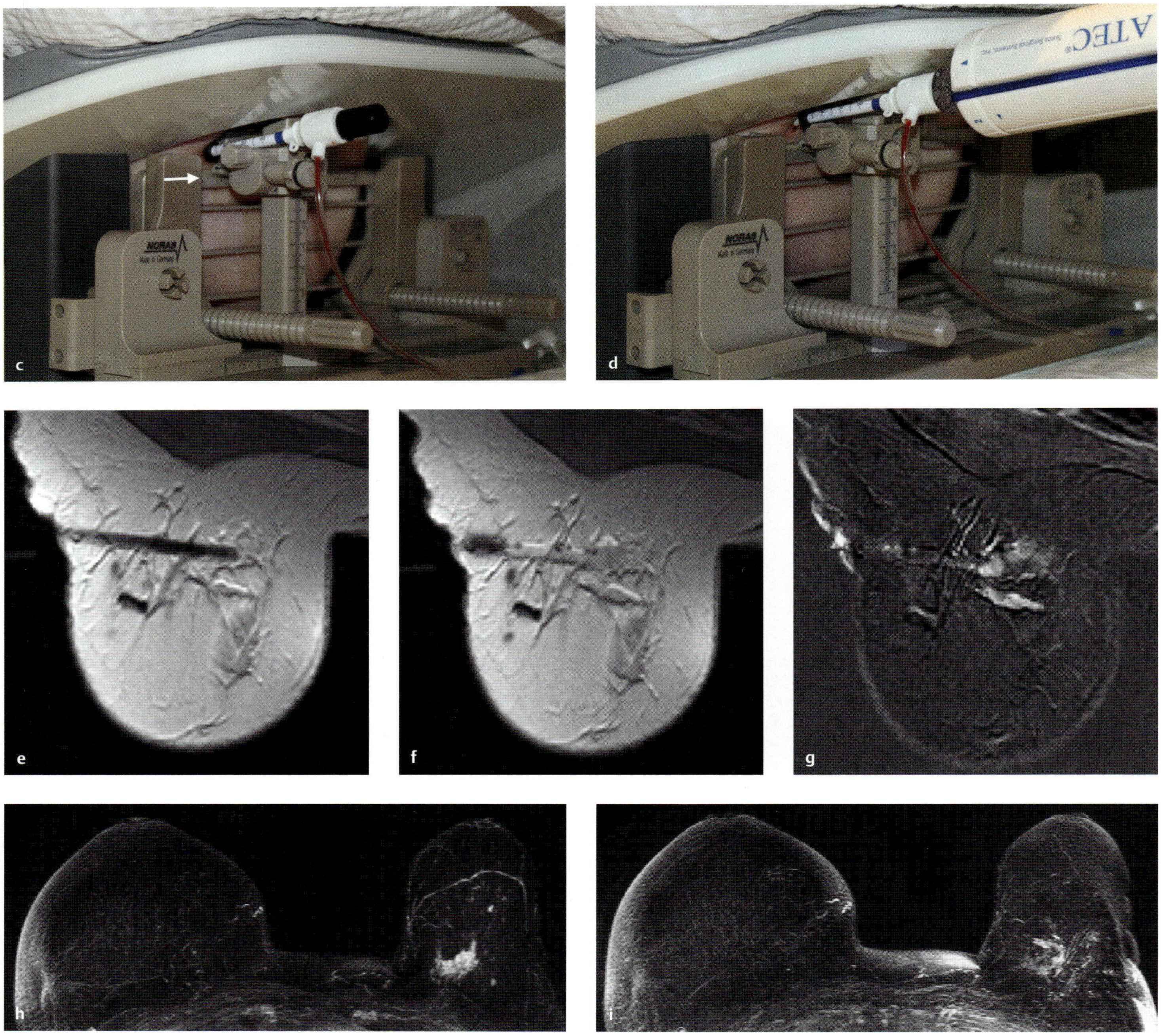

Problemfall 4: Verlagerung des abzuklärenden Befundes

Bei motorischer Unruhe der Patientin (Abb. 6.**42**) oder bei ungenügender Kompression (Abb. 6.**43**) kann es im Verlauf der Intervention zu einer Verlagerung der Gewebestrukturen kommen. Wichtig hierbei ist, entsprechende Veränderungen zu bemerken und zu entscheiden, ob die Orientierung anhand anatomisch markanter Strukturen (z. B. Brustwarze, Konfiguration des Parenchymkörpers) gewährleistet ist oder ob ein Abbruch der Intervention und eine Wiederholung am Folgetag nach Beseitigung der zur Gewebeverlagerung führenden Umstände sinnvoll ist.

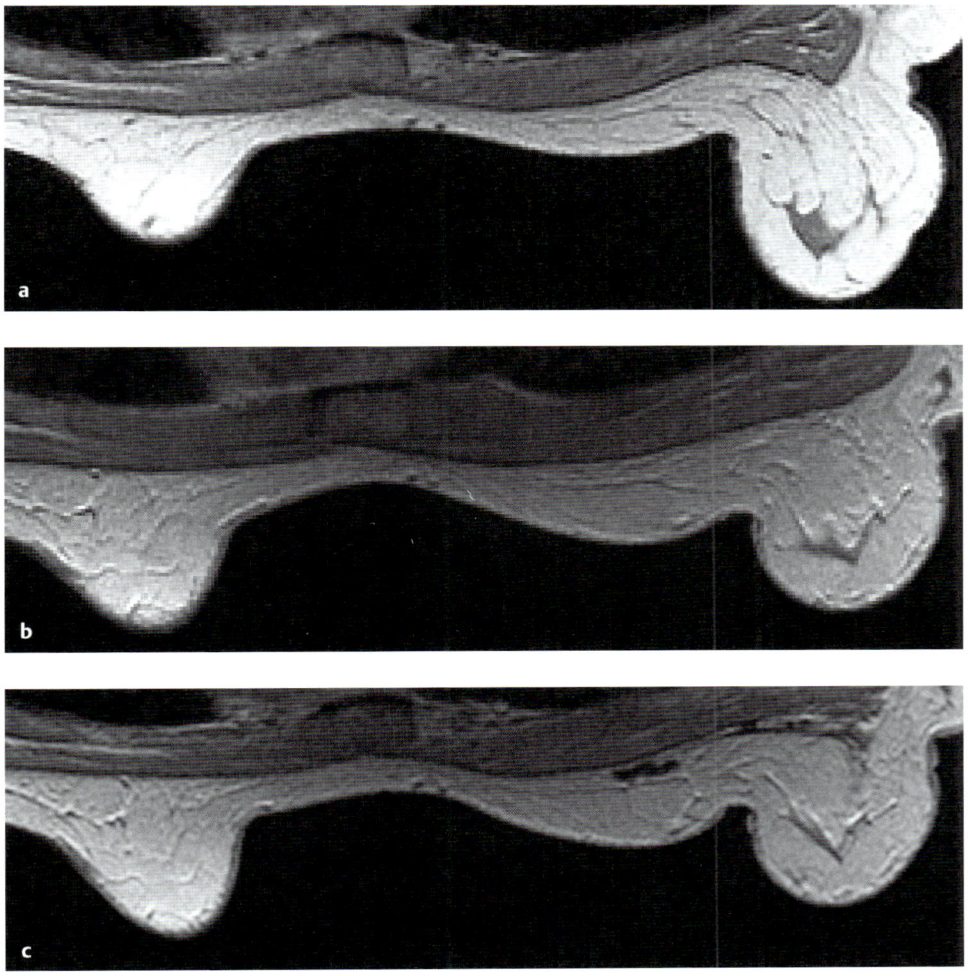

Abb. 6.**42** **Verlagerung des abzuklärenden Befundes durch Bewegung.** Konfiguration beider Mammae zu Beginn der geplanten linksseitigen MR-Vakuumbiopsie (**a**). Schichtidentische Abbildung nach intravenöser Kontrastmittelapplikation mit deutlicher Veränderung der Parenchymkonfiguration links mit Zunahme des subkutanen Fettgewebsstreifens medial der linken Mamma durch Herausrutschen der Brust aus der Kompression (**b**). Im weiteren Verlauf der dynamischen Messungen zunehmende Verlagerung der Gewebestrukturen links und Entschluss zum Abbruch der Intervention bei fehlender Gewährleistung einer positionsstabilen Lage des abzuklärenden Befundes (**c**).

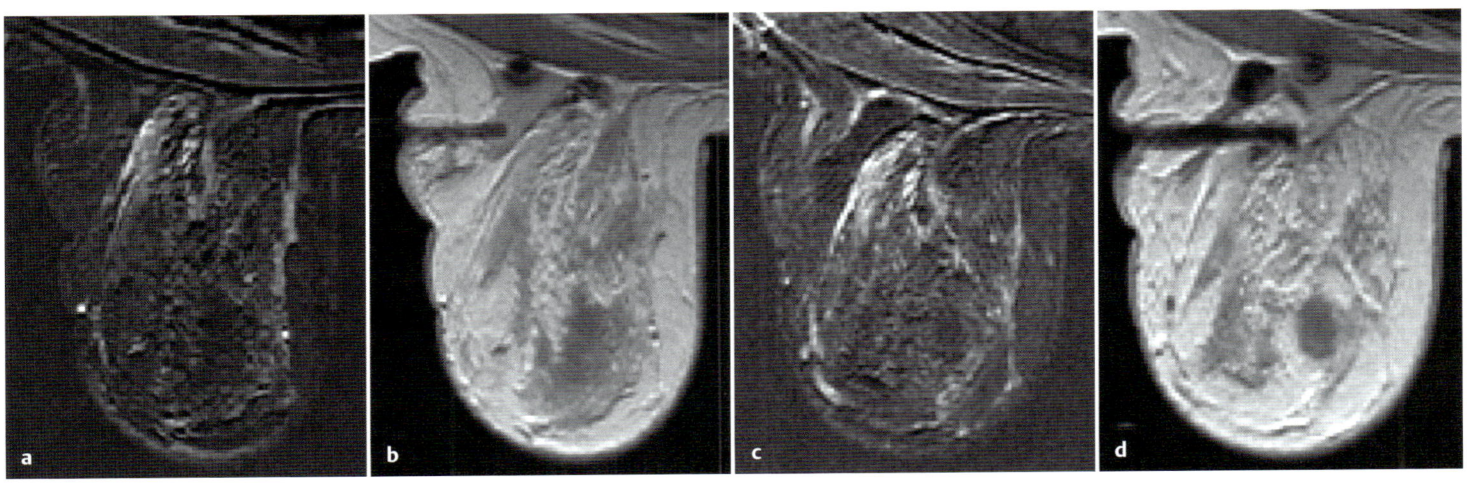

Abb. 6.**43** **Verlagerung des abzuklärenden Befundes durch Hämatom.** Flächige Mehranreicherung in der linken Mamma thoraxwandnah (**a** Subtraktionsaufnahme). Nicht repräsentative Gewebeentnahme im umgebenden Fettgewebe bei Verlagerung der anreichernden Region durch das entstandene Hämatom nach medial (**b**). Wiederholung der Intervention am Folgetag mit unveränderter Abbildung der flächigen Mehranreicherung und Hämatom lateralseitig hiervon (**c**). Nunmehr repräsentative Gewebeentnahme aus dem unklaren Befund (**d**).

Problemfall 5: Fehlerhafte Kalkulation der Punktionskoordinaten

Fehlplatzierungen des eingebrachten Nadelmaterials resultieren üblicherweise auf Fehlplanungen bei der Berechnung und/oder Umsetzung geeigneter Zugangskoordinaten (Abb. 6.**44**). Sie können durch einfaches Entfernen der bereits eingebrachten Biopsie- oder Koaxialnadel oft problemlos korrigiert werden. Generell sollte vor Applikation des Lokalanästhetikums die korrekte Position des gewählten Zugangsweges durch eine Kontrollmessung mit externem Marker überprüft werden, um entsprechende Fehlpunktionen zu vermeiden.

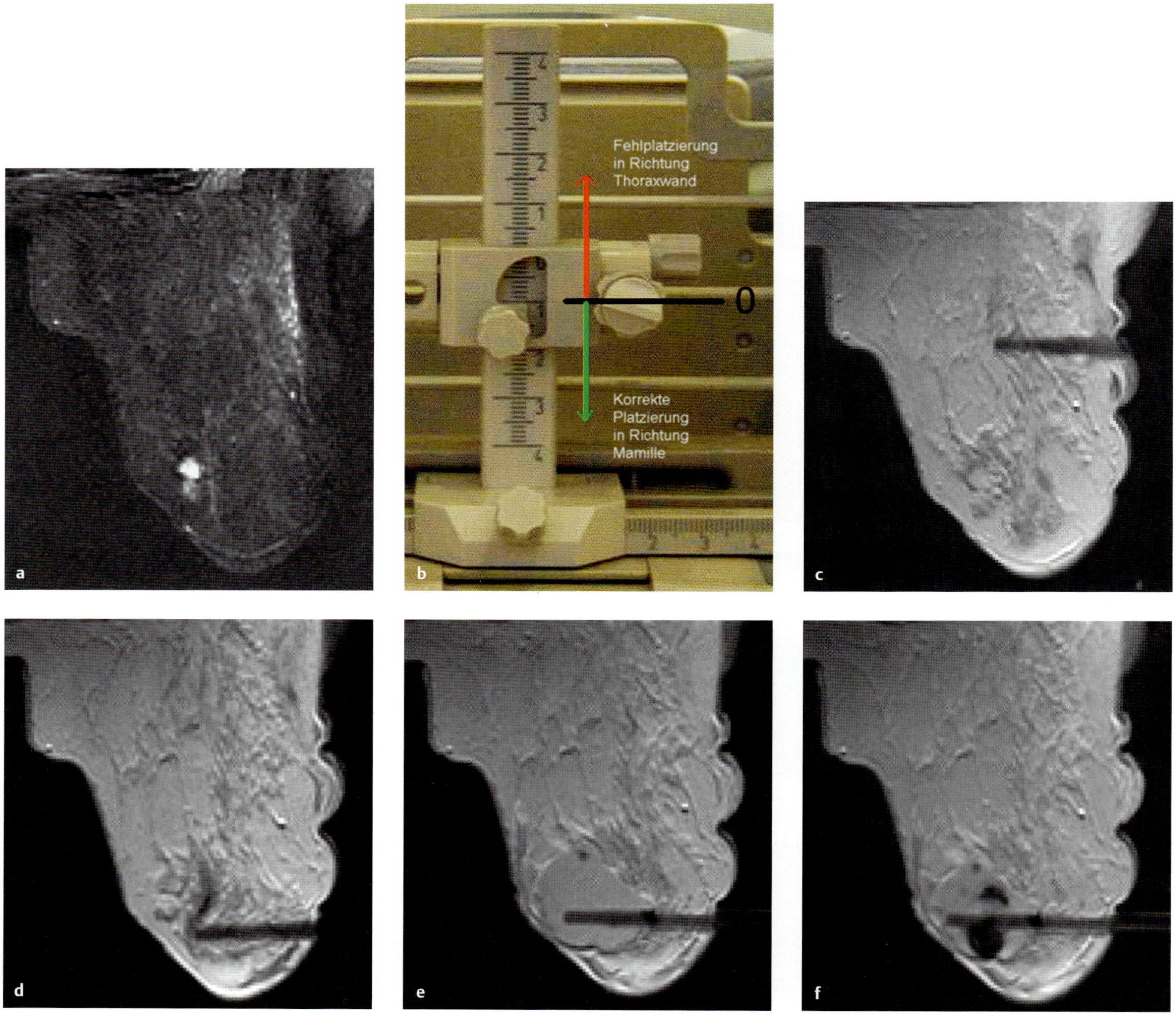

Abb. 6.**44** **Fehlplatzierung der Koaxialkanüle bei Planungsfehler.** MR-gesteuerte Vakuumbiopsie bei unklarem Herdbefund in der linken Mamma zentral innen (**a**). Berechnung geeigneter Punktionskoordinaten mit notwendiger Nadelplatzierung 25 mm frontal (mamillenwärts) des gewählten Nullpunktes auf der senkrechten Post-and-Pillar-Achse (**b**). Fälschlicherweise Platzierung der Nadel 25 mm dorsal (thoraxwandwärts) mit hieraus resultierender Fehlpunktion (**c**). Nach Entfernung der Koaxialnadel und Korrektur der Punktionsstelle regelrechte Lage der Koaxialnadel (**d**) und regelrechte Entfernung des unklaren Herdbefundes (**e**) mit anschließender Coilmarkierung der Resektionshöhle (**f**). Histologie: Fibroadenom.

MR-gesteuerte Stanzbiopsie/ Feinnadelpunktion

MR-gesteuerte Stanzbiopsie

MR-gesteuerte diagnostische Gewebeentnahmen sollten bevorzugt als Vakuumbiopsie erfolgen, da hierdurch die höchste Zuverlässigkeit einer repräsentativen Befundabklärung gewährleistet wird. Die schmalkalibrigere Stanzbiopsie sollte nur in begründeten Ausnahmefällen durchgeführt werden. Mögliche Konstellationen für den sinnvollen Einsatz der MR-gesteuerten Stanzbiopsie betreffen u. a.:

- ungünstige Befundlage
- erhöhtes Blutungsrisiko
- große Tumorausdehnung
- ipsilateraler Zweitbefund

Bei ipsilateralem Einsatz der Vakuum- und der Stanzbiopsie sollte der kleinere Befund bevorzugt vakuumbioptisch abgeklärt werden (Abb. 6.**45** u. Abb. 6.**46**).

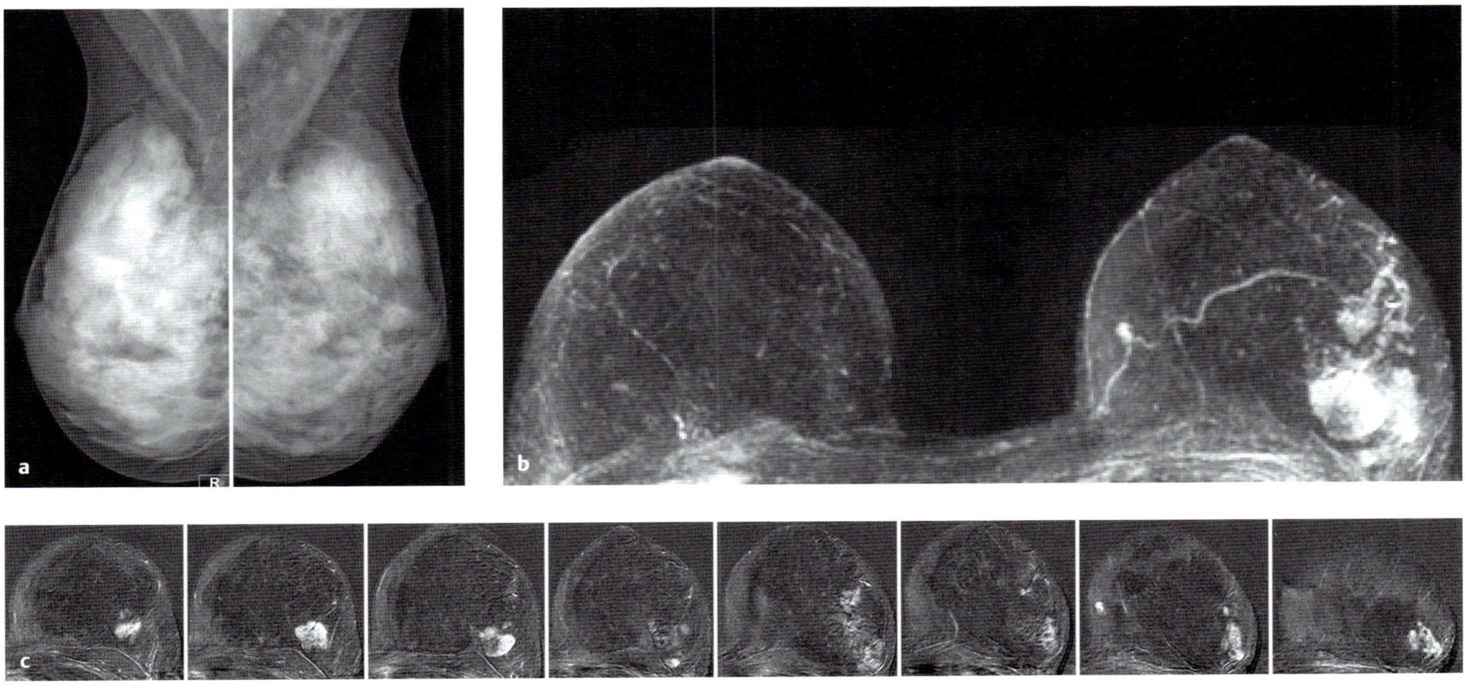

Abb. 6.**45** **MR-gesteuerte Vakuumbiopsie in Kombination mit Stanzbiopsie.** Mammografie im Rahmen der Früherkennung mit extrem dichtem Parenchym beidseits, Dichtetyp ACR IV (**a**). In der ergänzend durchgeführten diagnostischen MR-Mammografie ausgedehnter hypervaskularisierter Herdbefund links lateral über eine kraniokaudale Distanz von 6 cm (MIP-Darstellung: **b**). In der Einzelbilddarstellung (Subtraktionsaufnahmen alle 5 mm) Dokumentation der gesamten Tumorausdehnung (**c** konsekutive Präsentation jedes zweiten Subtraktionsbildes von kranial nach kaudal). Entschluss zur MR-gesteuerten Vakuumbiopsie unten außen (**c** 2. Bild von rechts) sowie ergänzende MR-gesteuerte Stanzbiopsie mit einer 14-G-Nadel 2 cm und 3 cm kranial des vakuumbioptisch abgeklärten Hauptbefundes (**c** 6. und 8. Bild von rechts). Histologie: tubuläres Mammakarzinom in allen Biopsaten.

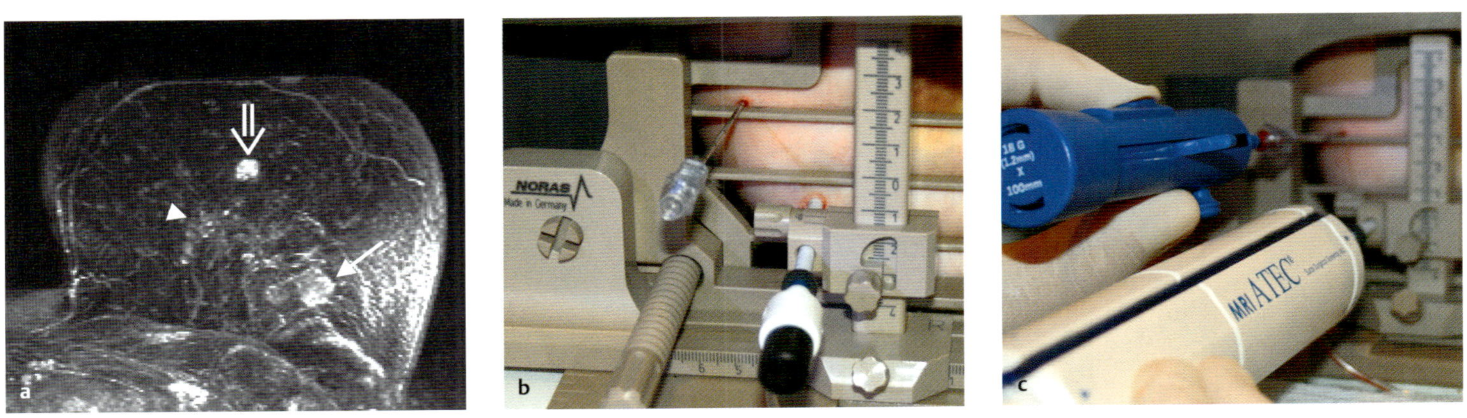

Abb. 6.**46** **MR-gesteuerte Vakuumbiopsie in Kombination mit Stanzbiopsie.** In der diagnostischen MR-Mammografie hochsuspekter Indexbefund links unten außen mit sonografischem Korrelat (Pfeil). Abklärung dieses Befundes durch US-gesteuerte Stanzbiopsie und histologische Sicherung eines invasiven Mammakarzinoms (BI-RADS 6). Im Rahmen des prätherapeutischen lokalen MR-Stagings Darstellung eines zweiten hypervaskularisierten Herdbefundes links kranial bei 12 Uhr (Doppelpfeil) sowie einer non-mass Läsion links oben innen (Pfeilspitze) (**a**). Abklärung des zweiten Herdbefundes links kranial durch eine MR-gesteuerte Vakuumbiopsie und der nichtraumfordernden Läsion links oben innen durch eine unmittelbar danach durchgeführte MR-gesteuerte Stanzbiopsie unter Belassung der Koaxialkanüle für die Vakuumbiopsie (**b**: Darstellung der beiden Koaxialkanülen für Stanzbiopsie und für Vakuumbiopsie; **c**: Konstellation mit positionierter Angiomed-Einheit für die Stanzbiopsie und ATEC-System für die Vakuumbiopsie). Histologie: Herdbefund links kranial: Fibroadenom. Non-mass-Läsion links oben innen: Fibrose.

MR-gesteuerte Feinnadelpunktion

Die Feinnadelpunktion wird für die Abklärung solider Befunde in der MRT aufgrund der hohen Rate falsch negativer Befunde nicht empfohlen. In begründeten Einzelfällen kann sie jedoch zum Einsatz kommen, z. B. zur Gewinnung liquider intramammärer Flüssigkeiten im Rahmen einer ohnehin vorgesehenen MR-Intervention (Abb. 6.**47**).

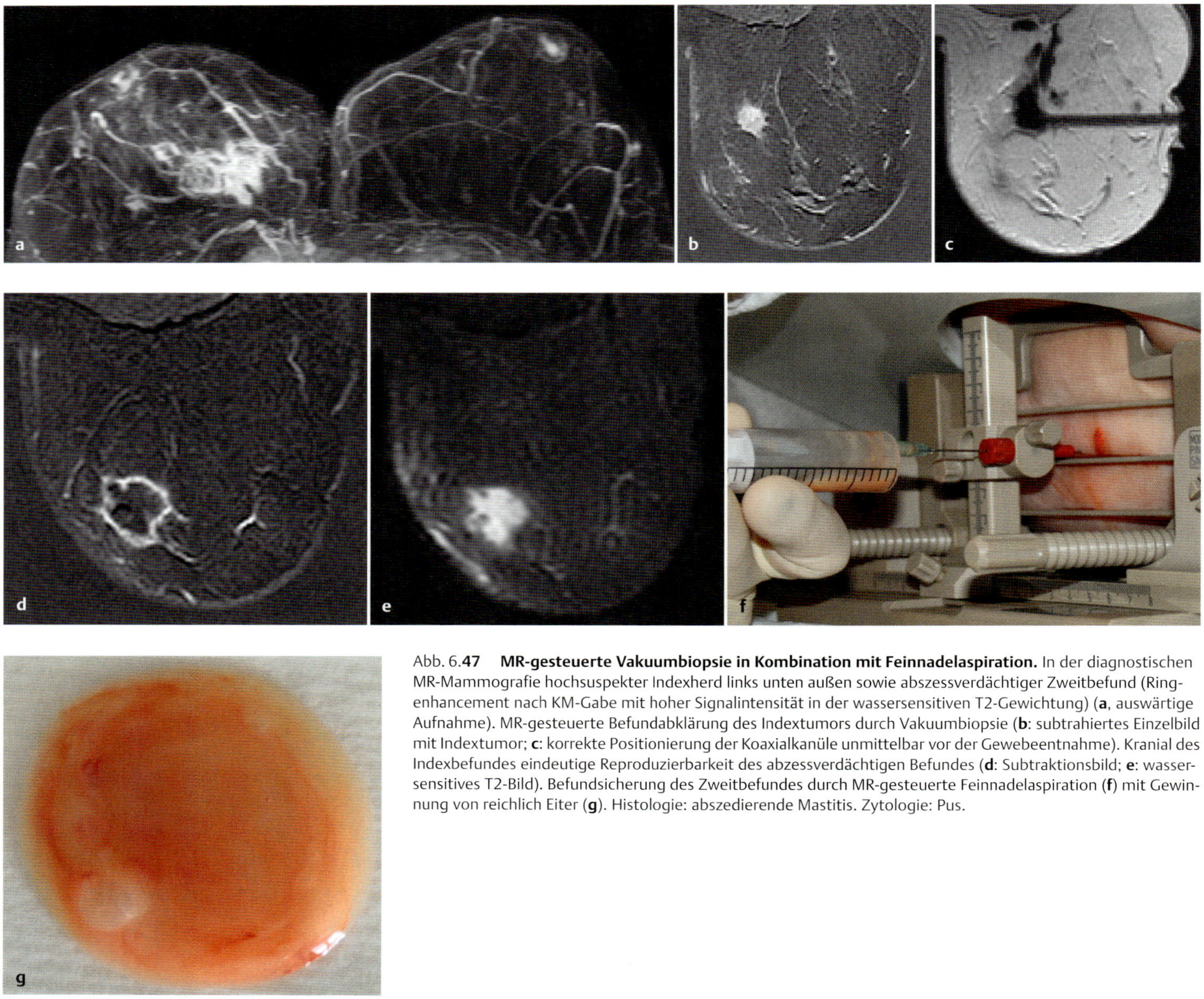

Abb. 6.**47** **MR-gesteuerte Vakuumbiopsie in Kombination mit Feinnadelaspiration.** In der diagnostischen MR-Mammografie hochsuspekter Indexherd links unten außen sowie abszessverdächtiger Zweitbefund (Ringenhancement nach KM-Gabe mit hoher Signalintensität in der wassersensitiven T2-Gewichtung) (**a**, auswärtige Aufnahme). MR-gesteuerte Befundabklärung des Indextumors durch Vakuumbiopsie (**b**: subtrahiertes Einzelbild mit Indextumor; **c**: korrekte Positionierung der Koaxialkanüle unmittelbar vor der Gewebeentnahme). Kranial des Indexbefundes eindeutige Reproduzierbarkeit des abszessverdächtigen Befundes (**d**: Subtraktionsbild; **e**: wassersensitives T2-Bild). Befundsicherung des Zweitbefundes durch MR-gesteuerte Feinnadelaspiration (**f**) mit Gewinnung von reichlich Eiter (**g**). Histologie: abszedierende Mastitis. Zytologie: Pus.

Angaben aus der Literatur

Bisher liegen nur vereinzelte Mitteilungen über MR-gesteuerte Interventionen an der Brust vor. Ein Teil dieser Mitteilungen beschäftigt sich mit der Entwicklung und Präsentation adäquater MR-kompatibler Zielvorrichtungen. Im Zusammenhang mit der Gewinnung von Gewebe behandeln ältere Publikationen überwiegend den Einsatz der Stanzbiopsie, während Studien jüngeren Datums in zunehmendem Maße über die Ergebnisse der Vakuumbiopsie in der MRT berichten. In der Zusammenschau dieser Mitteilungen zeigt sich, dass Zuverlässigkeit und zeitlicher Aufwand der MR-gesteuerten Vakuumbiopsie in der Größenordnung stereotaktischer Interventionen liegen.

Tab. 6.**6** zeigt relevante Daten der bisher veröffentlichten Studien sowie der Ergebnisse des Diagnostischen Brustzentrums Göttingen (Zeitraum 2004 – 2007). Im Einzelnen werden folgende Arbeitsgruppen aufgeführt: Schrading, Kuhl (Bonn), Liberman (New York, NY, USA), Viehweg (Dresden), Orel (Philadelphia, PA, USA), Lehman (Seattle, WA, USA), Perlet (München, Multicenterstudie), Diagnostisches Brustzentrum Göttingen (Göttingen).

In der Zusammenschau aller vorliegenden Ergebnisse ergibt sich durchschnittlich eine Quote maligner zu benigner Befunde von etwa 1 : 3 (25 % bösartige Befunde) bei einer Trefferquote von > 98 %. Die Dauer der MR-gesteuerten Vakuumbiopsien betrug bei erfahrenen Arbeitsgruppen zwischen 30 und 45 Minuten (sog. Tischliegezeit im MRT). Die Rate relevanter Komplikationen lag durchschnittlich unter 1 %.

Tabelle 6.**6** Literaturangaben zu MR-gesteuerten Stanz- und Vakuumbiopsien der Mamma

Arbeitsgruppe	Schrading, Kuhl	Liberman	Viehweg	Orel	Lehman	Perlet	Diagnostisches Brustzentrum Göttingen
Jahr	2007	2005	2007	2006	2005	2006	2008
Anzahl Patienten	200	106	39	75	28	538	365
Anzahl Biopsien	316	112	53*	85	38	538	389
Gauge	10,9	9	11	9	9	11	10,9
Anzahl Zylinder	k. A.	~ 12	> 20	k. A.	k. A.	20	~ 15
Maligne	43 %	25 %	26 %	61 %	37 %	27 %	27 %
Borderline	5 %	20 %	4 %	21 %	5 %	3 %	13 %
Benigne	52 %	55 %	70 %	18 %	58 %	70 %	60 %
Trefferquote	99 %	97 %	100 %	98 %	100 %	96 %	99 %
Fehlende Befund-reproduzierbarkeit	k. A.	12 %	12 %	k. A.	k. A.	16 %	6,8 %
Zeitaufwand (11 G)	–	–	~ 60 min	–	–	70 min	–
Zeitaufwand (10 G)	62 min	–	–	–	–	–	46 min
Zeitaufwand (9 G)	34 min	33 min	–	30 – 60 min	–	38 min	39 min
Komplikationen	3 %	5,3 %	k. A.	0 %**	0 %	< 1 %	< 1 %

* inklusive 8 präoperative Hakendrahtmarkierungen
** "no major complications"
k. A. keine Angaben

MR-gesteuerte Vakuumbiopsie (therapeutische Zielsetzung)

Die MR-gesteuerte Vakuumbiopsie kann bei kleinen Borderline-Läsionen auch mit therapeutischer Zielsetzung verwendet werden. Dies gilt insbesondere für Papillome, die aufgrund ihres potenziellen Entartungsrisikos alternativ empfohlenermaßen operativ entfernt werden sollten. Hier erlaubt die Vakuumbiopsie bei kleinen Befunden eine zuverlässige Komplettentfernung unter ambulanten Bedingungen (Abb. 6.**48**).

Bei perkutan-bioptischer Vakuumbiopsie eines Mammakarzinoms (Abb. 6.**49**) ist obligat eine operative Tumorentfernung durchzuführen. Findet sich hierbei kein verbliebenes Resttumorgewebe, weil das Malignom bereits vakuumbioptisch komplett entfernt wurde, so ergeben sich häufig Schwierigkeiten in der abschließenden pT-Klassifikation. Letztendlich definiert sich das für die weitere Therapieplanung relevante Tumorstadium durch die Metrik in der vorausgegangenen Bildgebung. Hierbei zeigt die MR-Mammografie gegenüber den anderen bildgebenden Verfahren die höchste Genauigkeit.

Die Angabe der Tumorgröße (T-Stadium) bei vakuumbioptisch kompletter Karzinomentfernung sollte als „pbT" erfolgen, wobei die Buchstaben „pb" zum Ausdruck bringen, dass das „T-Stadium" aufgrund der „perkutan-bioptischen" Komplettentfernung durch die Metrik in der Bildgebung definiert wurde.

6

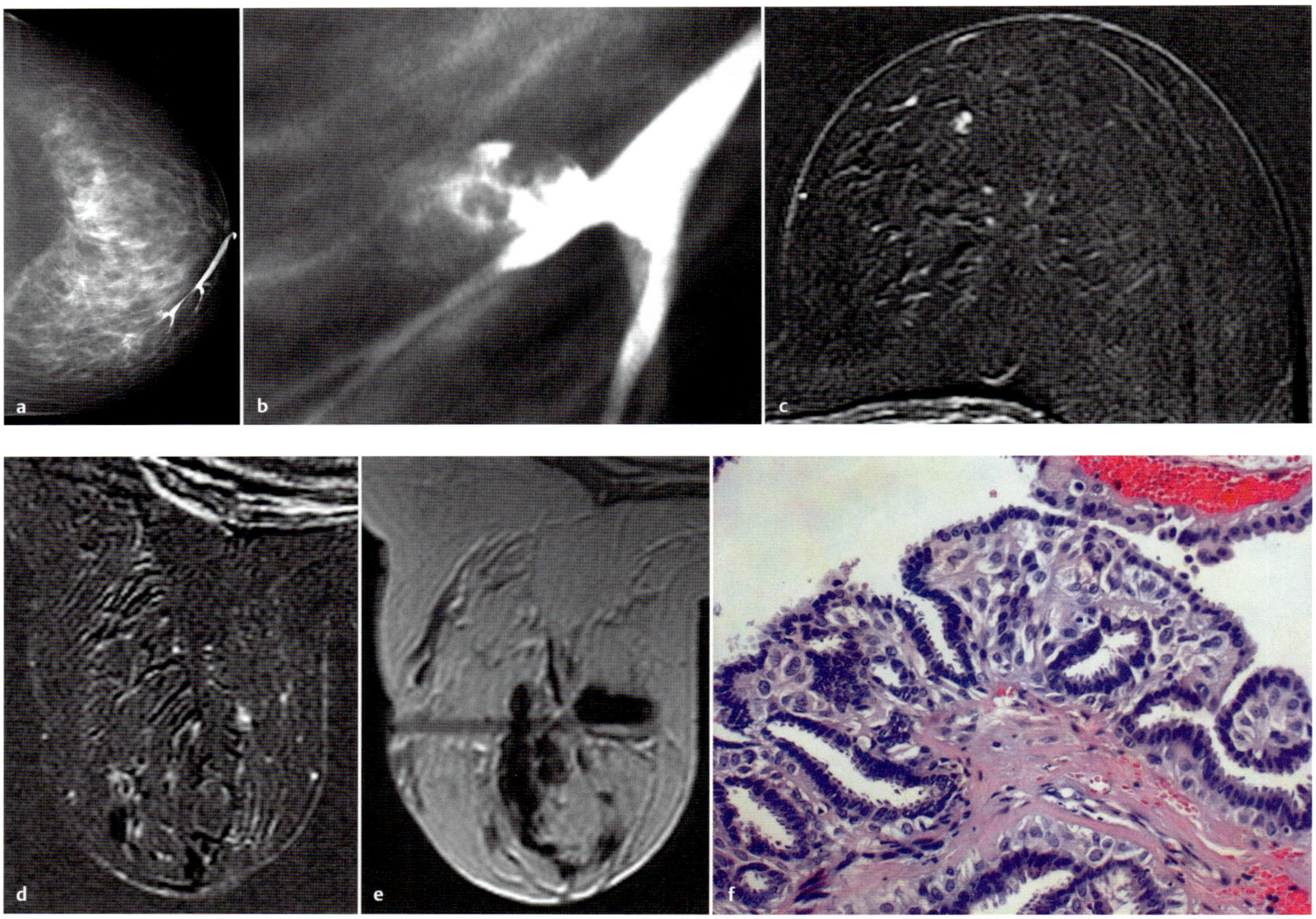

Abb. 6.**48** **MR-gesteuerte vakuumbioptische Papillomentfernung.** Bildgebende Diagnostik bei blutiger Sekretion. Kontrastierung des sezernierenden Milchganges mit 2 ml Röntgenkontrastmittel nach Sondierung. Galaktografie mit intraduktaler KM-Aussparung durch eine intrazystische Proliferation, konsekutiver fokaler Gangektasie und anschließendem KM-Abbruch (**a, b** Übersicht links cc, Ausschnitt cc). In der HR-MR-Mammografie Nachweis einer 5 mm im Durchmesser betragenden hypervaskularisierten Raumforderung, korrespondierend zum galaktografischen Befund (**c** Subtraktionseinzelbild). Im Rahmen der geplanten Komplettentfernung der Läsion eindeutige Reproduzierbarkeit (**d**) und vakuumbioptische Komplettresektion des Befundes (**e**: Status nach Entnahme von 12 Gewebezylindern). Histologie nach MR-gesteuerter Vakuumbiopsie: Papillom, Komplettentfernung (**f**).

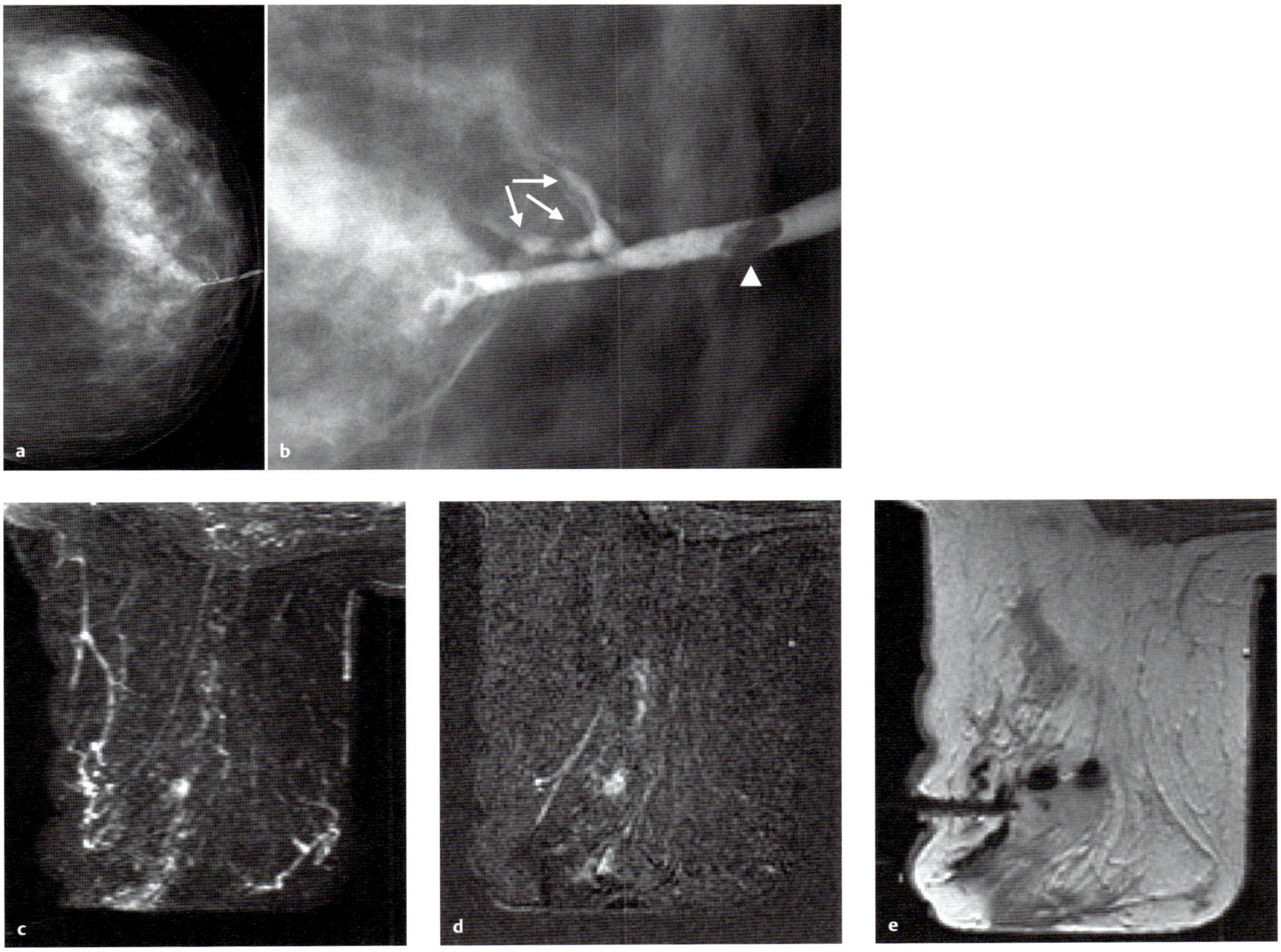

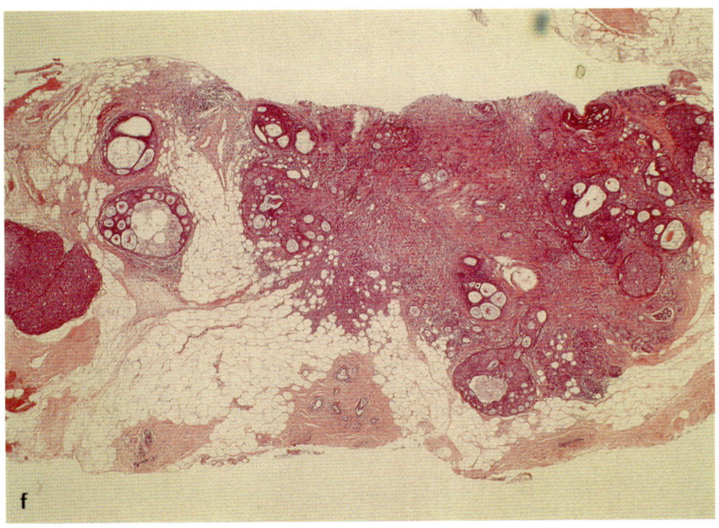

Abb. 6.**49** **MR-gesteuerte vakuumbioptische Karzinomentfernung.** Bildgebende Diagnostik bei blutiger Sekretion. Galaktografisch gestreckt normkalibriger Milchgang mit Aufspreizen einer Milchgangsaufzweigung sowie randständigen Füllungsdefekten in diesem Bereich (Pfeile). Zusätzlich artifiziell bedingte ovaläre Aussparung direkt retromamillär (Pfeilspitze) (**a, b**). MR-Mammografie im Rahmen der geplanten MR-gesteuerten Vakuumbiopsie zur Komplettentfernung der Läsion bei Verdacht auf Papillom. Darstellung einer 6 mm großen hypervaskularisierten Läsion als Korrelat zum galaktografischen Befund (MIP, **c**). Perkutan-bioptische Befundentfernung mit MR-gesteuerter Vakuumbiopsie (**d, e**). Überraschenderweise histologischer Nachweis eines invasiv duktalen Mammakarzinoms, Kategorie: B5b (**f**). Konsekutiv operative Nachresektion ohne Nachweis von verbliebenen Tumorresten. Abschließende Klassifikation: IDC pbT1b („pb“ = perkutan-bioptisch, s. Text).

MR-gesteuerte Lokalisation

Indikationen und Zielsetzung

MR-gesteuerte Lokalisationen erfolgen präoperativ in erster Linie in solchen Konstellationen, in denen ein operativ zu entfernender Befund weder klinisch noch mit anderen bildgebenden Verfahren eindeutig darzustellen ist. Unabhängig hiervon können MR-gesteuerte Coilplatzierungen zur Markierung relevanter Tumorgrenzen vor geplanter neoadjuvanter Therapie erfolgen.

Die Zielsetzung präoperativer MR-gesteuerter Befundmarkierungen gilt der Orientierung des Operateurs für die geplante operative Befundentfernung. Hierbei sollte das auffällige und in der Regel präoperativ bereits histologisch verifizierte Gewebeareal einerseits komplett und mit ausreichendem Sicherheitssaum entfernt werden (R0-Status). Andererseits sollte das Ausmaß des operativen Eingriffes auf das notwendige Maß begrenzt werden, um auf diese Weise möglichst günstige kosmetische Ergebnisse zu erzielen.

6

Lagerung

Die Durchführung MR-gesteuerter Interventionen erfolgt klassischerweise in Bauchlage mit frei in das Spuleninnere hineinragender Brust. Möglich sind aber auch Schräg- und Rückenlage. Bei lateralem Zugang kann die gegenseitige Brust ebenfalls in das Spuleninnere gelagert werden, bei medialem Zugang muss die kontralaterale Mamma ausgelagert werden, d.h. außerhalb des Spulenzielvolumens positioniert werden. Der Kopf liegt während der Intervention seitlich oder – bevorzugt – stirnseitig auf, da dies seltener zervikale Beschwerden provoziert (Abb. 6.**50**). In Abhängigkeit vom jeweiligen Spulendesign können die Arme während der Intervention nach vorn genommen oder seitlich am Körper angelegt werden. Bei seitlicher Armpositionierung hat sich eine Fixierung in einem Bademantelgürtel bewährt (Abb. 6.**51**). Weiterhin ist auf eine komfortable Lagerung der Beine/Füße und ein angenehmes Temperaturklima im Untersuchungsraum zu achten.

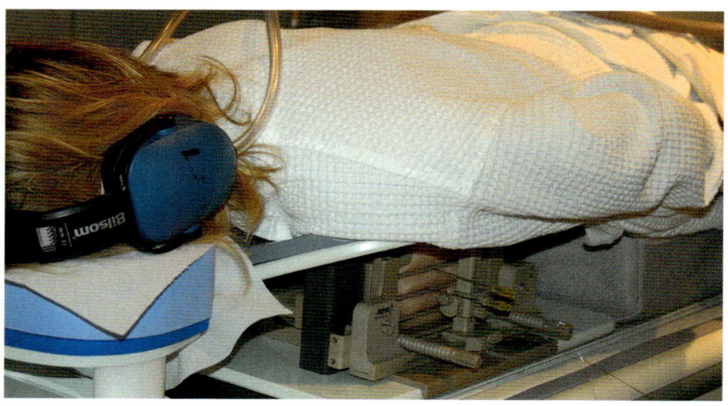

Abb. 6.**50** **Standardpositionierung für MR-gesteuerte Befundlokalisationen.** Bauchlage der Patientin mit längs am Körper positionierten Armen und Stirnlage des Kopfes. Situs nach Einbringung von 2 Nadeln mit integriertem Markierungsdraht (Spule: MRI Device, Punktionsvorrichtung: Fa. Noras).

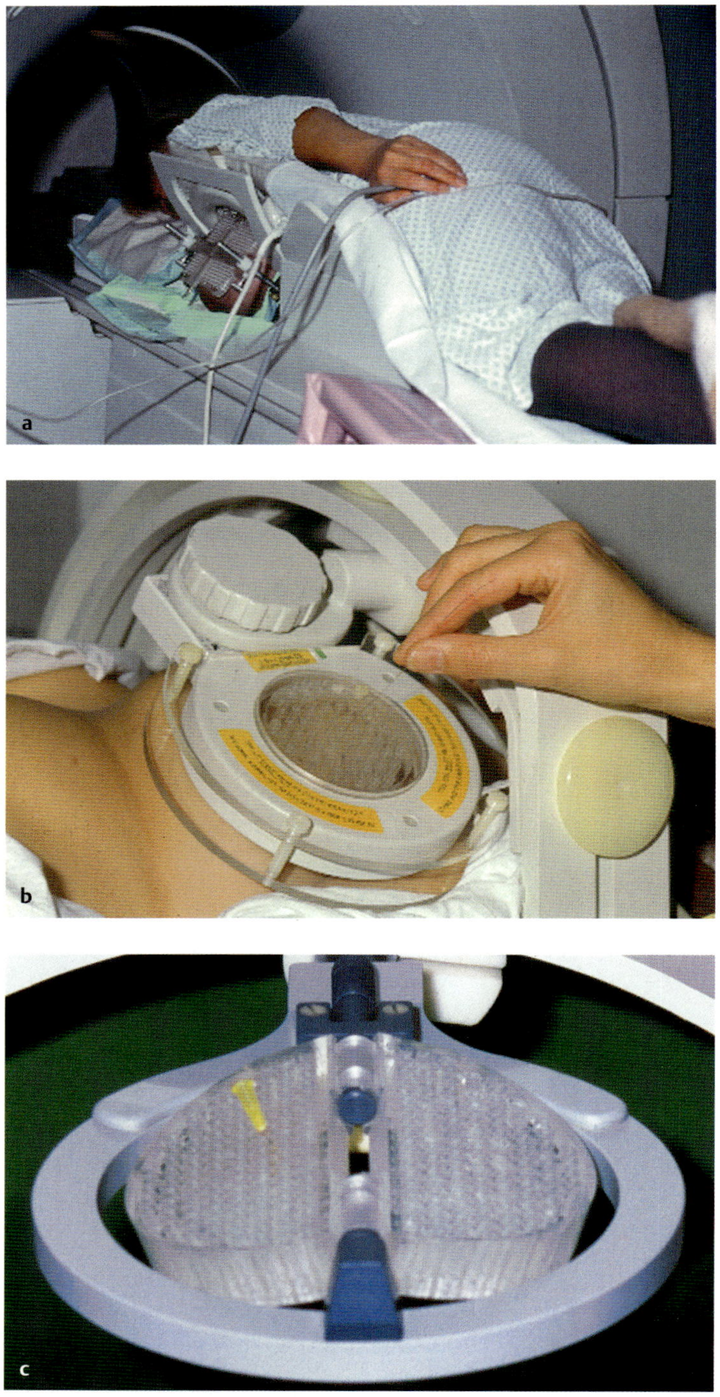

Abb. 6.**51** **Alternative Positionierungen für MR-gesteuerte Befundlokalisationen.** Positionierung in Schräglage (**a**) (Fa. Philips) sowie in Rückenlage mit platzierter Punktionsvorrichtung Typ „Göttinger Modell" (Göttinger Modell Typ I), positioniert in Augen/Ohr-Oberflächenspule (**b**) und Göttinger Modell Typ II, positioniert in Schulter-Flex-Oberflächenspule mit angulierbarer Punktionseinheit (**c**).

Material

Punktionsdrähte und Markierungs-Equipment. Prinzipiell stehen für die Markierung operativ abzuklärender Befunde verschiedene MR-kompatible Drahtmarker sowie Clips und Coils zur Verfügung (Abb. 6.52 u. Abb. 6.53). Typischerweise bestehen diese aus Legierungen mit einem hohen Titan- und Nickelgehalt. Aufgrund der geringen ferromagnetischen Eigenschaften weisen diese Materialien suszeptibilitätsbedingt eine Signalauslöschung auf, die eine eindeutige Identifikation und Abgrenzung erlaubt, ohne dass wichtige Bildstrukturen störend überlagert werden. Für die wichtigsten Materialien werden nachfolgend repräsentative bildgebende Befunde einer T1w GE-Sequenz präsentiert.

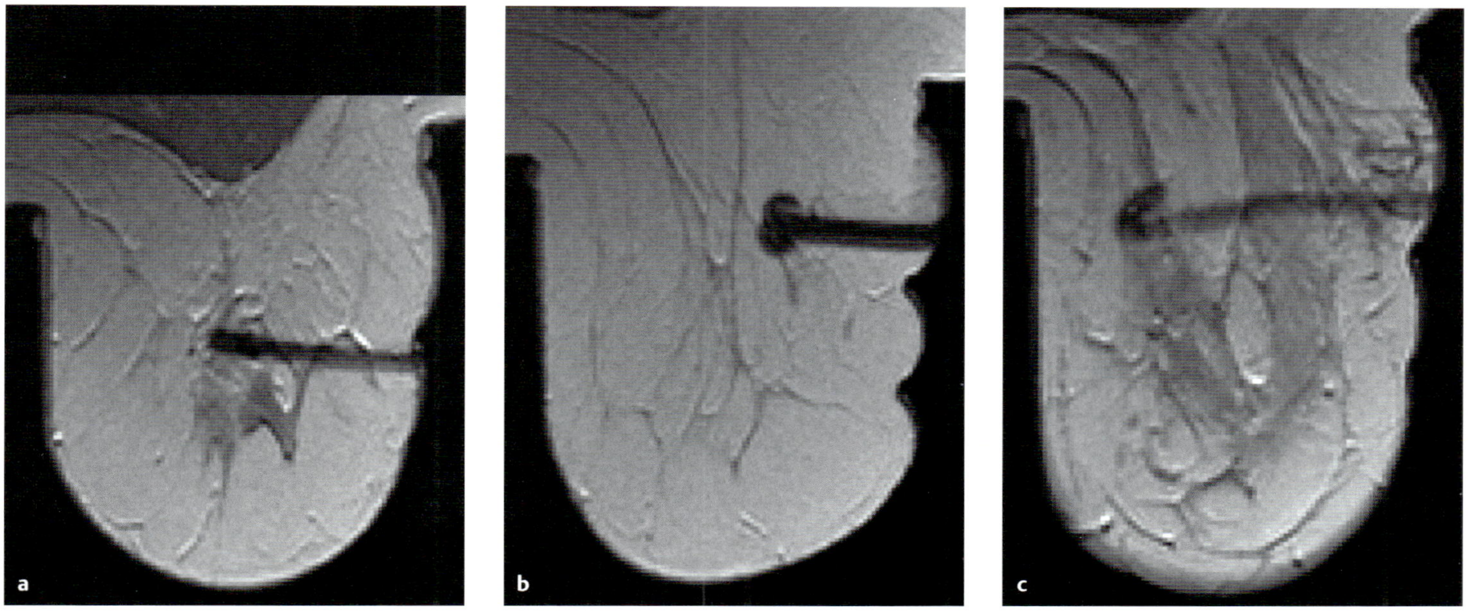

Abb. 6.52 **MR-Bildgebung von Markierungsdrähten.** Signalauslöschung nach Platzierung eines Widerhakendrahtes (**a**), eines Doppelhakendrahtes (**b**) und eines j-förmig konfigurierten Markierungsdrahtes (**c**).

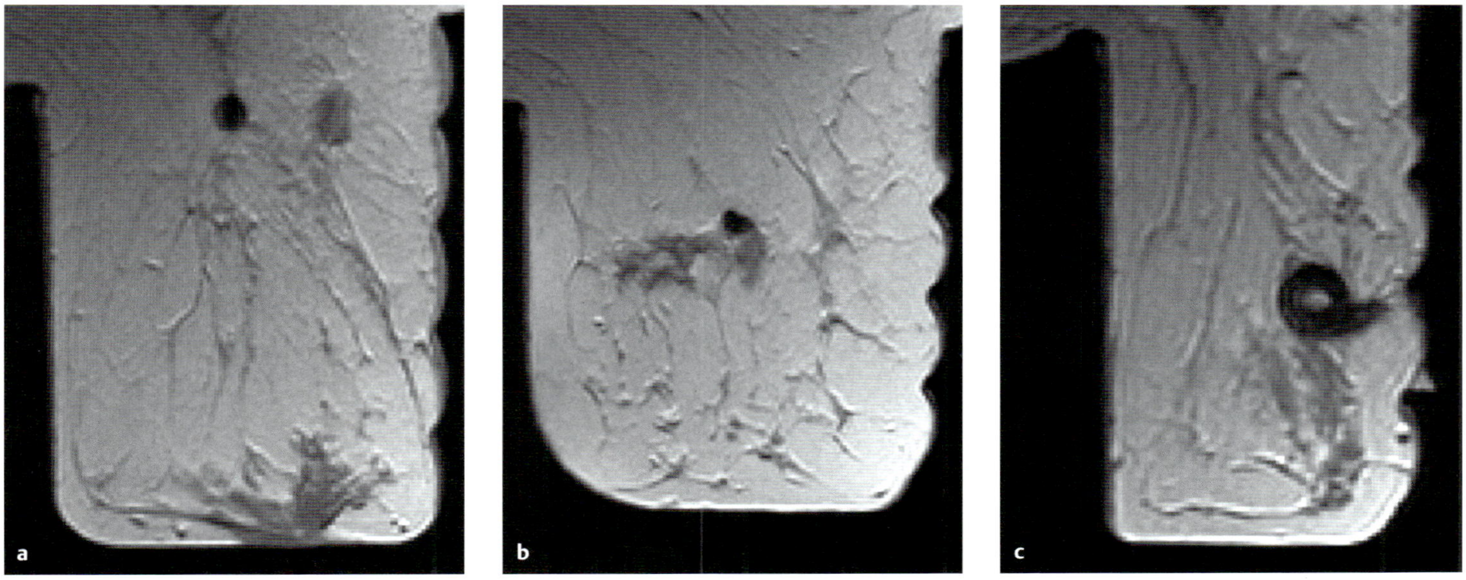

Abb. 6.53 **MR-Bildgebung von Coils und Clips.** Signalauslöschung nach Platzierung eines Coils (**a**), eines Clips (**b**) und eines fadengeführten Coils (**c**).

6

Qualitätssicherung: MR-gesteuerte präoperative Befundmarkierungen

Empfehlungen der AG Mammadiagnostik der Deutschen Röntgengesellschaft 2007

Indikationen: Durch offene Biopsie abzuklärende Befunde, die weder klinisch noch mit anderen bildgebenden Verfahren (Mammografie, Sonografie) eindeutig nachweisbar sind.

Equipment: MR-System 1,0 T oder höher
- Offene Oberflächenspule mit Zugang zur Brust
- MR-kompatible Zielvorrichtung
- MR-kompatible Markierungshilfen:
  - Draht*
  - Clip, Coil**
  - kutane Marker***

Anmerkungen:
* bevorzugt bei Markierungen unmittelbar vor OP
** bevorzugt bei Markierungen an anderem Ort oder zu späterem Zeitpunkt
*** ausschließlich bei unmittelbar subkutan gelegenen Befunden (eher selten)

Vorgehensweise: KM-gestützte MR-Mammografie mit positionierter Zielvorrichtung zur Reproduzierbarkeit des durch eine offene Biopsie abzuklärenden Befundes.

Bei fehlender oder zweifelhafter Reproduzierbarkeit des durch offene Biopsie abzuklärenden Befundes Beendigung der Intervention. MRM-Kontrolle innerhalb der nächsten 6 Monate.

Bei eindeutiger Reproduzierbarkeit des Befundes Berechnung geeigneter Punktionskoordinaten (x-, y- und z-Achse). Markierung der errechneten Punktionsstelle (Markierung mit z. B. ölhaltigem Marker) und MR-Kontrolle (ohne KM) der korrekten Position der gewählten Punktionsstelle.

Bei inkorrekter Position des Markers erneute Berechnung geeigneter Koordinaten und Korrektur des Markers. Bei korrekter Markerplatzierung kutane Desinfektion der Punktionsstelle und fakultativ adäquate Lokalanästhesie. Einführen der Hohlnadel unter Berücksichtigung der Herdtiefe (z-Achse). Positionierung der Nadelspitze etwa 5 – 10 mm über das Niveau des operativ abzuklärenden Befundes hinaus.

MR-Kontrolle (ohne KM) der korrekten Nadelpositionierung. Bei Fehlplatzierung Nadelkorrektur und erneute Kontrolle, bei korrekter Positionierung der Nadelspitze Freisetzung des Markers (Draht, Coil).

MR-Kontrolle (ggf. mit KM) der korrekten Draht- oder Coilmarkierung. Bei Fehlplatzierung (Abweichung vom Befund > 10 mm) ggf. Entfernung des Drahtes (sofern korrigierbarer Typ). Alternativ Positionierung eines zweiten Markierungsdrahtes opponierend zum primär eingebrachten Draht mit Positionierung des zu entfernenden Befundes zwischen den beiden Drähten. Bei Coilplatzierung üblicherweise keine sinnvolle Korrekturmöglichkeit.

Beendigung der MR-gesteuerten Befundmarkierung und Anfertigung von 2 Mammografieaufnahmen der markierten Mamma im cc- und ml-Strahlengang für den Operateur.

Besonderheiten: Bei diffus anreichernden Befunden (Non-mass-Läsionen) ggf. Markierung relevanter Eckpunkte (z. B. Basispunkte bei geplanter Segmentektomie) und Verzicht einer Markerplatzierung innerhalb des Befundes. In dieser Situation Hinfälligkeit einer Korrektur bei Distanz des Markers > 10 mm.

Bei Befundmarkierung vor neoadjuvantem Therapiekonzept Clipmarkierung der originären Tumorgrenzen.

Befundbeschreibung:
- Reproduzierbarkeit des Befundes (ja, nein)
- Lage des Befundes (Quadrant, Uhrzeit, Distanz ab Kutis)
- Konfiguration des Markers (z. B. Haken, Doppelhaken, J)
- Lage des Markers in Beziehung zum Befund (in cm)
- Begleitende Veränderungen (z. B. Hämatom nach Stanze)

Präparateradiografie: Empfehlenswert, insbesondere nach Coil- oder Drahtmarkierung zur Dokumentation der erfolgreichen Entfernung der Markierungsmaterialien.

Befunddokumentation:
- MR-Bild mit Befunddokumentation (Bildsubtraktion)
- MR-Bild mit Dokumentation der Markerlage (T1-Bild)
- Röntgenmammografie (cc, ml)

Qualitätskriterien:
- Distanz Marker/Läsion < 10 mm in 90 % der Fälle*
- Komplette operative Befundentfernung > 95 % der Fälle**
- Prüfung der Kompatibilität von MR-Befund und endgültigem histopathologischen Befund**

Anmerkungen:
* nicht anwendbar bei diffus anreichernden Läsionen mit Markierung OP-relevanter Eckpunkte
** Klärung in interdisziplinärer Konferenz

Checkliste: MR-gesteuerte Lokalisation

1. Indikationsstellung
2. Fehlende Reproduzierbarkeit des Befundes in Mammografie und/oder Sonografie
3. Aufklärung der Patientin (24 h vor dem Eingriff)
4. Adäquate Positionierung der Patientin in offener Mammaspule mit Lokalisationsoption
5. Wahl der geeigneten Punktionsvorrichtung (Raster, post and pillar)
6. Positionierung eines geeigneten Nullpunktes
7. Dynamische KM-Messung mit Bildsubtraktion
8. Zweifelsfreie Reproduzierbarkeit des abzuklärenden Befundes
9. Berechnung geeigneter Koordinaten für x-, y- und z-Achse
10. MR-Kontrolle der korrekten Koordinatenberechnung
11. Desinfektion und ggf. Lokalanästhesie
12. Wahl des geeigneten Markierungsmaterials (Draht, Coil, Clip)
13. Perkutane Einbringung der Hohlnadel mit Marker
14. MR-Kontrolle der korrekten Lage der Hohlnadel in Beziehung zur Läsion, ggf. Korrektur
15. Freisetzen des Markers
16. MR-Dokumentation der Lage des Markers in Bezug zur Läsion, ggf. als KM-gestützte Messung
17. Ggf. Positionierung weiterer Marker
18. Entfernung der Hohlnadel(n), Kompression
19. Umlagern der Patientin
20. Mammografie in 2 Ebenen
21. Ggf. ergänzende Photomontage mit eingezeichneter Läsion und Markerposition

Fallbeispiele (MR-gesteuerte Lokalisation)

Fallbeispiel 1: MR-gesteuerte Drahtmarkierung

Tipps und Tricks

Bei fokalen Herdsetzungen, die durch eine diagnostische Exzision abgeklärt werden, sollte eine Markierung im Zentrum der jeweiligen Läsion angestrebt werden.

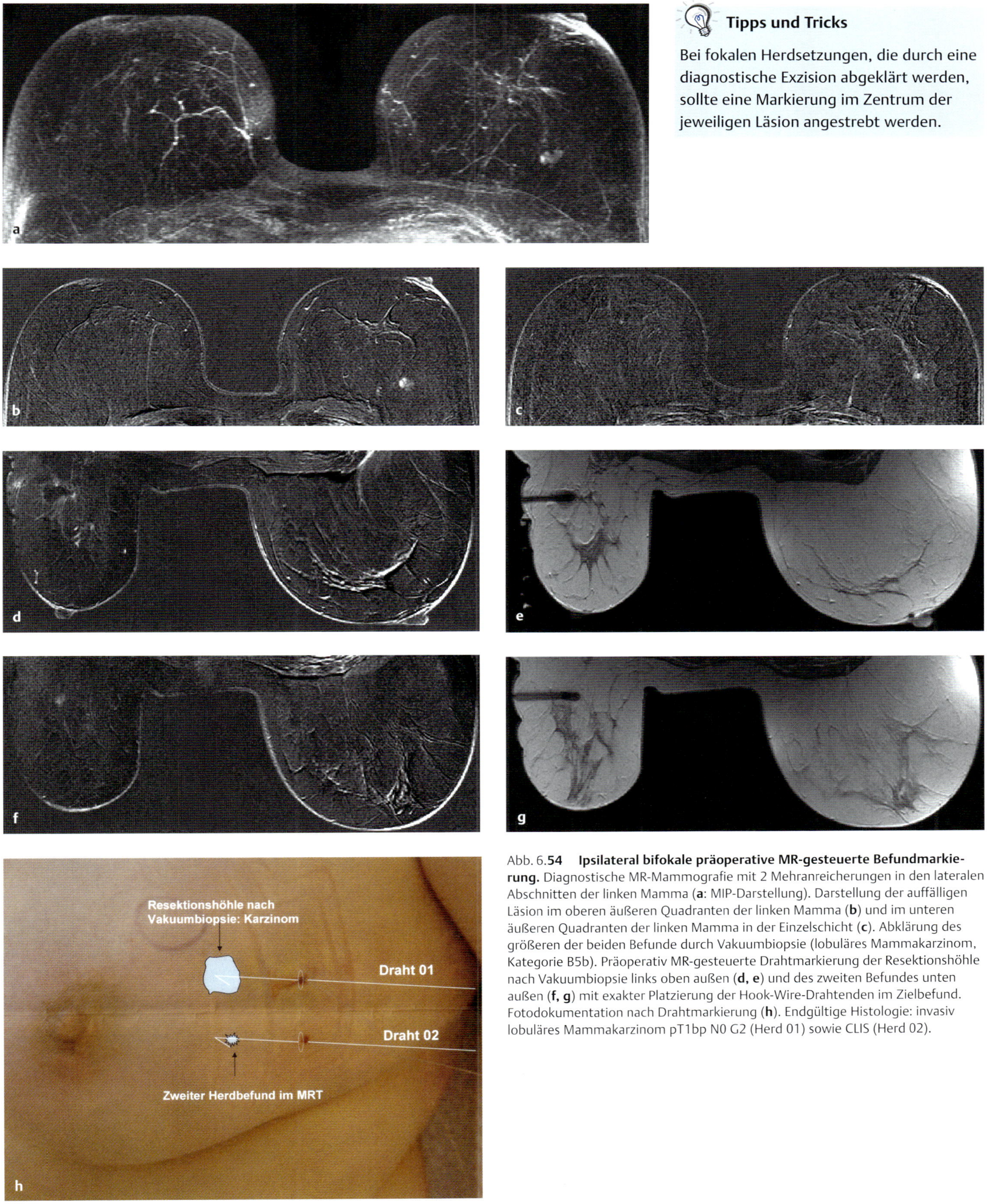

Abb. 6.**54** **Ipsilateral bifokale präoperative MR-gesteuerte Befundmarkierung.** Diagnostische MR-Mammografie mit 2 Mehranreicherungen in den lateralen Abschnitten der linken Mamma (**a**: MIP-Darstellung). Darstellung der auffälligen Läsion im oberen äußeren Quadranten der linken Mamma (**b**) und im unteren äußeren Quadranten der linken Mamma in der Einzelschicht (**c**). Abklärung des größeren der beiden Befunde durch Vakuumbiopsie (lobuläres Mammakarzinom, Kategorie B5b). Präoperativ MR-gesteuerte Drahtmarkierung der Resektionshöhle nach Vakuumbiopsie links oben außen (**d, e**) und des zweiten Befundes unten außen (**f, g**) mit exakter Platzierung der Hook-Wire-Drahtenden im Zielbefund. Fotodokumentation nach Drahtmarkierung (**h**). Endgültige Histologie: invasiv lobuläres Mammakarzinom pT1bp N0 G2 (Herd 01) sowie CLIS (Herd 02).

Fallbeispiel 2: MR-gesteuerte Coil- oder Clipmarkierung

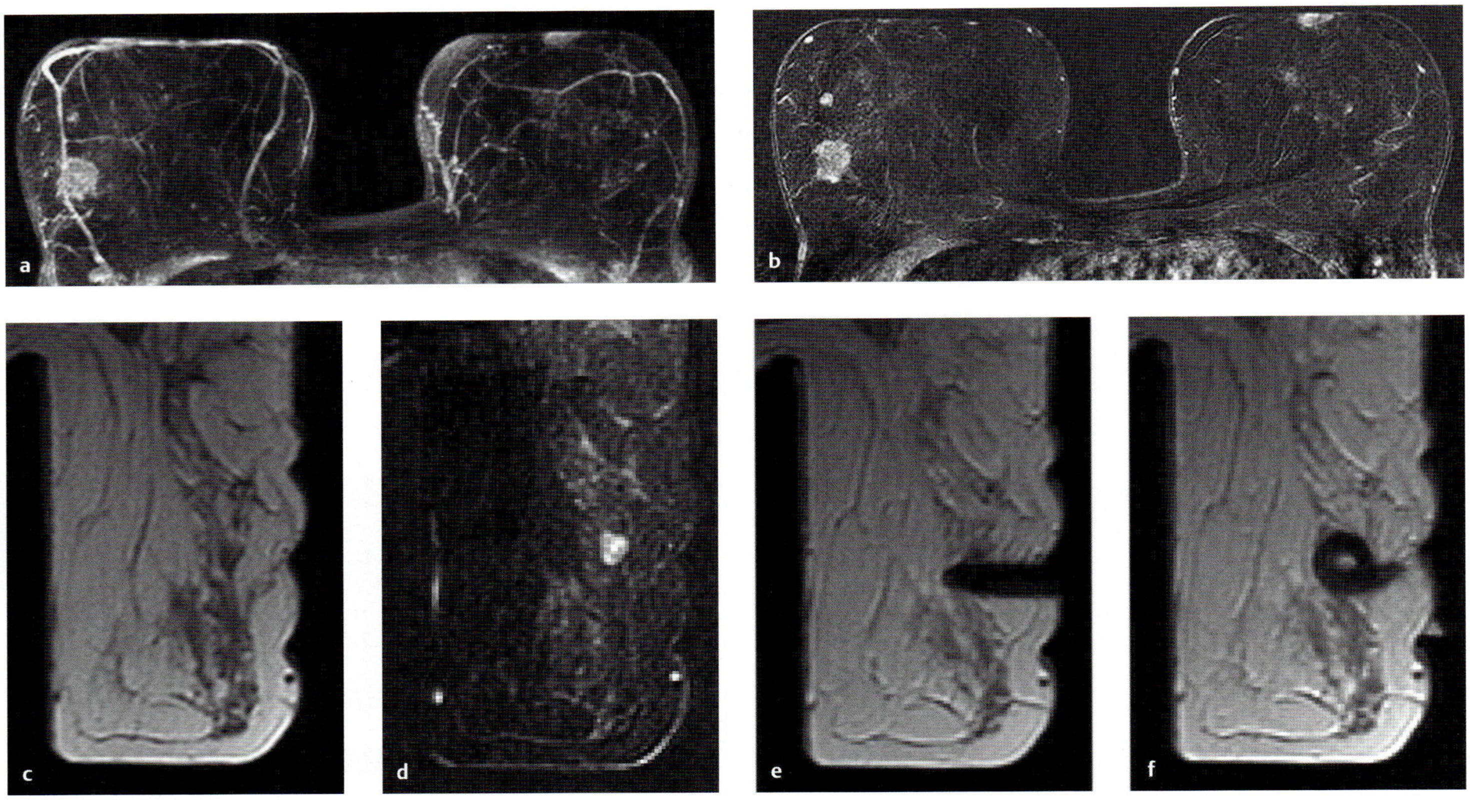

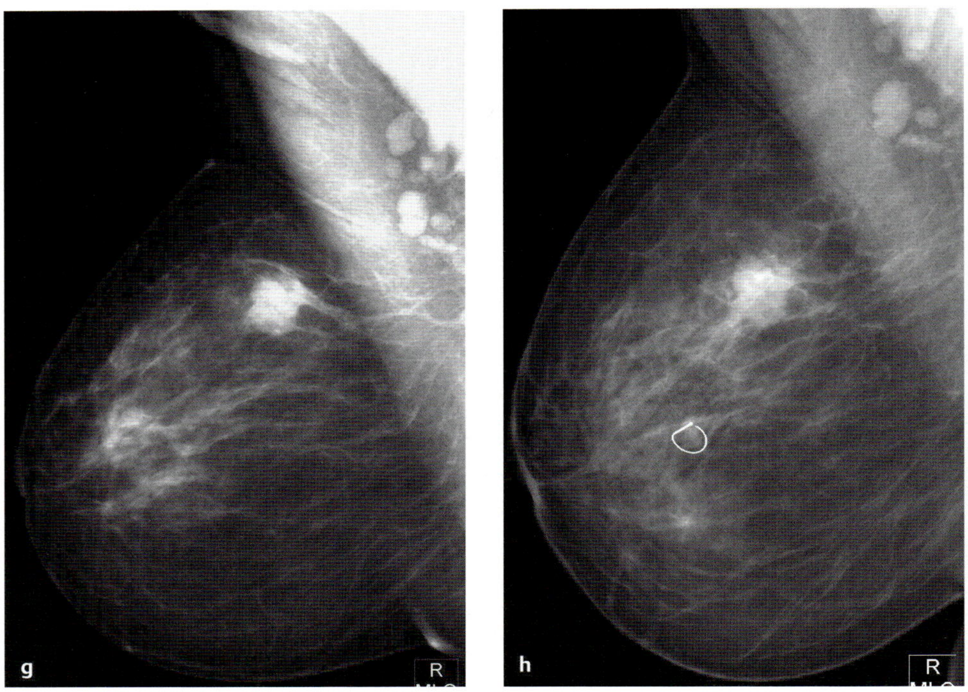

Abb. 6.55 **Präoperative MR-gesteuerte Coilmarkierung eines ipsilateralen Zweitbefundes bei BI-RADS 6.** Klinisch, mammografisch und sonografisch hochsuspekter Befund rechts oben außen. Im Rahmen der präoperativen Staging-MRT karzinomtypische Darstellung des Indextumors sowie einer weiteren rundlichen Läsion von 5 mm Durchmesser ventral hiervon (**a** MIP-Darstellung; **b** Einzelschichtsubtraktion). Histologische Sicherung des Indextumors nach US-gesteuerter Stanzbiopsie als invasiv duktales Mammakarzinom (BI-RADS 6 rechts). Bei auswärts vorgesehener OP MR-gesteuerte Coilmarkierung (Ariadnefaden) des Zweitbefundes (**c** Nativdarstellung; **d** Bildsubtraktion mit Zweitbefund; **e** Positionskontrolle der Nadel; **f** Abschlusskontrolle mit positioniertem Coil). Gegenüberstellung der primären Röntgenmammografie mit karzinomtypischem Indextumor und suspekten axillären Lymphknoten (**g**). Mammografische Abschlussdokumentation des MR-gesteuert eingebrachten Coils ventral des Indextumors (**h**). Endgültige Histologie: invasiv duktales Mammakarzinom pT1c pN1 G2 (Indextumor) sowie Papillom (coilmarkierter Zweitbefund).

Tipps und Tricks

Befunde, die auswärts oder erst Tage nach der Markierung operiert werden, sollten bevorzugt durch Clip oder Coils markiert werden. Eine Hakendrahtmarkierung birgt in diesen Konstellationen das Risiko der Dislokation und der Infektion.

Fallbeispiel 3: Trifokaler Befund – Markierung des operationsrelevanten Zielvolumens

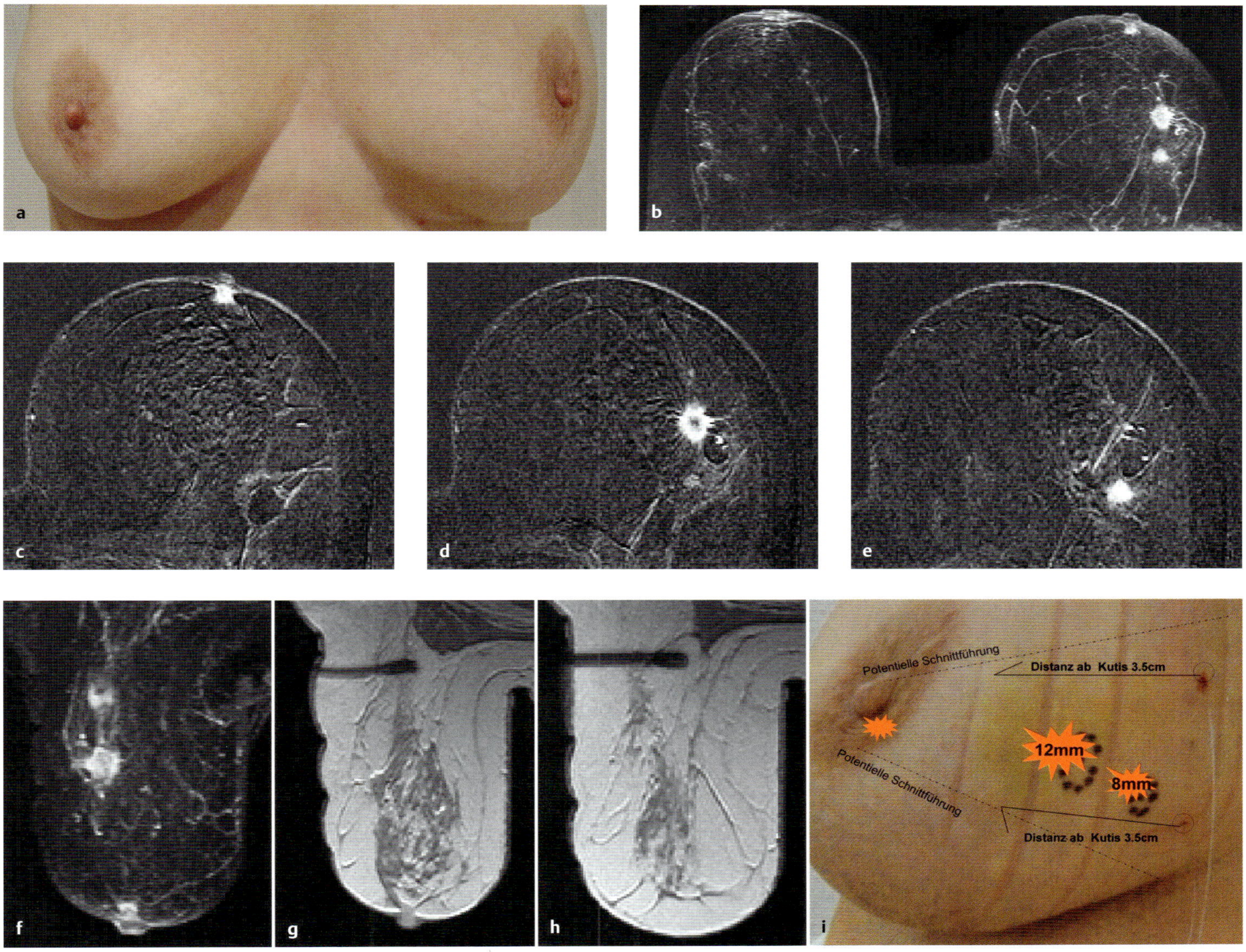

Abb. 6.**56** **Zielvolumenmarkierung bei trifokalem Befund.** Neu aufgetretene diskrete Brustwarzendislokation nach kaudal links (**a**). Palpation unauffällig. Mammografisch und sonografisch auffälliger Herdbefund in der linken Mamma lateral (ohne Abbildung). US-gesteuerte Stanzbiopsie des Herdbefundes mit histologischem Nachweis eines invasiv duktalen Mammakarzinoms (Histologie Kategorie B5b. Bildgebung Kategorie BI-RADS 6 links). In der diagnostischen MRT zusätzlich zur Darstellung des beschriebenen Indextumors links lateral (**d**) Nachweis eines 5 mm großen hypervaskularisierten Herdbefundes unmittelbar retroareolär (**c**) (Ursache der Brustwarzenabkippung) sowie eines weiteren, 7 mm großen Herdbefundes links unten außen (**e**). Gesamtdarstellung aller drei Läsionen in der MIP-Aufnahme (**b**). Im Rahmen der interdisziplinären Konferenz Entschluss zur präoperativen Markierung relevanter Eckpunkte des Zielvolumens für eine Quadrantektomie mit Erfassung aller drei Tumormanifestationen. Subtraktionsaufnahme der linken Mamma im Rahmen der MR-gesteuerten Intervention mit Reproduzierbarkeit aller 3 Tumormanifestationen (**f**). Dokumentation der zwei eingebrachten Markierungsdrähte an den thoraxwandnah relevanten Eckpunkten der geplanten Quadrantektomie kranial (**g**) und kaudal (**h**). Abschließende Fotodokumentation mit Einzeichnung der positionierten Markierungsdrähte und des geplanten Zielvolumens (**i**). Trifokales Mammakarzinom: pT1c pN0 G2. Resektionsrand: R0.

Tipps und Tricks

Bei geplanter Segmentekomie oder Quadrantektomie ist es oft sinnvoller, resektionsrelevante Eckpunkte des Zielvolumens zu markieren als die Markierungsnadeln im Tumorzentrum zu positionieren.

Fallbeispiel 4: Befunde BI-RADS 6 – Präoperative Lokalisation des Zielvolumens

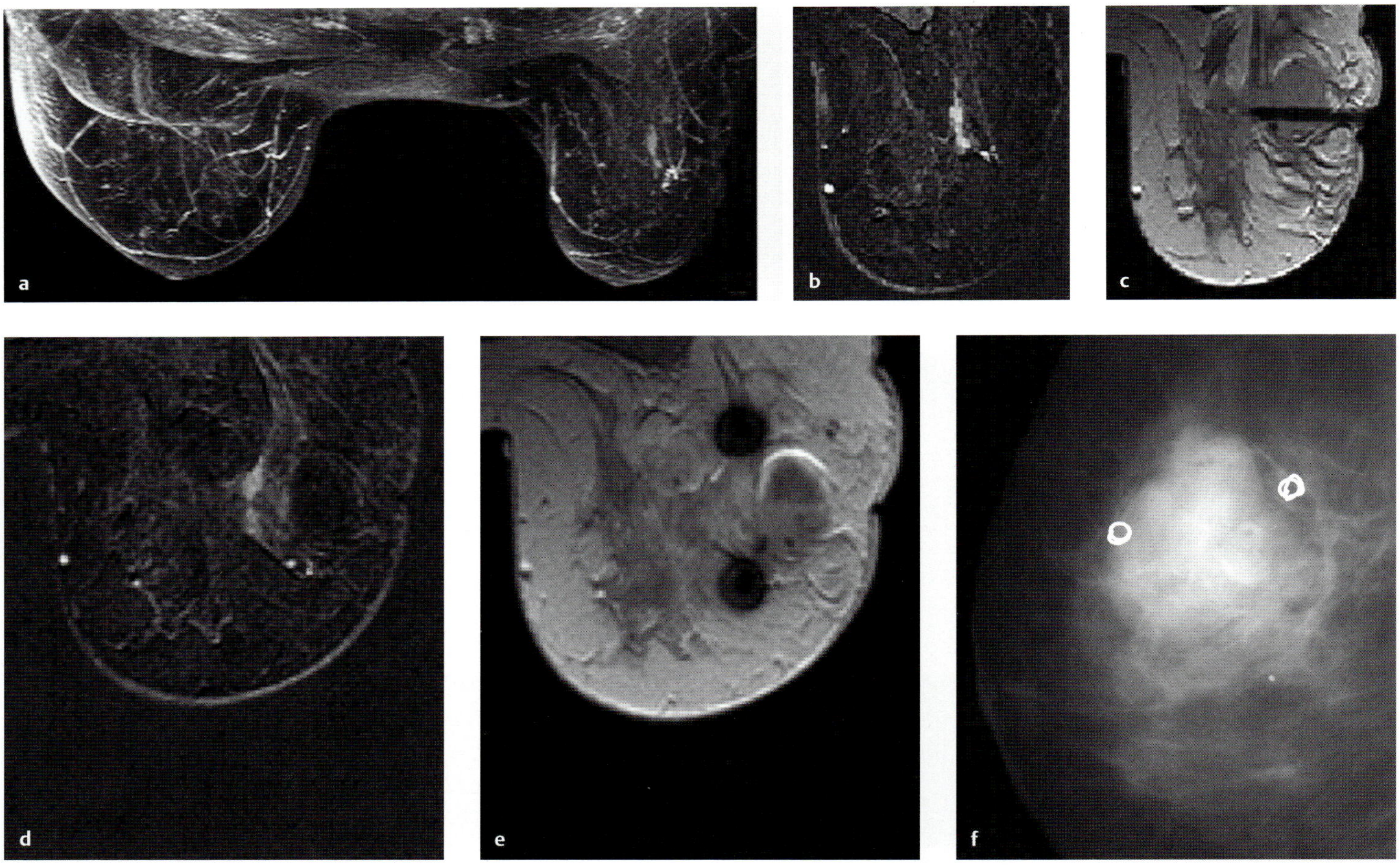

Abb. 6.57 **MR-gesteuerte Vakuumbiopsie rechts bei linearer Anreicherung und präoperative Coilmarkierung des Zielvolumens unter Berücksichtigung onkologischer Gesichtspunkte.** MR-Mammografie im Rahmen der Früherkennung bei dichten Gewebestrukturen ACR IV in der Röntgenmammografie. Nachweis einer linearen Mehranreicherung in der rechten Mamma (ohne Abbildung). Im Rahmen der geplanten MR-gesteuerten Vakuumbiopsie zweifelsfreie Reproduzierbarkeit des auffälligen Enhancements in der rechten Mamma (**a** MIP, **b** Subtraktionseinzelbild). T1-Abbildung der rechten Mamma nach Entnahme von 12 Gewebezylindern von je 9 G (**c**). Histologie: intraduktales Mammakarzinom DCIS, histologische Kategorie B5a. Präoperative Befundmarkierung einige Tage später bei auswärts vorgesehener OP. Partielle Abbildung der linearen Mehranreicherung in der rechten Mamma. Keine störenden Mehranreicherungen im Randbereich der Resektionshöhle (**d** Subtraktionsaufnahme nach KM-Gabe). Platzierung von je einem MR-kompatiblen Coil am brustwandnahen und am brustwandfernen Ende der linearen Anreicherung (**e**) (Anmerkung: Für DCIS wird bei einer Größenausdehnung von über 4 cm eine Mastektomie empfohlen. In der konkreten Situation wurden die Coils daher in einer Distanz von 4 cm zueinander platziert, da hierdurch bei tumorbefallenem Resektionsrand im Coilbereich die Indikation zur Mastektomie gegeben wäre). Postinterventionell mammografische Dokumentation mit Abbildung des vakuumbioptisch bedingten Hämatoms und der beiden intramammär positionierten Marker-Coils (**f**). Auswärts durchgeführte OP mit kompletter Entfernung der auffälligen Läsion inklusive beider Coils nach vorheriger perkutaner Punktion und Absaugung des Hämatoms. Histologie: 28 mm im Durchmesser betragendes DCIS. pTis pN0 G2 R0 (Resektionsränder tumorfrei > 10 mm). Brusterhaltende Vorgehensweise.

Tipps und Tricks

In einer prätherapeutischen Konferenz sollte mit dem Operateur geklärt werden, welche operative Vorgehensweise vorgesehen ist, so dass mit Blick auf onkologische Aspekte das Tumorzentrum oder aber relevante Eckpunkte des geplanten Zielvolumens markiert werden können.

Fallbeispiel 5: Befunde BI-RADS 6 – Resttumor

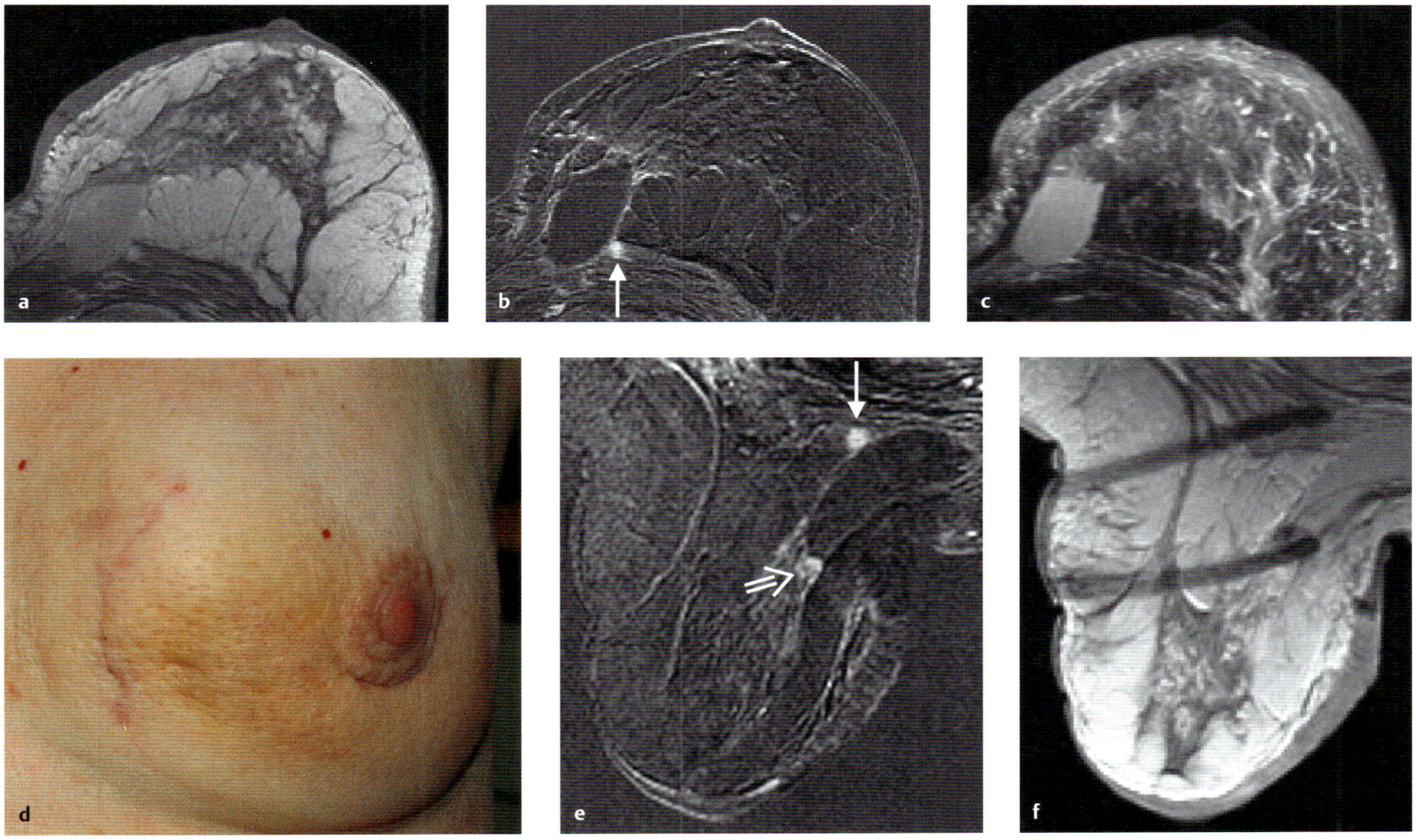

Abb. 6.58 **Präoperative Markierung von Resttumor nach offener Biopsie bei Mammakarzinom.** MR-Mammografie 5 Tage postoperativ nach vorausgegangener OP eines Mammakarzinoms mit histologischem Nachweis von Tumorgewebe im Resektionsrand (R1-Resektion). Frühe T1w GE-Sequenz nach KM-Gabe mit Darstellung einer ovalen eingebluteten Resektionshöhle mit Sedimentationseffekt (**a**). In der entsprechenden Einzelschicht nodulär anreichernde Läsion pektoralisnah (**b**, Pfeil). Korrespondierendes wassersensitives Bild mit IR-Sequenz ohne zusätzliche Information (**c**). Postoperativer klinischer Situs mit reizloser Narbe und Schwellung durch eingeblutete Resektionshöhle (**d**). Im Rahmen der Planung der MR-gesteuerten Befundmarkierung eindeutige Reproduzierbarkeit des auffälligen pektoralisnahen Befundes (Pfeil) sowie eines weiteren auffälligen Befundes am ventralen Hämatomende (Doppelpfeil) (**e**). Dokumentation nach Positionierung je eines Markierungsdrahtes mit der Drahtspitze in unmittelbarer Nähe zu den auffälligen Herdbefunden (**f**). Histologie: Resektionshöhle mit Nachweis von 2 verbliebenen Karzinommanifestationen ventral- und dorsalseitig.

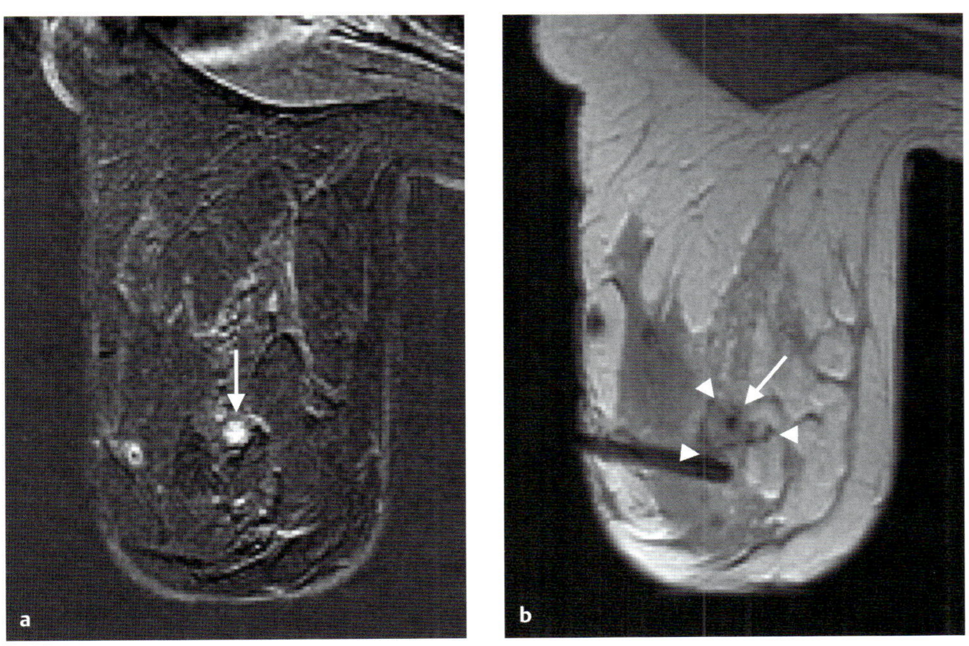

Abb. 6.59 **Präoperative Markierung von Resttumor nach Vakuumbiopsie bei Mammakarzinom.** Status nach Vakuumbiopsie mit histologischem Nachweis eines invasiven Mammakarzinoms (B5b-Läsion). Im Rahmen der präoperativen Lokalisation der Resektionshöhle Nachweis von verbliebenem Resttumor am Resektionsrand (**a**, Pfeil). Exakte Drahtmarkierung mit Drahtspitze im Resttumor neben einem nach Vakuumbiopsie positionierten US-sichtbaren Clip (**b**) (Dreiecke markieren Markerausdehnung, Pfeil markiert zentralen metalldichten Clip). Histologie: Tumorrest.

Tipps und Tricks

Nach MR-gesteuerter Vakuumbiopsie ist die direkte Markierung potenzieller Tumorreste einer einfachen Drahtpositionierung im Zentrum der Resektionshöhle vorzuziehen.

Literatur

AG Mammadiagnostik der Deutschen Röntgengesellschaft. Empfehlungen zur MR-Mammografie. RöFo 2005; 177: 474 – 475

AG Mammadiagnostik der Deutschen Röntgengesellschaft. Empfehlungen zur MR-gestützten Interventionen der Mamma. RöFo 2007; 179: 429 – 430

Daniel BL, Freeman LJ, Pyzoha JM et al. An MRI-compatible semiautomated vacuum-assisted breast biopsy system: initial feasibility study. J Magn Reson Imaging 2005; 21: 637 – 644

Gebauer B, Bostanjoglo M, Moesta KT, Schneider W, Schlag PM, Felix R. Magnetic resonance-guided biopsy of suspicious breast lesions with a handheld vacuum biopsy device. Acta Radiol 2006; 47: 907 – 1013

Fischer U, Vosshenrich R, Döler W, Hamadeh A, Oestmann JW, Grabbe E. MR-Imaging-guided Breast Intervention: Experience with Two Systems. Radiology 1995; 195: 533 – 538

Fischer U, Rodenwaldt J, Hundertmark C, Döler W, Grabbe E. MRT-gestützte Biopsie und Lokalisation der Mamma. Radiologe 1997; 37: 692 – 701

Fischer U, Kopka L, Grabbe E. Magnetic resonance guided localization and biopsy of suspicious breast lesions. Top Magn Reson Imaging 1998; 9: 44 – 59

Helbich TH. Localization and Biopsy of Breast Lesions by Magnetic Resonance Imaging Guidance. J Magn Reson Ima 2001; 13: 903 – 911

Heywang-Köbrunner SH, Heinig A, Pickuth D, Alberich T, Spielmann RP. Interventional MRI of the Breast: Lesion Localisation and Biopsy. Eur Radiol 2000; 10: 36 – 45

Kuhl CK, Morakkabati N, Leutner CC, Schmiedel A, Wardelmann E, Schild HH. MR imaging-guided large-core (14-gauge) needle biopsy of small lesions visible at breast MR imaging alone. Radiology 2001; 220: 31 – 39

Kuhl CK, Elevelt A, Leutner CC, Gieseke J, Pakos E, Schild HH. Interventional breast MR imaging: clinical use of a stereotactic localization and biopsy device. Radiology 1997; 204: 667 – 675

Lehman CD, DePeri ER, Peacock S et al. Clinical experience with MRI-guided vacuum-assisted breast biopsy. Am J Radiol 2005; 184: 1782 – 1787

Liberman L, Bracero N, Morris E, Thornton C, Dershaw DD. MRI-guided 9-gauge vacuum-assisted breast biopsy: Initial clinical experience. Am J Radiol 2005; 185: 183 – 193

Orel SG, Rosen M, Mies C, Schnall MD. MR-Imaging-guided 9-gauge vacuum-assisted core-needle breast biopsy: Initial Experience. Radiology 2006; 238: 54 – 61

Perlet C, Heywang-Köbrunner SH, Heinig A et al. Magnetic resonance-guided, vacuum-assisted breast biopsy: results from a European multicenter study of 538 lesions. Cancer 2006; 106: 982 – 990

Schrading S, Simon B, Wardelmann E, Schild HH, Kuhl CK. MR gesteuerte Vakuumbiopsie der Mamma. RöFo 2007; 179: 45, Daten aktualisiert

Viehweg P, Bernerth T, Kiechle M et al. MR-guided intervention in women with a family history of breast cancer. Eur J Radiol 2006; 57: 81 – 89

Viehweg P, Heinig A, Buchmann J et al. MRT-gestützte Intervention der Brust bei Patientinnen mit einem histologisch gesicherten Mammakarzinom. Senologie 2007; 4: 28 – 34

7 Material

F. Baum

Das in der Mammadiagnostik eingesetzte Equipment dient der Materialgewinnung sowie der Markierung von Befunden. Spezielle Untersuchungsgeräte und Lagerungshilfen ermöglichen darüber hinaus den optimalen interventionellen Zugang. Das gängige Interventionsequipment erzeugt erhebliche Artefakte in der kernspintomografischen Untersuchung. MR-taugliches Material ist mit der Bezeichnung „**MR-tauglich**" versehen.

Zur Gewebegewinnung werden unterschiedliche Techniken eingesetzt. Die Feinnadelpunktion dient der Gewinnung einzelner Zellen (Zytologie), die Stanz- und die Vakuumbiopsie ermöglichen die Entnahme von Gewebezylindern (Histologie).

Equipment Feinnadelpunktion

(Abb. 7.**1** – Abb. 7.**8**)

Bei der Feinnadelaspirationspunktion kommen Punktionskanülen mit einem Durchmesser von 19 – 26 Gauge zum Einsatz. Die Nadelspitzen weisen unterschiedliche Schliffformen auf. Die Chiba-Nadel (Abb. 7.**4** und Abb. 7.**5**) ist mit einem Schrägschliff versehen, der eine leichte Punktion des Gewebes erlaubt. Die asymmetrische Gewebeverdrängung an der Nadelspitze verursacht beim Nadelvorschub jedoch eine Abweichungstendenz zur schliffabgewandten Seite.

Die Zacken des kronenartigen Franseen-Schliffes (Abb. 7.**6**) sollen die Auslösung von Zellen bei der Punktion erleichtern. Ist der Mandrin eingeführt, weist die Nadel einen symmetrischen Spitzenschliff auf.

Die Feinnadelaspirationspunktion wird nahezu ausschließlich ultraschallgestützt durchgeführt. Aus diesem Grunde muss es dem Untersucher ermöglicht werden die Führung der Spritze und die Betätigung des Spritzenkolbens mit einer Hand durchzuführen, da die zweite Hand den Schallkopf hält. Dies ist mit speziellen Punktionshilfen möglich (Abb. 7.**1** und Abb. 7.**2**).

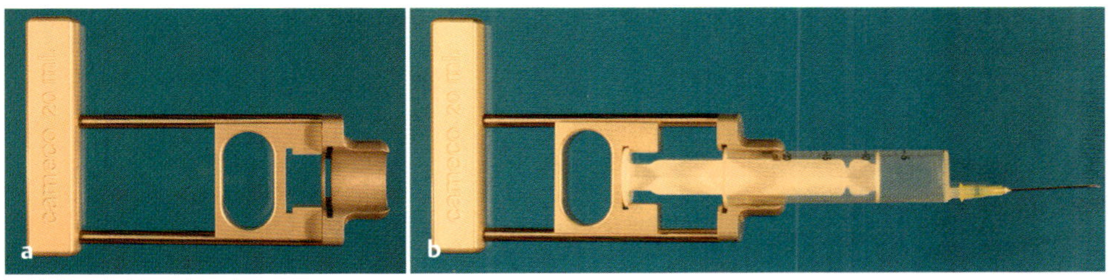

Abb. 7.**1** **Cameco-Handgriff.** Cameco-Handgriff ohne Spritze (**a**). Der Spritzenzylinder und der Spritzenstempel sind in die jeweils hierfür vorgesehene Nut des Spritzenhalters der beweglichen Stempelführung eingelegt (**b**). So wird es dem Untersucher ermöglicht, die Richtung der Nadel durch die Angulierung des gesamten Halters zu bestimmen und mit derselben Hand gleichzeitig einen Unterdruck durch Betätigen der Stempelführung zu erzeugen.

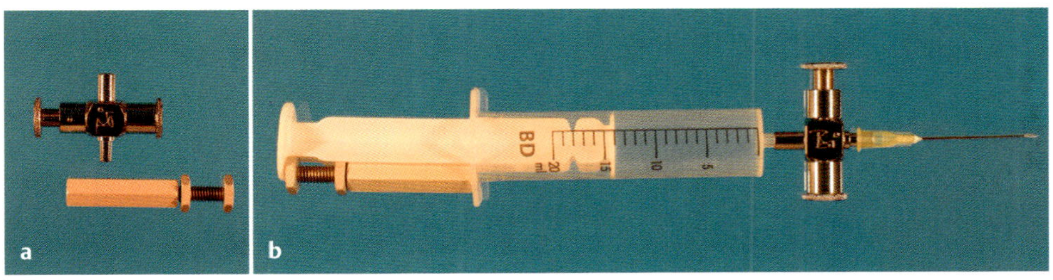

Abb. 7.**2** **Binder-Ventil.** Das Binder-Ventil kommt mit handelsüblichen Spritzen zur Anwendung und besteht aus dem Ventil und einem Distanzstück (**a**), das zwischen Punktionsnadel und Spritzenzylinder auf den Luer-Ansatz aufgesetzt wird. Der Spritzenkolben wird bei geschlossenem Ventil komplett aufgezogen und durch ein Distanzstück fixiert (**b**). So bleibt der Unterdruck erhalten. Ist der abzuklärende Befund mit der Nadelspitze erreicht, kann der Sog durch Drücken des Binder-Ventils auf die Punktionskanüle wirken.

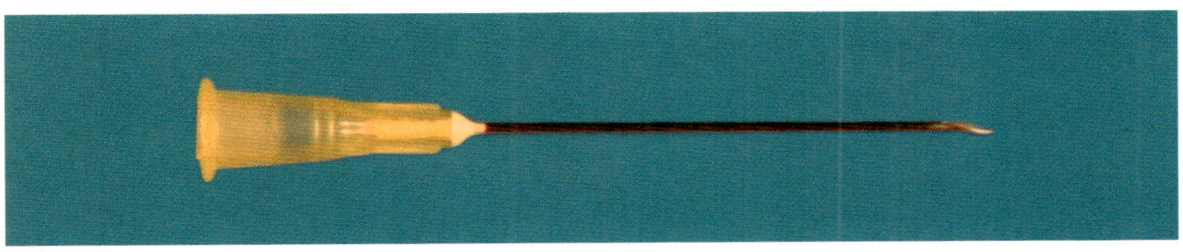

Abb. 7.**3** **Schrägschliffpunktionskanüle.** Punktionsnadeln, wie sie üblicherweise zur Blutabnahme verwendet werden, können ebenfalls zur Gewebe- oder Zystenpunktion eingesetzt werden. Da diese Kanülen keinen Mandrin besitzen, sollte der Unterdruck erst nach Penetration des Zielbefundes erzeugt werden. Durchmesser: 19, 20, 21, 22, 23, 24, 25, 26 Gauge; Länge: 25, 30, 40, 50, 60, 70, 80, 120 mm.

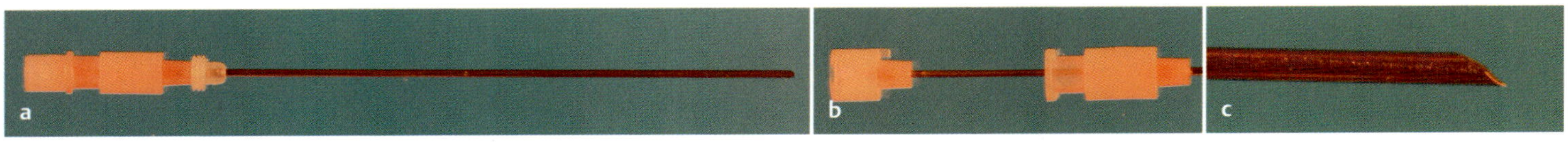

Abb. 7.4 **Fa. Cook: Chiba Access und Biopsienadel.** Chiba-Nadel mit Mandrin (**a**), teilweise zurückgezogener Mandrin (**b**), Nadelspitze mit Schrägschliff (**c**). Durchmesser: 18, 20, 21, 22, 23 Gauge; Länge 10, 15, 20 cm. Sonografisch besonders gut darstellbar als Echotip-Nadel: Durchmesser: 18, 20, 21, 22 Gauge; Länge 10, 15, 20, 25 cm.

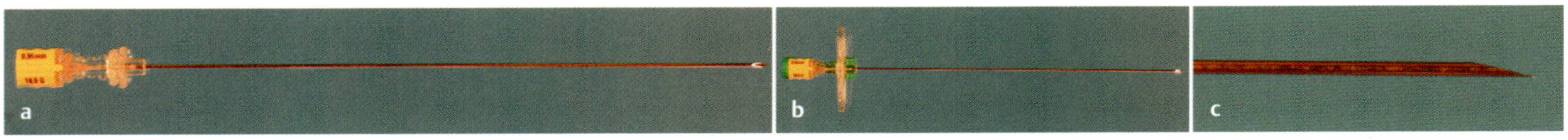

Abb. 7.5 **Fa. BARD: Chiba-Nadel.** Chiba-Nadel mit Mandrin (**a**), Chiba-Nadel mit aufsteckbarem Plastikflügel und Mandrinclip zur optimierten Handhabung (**b**), Nadelspitze mit Schrägschliff (**c**). Durchmesser: 18, 20, 22, 23 Gauge; Länge 9, 12, 15, 22, 28 cm.

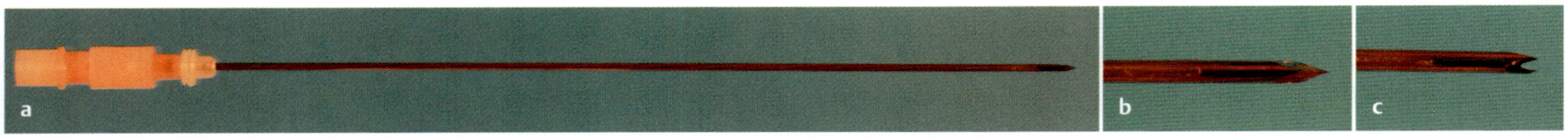

Abb. 7.6 **Fa. Cook: Franseen-Nadel.** Franseen-Nadel mit Mandrin (**a**), Nadelspitze mit Mandrin (**b**), Nadelspitze ohne Mandrin und Kronenschliff (**c**). Nadelstärke: 18 Gauge; Länge 15 cm. Sonografisch besonders gut darstellbar als Echotip-Nadel: Durchmesser: 22 Gauge; Länge 15.

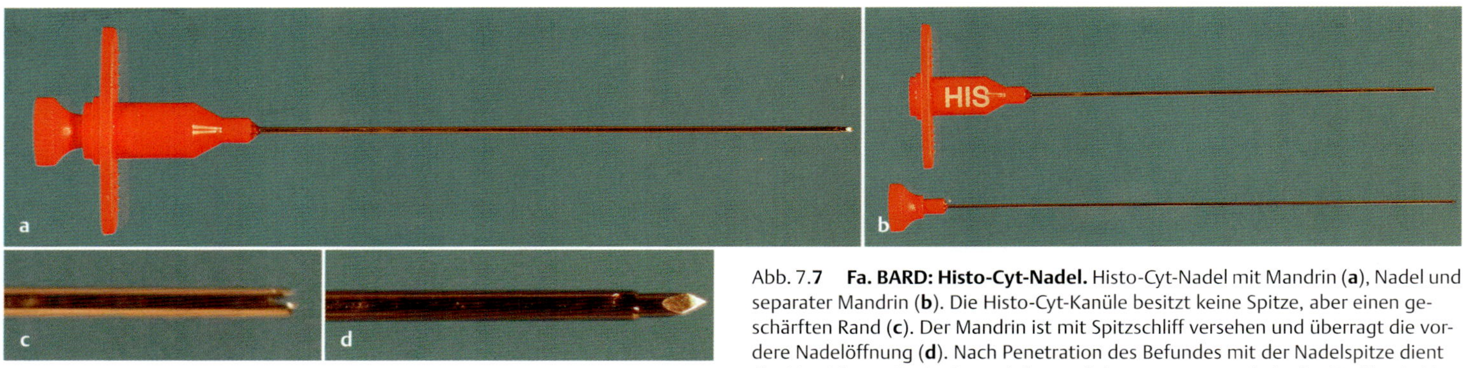

Abb. 7.7 **Fa. BARD: Histo-Cyt-Nadel.** Histo-Cyt-Nadel mit Mandrin (**a**), Nadel und separater Mandrin (**b**). Die Histo-Cyt-Kanüle besitzt keine Spitze, aber einen geschärften Rand (**c**). Der Mandrin ist mit Spitzschliff versehen und überragt die vordere Nadelöffnung (**d**). Nach Penetration des Befundes mit der Nadelspitze dient der Mandrin zur Aspiration, wird er zurückgezogen, entsteht in der Kanüle ein Unterdruck. Durchmesser: 18, 20, 21 Gauge; Länge 10, 15 und 20 cm.

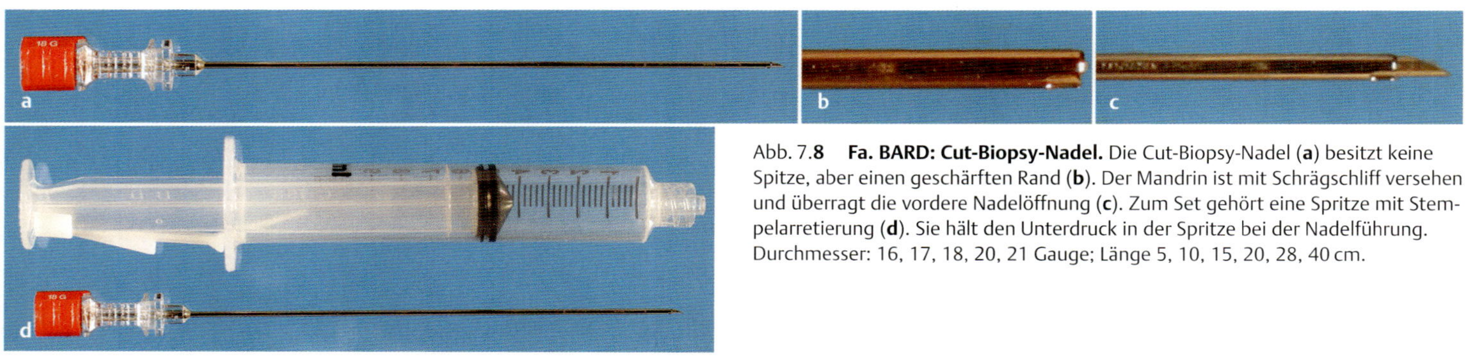

Abb. 7.8 **Fa. BARD: Cut-Biopsy-Nadel.** Die Cut-Biopsy-Nadel (**a**) besitzt keine Spitze, aber einen geschärften Rand (**b**). Der Mandrin ist mit Schrägschliff versehen und überragt die vordere Nadelöffnung (**c**). Zum Set gehört eine Spritze mit Stempelarretierung (**d**). Sie hält den Unterdruck in der Spritze bei der Nadelführung. Durchmesser: 16, 17, 18, 20, 21 Gauge; Länge 5, 10, 15, 20, 28, 40 cm.

Equipment Stanzbiopsie

Ziel der Stanzbiopsie ist die Gewinnung zusammenhängender Zellverbände. Der Aufbau der Biopsienadeln (Abb. 7.**9**) besteht aus einer Hohlnadel (x), in deren Innerem sich eine Punktionsnadel (y) befindet, die an der Spitze mit einem Gewebereservoir (Notch) (z) versehen ist. Zuerst penetriert die Punktionsnadel den Zielbefund, dann schneidet die Hohlnadel das in der Notch befindliche Gewebe ab und die Gewebeprobe kann mit der Nadel aus dem Drüsengewebe geborgen werden.

Charakteristische Merkmale der Biopsienadeln sind Nadelstärke und Vorschub (Stroke). Weiterhin werden die Halbautomaten (Abb. 7.**10** – Abb. 7.**16**) von den Vollautomaten (Abb. 7.**17** – Abb. 7.**22**) unterschieden.

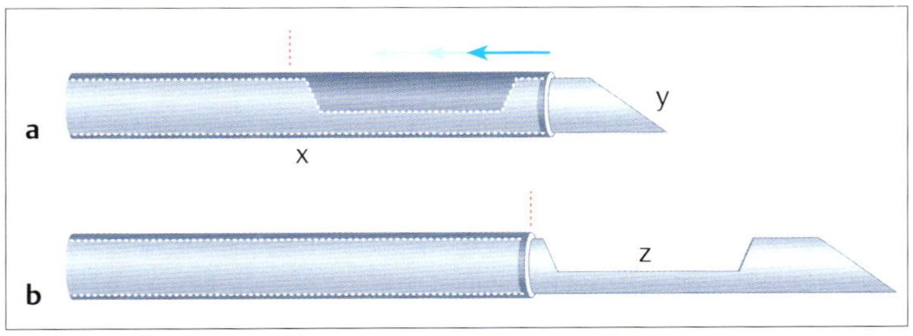

Abb. 7.**9** **Schema einer Biopsienadel.** Biopsienadel vor und nach der Biopsie (**a**) sowie mit vorgeschobener Punktionsnadel (**b**).

Halbautomaten

Die Hohlnadel der Halbautomaten besitzt einen Federmechanismus, der mit einem Stempel am Halter des Gerätes gespannt wird. Die Punktionsnadel muss von Hand in den Zielbefund vorgeschoben werden, dann schneidet die Hohlnadel das Gewebe mithilfe der Federspannung ab. Halbautomaten werden ausschließlich als Einwegmaterial angeboten.

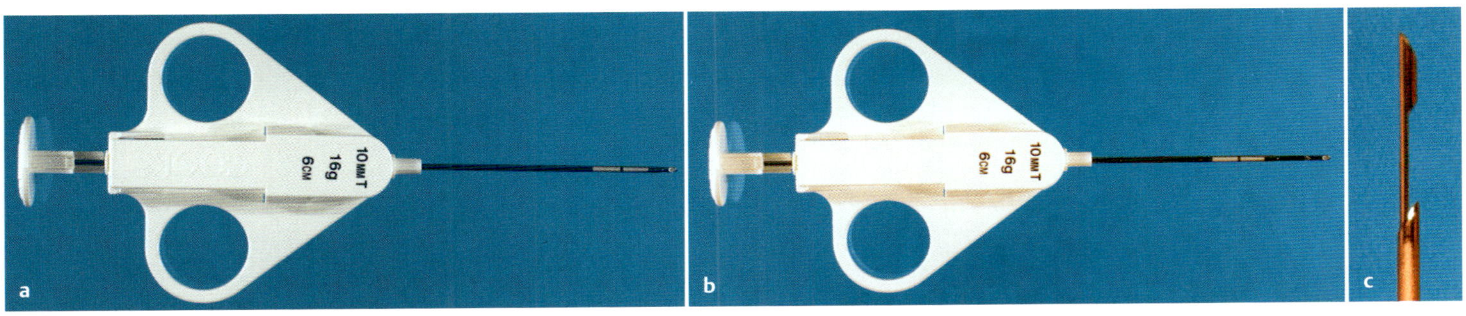

Abb. 7.**10** **Fa. Cook: Quick-Core Biopsy Nadel.** Cook Quick-Core Biopsy Nadel (**a**), gespannt (**b**), vorgeschobene Biopsie-Notch (**c**).
Durchmesser: 16, 18, 20 Gauge; Länge 6, 9, 15 cm, Stroke 10 mm. Durchmesser: 14, 16, 18, 20 Gauge; Länge 6, 9, 15, 20 cm; Stroke 20 mm.

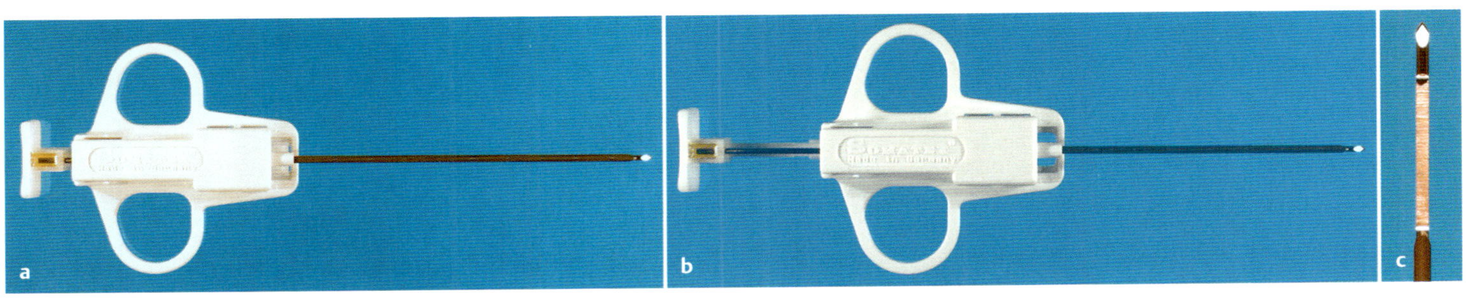

Abb. 7.**11** **Fa. Somatex: Biopsy Handy.** Biopsie-Handy Somatex (**a**), gespannt (**b**), mit vorgeschobener Biopsie-Notch (**c**).
MR-tauglich; Durchmesser: 14, 16, 18, 20 Gauge; Länge: 10, 15, 20 cm; Stroke: 20 mm.

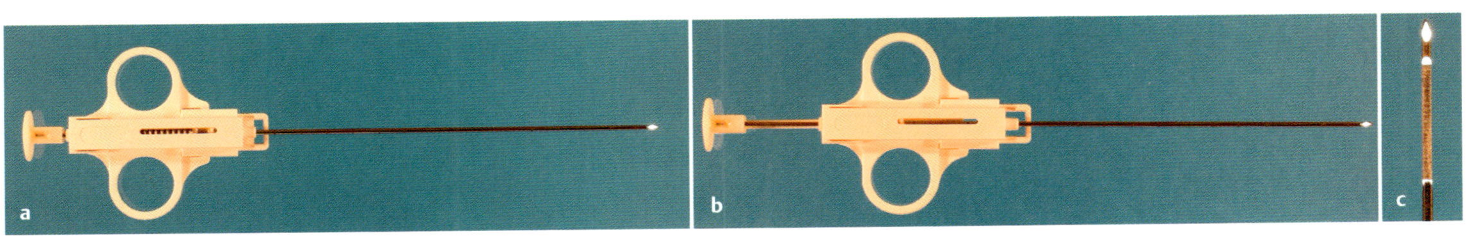

Abb. 7.**12** **Fa. Somatex: Quick-Shot-Biopsiesystem.** Quick-Shot Somatex (**a**), gespannt (**b**), vorgeschobene Biopsie-Notch (**c**).
Durchmesser: 14, 16, 18, 20 Gauge; Länge: 10 cm; Stroke 15 und 22 mm wählbar.

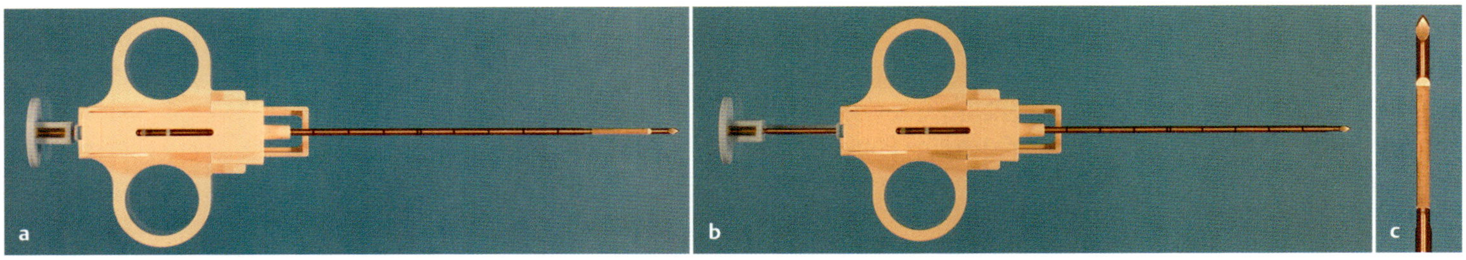

Abb. 7.**13** **Fa. Invivo: semiautomatisches Biopsiegerät.** Semiautomatisches Biopsiegerät von Invivo (**a**), gespannt (**b**), nach Vorschub der Biopsie-Notch (**c**). MR-tauglich; Durchmesser: 14, 16, 18 Gauge; Länge 10, 15 cm; Stroke 20 mm.

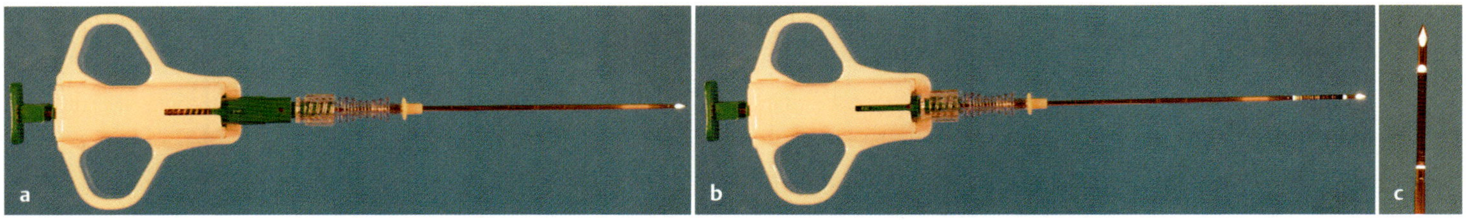

Abb. 7.**14** **Fa. Optimed: Lux 2 Halbautomat.** Optimed Halbautomat-Biopsiegerät (**a**), mit vorgeschobener Punktionsnadel (**b**), Notch (**c**). Durchmesser: 14, 16, 18 Gauge; Länge: 10, 16, 20 cm; Stroke 12 und 25 mm wählbar.

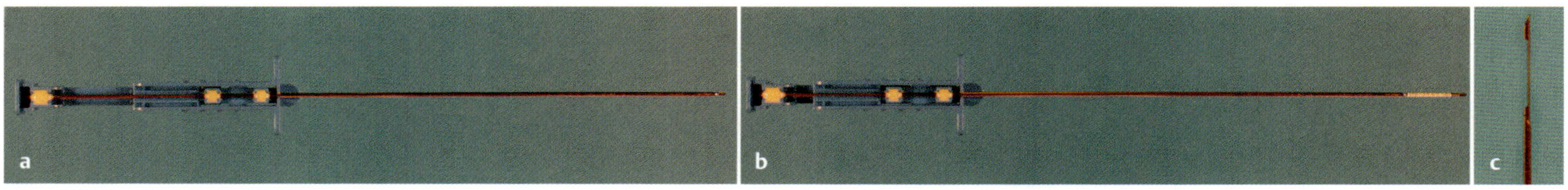

Abb. 7.**15** **Fa. BARD: Unicut Biopsiegerät.** Unicut Nadel-Biopsiegerät (**a**), mit vorgeschobener Punktionsnadel (**b**), Notch (**c**). Der Vollständigkeit halber ist dieses Biopsiesystem aufgeführt, das keine Federmechanik besitzt. Zur Entnahme des Gewebes wird zunächst die Notch der innen laufenden Punktionsnadel in das gewünschte Gewebeareal vorgeschoben. Im nächsten Arbeitsschritt wird dann der Schneidzylinder manuell über die Punktionsnadel geschoben.
Durchmesser: 14, 16, 17, 18 Gauge; Länge: 7,5, 11,5, 15, 20 cm; Stroke 20 mm.

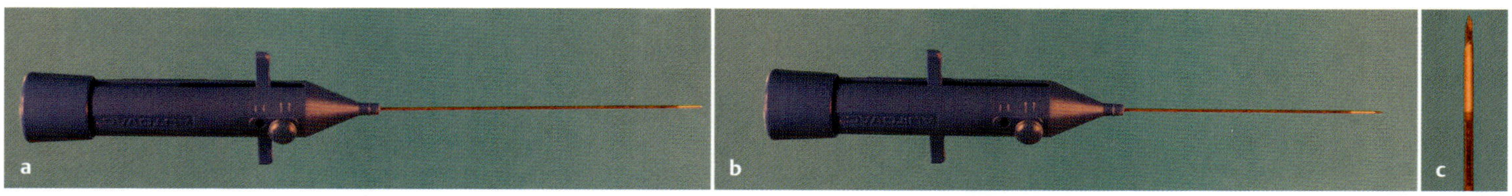

Abb. 7.**16** **Fa. BARD: Autovac Einmalbiopsiesystem.** Autovac-Nadel (**a**), gespannt (**b**), Nadelspitze (**c**). Dieses System besitzt keine Jetnadel mit Notch. Die Hohlnadel selbst wirkt als Schneidzylinder zum Auslösen der Gewebeprobe. Bei derben Gewebestrukturen ist das Bergen des Biopsates gelegentlich problematisch, da der Gewebezylinder an der Nadelspitze nicht mechanisch abgeschert wird, sondern mit dem Ursprungsgewebe verbunden bleibt. Durch Drehen der Biopsienadel nach dem Jetvorschub oder durch leichte Kreiselbewegungen der Nadelspitze kann das Ablösen unterstützt werden. Durchmesser: 17, 18, 20, 21 Gauge; Länge 10, 15 und 20 cm; Stroke: 20, 30, 40 mm wählbar.

Vollautomaten

Hohlnadel und Punktionsnadel der Vollautomaten werden mit Federmechanismen betrieben, die vor dem Gebrauch des Gerätes gespannt werden müssen. In diesem Fall ist die Nadel vor dem Zielbefund zu platzieren, das Vorschnellen der Punktionsnadel und der Vorschub der Hohlnadel geschehen dann nach Auslösen der Biopsie automatisch.

Neben Einweggeräten gibt es auch wiederverwendbare Vollautomaten (Abb. 7.**17** und Abb. 7.**18**). In die sterilisierbaren Nadelhalter werden die Biopsienadeln eingelegt. Dafür stehen unterschiedliche Nadeldicken und -längen zur Verfügung. Darüber hinaus verfügen die Vollautomaten über einen variablen Nadelvorschub.

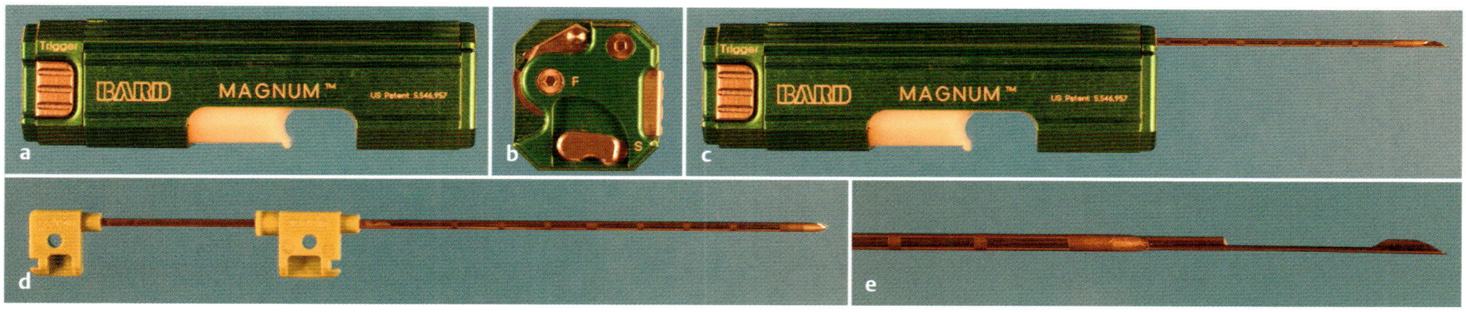

Abb. 7.**17** **Fa. BARD: Magnum-Vollautomat, wiederverwendbar.** Wiederverwendbares Magnum-Handgerät (**a**), Einstellmanual des Nadelvorschubs und Systementriegelung (**b**), Handgerät mit Biopsienadel (**c**). Einmalbiopsienadel (**d**). Vorgeschobene Biopsie-Notch (**e**). Durchmesser: 12, 14, 16, 18, 20 Gauge; Länge: 10, 13, 16, 20 cm; Stroke: 15 und 22 mm wählbar.

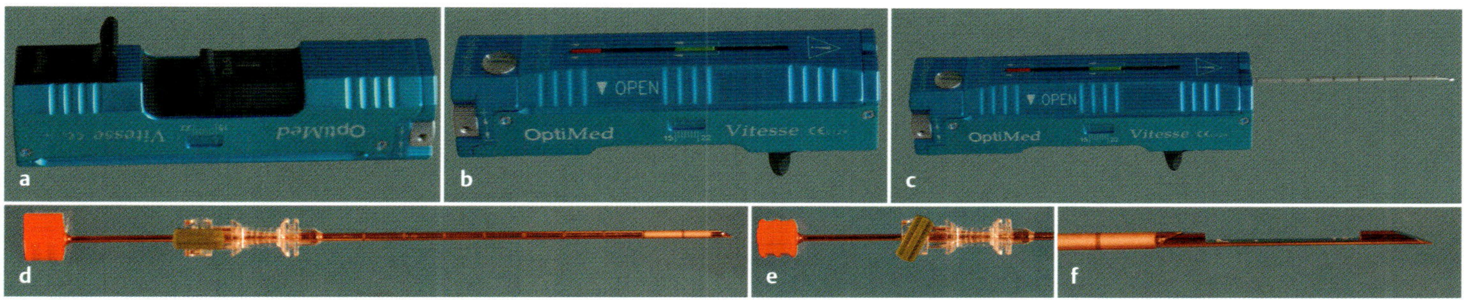

Abb. 7.**18** **Fa. Optimed: Vitesse-Vollautomat, wiederverwendbar.** Wiederverwendbares Optimed-Handgerät (**a, b**), Handgerät mit Biopsienadel (**c**), Biopsienadel (**d**), Drehknopf zum Arretieren der Biopsienadel (**e**), vorgeschobene Notch der Biopsienadel (**f**). In Sonderfällen: Verschickung einer Gewebeprobe in der Nadel durch Arretierung der Punktionsnadel mittels Drehknopf. Durchmesser: 19,5, 18, 16, 14 Gauge; Länge: 10, 15, 20, 28 cm; Stroke von 10 bis 22 mm wählbar.

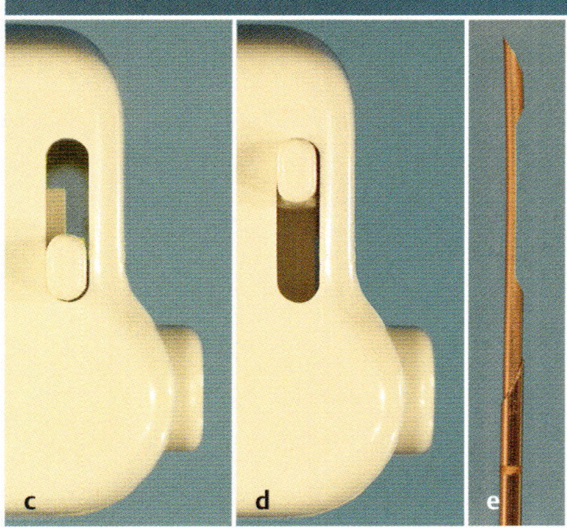

Abb. 7.**19** **Fa. Invivo: automatische Biopsiepistole, Einwegmaterial.** Invivo-Biopsiepistole (**a**), Spannmechanismus (**b**), Verriegelung (**c**), Entriegelung (**d**), Nadelspitze mit Notch (**e**). Durchmesser: 14, 16, 18 Gauge; Länge: 10, 15 cm; Stroke: 20 mm.

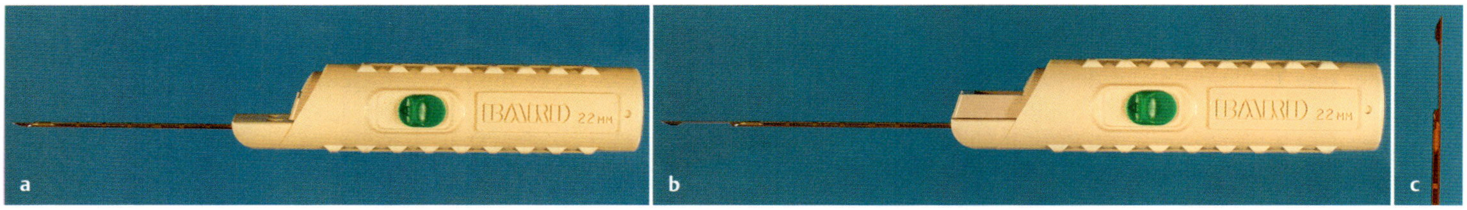

Abb. 7.**20** **Fa. BARD: Max-Core, Einmalbiopsiegerät.** Max-Core-Biopsiegerät, vollautomatisches Biopsiegerät (**a**), gespannt (**b**), Biopsienotch (**c**). Einwegmaterial. Durchmesser: 14, 16, 18, 20 Gauge; Länge 10, 16, 20 cm; Stroke: 20 mm.

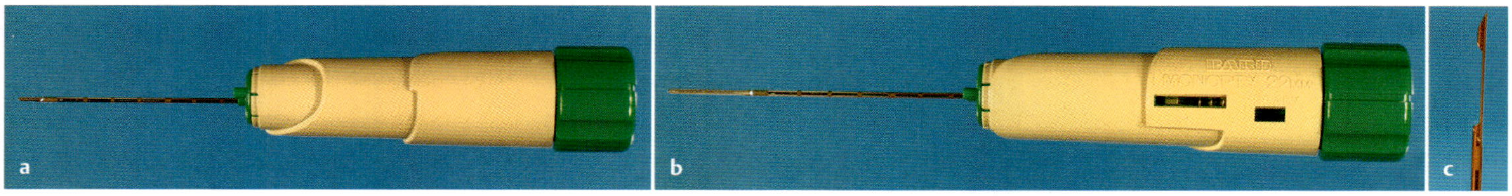

Abb. 7.**21** **Fa. BARD: Monopty, Einmalbiopsiegerät.** Monopty vollautomatisches Einmalbiopsiegerät (**a**), gespannt (**b**), Biopsienotch (**c**). Durchmesser: 14, 16, 18, 20 Gauge; Länge 10, 16, 20 cm; Stroke: 22 oder 11 mm.

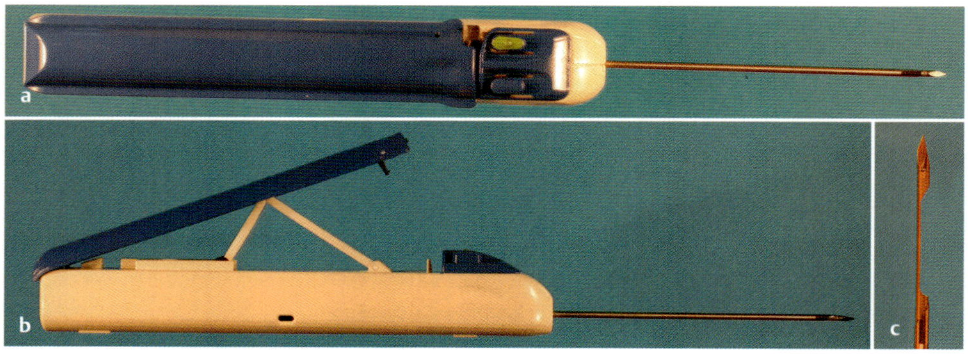

Abb. 7.**22** **Fa. Suros: Celero Vakuumstanzbiopsie, Einwegmateriel.** Suros-Celero-Vakuumbiopsie (**a**), Hebelmechanismus zum Spannen der Nadel und zum Erzeugen des Vakuums (**b**), Nadelspitze mit Notch (**c**). Diese Biopsienadel ist ein Hybrid aus Stanz- und Vakuumbiopsie. Durch den Einsatz des Vakuums beim Verfahren der Jetbiopsie soll die Qualität der Stanzzylinder gesteigert werden. Vor dem Auslösen des Nadelvorschubs wird an der Nadelspitze ein Unterdruck erzeugt. Auf diese Weise soll ein Ausweichen des Gewebes bei der Jetbiopsie vermieden und eine bessere Füllung der Notch erreicht werden. Ein ausklappbarer Hebel am Handgriff bedient die Mechanik der Biopsienadel. Bei der Gewebeprobe werden zwei Knöpfe bedient. Zunächst werden die Punktionsnadel und das Vakuum ausgelöst, dann mit dem zweiten Knopfdruck der Hohlnadelvorschub. Durchmesser: 12 Gauge, Nadellänge: 12,25 cm, Stroke 25 mm.

Equipment Vakuumbiopsie

(Abb. 7.**23** – Abb. 7.**26**)

Im Gegensatz zu anderen Biopsietechniken werden in der Vakuumbiopsie Nadeln mit einem seitlichen Arbeitsfenster eingesetzt, in das das Gewebe durch einen Unterdruck eingesaugt wird. Ein Schneidzylinder löst die Probe aus dem Parenchym aus. Durch Rotation des Arbeitsfensters können um das Zentrum der Nadellage herum mehrere Kubikzentimeter Gewebe entfernt werden. Die Nadelstärken variieren von 8 – 11 Gauge.

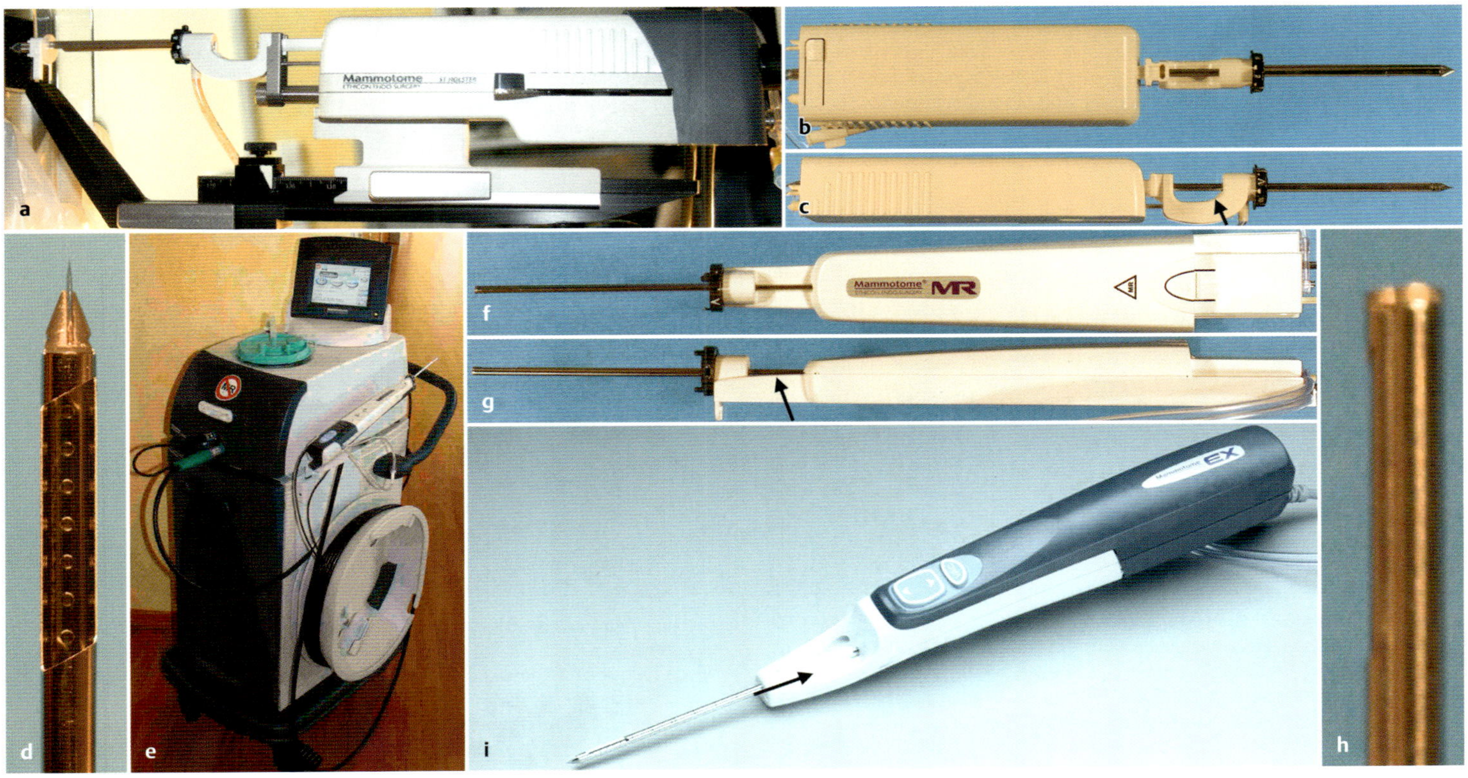

Abb. 7.**23** **Fa. Ethicon: Mammotome.** Mammotome für Stereotaxie (**a – e**). Mammotome-Biopsiegerät für Stereotaxie (**a**), Biopsienadel in Aufsicht (**b**) und Seitansicht (**c**), Koaxialnadelspitze mit Notch (**d**), Vakuumpumpe (**e**). Das in der Stereotaxie eingesetzte Mammotome verfügt über einen integrierten Federmechanismus zur Gewährleistung des Jetvorschubs. Eine freistehende Vakuumpumpe erzeugt den Unterdruck und saugt das Gewebe in das Arbeitsfenster der Biopsienadel und das Blut aus der Biopsiehöhle. Sie ist mit dem Nadelhalter durch ein Schlauchsystem verbunden. Die Gewebeprobe wird im Nadelinneren durch ein Rotationsmesser ausgelöst. Nach Rückzug des Hohlmessers wird sie an der Probenöffnung (Pfeile) entnommen. Die Biopsienadel selbst verbleibt währenddessen in dem abzuklärenden Befund. Dieser Arbeitsschritt wiederholt sich mit jeder Drehung des Arbeitsfensters. Durchmesser: 14, 11 und 8 Gauge; Nadellänge: 8,2 oder 9,2 cm.
Mammotome-MR-Biopsiegerät (**f – h**). Aufsicht (**f**), Seitansicht (**g**), MR-Nadelspitze (**h**). Mammotome für Ultraschallintervention (**i**). Für MR-gestützte Gewebeentnahme stehen ein spezielles Handgerät ohne Jetvorschub sowie eine spezielle Koaxialnadel zur Verfügung. Die Vakuumpumpe bleibt außerhalb des Magnetfeldes.
MR-tauglich; Durchmesser: 11 und 8 Gauge; Nadellänge: 11,5 und 14,5 cm.

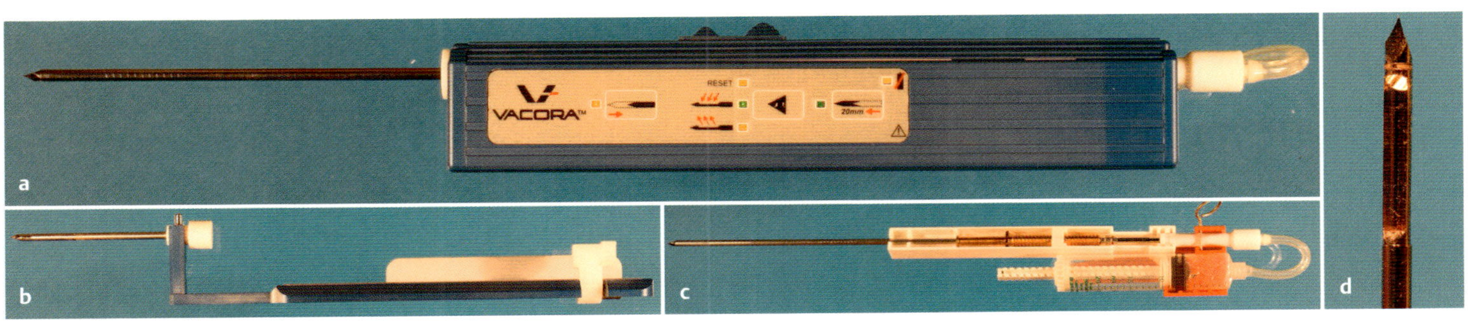

Abb. 7.**24** **Fa. BARD: Vacora-Vakuumbiopsiegerät.** Vacora-Nadelhalter mit eingelegter Nadel (**a**), Halterungsschlitten für Stereotaxie mit fixierter Koaxialnadel (**b**), Einwegnadel (**c**), Nadelspitze mit Notch (**d**). Das Vacora-System verfügt über einen Spritzenzylinder (**c**), der den notwendigen Unterdruck erzeugt. Vor Beginn der Biopsie wird zunächst eine Koaxialnadel vor dem abzuklärenden Befund platziert. Die Biopsienadel wird durch einen integrierten Jetvorschub im Befund platziert. Nach dem Saugvorgang wird die Gewebeprobe durch ein außen laufendes Hohlmesser ausgelöst. Nach Rückzug der Biopsienadel kann das Biopsat aus dem Arbeitsfenster entnommen werden. Nach Drehung des Arbeitsfensters und erneuter Platzierung der Nadel wiederholt sich dieser Vorgang. Die Mechanik wird durch einen im Nadelhalter befindlichen Elektromotor betrieben. Die Stromquelle ist ein Lithiumionen-Akku. Das Gerät ist nicht MR-tauglich, kann aber in der Nähe des Magnetfeldes eingesetzt werden. Eingeschränkt MR-tauglich; Durchmesser: 10 Gauge; Nadellänge: 11,8 und 14 cm; Stroke: 20 mm.

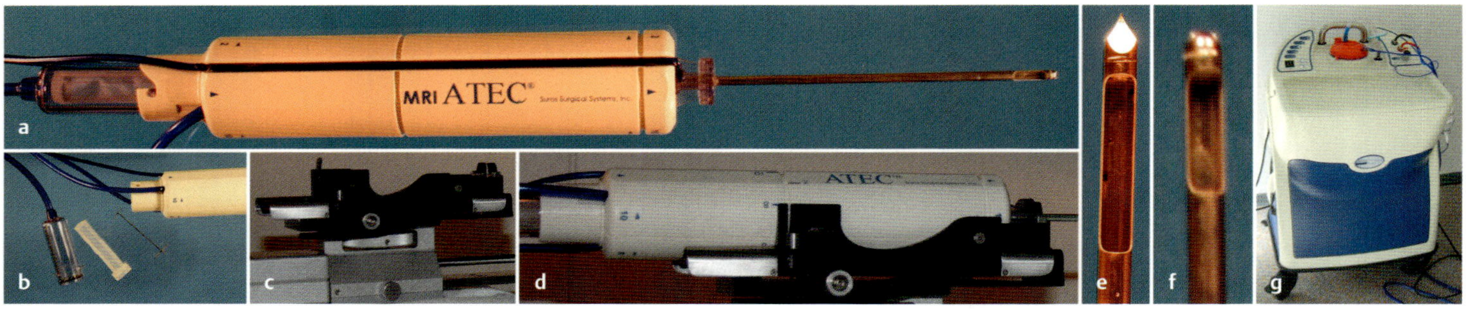

Abb. 7.25 **Fa. Suros: ATEC.** ATEC-Handgerät (**a**), Probenreservoir mit Einsatz (**b**), Jetbiopsiehalter ohne (**c**) und mit Nadel (**d**), Biopsienadel spitz (**e**) und stumpf (**f**), Vakuumpumpe (**g**). Dieses Gerät verfügt ebenfalls über eine freistehende Vakuumpumpe. Ein permanenter Unterdruck saugt das Gewebe in das Arbeitsfenster der Biopsienadel und das Blut aus der Biopsiehöhle ab. Die Biopsienadel verfügt für die stereotaktische Vakuumbiopsie über eine spezielle Halterung (**c**), die den Jetvorschub ermöglicht. Kernspintomografisch wird das System mit einer Koaxialnadel genutzt. Die Gewebeprobe wird durch ein Rotationsmesser im Nadelinneren ausgelöst und automatisch in einen Sammelbehälter (**b**) gesogen, aus dem die Proben nach Abschluss der Untersuchung entnommen werden (**b**). Während der Drehung der Notch verbleibt die Biopsienadel in dem abzuklärenden Befund. Es stehen spitze und stumpfe Biopsienadeln zur Verfügung. Die Mechanik wird mit Druckluft betrieben. Zusätzlich verfügt das Gerät über die Möglichkeit einer Spülung der Biopsiehöhle. MR-tauglich; Durchmesser: 12 und 9 Gauge; Nadellänge: 9 und 11 cm; Stroke: 20 mm.

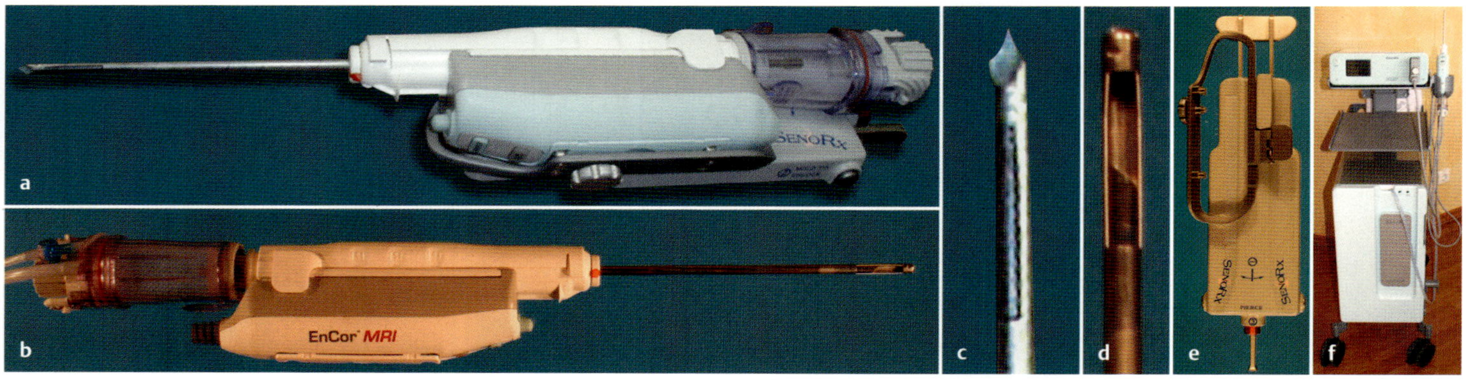

Abb. 7.26 **Fa. SenoRx: Encore.** Encore-Handgerät mit Biopsienadel für Stereotaxie (**a**) und MRT (**b**). Stereotaxienadelspitze (**c**) und stumpfe MR-Nadelspitze (**d**). Halterung für Jetvorschub in der Stereotaxie (**e**). Erst aktuell ist das Encore-System eingeführt worden. Es verfügt über eine freistehende Vakuumpumpe (**f**), mit der der Nadelhalter durch ein Schlauchsystem verbunden ist. Die Gewebeprobe wird durch ein im Nadelinneren befindliches Rotationsmesser ausgelöst und automatisch in einen am Ende des Nadelhalters befindlichen Sammelbehälter gesogen. Die Biopsienadel selbst verbleibt in dem abzuklärenden Befund. Dieser Arbeitsschritt wiederholt sich mit jeder Drehung des Arbeitsfensters, die bei diesem Gerät automatisch geschieht. Die Gewebeproben werden am Ende der Untersuchung aus dem Sammelbehälter entnommen. MR-tauglich; Durchmesser: 10 und 7 Gauge; Nadellänge: 11 cm; Stroke: 20 mm.

Equipment Schneidbiopsie

(Abb. 7.**27** – Abb. 7.**29**)

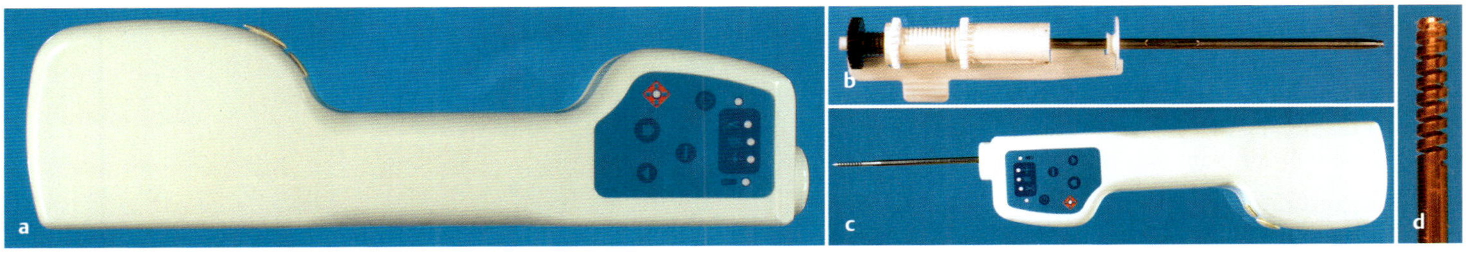

Abb. 7.**27** **Medinvents: Coramate.** Coramate-Handgerät (**a**), Biopsienadel (**b**), Coramate-Handgerät mit Nadel (**c**), Schneidgewinde (**d**). Die Schneidbiopsie ermöglicht die Gewinnung einer Gewebeprobe ohne Jetvorschub. Eine hohle Metallspirale schneidet sich gewindeartig in das gewünschte Gewebe. Im Inneren der Spirale wird das Biopsat geborgen. Vor der Gewebeentnahme muss zunächst eine Koaxialnadel an den abzuklärenden Befund herangeführt werden. Dann wird die Gewebeprobe aus dem Herd herausgeschnitten. Nach Rückzug der Nadel wird das Biopsat mithilfe eines Widerlagers, das wie ein Kamm in die Hohlräume des Schneidgewindes greift, aus dem Nadelinneren freigesetzt.
Durchmesser: 12 und 8 Gauge; Nadellänge: 11 cm.

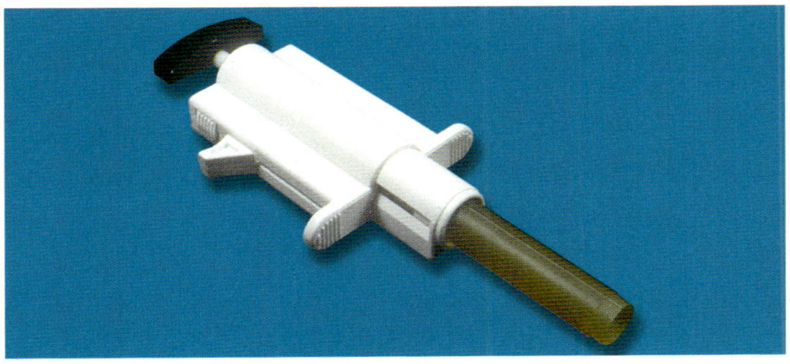

Abb. 7.**28** **ABBI (Advanced Breast Biopsy Instrumentation).** Das ABBI-System wurde als diagnostisches wie auch therapeutisches Werkzeug konzipiert. Es kommt heute nach Einführung der Vakuumbiopsie nur sehr beschränkt zum Einsatz. Im Sinne der Knopflochchirurgie war das Ziel die vollständige Tumorektomie nicht tastbarer, kleiner Karzinome im Rahmen eines bildgestützten Verfahrens. Nach Lokalisation des Befundes und Bestimmung der Herdtiefe mithilfe einer mammografischen Stereotaxieeinheit wird der Befund zunächst mit einem Hakendraht in der Brust fixiert. In der Folge wird ein Gewebezylinder mit dem Befund und dem Hakendraht aus der Brust entfernt. Bei diesem Verfahren wird jedoch auch der gesamte Zugangsweg vom Hautniveau bis zum Befund reseziert. Ist die gewünschte Biopsietiefe erreicht und der Herd im Inneren des Schneidzylinders, wird das Gewebe mit einer HF-Couter-Schlinge ausgelöst und kann dann aus der Brust geborgen werden. Danach muss die kutane Inzision mit einer Hautnaht versorgt werden. Wegen der hohen Rate notwendiger Nachresektionen aufgrund inkompletter Tumorresektionen (> 50 % Nachresektionen bei Tumoren < 10 mm) hat sich das ABBI-System als therapeutisches Werkzeug nicht durchsetzen können.
Durchmesser der Schneidzylinder: 5, 10, 15, 20 und 30 mm.

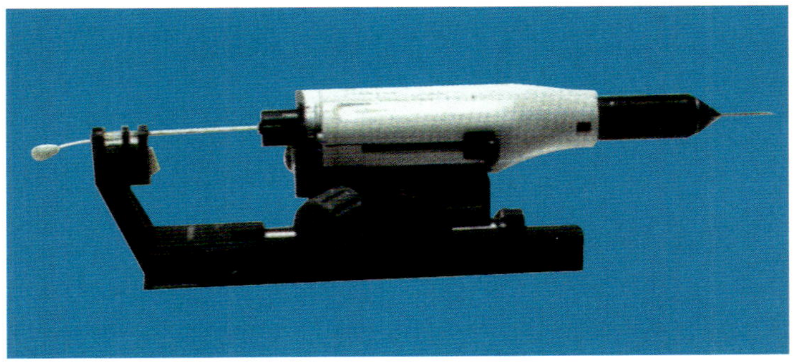

Abb. 7.**29** **Site Select.** Das Site-Select-System wird zur minimal invasiven Diagnostik im Zusammenhang mit einer Stereotaxieeinheit eingesetzt. Nach Lokalisation des Befundes wird zunächst ein Skalpell in Herdnähe vorgeschoben. Der Befund wird mit einem Hakendraht fixiert. Dann wird das anvisierte Gewebe mit einer HF-Couter-Schlinge umfahren. Das Biopsat kann durch den geweiteten Stichkanal aus der Brust geborgen werden. Abschließend bedarf es einer Hautnaht der kutanen Inzision. Durchmesser der Schneidzylinder: 5, 10, 15 und 20 mm.

Koaxialnadeln

Passend zu den Biopsienadeln werden Koaxialnadeln angeboten (Abb. 7.**30** – Abb. 7.**40**). Sie bestehen aus einem Mandrin und einer Hohlnadel, die nach Entfernen des Mandrins als Arbeitskanal dient. Der Einsatz von Koaxialnadeln wird empfohlen, um eine unnötige Traumatisierung durch wiederholtes Durchstechen der Brustdrüse zu vermeiden. Darüber hinaus lassen sich Koaxialnadeln aufgrund des schärferen Schliffes leichter im Drüsenparenchym platzieren. Bei der kernspintomografischen Biopsie ist die Dokumentation der Nadellage nur mithilfe von Koaxialnadeln möglich.

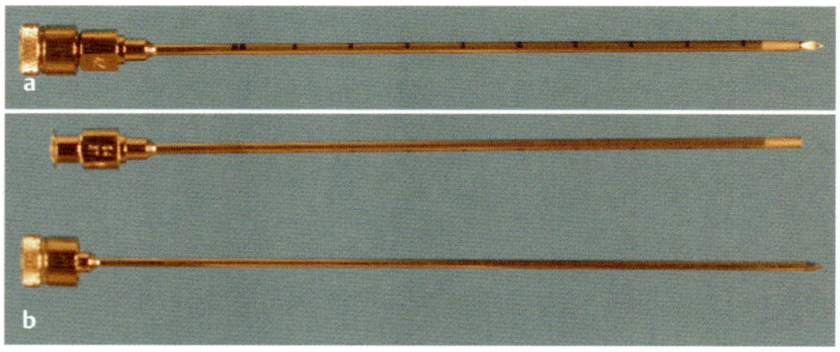

Abb. 7.**30** **Fa. Cook: Quick Core Biopsy Koaxialnadel.** Cook-Koaxialnadel (**a**), Führungshülse und Koaxialnadel (**b**). Durchmesser: 14, 16, 19 Gauge; Länge: 7, 13, 18 cm.

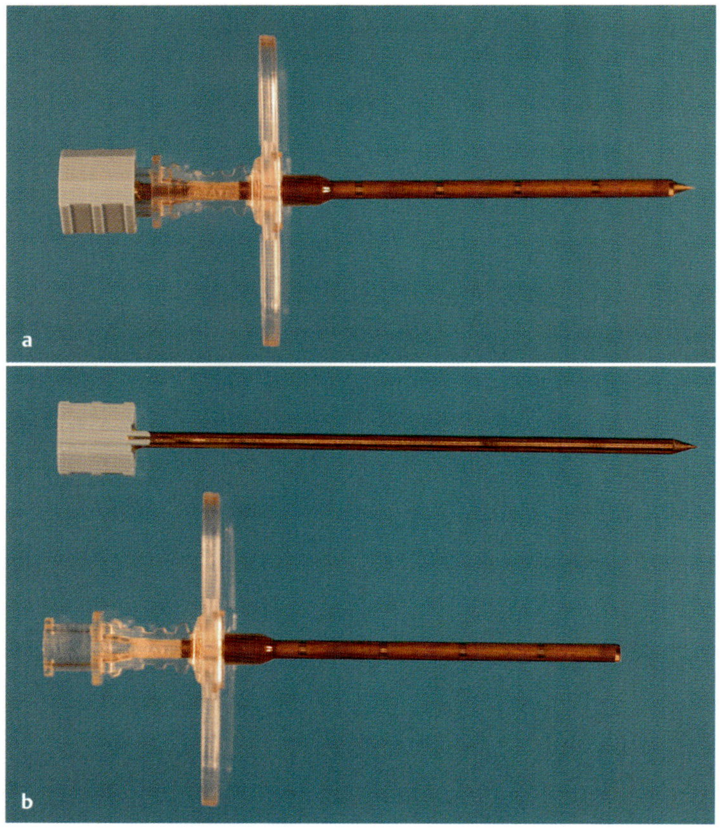

Abb. 7.**31** **Fa. Somatex: Koaxialnadel.** Somatex-Koaxialnadel (**a**), Führungshülse und Mandrin (**b**). MR-tauglich; Durchmesser: 16, 15, 13 Gauge; Länge: 5, 10, 15 cm.

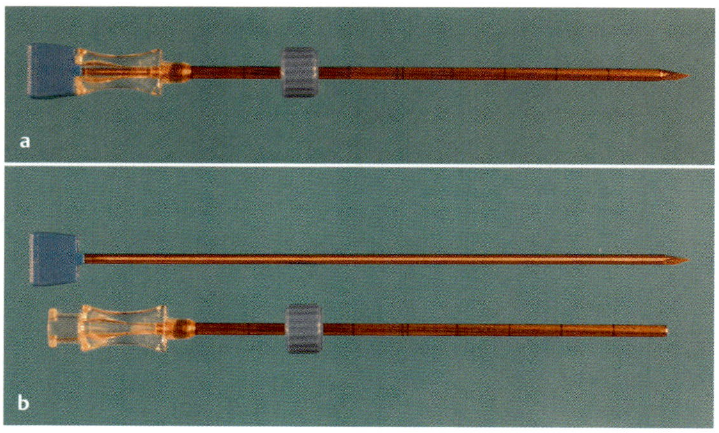

Abb. 7.**32** **Fa. Invivo: Koaxialnadel.** Invivo-Koaxialnadel (**a**), Führungshülse und Mandrin (**b**). MR-tauglich; Durchmesser: 12, 14, 16 Gauge; Länge: 9, 9, 11 cm; Stroke: 20 mm.

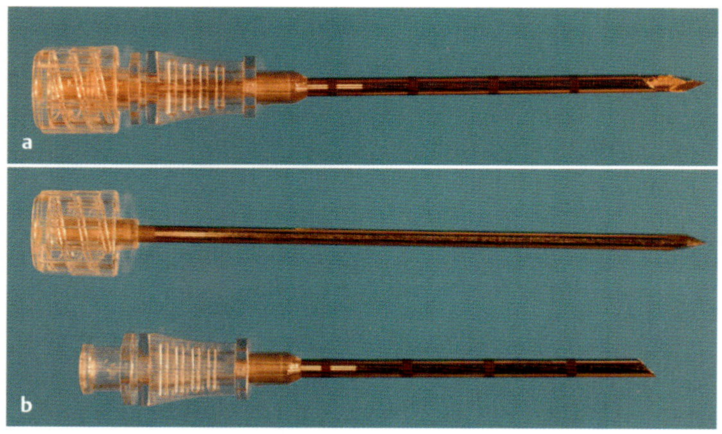

Abb. 7.**33** **Fa. BARD: Koaxialnadel.** Koaxialnadel für das Magnum-Handgerät (**a**), Führungshülse und Mandrin (**b**). Einsetzbar mit den Bard-Biopsiesystemen Magnum, Max-Core, Monopty und Unicut. Durchmesser: 11, 13, 14, 15, 16, 17, 19 Gauge; Länge: 7, 10, 13, 17 cm.

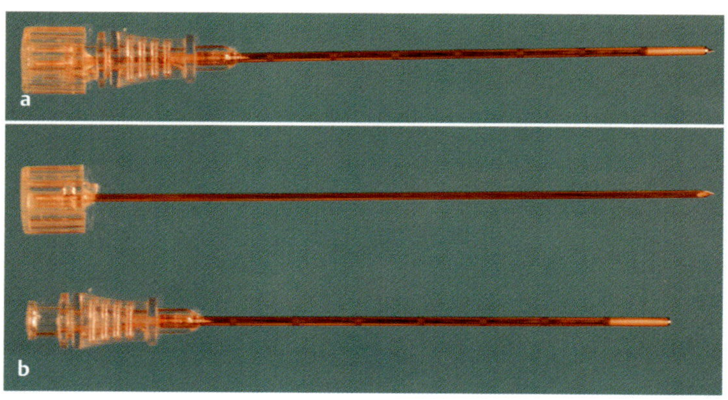

Abb. 7.**34** **Fa. BARD: Autovac-Koaxialnadel.** Autovac-Koaxialnadel (**a**), Führungshülse und Mandrin (**b**). Durchmesser: 17, 18, 20, 21 Gauge; Länge: 7,5, 12,5, 17,5 cm.

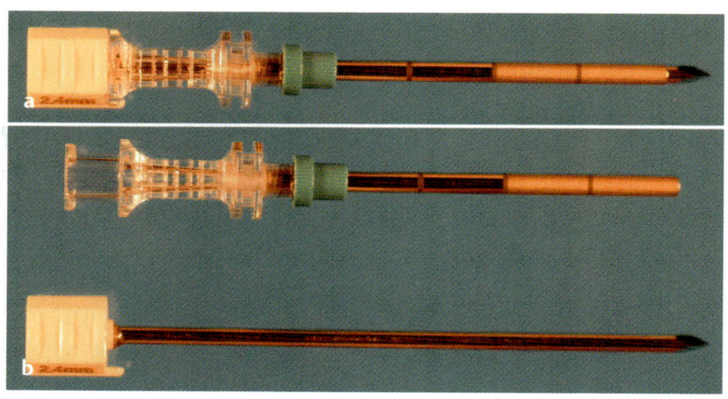

Abb. 7.**35** **Fa. Optimed: Koaxialnadel für Vitesse-Vollautomat.** Optimed-Koaxialnadel (**a**), Führungshülse und Mandrin (**b**). Durchmesser: 13, 14, 17, 18 Gauge; Länge: 10, 15, 20 cm.

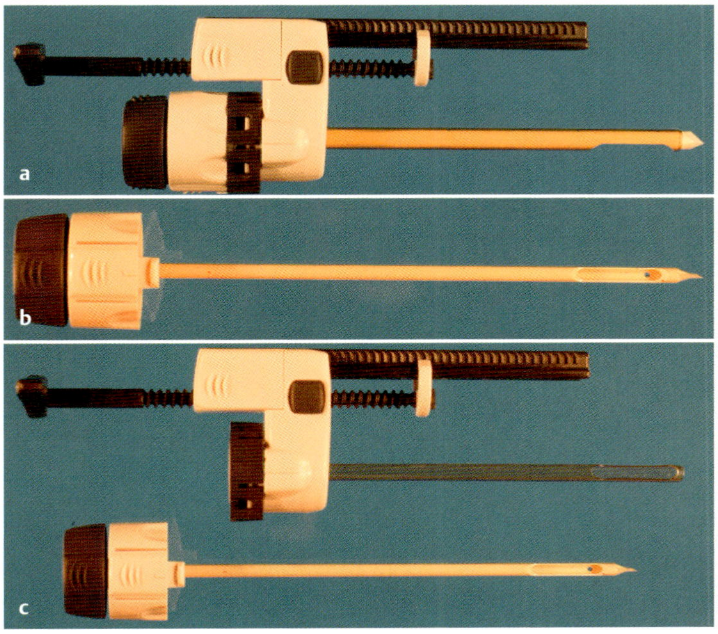

Abb. 7.**36** **MR-Koaxialnadel für das Mammotome.** Koaxialnadel komplett (**a**), Mandrin mit Notch (**b**), Führungshülse und Mandrin (**c**). Im Gegensatz zu anderen Koaxialnadeln ist diese bereits mit einem Arbeitsfenster (Notch) versehen. Das System verfügt über einen Anschlag, der den Nadelvorschub limitiert.
MR-tauglich; Durchmesser: 7, 19 Gauge; Länge: 8 oder 9 cm.

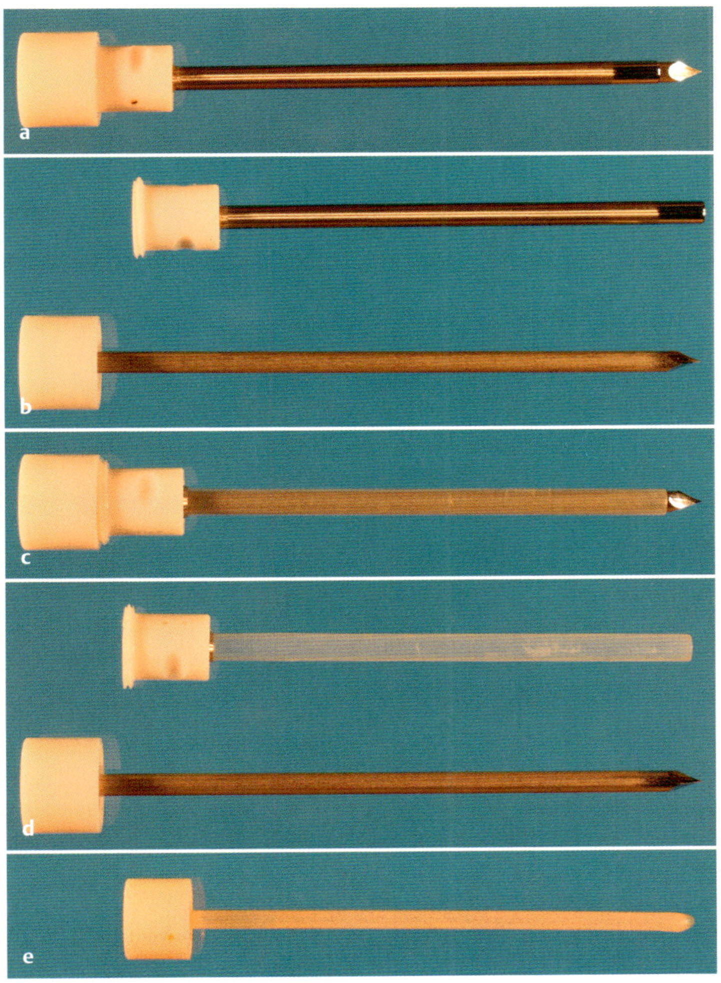

Abb. 7.**37** **Koaxialnadeln für das Vacora-Vakuumbiopsiegerät.**
Vacora-Koaxialnadel für Stereotaxie (**a**), Führungshülse (Metall) und Mandrin (**b**).
Durchmesser: 9 Gauge; Länge: 8,5 und 10,7 cm.
Vacora-Koaxialnadel für MRT (**c**), Führungshülse aus Plastik und Mandrin (**d**) sowie Platzhalter (**e**) bei der Untersuchung.
MR-tauglich; Durchmesser: 8 Gauge; Länge: 8,5 und 10,7 cm.

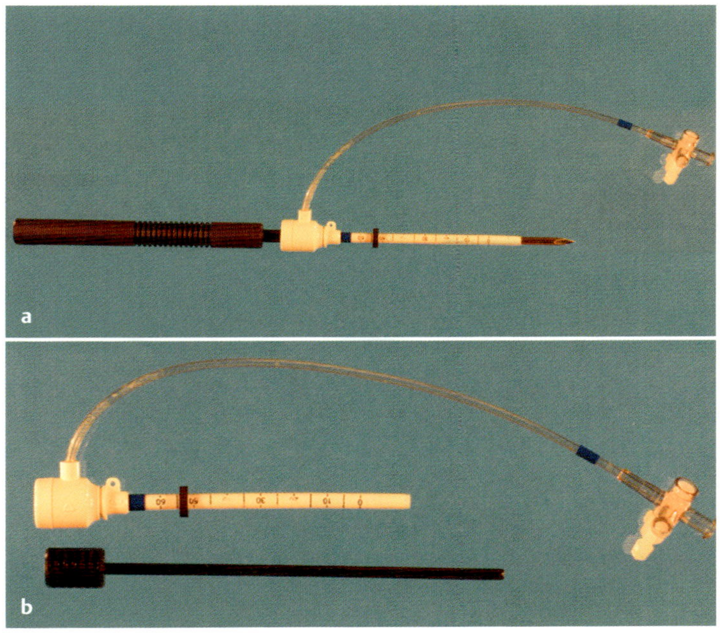

Abb. 7.**38** **Koaxialnadel für das ATEC-Suros-Vakuumbiopsiegerät.**
ATEC-Suros-Koaxialnadel mit Trochar (**a**), Führungshülse mit Platzhalter (**b**).
MR-tauglich; Durchmesser: 8, 11 Gauge; Länge: 9 cm.

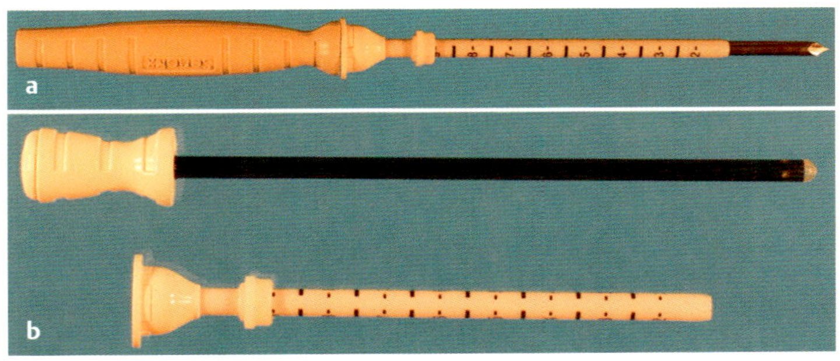

Abb. 7.**39** **Koaxialnadel für das Encore-MRT-Vakuumbiopsiegerät.**
Koaxialnadel Encore MRI Trochar (**a**) sowie Koaxialnadel und Platzhalter (**b**).
MR-tauglich; Durchmesser: 6,5 und 9,5 Gauge; Länge: 9 cm.

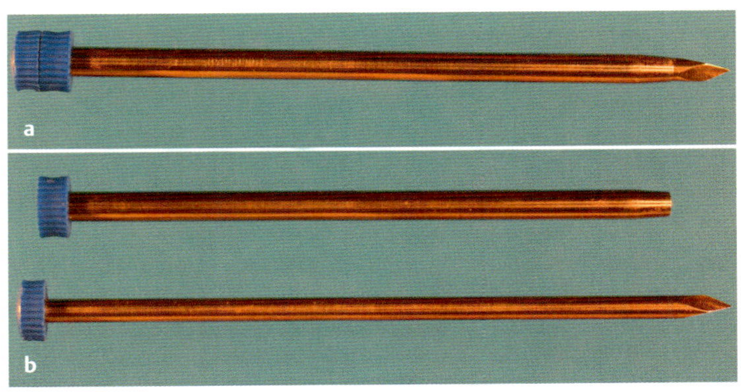

Abb. 7.**40** **Koaxialnadel für das Coramate-Schneidbiopsiegerät.**
Coramate-Koaxialnadel (**a**) Führungshülse und Mandrin (**b**).
Durchmesser: 7, 11 Gauge; Länge: 9 cm.

Lokalisationsmaterial

Vor der Therapie nicht tastbarer Befunde sind präoperative Markierungen notwendig. Dabei werden einzeitige Vorgehensweisen von zweizeitigen Interventionen unterschieden. Bei den einzeitigen, üblicherweise mit Hakendrähten durchgeführten Markierungen erfolgt die Operation im direkten Anschluss. Im Falle der zweizeitigen Markierung kann räumlich und zeitlich unabhängig davon der therapeutische Eingriff erfolgen. Zu diesem Zweck kommen Clips und Coils zum Einsatz.

Hakendrähte

(Abb. 7.**41**–Abb. 7.**49**)

Es werden reponierbare Hakendrähte von nicht reponierbaren unterschieden, wobei reponierbare Drähte nach dem Freisetzen in die Lokalisationsnadel zurückgezogen und in ihrer Lage korrigiert werden können. Die Verankerung der Drähte wird durch die Hakenform des Drahtendes erreicht, wobei einfache und doppelte Hakendrähte angeboten werden.

Tipps und Tricks

Im Falle von sehr lipomatösem Drüsengewebe ist die Verwendung doppelter Haken ratsam. Liegen feste Parenchymstrukturen vor, wird auch mit einfachen Haken eine gute Verankerung erreicht.

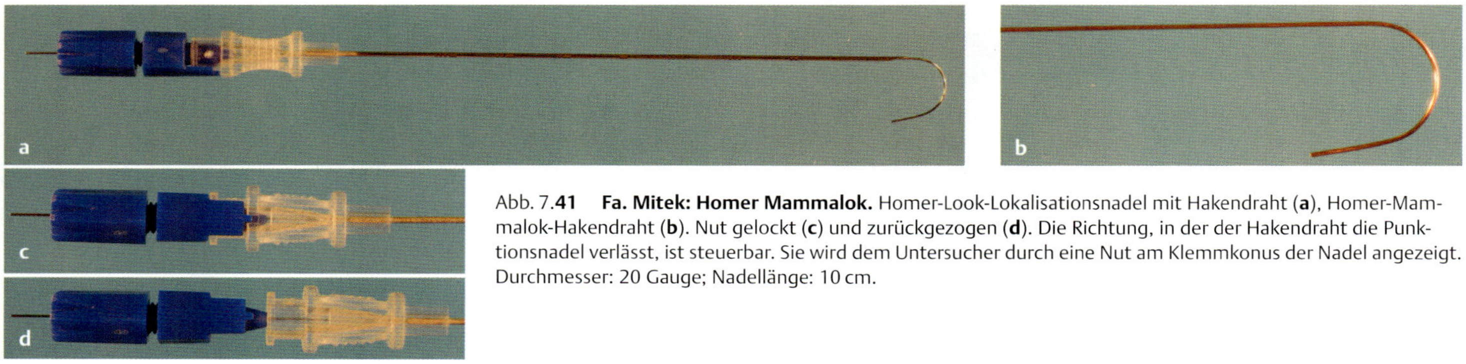

Abb. 7.**41** **Fa. Mitek: Homer Mammalok.** Homer-Look-Lokalisationsnadel mit Hakendraht (**a**), Homer-Mammalok-Hakendraht (**b**). Nut gelockt (**c**) und zurückgezogen (**d**). Die Richtung, in der der Hakendraht die Punktionsnadel verlässt, ist steuerbar. Sie wird dem Untersucher durch eine Nut am Klemmkonus der Nadel angezeigt. Durchmesser: 20 Gauge; Nadellänge: 10 cm.

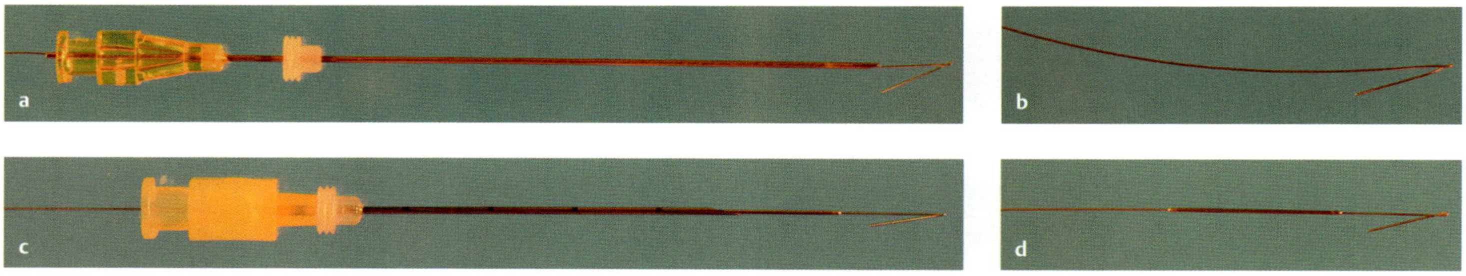

Abb. 7.**42** **Fa. Cook: Kopans-Lokalisationsdrahthaken.** Kopans-Lokalisationsdrahthaken, nicht reponierbar (**a, b**). Lokalisationsnadel mit Hakendraht (**a**), Kopans-Hakendraht (**b**). Durchmesser: 20, 21 Gauge; Nadellänge: 5, 9, 15 cm. MR-tauglich: Durchmesser: 20, 21 Gauge; Nadellänge: 9, 15 cm. Kopans-Lokalisationsdrahthaken mit Verstärkung, nicht reponierbar (**c, d**). Lokalisationsnadel mit Hakendraht (**c**), Kopans-Hakendrahtspitze (**d**). 2 cm vor dem Haken ist der Draht verstärkt, um Beschädigungen im Rahmen der Operation zu vermeiden. Durchmesser: 20, 21 Gauge; Nadellänge: 5, 9, 15 cm. MR-tauglich: Durchmesser: 20, 21 Gauge; Nadellänge: 9, 15 cm.

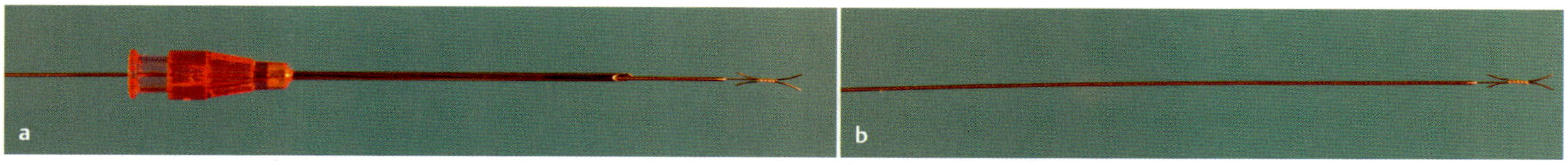

Abb. 7.**43** **Fa. Cook: X-Reidy Loko Doublehook, nicht reponierbar.** Lokalisationsnadel mit Hakendraht (**a**), Reidy-Hakendrahtspitze (**b**). Durchmesser: 18 und 19,5 Gauge; Nadellänge: 5, 9, 15 cm.

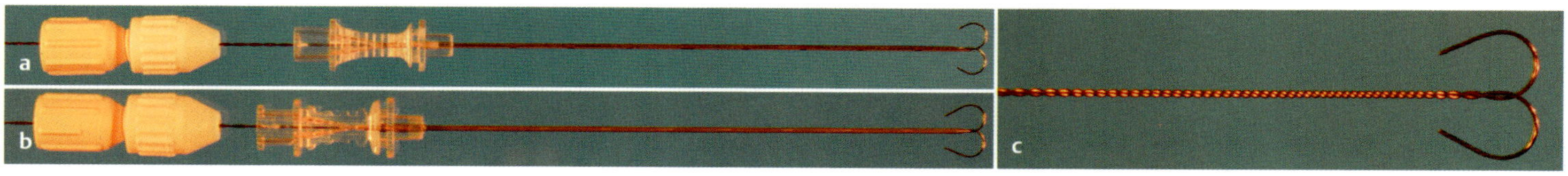

Abb. 7.**44** **Fa. Somatex: Duo-System, reponierbar.** Duo-System-Lokalisationsnadel (**a**), MR-Duo-System-Lokalisationsnadel (**b**), Hakendrahtspitze (**c**). Relativ rigider, aus 2 verwundenen Drähten gefertigter Hakendraht. Nicht MR-tauglich: blankes Metall, schwarze Kalibrierungsstriche. MR-tauglich: schwarzes Metall, helle Kalibrierungsstriche. Durchmesser: 19,5 Gauge; Nadellänge 5, 9, 12 cm. MR-tauglich: Durchmesser: 18 und 19,5 Gauge; Nadellänge: 5, 9, 12 cm.

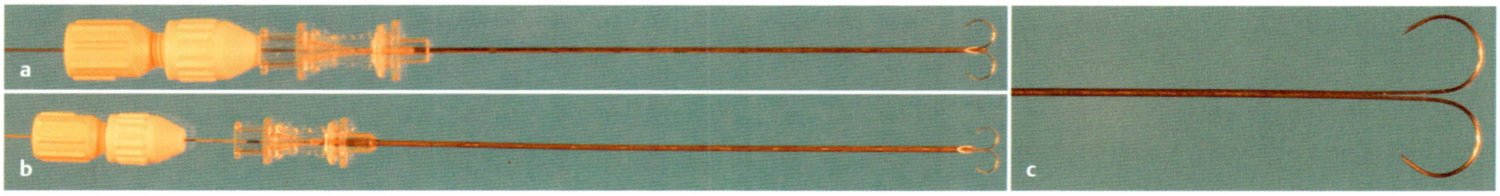

Abb. 7.**45** **Fa. Somatex: Tuloc, reponierbar.** Tuloc-Lokalisationsnadel (**a**), MR-Duo-System-Lokalisationsnadel (**b**), Hakendrahtspitze (**c**). Relativ rigider, mit Lasertechnik gespaltener Hakendraht. Nicht MR-tauglich: blankes Metall, schwarze Kalibrierungsstriche. MR-tauglich: schwarzes Metall, helle Kalibrierungsstriche. Durchmesser: 19,5 Gauge; Nadellänge 5, 9, 12 cm. MR-tauglich: Durchmesser: 18 und 19,5 Gauge; Nadellänge: 5, 9, 12 cm.

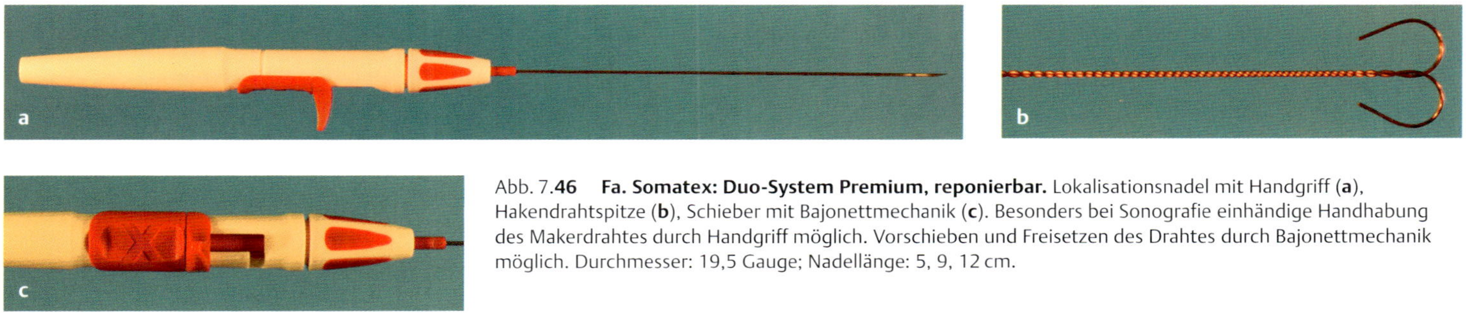

Abb. 7.**46** **Fa. Somatex: Duo-System Premium, reponierbar.** Lokalisationsnadel mit Handgriff (**a**), Hakendrahtspitze (**b**), Schieber mit Bajonettmechanik (**c**). Besonders bei Sonografie einhändige Handhabung des Makerdrahtes durch Handgriff möglich. Vorschieben und Freisetzen des Drahtes durch Bajonettmechanik möglich. Durchmesser: 19,5 Gauge; Nadellänge: 5, 9, 12 cm.

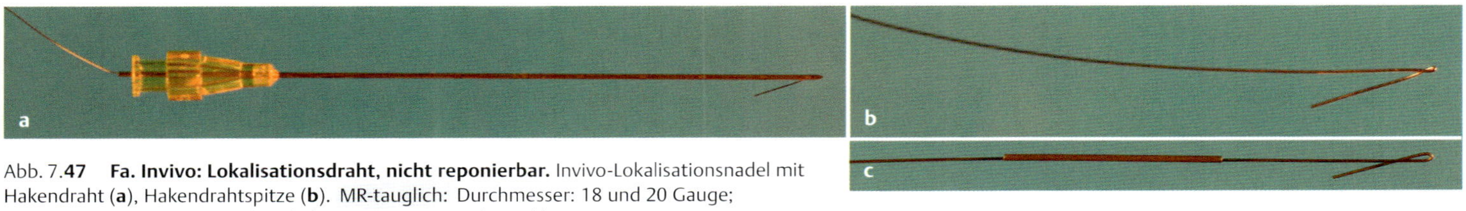

Abb. 7.**47** **Fa. Invivo: Lokalisationsdraht, nicht reponierbar.** Invivo-Lokalisationsnadel mit Hakendraht (**a**), Hakendrahtspitze (**b**). MR-tauglich: Durchmesser: 18 und 20 Gauge; Nadellänge: 8, 10, 15 cm. Hakendrahtspitze mit Verstärkung (**c**).

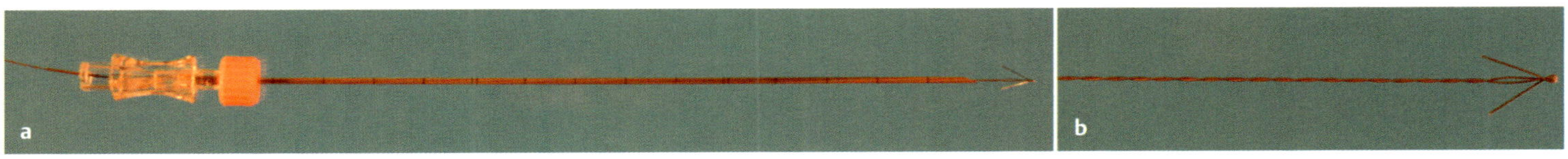

Abb. 7.**48** **Fa. Invivo: Doppelhaken-Lokalisationsdraht, nicht reponierbar.** Lokalisationsnadel mit Hakendraht (**a**), Hakendrahtspitze (**b**). MR-tauglich: Durchmesser: 18 und 20 Gauge; Nadellänge: 8, 10, 15 cm.

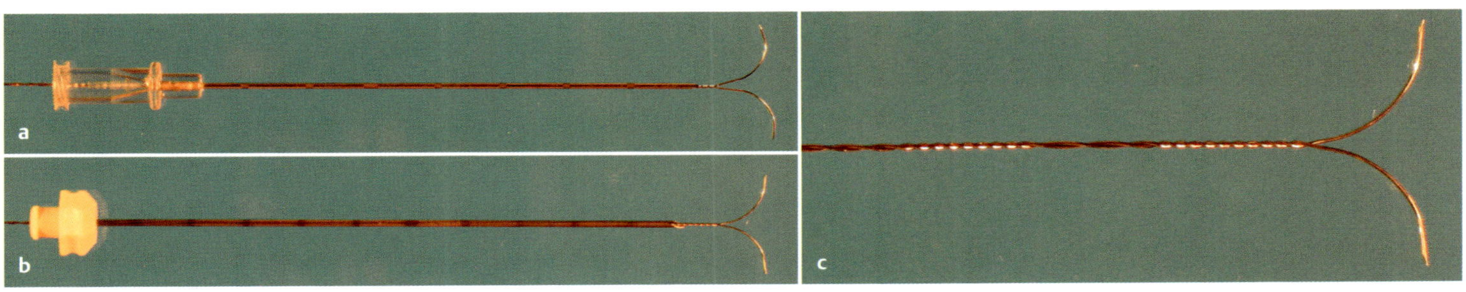

Abb. 7.**49** **Fa. BARD: DuaLok-Lokalisationsdraht, reponierbar.** DuaLok-Lokalisationsnadel (**a**), DuaLok-Lokalisationsnadel MR-tauglich (**b**), Hakendrahtspitze (**c**). Durchmesser: 20 Gauge; Nadellänge: 57, 77, 107, 137 mm. MR-tauglich: Durchmesser: 20 Gauge; Nadellänge: 77, 107 mm.

Clips und Coils

(Abb. 7.**50** – Abb. 7.**60**)

Ist es im Rahmen der Vakuumbiopsie möglicherweise zur kompletten Entfernung des suspekten Befundes gekommen, werden Clip- oder Coilmarkierungen durchgeführt. Gleiches gilt für die Markierung der Tumorgrenzen vor neoadjuvanter Chemotherapie. Darüber hinaus ermöglichen Clip- und Coilmarkierungen die mammografische Lokalisation ausschließlich kernspintomografisch sichtbarer Befunde im Rahmen eines zweizeitigen Vorgehens. Coils sind Metallspiralen, Clips meist geknickte Metalldrähte. Punktionsnadeln mit Handstück zur Einhandbedienung erleichtern die Applikation in der Sonografie, in der MR-Mammografie stoßen die Handstücke gelegentlich an die Geräteverkleidung.

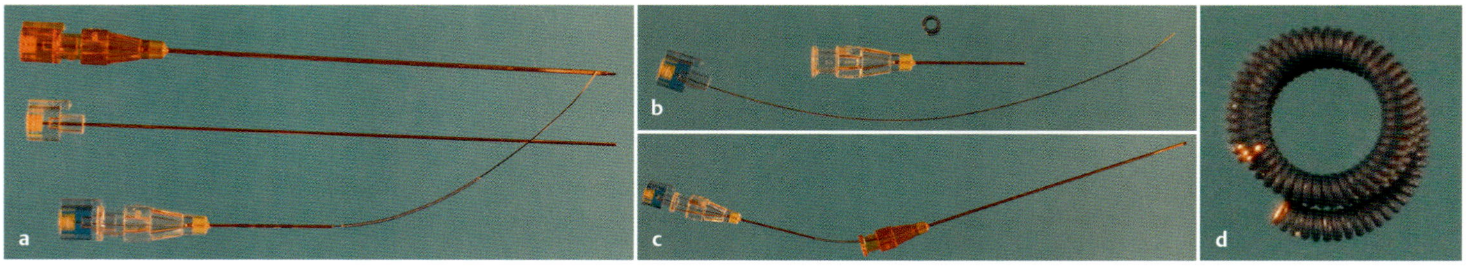

Abb. 7.**50** **Fa. Cook: Echotip-Lokalisationskanüle mit Müller-Schimpfle-Spirale.** Punktionskanüle, Pusher und Spirale (**a**), Führungsdraht und -hülse mit Coil (**b**), Führungsdraht mit Coil in Punktionskanüle (**c**), Coil (**d**). Einführen des Coils in die Kanüle mithilfe eines Führungsdrahtes und Freisetzen an der Nadelspitze durch einen Pusher. MR-tauglich; Durchmesser: 19,5 Gauge; Länge: 9 cm; Coil-Windung: 4 mm.

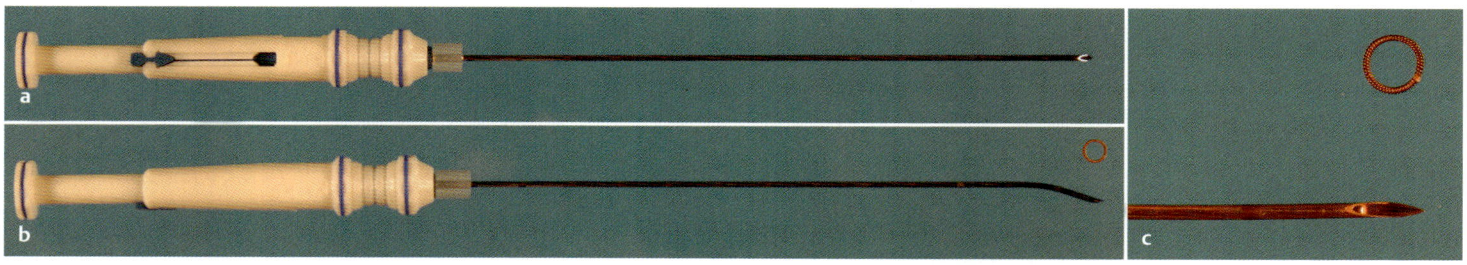

Abb. 7.**51** **Fa. BIP: O-Twist Marker.** Geladene Punktionskanüle (**a**), Nadel mit geknickter Spitze zur Verankerung des Coils in der Wand der Biopsiehöhle (**b**), Coil (**c**). MR-tauglich; Durchmesser: 20 Gauge; Länge: 13,7 cm; Coil-Windung 3 mm.

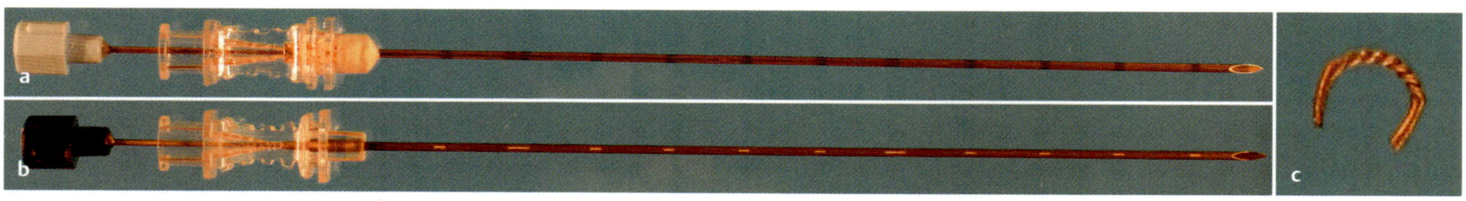

Abb. 7.**52** **Fa. Somatex: Tumark.** Geladene Punktionskanüle mit Pusher (**a**), geladene MR-taugliche Punktionskanüle (geschwärztes Metall) mit Pusher (**b**), Coil (**c**). MR-tauglich; Durchmesser: 18 Gauge; Länge: 12 cm.

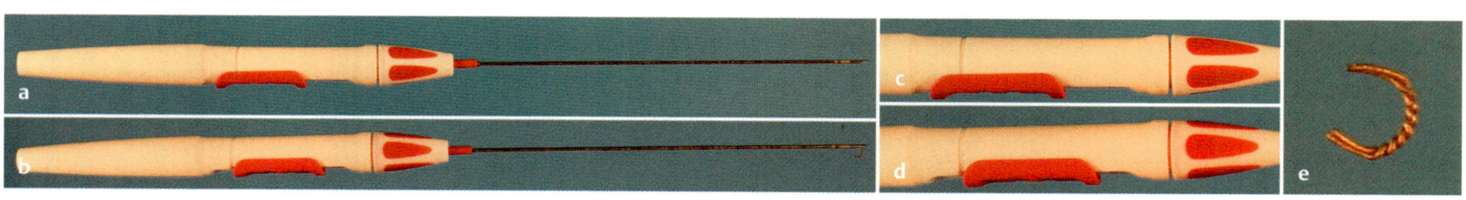

Abb. 7.**53** **Fa. Somatex: Tumark Professional.** Punktionskanüle mit Handgriff (**a**) und Coil (**b**), Schieber zurück (**c**) und vor (**d**), Coil (**e**). Erleichterte Clipmarkierung besonders im Ultraschall. MR-tauglich; Durchmesser: 18 Gauge: Länge: 12 cm.

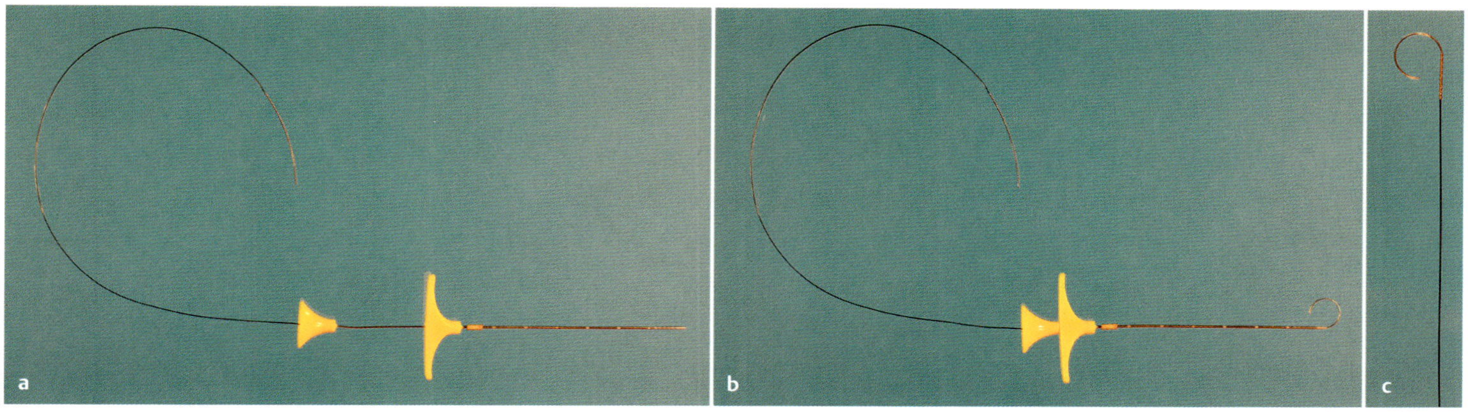

Abb. 7.**54** **Fa. BARD: RepoLoc „Ariadne-Lokalisations-Coil".** Lokalisationsnadel mit Pusher, geladen (**a**), vorgeschoben (**b**), Ariadne-Lokalisationscoil mit Faden (**c**). Durch den Faden wenig Behinderung bei weiten Reisewegen und längerer Liegezeit der Coils. Hohes Beschädigungsrisiko des Fadens bei der Operation. MR-tauglich; Durchmesser: 18 Gauge; Länge: 10 cm.

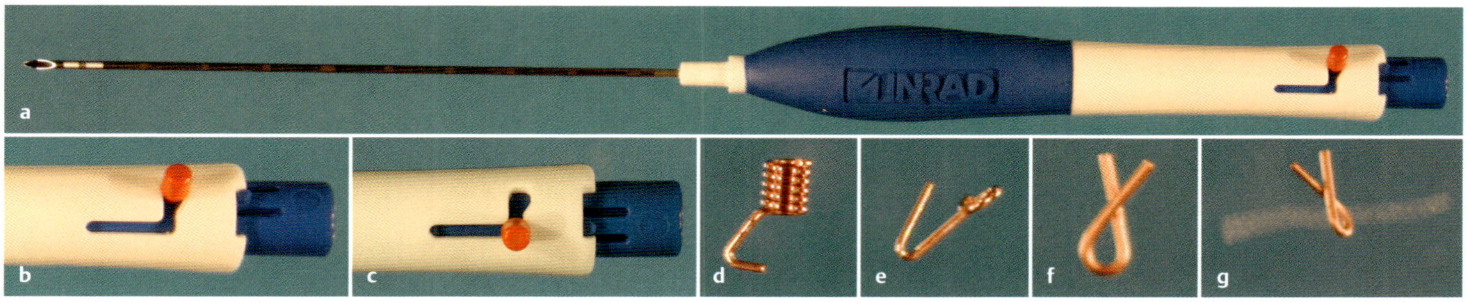

Abb. 7.**55** **Fa. BARD: UltraCLIP Coil.** Punktionsnadel mit Handgriff (**a**), Schieber zum Freisetzen des Coils (**b, c**). Unterschiedliche Coilformen (**d–f**), Coil mit Sponge zur Detektion im Ultraschall (**g**). Unterschiedliche Coilformen zur räumlichen Zuordnung bei Verwendung mehrerer Coils. MR-tauglich; Durchmesser: 20 Gauge; Länge: 9 und 12 cm.

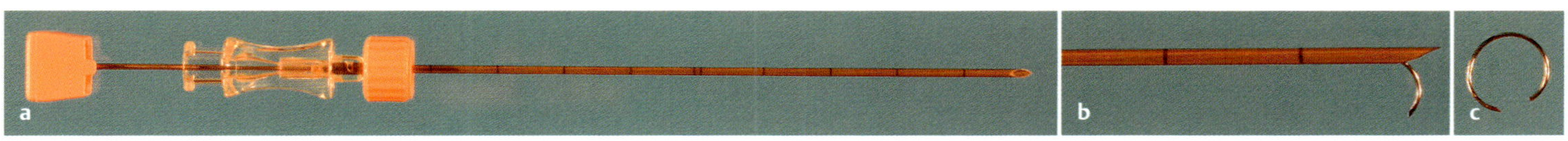

Abb. 7.**56** **Fa. Invivo: ClipLoc Soft Tissue Marker.** Geladene Punktionskanüle mit Pusher (**a**), Clips in Nadelspitze (**b**) und Clip (**c**). MR-tauglich; Durchmesser: 18 Gauge; Länge: 10, 13 und 15 cm.

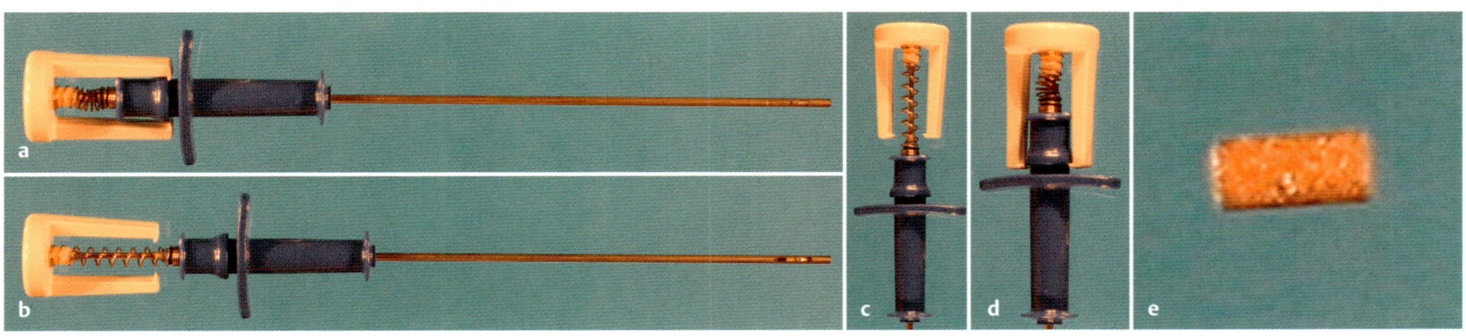

Abb. 7.**57** **Fa. Suros: ATEC Clip-Marker.** Clipkanüle mit Handgriff (**a**) und Coil (**b**), Schieber zurück (**c**) und vor (**d**), Clip (**e**). Markerclip bei Nutzung des ATEC-Vakuumbiopsiesystems. MR-tauglich; Durchmesser: 15 Gauge; Länge: 10 cm.

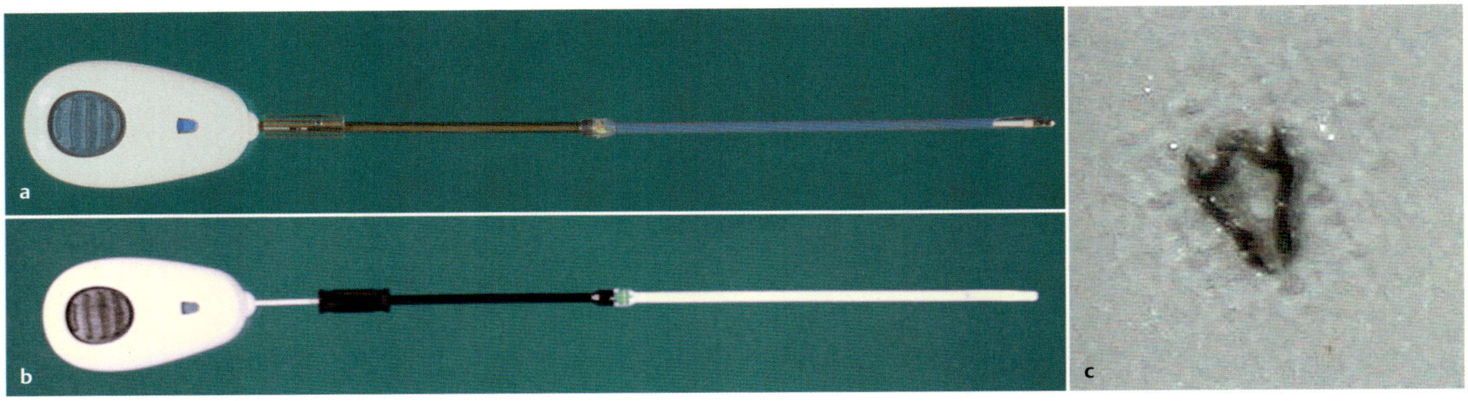

Abb. 7.**58** **Fa. Ethicon: Markerclip.** Clipapplikator geladen (**a**), Clipträger entladen (**b**), Clip (**c**). Markerclip zur Nutzung mit dem Mammotome-Vakuumbiopsiesystem. MR-tauglich; Durchmesser: 14 Gauge; Länge: 20 cm.

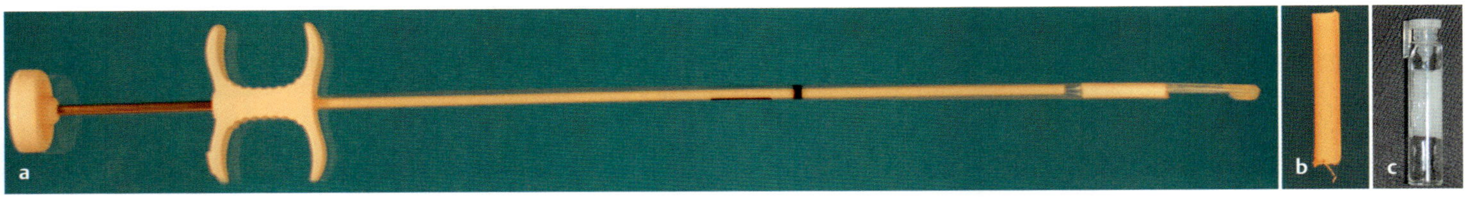

Abb. 7.**59** **Fa. Ethicon: MammoMark.** Clipapplikator (**a**) und Kollagenmarker trocken (**b**), Kollagenmarker mit Wasser, aufgequollen (**c**). Resorbierbarer Marker aus Kollagen. Cave: Eiweißallergie. MR-tauglich; Durchmesser: 14 Gauge; Länge: 20 cm; Marker 11 mm lang.

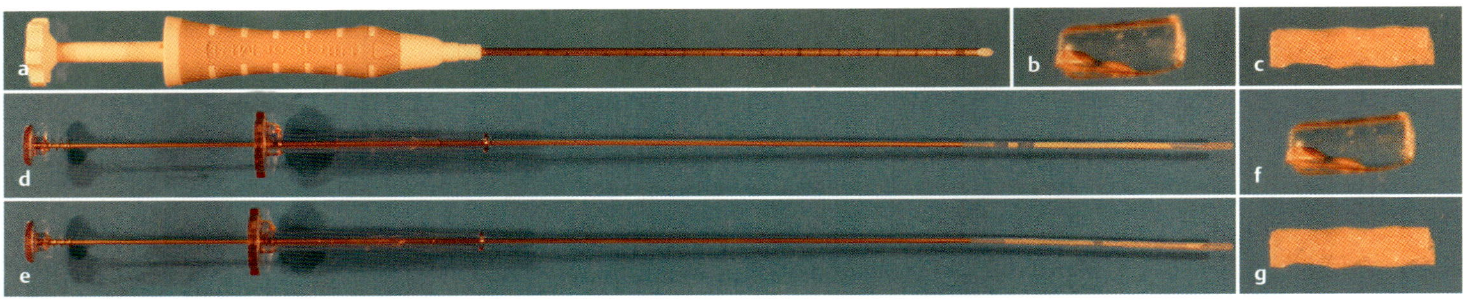

Abb. 7.**60** **Fa. SenoRx: GelMark UltraCor, SenoMark UltraCor MRI, GelMark, GelMark Ultra und SenoMark.** GelMark-UltraCor-Punktionsnadel mit Handgriff (**a**), Metallclip (**b**), PGA-Pellet (**c**). MR-tauglich; Durchmesser: 14 Gauge; Länge: 10 und 13 cm.
GelMark, GelMark Ultra und SenoMark (**d–g**). Applikatoren (**d, e**) Metallclip (**f**), Pellet (**g**). MR-tauglich; Durchmesser: 8, 9, 10, 11 Gauge.
Applikatorsysteme für die gängigen Vakuumbiosiegeräte mit sonografisch sichtbaren Polyglycol-/Polylactatsäure- oder Kollagenpellets sowie mammografisch und kernspintomografisch sichtbarem Stahl- oder Titanclip. Cave: Eiweißallergie. Es werden unterschiedliche Formen der Metallclips angeboten, um die räumliche Zuordnung, z. B. bei Tumormarkierungen, zu erleichtern.

Equipment Präparateradiografie

Die post- oder perioperative Präparateradiografie dient der Dokumentation der vollständigen Resektion eines Befundes. Darüber hinaus wird die genaue Lage des Befundes im Präparat sowohl für den Operateur als auch für den Pathologen dokumentiert, um notwendige Nachresektionen zu erleichtern bzw. die gezielte Aufarbeitung des Präparates zu ermöglichen. Zur Orientierung bedarf es entsprechender Absprachen. Üblicherweise werden die mamillennahen und -fernen wie auch die kutisnahen und -fernen Schnittkanten des Präparates mit Fadenmarkierungen versehen. Zur Präparateradiografie werden spezielle Behältnisse angeboten, die die mammografische Untersuchung des Präparates erleichtern sollen (Abb. 7.**61** – Abb. 7.**63**). Diese soll nach den S3-Leitlinien in 2 Ebenen durchgeführt werden.

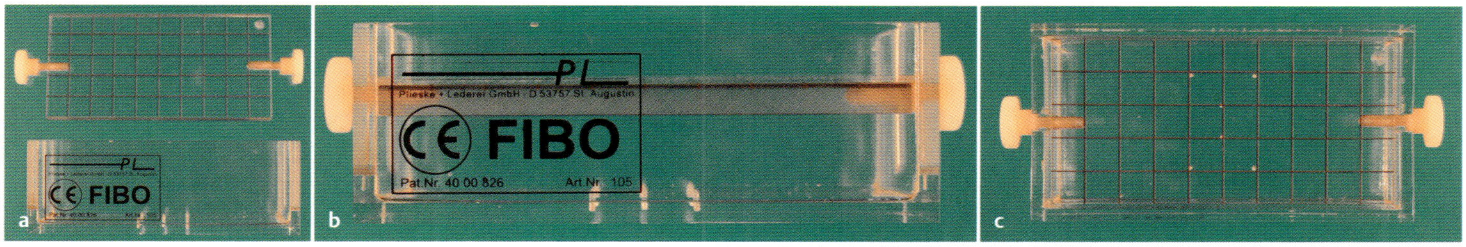

Abb. 7.**61** **Fibo-Box.** Fibo-Box und Deckel mit röntgendichtem Raster separat (**a**), Fibo-Box komplett in Seitansicht (**b**), Aufsicht (**c**).

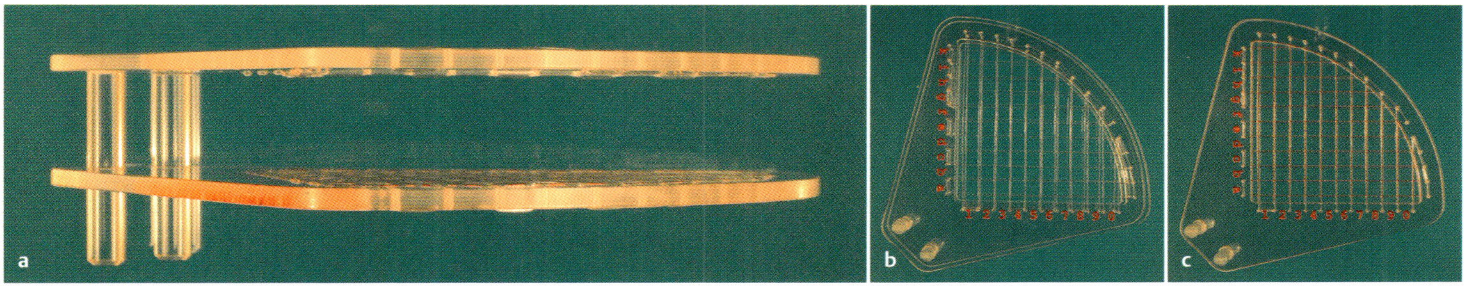

Abb. 7.**62** **Fa. Symadi: Präparatehalter.** Präparatehalter Seitansicht (**a**) Aufsicht (**b**) und Aufsicht mit eingesetztem Röntgenraster (**c**). Halterung aus 2 Plexiglaspaddeln mit Nylonbespannung und auflegbarem röntgendichtem Raster. Präparateradiografie in der 2. Ebene ohne Umlagerung nicht möglich.

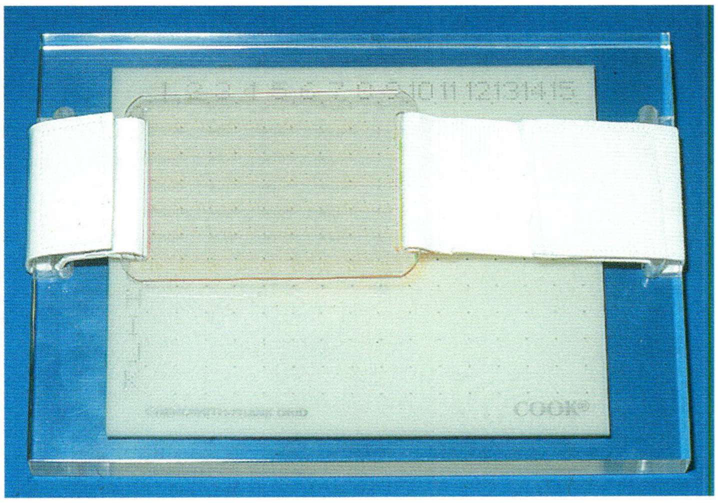

Abb. 7.**63** **Fa. Cook: Präparatehalter.** Plexiglasplatte mit Punktraster und Andruckplatte mit Gummizughalterung. Präparateradiografie in der 2. Ebene ohne Umlagerung nicht möglich.

Equipment Galaktografie

(Abb. 7.**64** – Abb. 7.**69**)

Galaktografienadeln werden zur Punktion und Kontrastmittelfüllung von Milchgängen genutzt. Hierzu werden sehr dünne, stumpfe Kanülen eingesetzt, die gerade verlaufen oder um 90° gewinkelt sind. Auch Sialografiekanülen werden zur Punktion von Milchgängen verwendet. Neben einzelnen Kanülen werden Sets angeboten, die aus Kanüle, Schlauchsystem und Spritze bestehen.

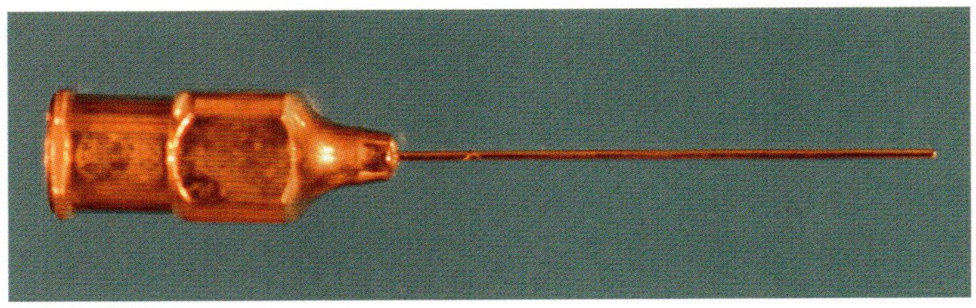

Abb. 7.**64** **Galaktografiekanüle mit Luer-Ansatz.** Kanülenstärke: 30 Gauge, Länge 30 mm.

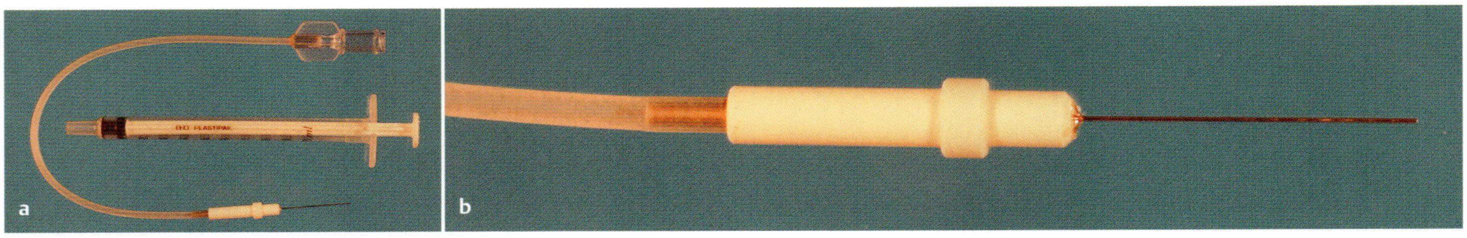

Abb. 7.**65** **Peter Pflugbeil GmbH: Sialografie-/Galaktografiekanüle.** Sialografieset mit Kanüle, Ansatzschlauch und Mikroliterspritze (**a**) Sialografiekanüle (**b**). Kanülenstärke: 30 Gauge, Länge: 25 mm, Schlauchlänge: 15 cm.

7

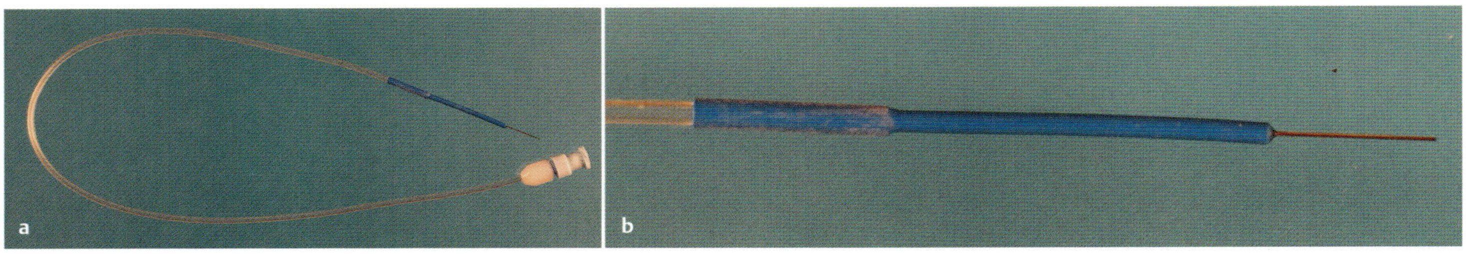

Abb. 7.**66** **Fa. Cook: Rabinov-Sialografiekanüle.** Sialografiekanüle mit Ansatzschlauch (**a**) und Kanüle (**b**). Kanülenstärke: 30 Gauge, Länge 25 mm, Schlauchlänge: 32 cm.

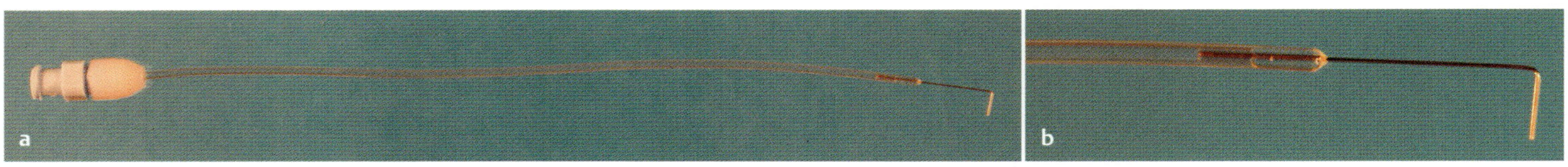

Abb. 7.**67** **Fa. Cook: Jabczenski Galactography Ductogram Kanüle.** Jabczenski-Galaktografiekanüle mit Ansatzschlauch (**a**) und gewinkelte Kanülenspitze (**b**). Kanülenstärke: 30 Gauge, Länge 25 mm, Winkelspitze 5 mm, Schlauchlänge: 15 cm.

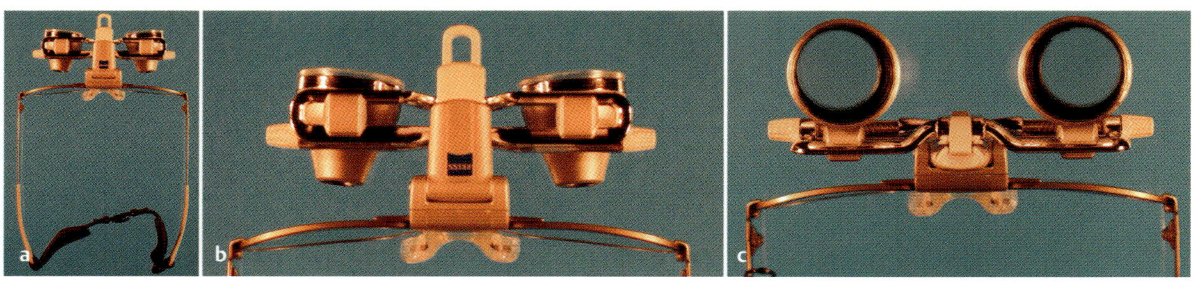

Abb. 7.**68** **Fa. Zeiss: EyeMag Smart Lupenbrille.** Lupenbrille mit 2,5-facher Vergrößerung (**a**) und klappbarem Okular (**b, c**). Das System kann mit einer Stirnlampe ergänzt werden.

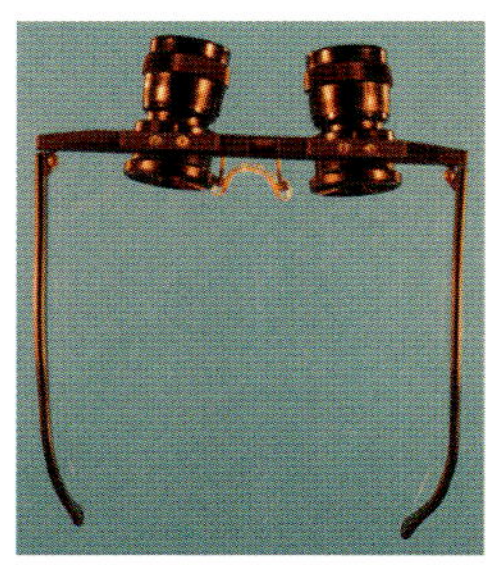

Abb. 7.**69** **Fa. Eschenbach: Lupenbrille.** Lupenbrille mit 4-facher Vergrößerung.

Stereotaktische Mammografiegeräte

Zur Lageberechnung mammografisch abzuklärender Befunde werden stereotaktische Interventionsgeräte eingesetzt. Dabei werden dedizierte Systeme (Abb. 7.**70**) von umrüstbaren diagnostischen Geräten (Abb. 7.**71** und Abb. 7.**72**) unterschieden. Während die Untersuchungen an dedizierten Systemen in Bauchlage durchgeführt werden, erfolgt die Untersuchung an umrüstbaren Diagnostikgeräten überwiegend im Sitzen, an einigen Geräten jedoch auch in Bauch- bzw. in Seitenlage. An älteren Stereotaxiesystemen mit konventioneller Bildgebung wird die Untersuchung ebenfalls im Sitzen durchgeführt. Wegen der relevanten Verzögerungen aufgrund der Bildentwicklung kommen diese Geräte jedoch nur noch selten zum Einsatz.

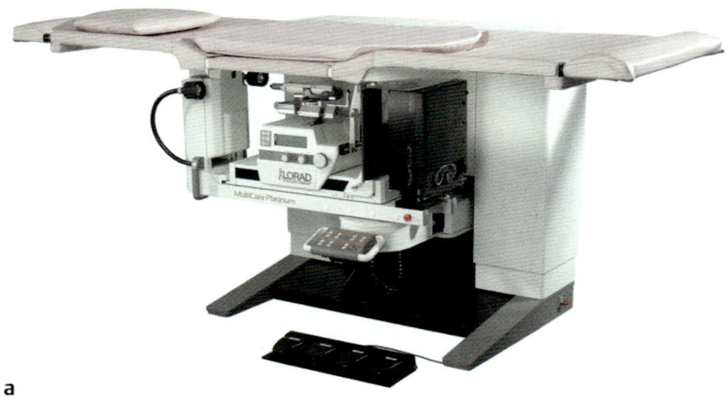

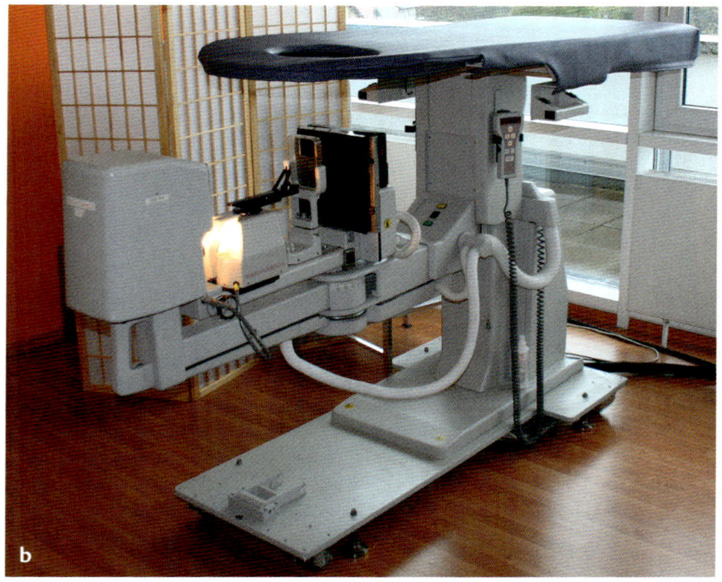

Abb. 7.**70** **Dedizierte Stereotaxiegeräte.** Fa. Lorad: Premium Stereotaxietisch (**a**), Fa. Siemens: Fischer-Tisch (**b**). Die variable Lagerung der Patienten auf dem Lorad-Tisch (Füße rechts oder links) erlaubt einen 360°-Zugang zur Brust. Die Nadelführung erfolgt parallel zur Tischoberfläche. Die vorgegebene Patientenlagerung auf dem Fischer-Tisch verhindert den kaudalen Zugang zur Brust. Hier muss alternativ der laterale Zugang gewählt werden. Die Nadelführung erfolgt diagonal zur Tischachse.

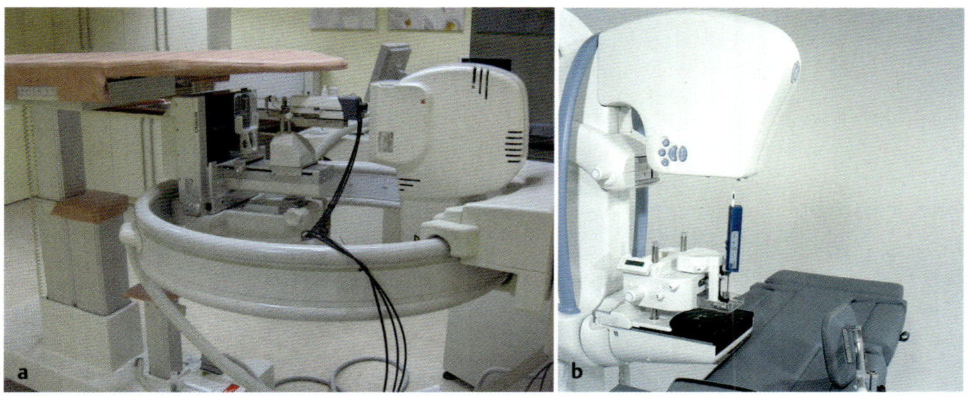

Abb. 7.**71** **Diagnostisches Mammografiegerät mit Interventionsoption im Liegen.** Giotto: Der Führungsring des Giotto-Diagnostikgerätes ermöglicht die Nutzung dieses Gerätes im horizontalen Strahlengang (**a**). Die Nadelführung erfolgt parallel zur Tischebene. Senograph DS (**b**): Der kraniokaudale Zugang am Senograph DS erfolgt im Sitzen. Bei lateralem Zugang kann die Untersuchung im Liegen erfolgen. Die Nadelführung erfolgt parallel zum Strahlengang.

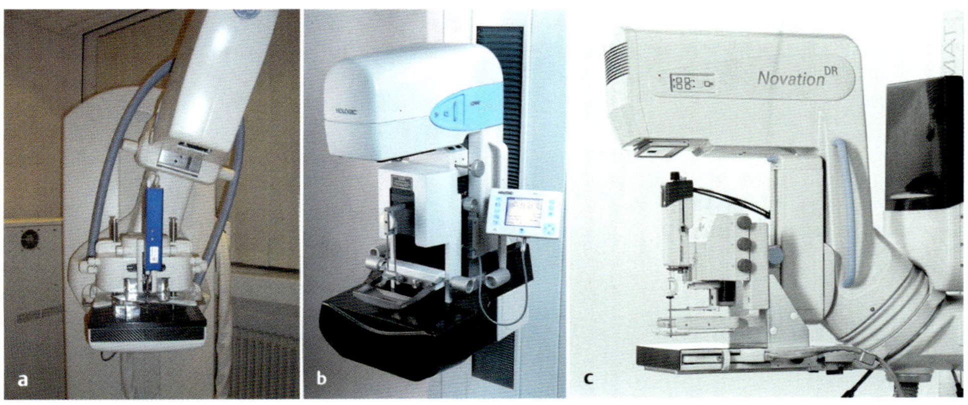

Abb. 7.**72** **Diagnostische Mammografiegeräte mit Interventionsoption im Sitzen.** GE Senograph DS (**a**), Lorad Selenia (**b**), Siemens Novation (**c**): Alle Interventionen werden in sitzender Position durchgeführt. Die Nadelführung erfolgt parallel zum Strahlengang.

MR-Mammografie-Interventionsspulen

Zur kernspintomografischen Biopsie der Brust werden offene Diagnostikspulen eingesetzt. Sie erlauben sowohl eine optimale Lagerung als auch den interventionellen Zugang in Bauchlage (Abb. 7.**73** – Abb. 7.**77**). Alternativ kommen auch Ringspulen mit brustspezifischen Lagerungshilfen zum Einsatz (Abb. 7.**78**). Interventionen in Rückenlage sind heute obsolet.

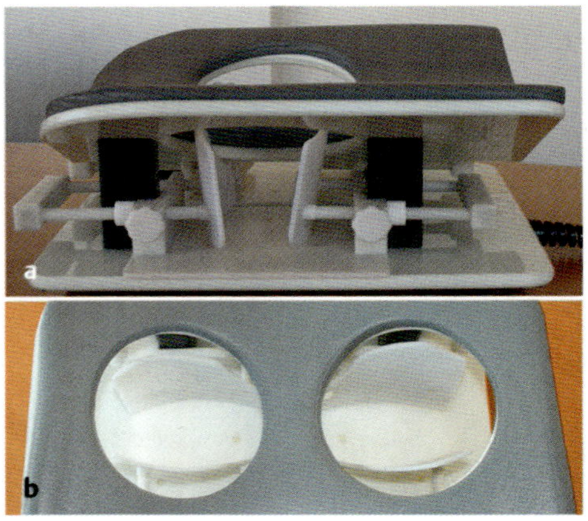

7.**73**

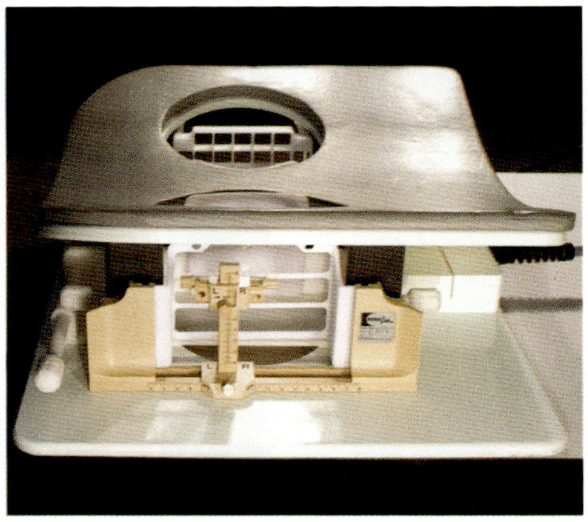

7.**74**

Abb. 7.**73** **In vivo: 4-Kanal-Mammaspule** (**a**), Aufsicht (**b**).

Abb. 7.**74** **Fa. Philips: 4-Kanal-Mammaspule.**

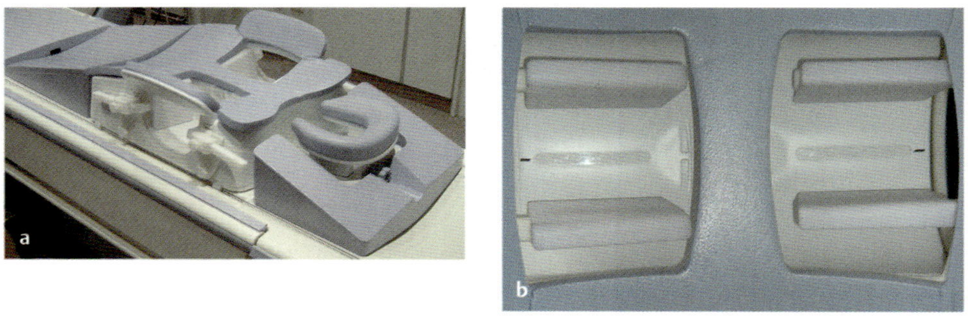

Abb. 7.**75** **Fa. General Electric: 8-Kanal-Spule** (**a**), Aufsicht (**b**).

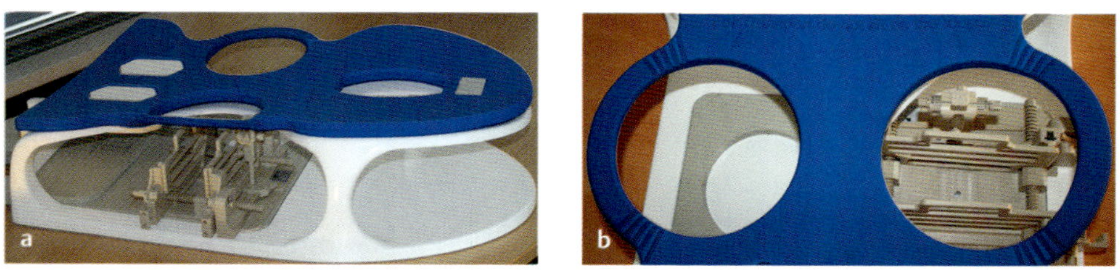

Abb. 7.**76** **Fa. Noras: 8-Kanal-Spule.** Mammaspule mit Flexspulenauflage (**a**), Aufsicht (**b**). 360°-Zugang bei offenem Spulendesign.

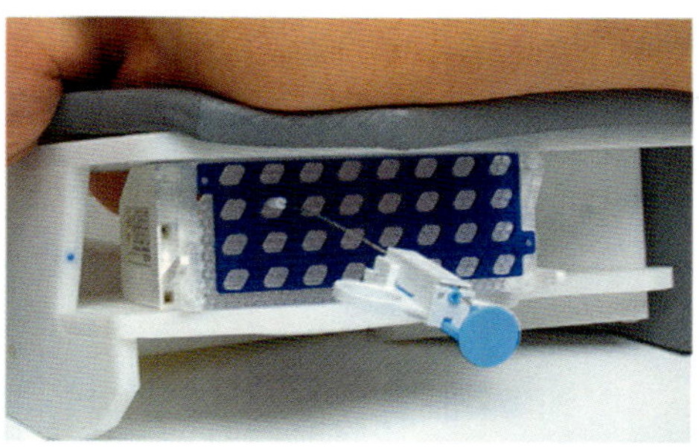

7.**77**

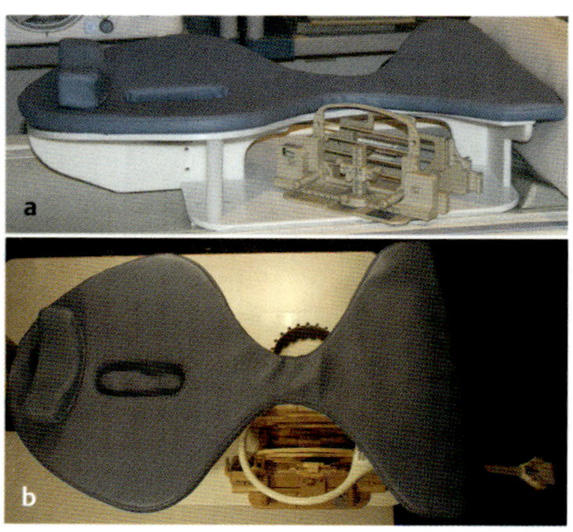

7.**78**

Abb. 7.**77** **Fa. Machnet: 4-Kanal-Spule.**

Abb. 7.**78** **Fa. Noras: Schulterringspule.** Lagerungshilfe (**a**), eingeschobene Schulterringspule (**b**).

7

Lagerungshilfen zur MR-mammografischen Intervention

Zur Lagerung der Brust bei der kernspintomografischen Intervention werden gelochte Kunststoffplatten, Raster sowie „Post-and-Pillar"-Systeme eingesetzt (Abb. 7.**79** – Abb. 7.**86**).

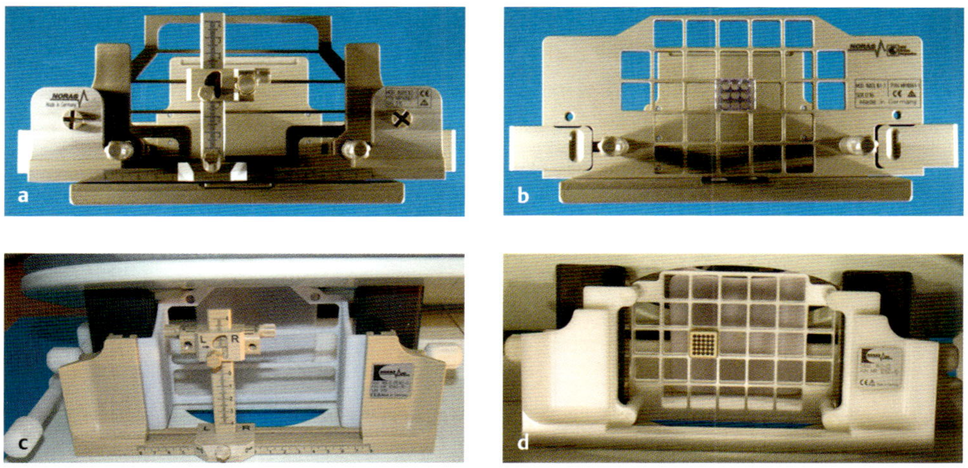

Abb. 7.**79** **Fa. Noras: MRM-Lagerungshilfen für offene Mammaspulen, 1. Generation.** Noras-Lagerungshilfe mit „Post and Pillar" (**a**) und Raster (**b**). Noras-Lagerungshilfe für Siemens-Spule mit „Post and Pillar" (**c**) und Raster (**d**).

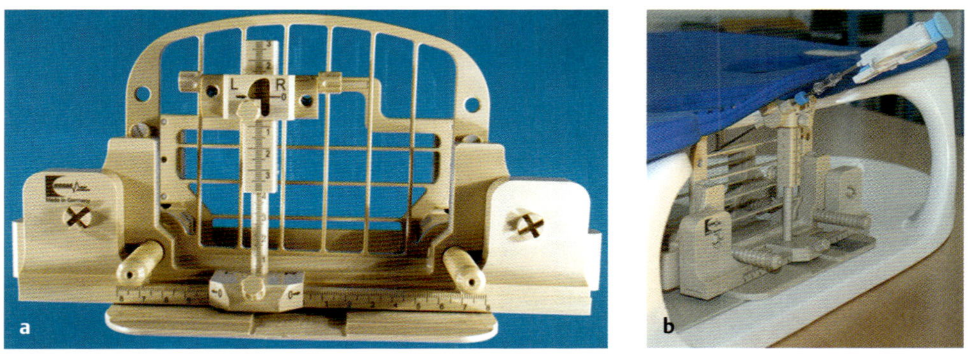

Abb. 7.**80** **Fa. Noras: Lagerungshilfe für offene Mammaspulen, 2. Generation.** Lagerungshilfe mit Raster (**a**) und „Post-and-Pillar"-System (**b**). Option zur 360°-Rotation sowie maximale „Post-and-Pillar"-Amplitude.

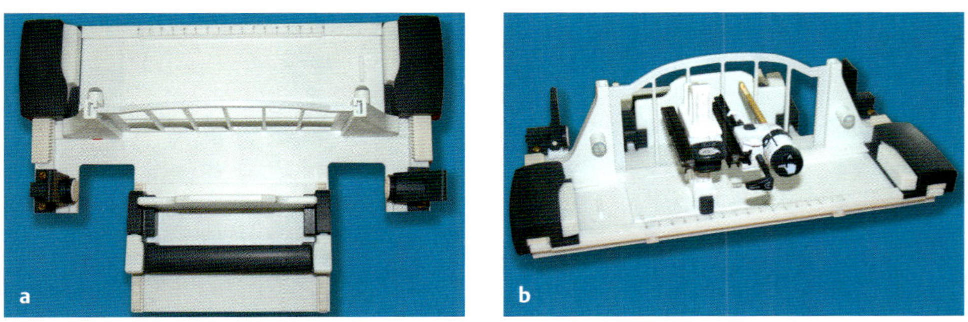

Abb. 7.**81** **Fa. Invivo: Lagerungshilfe für offene Mammaspulen.** Lagerungshilfe mit Raster (**a**) und „Post and Pillar" hier mit Mammotome-Koaxialnadel (**b**).

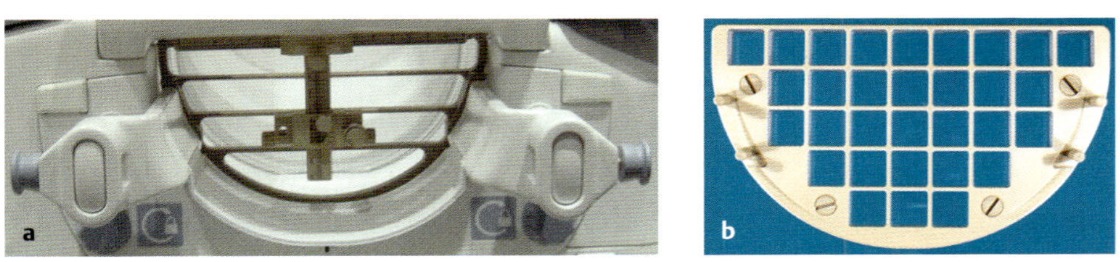

Abb. 7.**82** **Fa. Noras: Lagerungshilfe für General Electric 8-Kanal-Spule.** Lagerunshilfe mit „Post-and-Pillar"-System (**a**) und Raster (**b**).

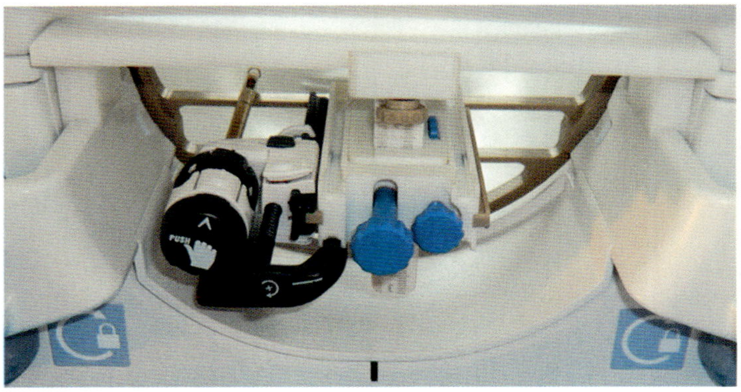

Abb. 7.**83** **Fa. Invivo: Lagerungshilfe für General Electric 8-Kanal-Spule.** Lagerungshilfe hier mit Mammotome-Koaxialnadel. Raster stehen für dieses System ebenfalls zur Verfügung.

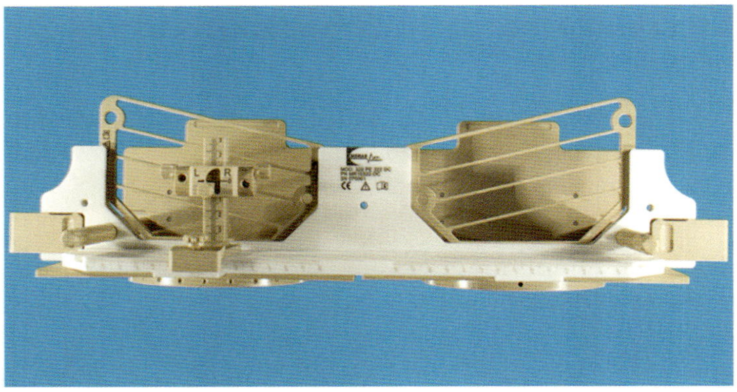

Abb. 7.**84** **Fa. Noras: Doppellagerungshilfe für frontale Interventionen.** Bilaterale, frontale Lagerungshilfe.

7

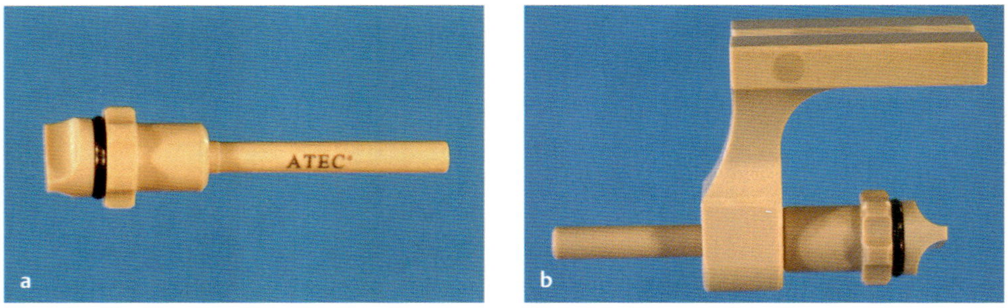

Abb. 7.**85** **Markierungspins.** Markerpin zum Einstecken (**a**) und mit Führungsschiene (**b**). Für Raster oder das „Post-and-Pillar"-System. Gute Sichtbarkeit in der nativen T1-Gewichtung.

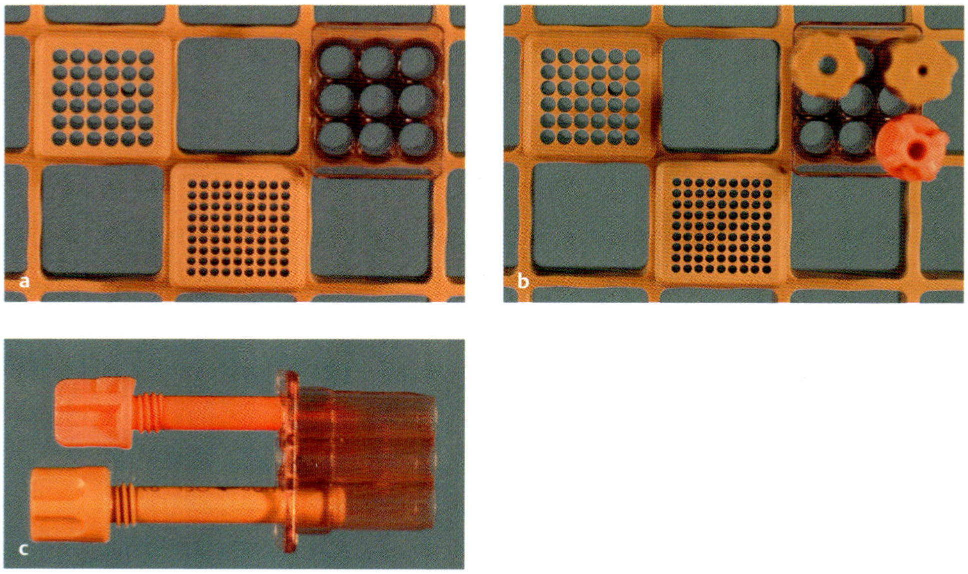

Abb. 7.**86** **Führungsblöcke für Punktionsnadeln** (23, 19, 14, 12, 11 Gauge). Führungsblöcke für Raster (**a, b**) und Hülsen für Raster und „Post-and-Pillar"-Systeme (**c**).

Besonderheiten

(Abb. 7.**87** und Abb. 7.**88**)

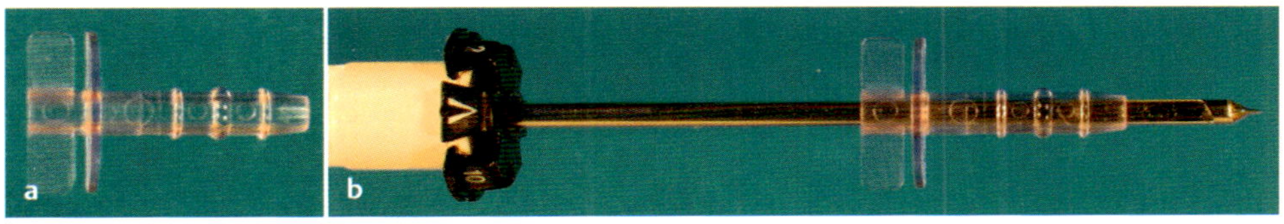

Abb. 7.**87** **Mammotome-Abdeckhülse.** Abdeckhülse (**a**), aufgesteckte Abdeckhülse (**b**). Möglichkeit zur Biopsie im Hautniveau durch Abdeckung des freiliegenden Arbeitsfensters.

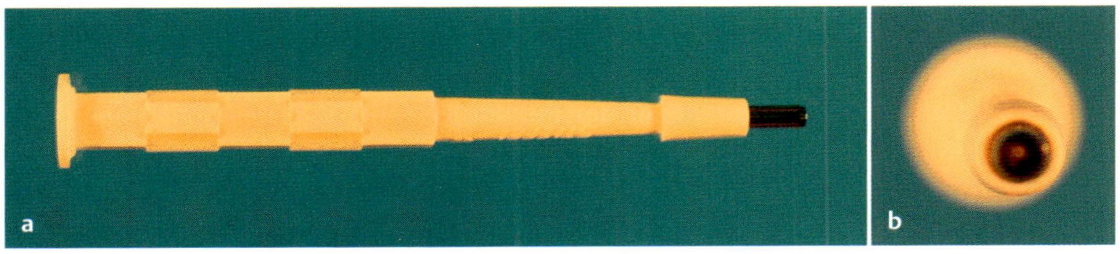

Abb. 7.**88** **Fa. Stiefel: Punch-Hautstanze.** Sehr scharfe Hautstanzhülse mit Plastikgriff, Seitansicht (**a**) und Aufsicht (**b**).

8 Präparateaufarbeitung

F. Baum

Abstriche

Abstrichuntersuchungen in der Mammadiagnostik werden im überwiegenden Anteil bei blutiger Sekretion der Mamille durchgeführt. Obschon in ca. 95% der Fälle intraduktale Papillome die Ursache der Blutung sind, muss im Falle einer blutigen Sekretion eine zytologische Untersuchung des Sekretes zum Ausschluss maligner Zellen erfolgen.

Zur Gewinnung eines Sekrettropfens wird die Brust zur Mamille hin ausgestrichen. Der Tropfen wird auf dem Objektträger platziert und dann mit der Kante eines zweiten Objektträgers in zügiger Bewegung ausgestrichen. Um dabei über einen ausreichenden Arbeitsweg zu verfügen, sollte der Tropfen asymmetrisch auf dem Träger platziert werden (Abb. 8.**1**). Das Präparat trocknet an der Luft. Nach Beschriftung kann dieses in speziellen Transportheftchen sicher an den Zytologen versandt werden.

Aspirate

Der Einsatz der Feinnadelaspiration (FNAP) beschränkt sich heute auf die Abklärung komplizierter Zysten, auf die Gewebegewinnung aus Tastbefunden ohne bildgebendes Korrelat und auf die Punktion suspekter axillärer Lymphknoten.

Flüssigkeiten. Nach Aspiration einer Flüssigkeit z.B. aus Zysten wird der Spritzenkolben am Kanülenansatz mit einem Nullstopfen verschlossen. Die Spritze wird mit den Patientendaten versehen und an das zytologische Institut versandt. Hier wird das Präparat zentrifugiert und der Überstand auf dem Objektträger platziert, ausgestrichen und nach Lufttrocknung eine Giemsa-Färbung durchgeführt.

Solide Befunde. Bei der Punktion solider Befunde, wie z.B. Lymphknoten, werden Zellen durch fächerförmiges Vorschieben und Rückziehen der Nadel unter gleichzeitiger Aspiration aus dem Gewebeverband herausgelöst. Nach der Probengewinnung wird der Inhalt der Punktionskanüle und des Kanülenansatzes auf einen Objektträger aufgebracht. Dabei sollte die Hand, die den Spritzenzylinder hält, auf der Auflage abgestützt und der Kanülenansatz (Luer-Ansatz) dicht über den Objektträger gehalten werden (Abb. 8.**2**). Durch rasches Herabdrücken des Spritzenstempels wird das Punktat auf den Objektträger gespritzt. Der gleiche Vorgang wird mit der Punktionsnadel wiederholt, nachdem durch langsames Aufziehen des Spritzenstempels Luft in den Kolben gezogen wurde (Abb. 8.**3**). Hierzu wird die Punktionskanüle vom Luer-Ansatz genommen.

Tipps und Tricks

Gelegentlich ist das Punktat spärlich und findet sich am Boden des Spritzenzylinders. In solchen Fällen ist es möglich, dieses Punktat mit einer langen Kanüle zu bergen und auf dem Objektträger aufzubringen.
Man kann auch Kochsalz durch die verwendete Punktionskanüle in die Spritze aspirieren. Auf diese Weise wird die Kanüle ausgewaschen. Die mit einem Nullstopfen verschlossene Spritze wird später im Labor zentrifugiert und der Überstand auf einen Objektträger aufgebracht.

Zähflüssiges Punktat. Zähflüssige Punktate sind besser auszustreichen, indem der zweite Objektträger flach auf das Punktat aufgedrückt und dann seitlich verschoben wird (Abb. 8.**4**).

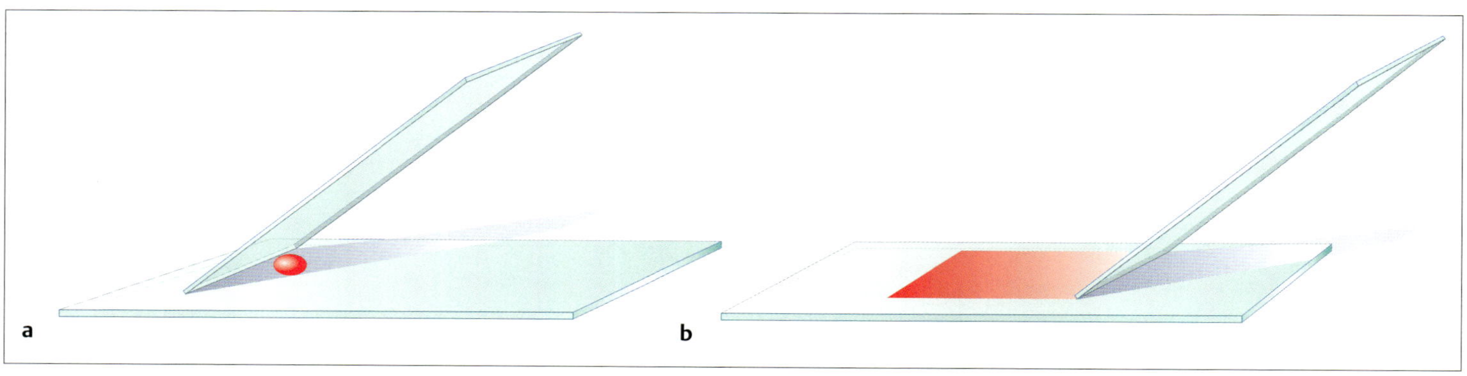

Abb. 8.1 **Ausstreichen flüssiger Präparate.**

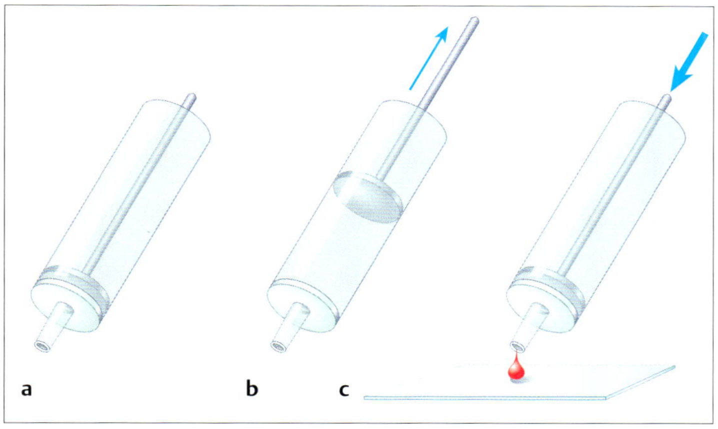

Abb. 8.2 **Aufbringen des Punktats aus der Spritze.** Spritze mit Punktat (**a**), langsames Anheben des Spritzenkolbens (**b**), rasches Niederdrücken des Spritzenkolbens über dem Objektträger (**c**).

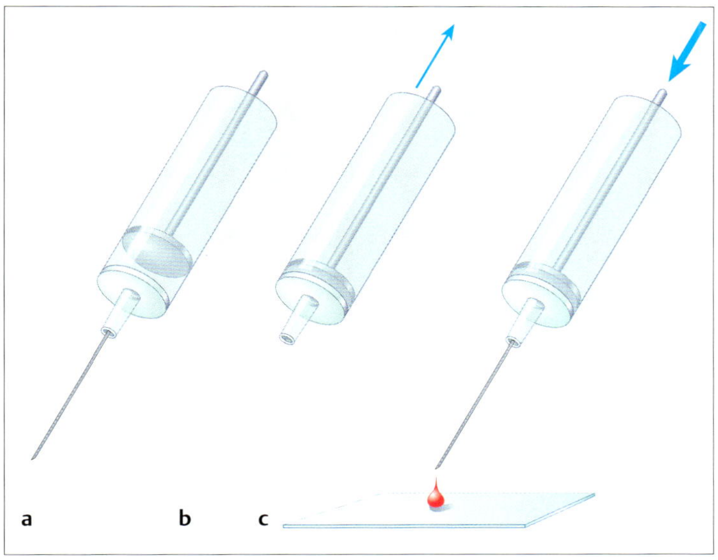

Abb. 8.3 **Aufbringen des Punktats aus der Punktionskanüle.** Spritze und Punktionskanüle mit Punktat (**a**), langsames Anheben des Spritzenkolbens ohne Punktionskanüle (**b**), rasches Niederdrücken des Spritzenkolbens über dem Objektträger nach Aufstecken der Punktionskanüle (**c**).

Gewebeproben aus Stanzbiopsien und Vakuumbiopsien

Optimale Arbeitsabläufe und eine gute Kommunikation zwischen Pathologen und interventionellem Diagnostiker sind unerlässliche Voraussetzungen einer effektiven Zusammenarbeit. Neben der Vorbereitung der Gewebeproben gehören dazu der verlässliche Transport und die zeitnahe Aufarbeitung des Präparates. Wird eine zeitnahe histologische Beurteilung sichergestellt, profitieren besonders die betroffenen Patienten.

Kapseln zur histologischen Aufarbeitung. Die Gewebeproben der minimal invasiven Intervention haben üblicherweise eine zylindrische Form. Die Zylinder entsprechen dem anatomischen Aufbau der Entnahmeorgane. Ein für den Pathologen leicht zu erkennender Gewebeaufbau vereinfacht die spätere Beurteilung. Eine entsprechende Asservation der Präparate erleichtert dem Pathologen die anatomische Orientierung. Im Falle sehr dünner und langer Präparate wie zum Beispiel bei Leberbiopsien ist dies besonders bedeutungsvoll. Aus diesem Grunde sollen die Präparate direkt in die zur histologischen Aufarbeitung verwandten Kapseln platziert werden. Zur Erleichterung werden Filterpapierstreifen in die Kapseln eingelegt. Es werden üblicherweise 3 Gewebezylinder pro Kapsel versandt (Abb. 8.**5**).

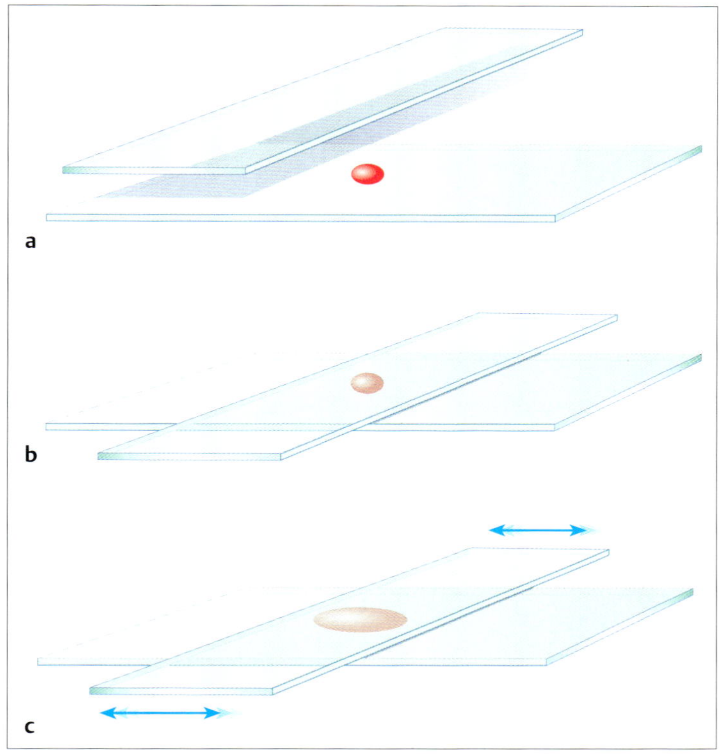

Abb. 8.4 **Aufbringen von zähflüssigem Punktat.** Zähflüssiger Punktat (**a**), flaches Auflegen des zweiten Objektträgers (**b**), seitliches Verschieben des zweiten Objektträgers (**c**).

Mikrokalkgruppen. Im Falle der Untersuchung von Mikrokalkgruppen ist es besonders wichtig, diese in der späteren histopathologischen Untersuchung zu identifizieren, da sie häufig Nekrosearealen intraduktaler Tumorstadien entsprechen. Hierzu ist es ratsam die Gewebeproben zunächst auf einem separaten Filterpapier (z. B. gängige Kaffeefilter) aufzureihen, um repräsentative Kalkpartikel in der *Präparateradiografie* nachzuweisen und Gewebezylinder nach Kalkgehalt zu trennen. Dabei sollten jeweils 3 Gewebezylinder in einer Kapsel platziert werden. Durch eine erneute Präparateradiografie der Kapsel wird die pathomorphologische Zuordnung weiter erleichtert. Dieses Vorgehen ermöglicht die spätere makroskopische Wiedererkennung der Gewebezylinder, da diese während der histologischen Aufarbeitung ihre Lage und Form in der Kapsel üblicherweise beibehalten (Abb. 8.**6**).

Eine weitere Möglichkeit, die histologische Mikrokalkdetektion zu optimieren, ist es, nach erstellter Präparateradiografie die entsprechenden mikrokalkhaltigen Areale der Gewebezylinder mit *Tusche* zu markieren. Der Pathologe sieht dann an der Oberfläche des Präparates eine hauchdünne Tuschelinie.

Fixieren, Einbetten, Schneiden. Eine optimale Fixierung ist notwendige Voraussetzung für die weitere Verarbeitung der Präparate. Für die Bearbeitung mit dem Mikrotom ist eine homogene Konsistenz der Gewebeproben notwendig. Aus diesem Grund müssen zunächst die Fettanteile durch *Formalin* ausgelöst werden. Dieser Arbeitsschritt wird bereits beim Versand der Kapseln

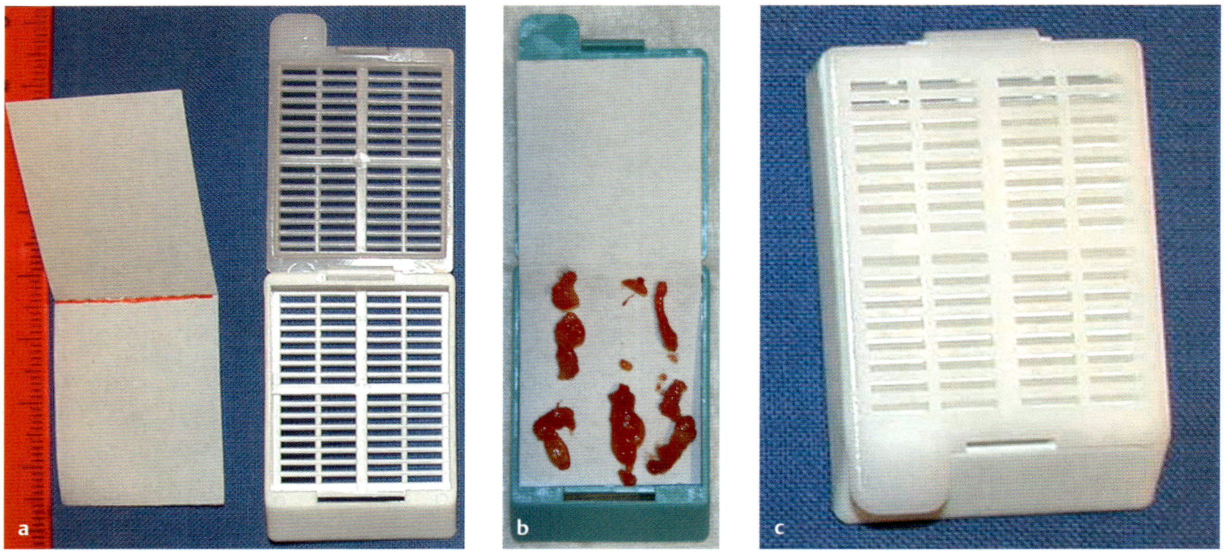

Abb. 8.5 **Kapseln zur histologischen Aufarbeitung.** Kapsel und zugehöriges Filterpapier (**a**), Kapsel mit eingelegtem Filterpapier und 3 Gewebezylindern (**b**), zum Transport geschlossene Kapsel (**c**).

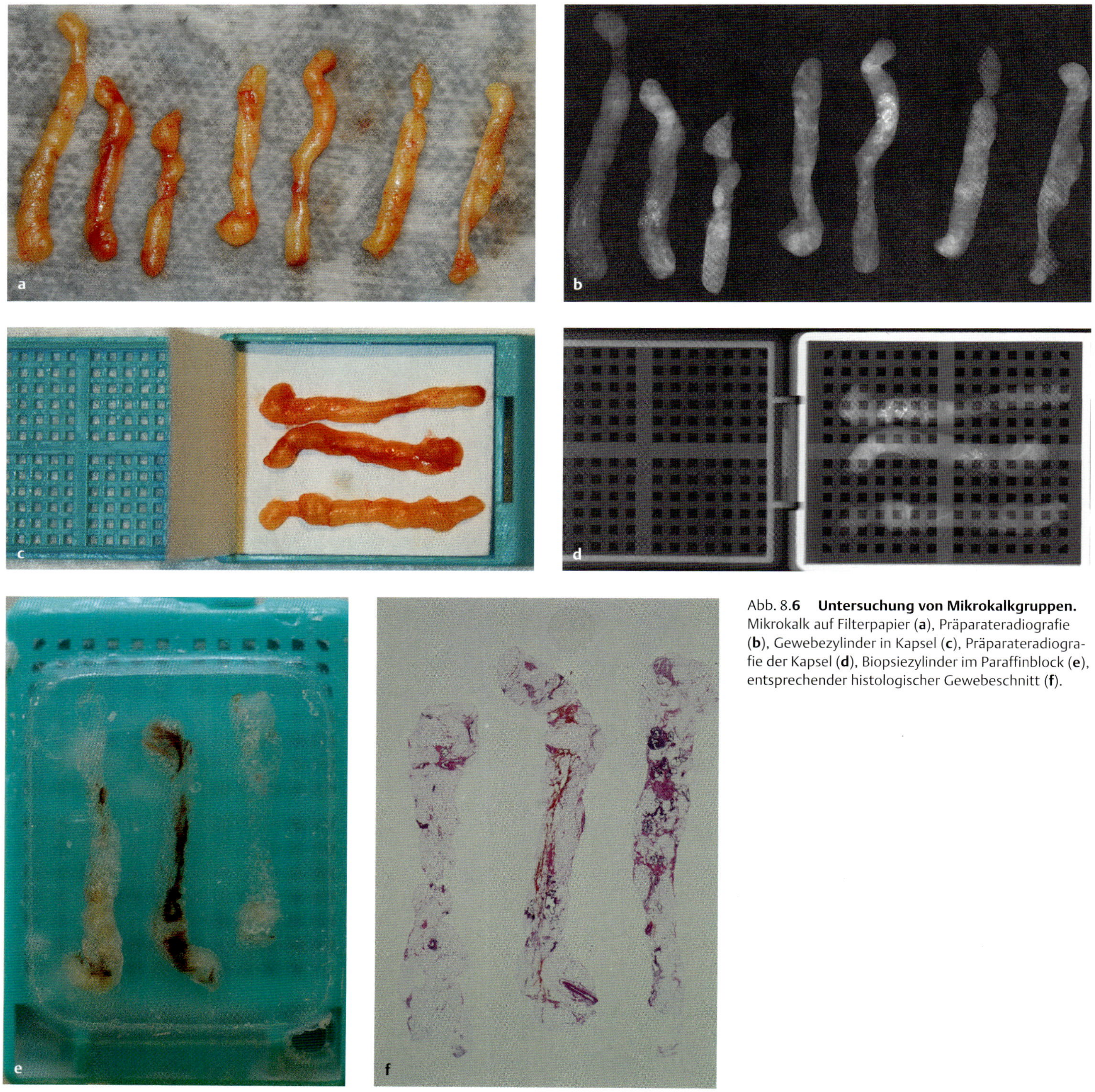

Abb. 8.6 **Untersuchung von Mikrokalkgruppen.** Mikrokalk auf Filterpapier (**a**), Präparateradiografie (**b**), Gewebezylinder in Kapsel (**c**), Präparateradiografie der Kapsel (**d**), Biopsiezylinder im Paraffinblock (**e**), entsprechender histologischer Gewebeschnitt (**f**).

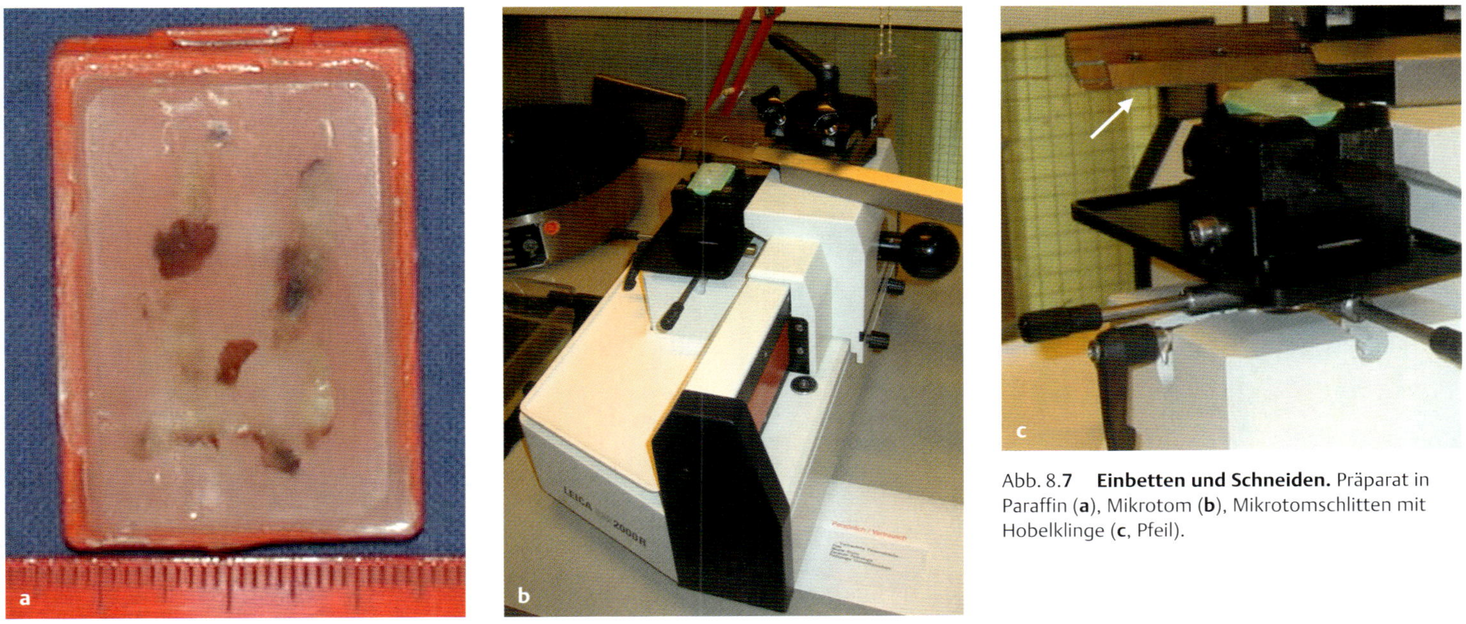

Abb. 8.7 **Einbetten und Schneiden.** Präparat in Paraffin (**a**), Mikrotom (**b**), Mikrotomschlitten mit Hobelklinge (**c**, Pfeil).

in formalingefüllten Behältern begonnen. Wichtig ist es, die Proben als Vorbereitung für die histologische Bearbeitung über Nacht in Formalin zu lagern. Nach Auslösen der Fettbestandteile durch Formalin werden die Gewebezylinder in *Paraffin* (Kerzenwachs) eingegossen (Abb. 8.7 **a**). Der mechanische Widerstand des Paraffins ähnelt dem der vorbereiteten Präparate. Eine gleichmäßige Schnittkante am Mikrotomschlitten wird so gewährleistet. Um die Translumineszenz der Präparate unter dem Mikroskop zu gewährleisten, ist eine *Mikrolamellierung* notwendig. Die Lamellen werden mithilfe einer scharfen Klinge durch das Mikrotom von dem Paraffinblock abgehobelt (Abb. 8.7 **b, c**). Die so gewonnenen Lamellen mit einer Dicke von ca. 5 µm werden nun auf Objektträgern platziert.

Färben. Vor der Färbung mit *Hämatoxylin-Eosin* wird zunächst das Paraffin bei 80° abgeschmolzen und danach die Reste mithilfe von Xylol gelöst, sodass nur noch die hauchfeinen Schnitte der Biopsiezylinder auf dem Objektträger verbleiben. Danach erfolgt die Färbung durch Platzieren des Präparates in den Färbebädern (Abb. 8.**8**). Nach erneuter Reinigung des Schnittes in Xylol und der Trocknung kann nun die Befundung unter dem Mikroskop erfolgen.

Präparateradiografie von Paraffinblöcken. Einen besonderen Fall der Kooperation zwischen Pathologen und Radiologen stellt die Präparateradiografie von Paraffinblöcken dar. Gelingt trotz positiver Präparateradiografie kein Mikrokalknachweis im histologischen Biopsiepräparat, ist es möglich, die Paraffinblöcke zu mammografieren und nach Kalkdetektion den entsprechenden Paraffinblock gezielt aufzuarbeiten (Abb. 8.**9**).

Schnellschnittuntersuchung. Trotz der gründlicheren histologischen Beurteilung eines Präparates nach Aufarbeitung in Formalin ist in seltenen Fällen eine Schnellschnittuntersuchung sinnvoll. Diese Präparate werden in Kochsalz transportiert, um sie im Anschluss mithilfe flüssigen Stickstoffs schockzufrieren und so die Erstellung von Mikrotomschnitten zu ermöglichen. Mikrokalzifikationen verhindern eine solche Aufarbeitung, da die Lamellen durch den mechanischen Widerstand des Kalkes im Mikrotom zerreißen.

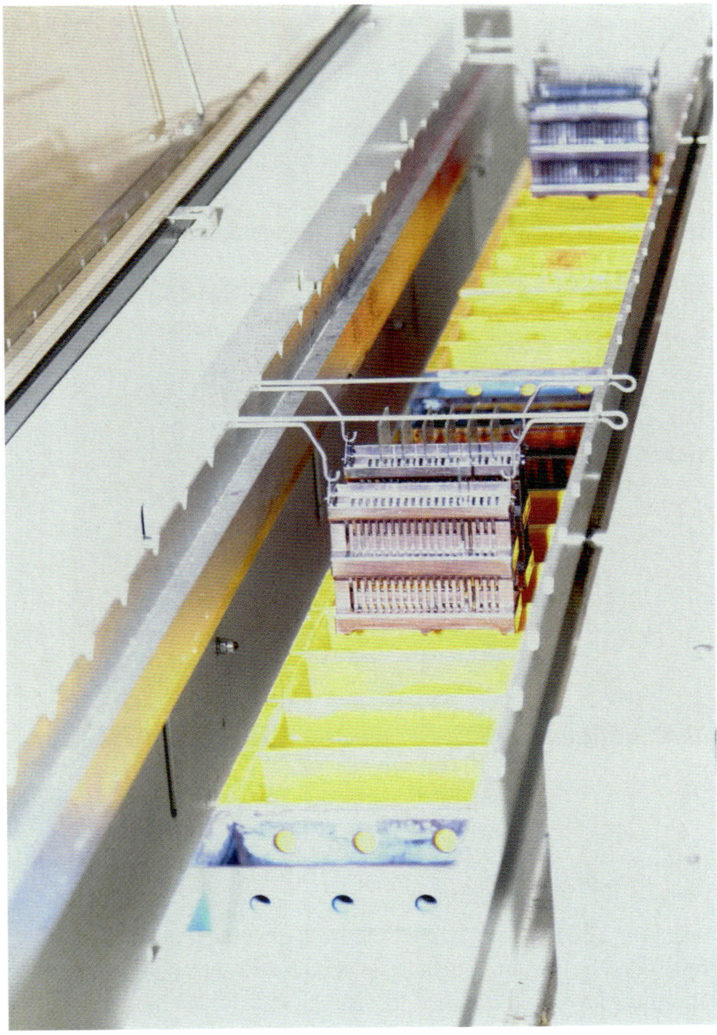

Abb. 8.**8** **Hämatoxylin-Färbestrecke mit Küvettenhaltern.** Die mit Objektträgern beladenen Küvettenhalter werden jeweils für ca. 2 Minuten in die jeweiligen Färbungen getaucht.

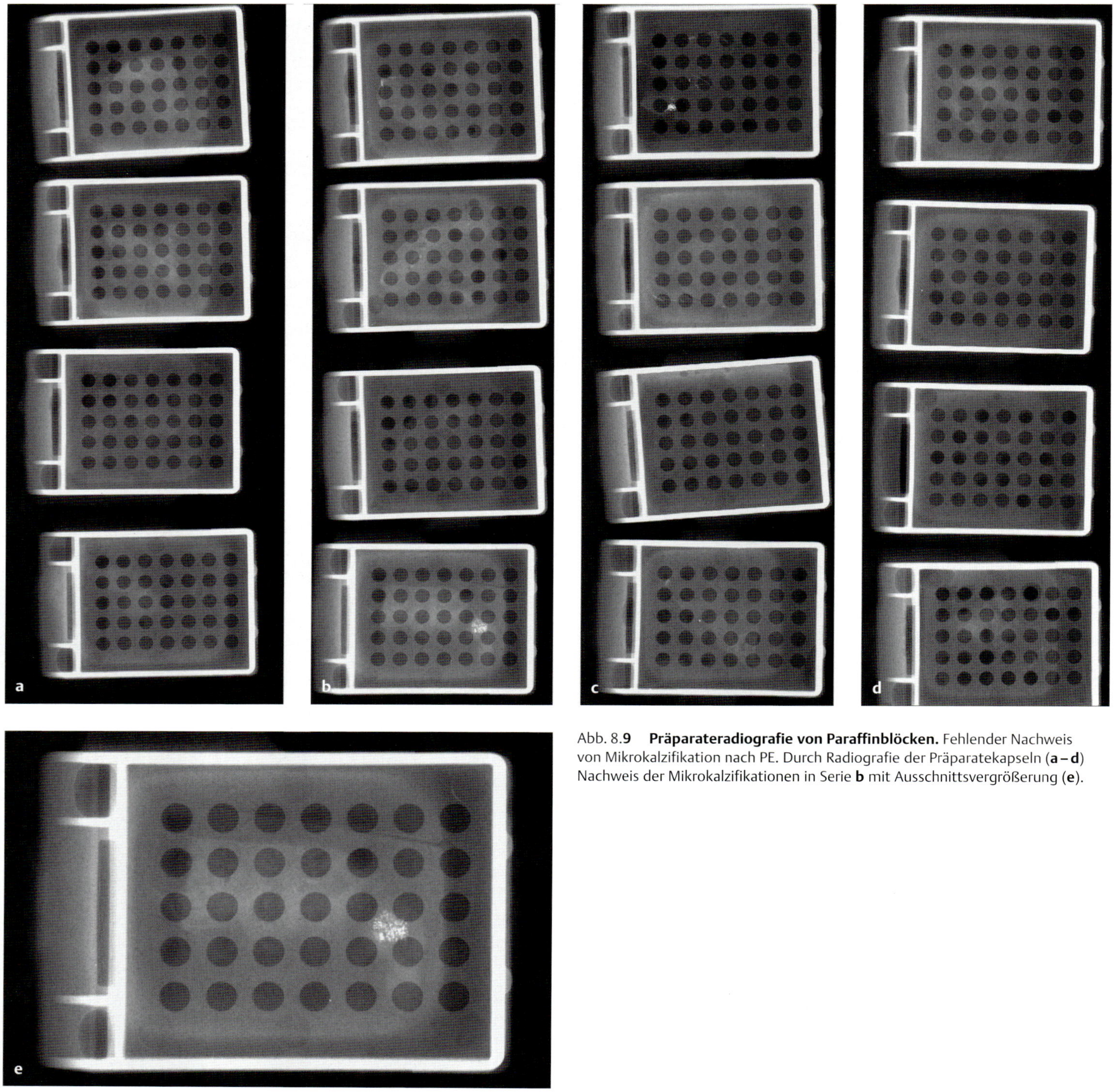

Abb. 8.9 **Präparateradiografie von Paraffinblöcken.** Fehlender Nachweis von Mikrokalzifikation nach PE. Durch Radiografie der Präparatekapseln (**a – d**) Nachweis der Mikrokalzifikationen in Serie **b** mit Ausschnittsvergrößerung (**e**).

Tipps und Tricks

Besonders im Falle der Schnellschnittdiagnostik, jedoch auch im Falle von Routineuntersuchungen verkürzen Fahrradkuriere oder Taxiunternehmen die Transportzeit.

Zuordnung von Präparaten. Wird an der Zuordnung von Präparaten zu den Patienten gezweifelt, kann diese durch einen Gentest gesichert werden.

9 Perioperativer Präparate-Check

U. Fischer

Bei der operativen Entfernung von auffälligen Befunden, die palpatorisch kein Korrelat aufweisen, muss mit bildgebenden Verfahren gewährleistet sein, dass die chirurgische Gewebeentnahme tatsächlich repräsentativ war. Bei tastbaren Befunden ist dies üblicherweise unproblematisch, da davon ausgegangen werden kann, dass ein palpabler Knoten operativ zuverlässig entfernt wird. Bei Befunden ohne korrespondierenden Tastbefund ist eine bildgebende Bestätigung der korrekten Gewebeentnahme notwendig.

In Abhängigkeit davon, ob ein Befund mit hoher Zuverlässigkeit mammografisch, sonografisch oder nur in der MRT nachzuweisen ist, wird der Check der korrekten Gewebeentnahme perioperativ mammografisch (Präparateradiografie) oder sonografisch (Präparatesonografie) durchgeführt, während sich eine „Präparate-MRT" nicht etablieren konnte.

S3-Leitlinie

Die präoperative Markierung und der bildgebende Nachweis einer adäquaten Resektion sollen bei nicht tastbaren Veränderungen grundsätzlich erfolgen (Empfehlungsgrad A, Evidenzgrad 3b).

Präparateradiografie

Bei auffälligen Befunden, die mit Kalzifikationen assoziiert sind, ist der mammografische Nachweis von Verkalkungen im entfernten Präparat essenziell. In dieser sog. Präparateradiografie ist nachzuweisen, ob das operativ entfernte Gewebeareal überhaupt Kalkpartikel beinhaltet, ob eine entsprechende Kalkgruppe inkomplett oder komplett entfernt wurde und ob entfernte Verkalkungen zentral oder randständig im entfernten Gewebeareal abgebildet wurden.

Bei nicht tastbaren Herdsetzungen wird ebenfalls obligat eine Präparateradiografie empfohlen. Sie erlaubt häufig die radiologische Darstellung des entfernten Befundes innerhalb des Präparates, insbesondere bei lipomatösem Umgebungsgewebe. In diesen Situationen ist eine zuverlässige Dokumentation der repräsentativen Gewebeentnahme in der Präparateradiografie möglich.

Untersuchung in 2 Ebenen. Es wird empfohlen, die Präparateradiografie prinzipiell in 2 Ebenen (Strahlengang cc und ml) anzufertigen (Abb. 9.**1**). Die Anfertigung entsprechender Aufnahmen ist nach Positionierung des entfernten Gewebes in käuflich zu erwerbenden Behältnissen (z. B. Bollmann-Kammer) oder in anderen röntgentransparenten Behältnissen möglich (Abb. 9.**2**). Allerdings machen einige Behälter eine Umlagerung des Präparates erforderlich, so dass gelegentlich die Reproduzierbarkeit der topografischen Marker gefährdet ist. Andere Vorrichtungen berücksichtigen die anatomischen Verhältnisse hinsichtlich der Zuordnung zur Axilla und anderen definierten Landmarken.

Fixierung. Die Zuordnung der anatomischen Topografie bleibt erhalten, wenn Operationspräparate auf einem Medium fixiert werden und inklusive dieses Mediums ohne weitere Umlagerung präparateradiografiert werden. Dies setzt allerdings Materialien voraus, die eine adäquate Fixierung sowie problemlose und artefaktfreie radiologische Abbildung des Präparates erlauben. Günstig erweisen sich in diesem Zusammenhang Styroporplatten, während Kork oder andere Materialien häufig störende artifizielle Einschlüsse aufweisen (Abb. 9.**3**). Als Hilfestellung für den Pathologen können Marker nach Präparateradiografie eingebracht und mit einer erneuten Röntgenaufnahme dokumentiert werden (Abb. 9.**4**).

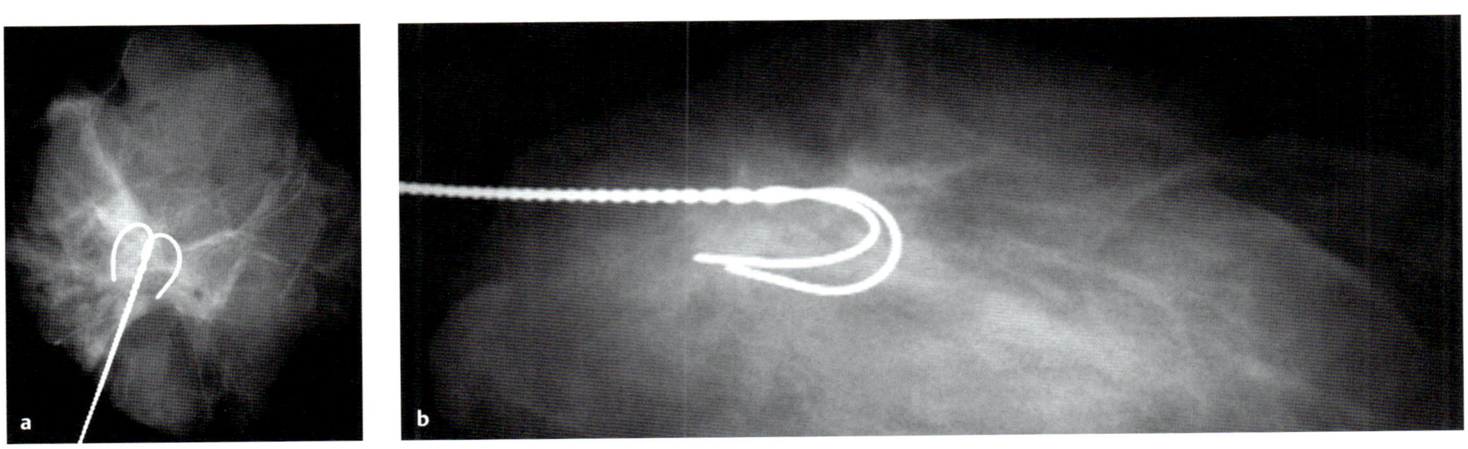

Abb. 9.**1** **Zwei-Ebenen-Präparateradiografie.** Abbildung des operativ entfernten Präparates mit noch liegendem Markierungsdraht in der Aufsicht (**a**) und in Seitprojektion (**b**).

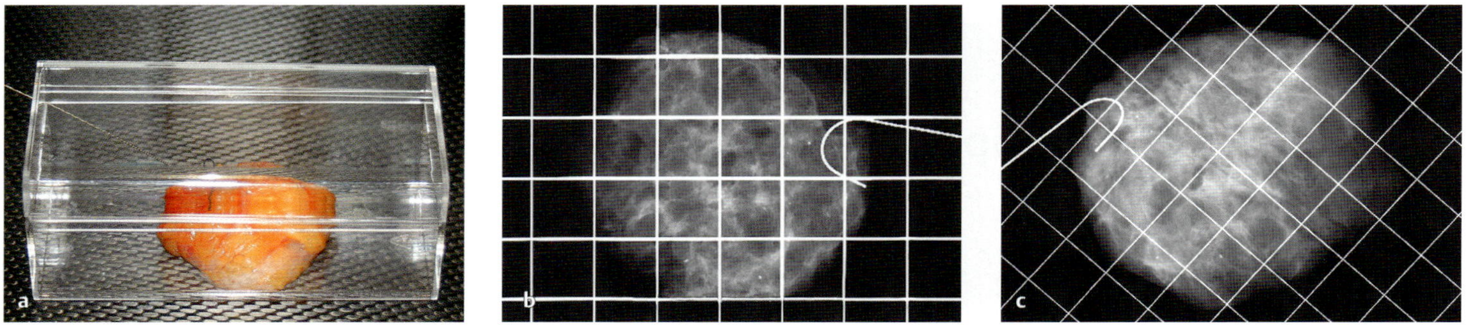

Abb. 9.2 **Behälter und Vorrichtungen für die Präparateradiografie.** Plexiglasgefäß ohne weitere Markierungshilfen (**a**). Bollmann-Kammer mit integrierter Skalierung (**b**), System Symadi mit Option der anatomiegerechten Gewebeaufspannung (**c**).

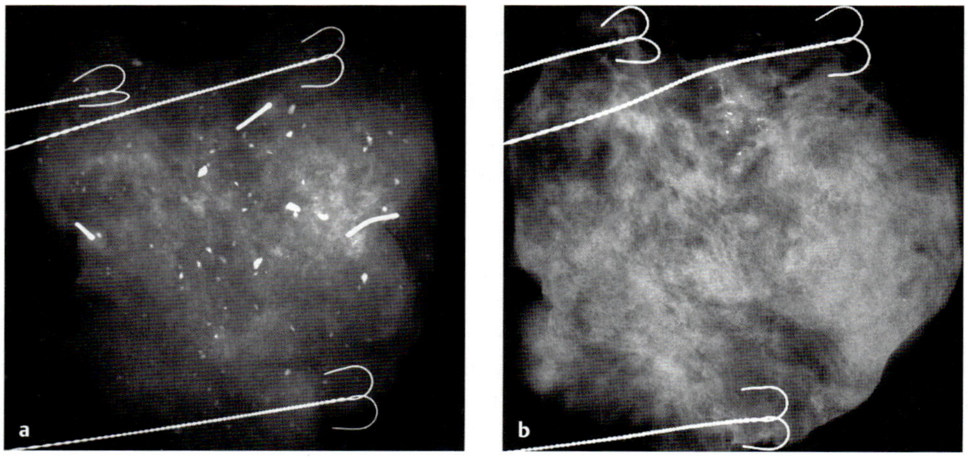

Abb. 9.3 **Lagerungsmaterial zur Präparateradiografie.** Inadäquates Lagerungsmaterial: Präparateradiogramm mit auf Korkplatte ausgespanntem Präparat und zahlreichen „kalkdichten" Artefakten (**a**). Korrektur und regelrechtes Präparateradiogramm nach Umlagerung des Präparates auf artefaktfreie Plexiglasplatte (**b**).

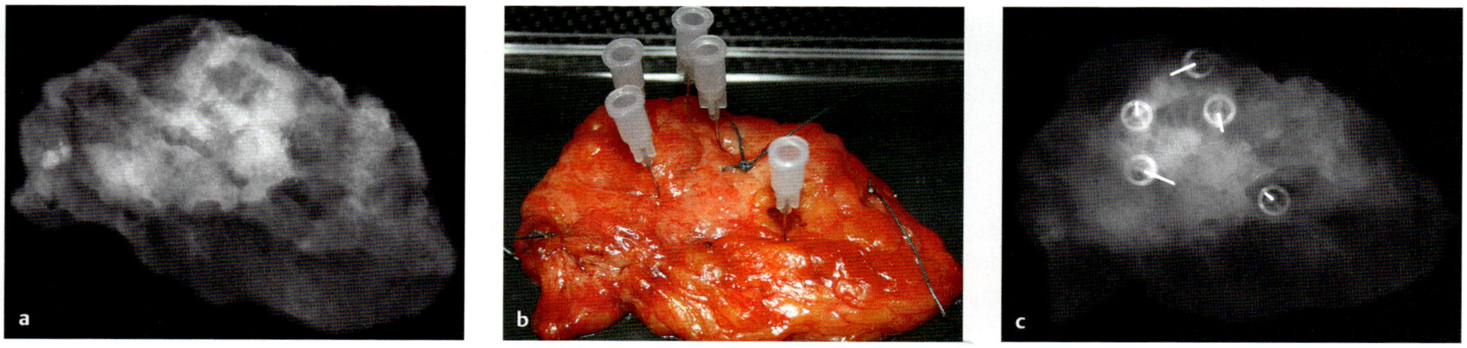

Abb. 9.4 **Lokalisationshilfen in der Präparateradiografie.** Abbildung des operativ entfernten Präparates mit Nachweis von Mikrokalzifikationen zentral und peripher (**a**). Befundorientierte Einbringung von Nadeln zur Markierung der relevanten Kalkareale für den Pathologen (**b**) und erneute Präparateradiografie mit Darstellung der Nadelmarker (**c**).

S3-Leitlinie

Die Präparateradiografie sollte bei Vorliegen von Mikroverkalkungen in Vergrößerungstechnik erfolgen.

Befundung. Im schriftlichen Befund zur Präparateradiografie sollten folgende Aspekte angesprochen werden:

- positiver/negativer Nachweis von Mikroverkalkungen
- im Vergleich zur diagnostischen Mammografie komplette/inkomplette Anzahl an entfernten Kalkpartikeln (Abb. 9.5 – Abb. 9.7)
- nach bildgebenden Kriterien der Präparateradiografie in 2 Ebenen zentrale/randständige Erfassung der entfernten Mikroverkalkungen
- keine Notwendigkeit/Notwendigkeit einer Nachresektion in kranialer/kaudaler/medialer/lateraler/mamillenseitiger/pektoralisseitiger Richtung

Präparatesonografie

Bei auffälligen Befunden, die keine Kalzifikationen aufweisen und durch ein sonografisches Korrelat charakterisiert sind, kann die perioperative Präparatesonografie zur Dokumentation der repräsentativen Gewebeentnahme sinnvoll sein (Abb. 9.8).

S3-Leitlinie

Eine Präparatesonografie kann zusätzlich bei sonografischer Markierung erfolgen.

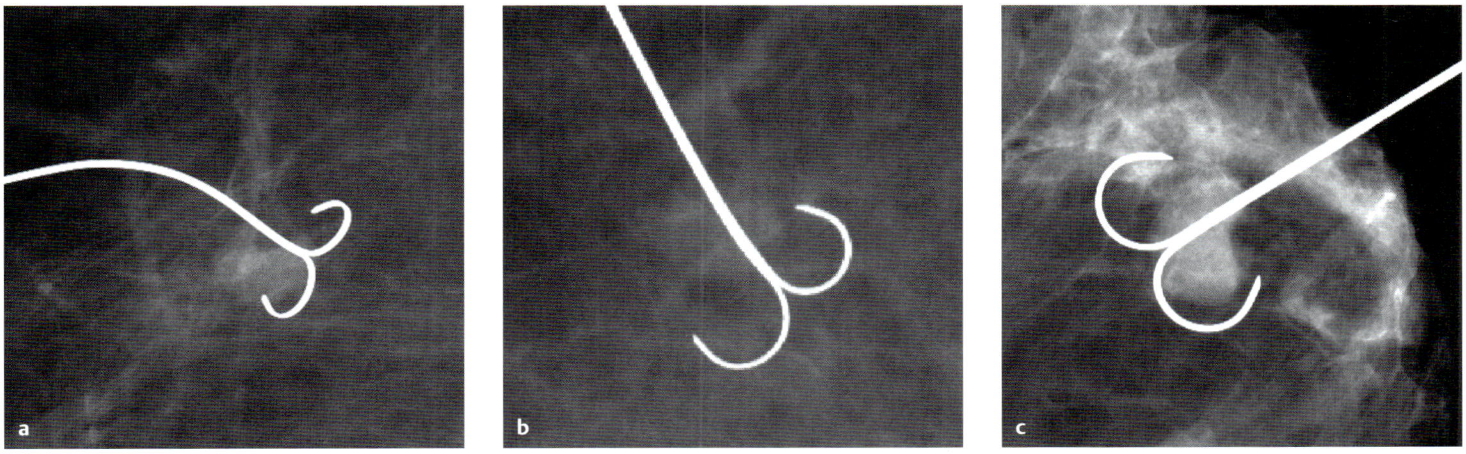

Abb. 9.**5** **Nachweis einer kompletten Herdentfernung in der Präparateradiografie.** Ausschnittsvergrößerungen der präoperativen Mammografie nach Hakendrahtmarkierung eines unklaren Herdbefundes in 2 Ebenen (**a, b**). Präparateradiogramm mit Nachweis der kompletten Herdentfernung (**c**).

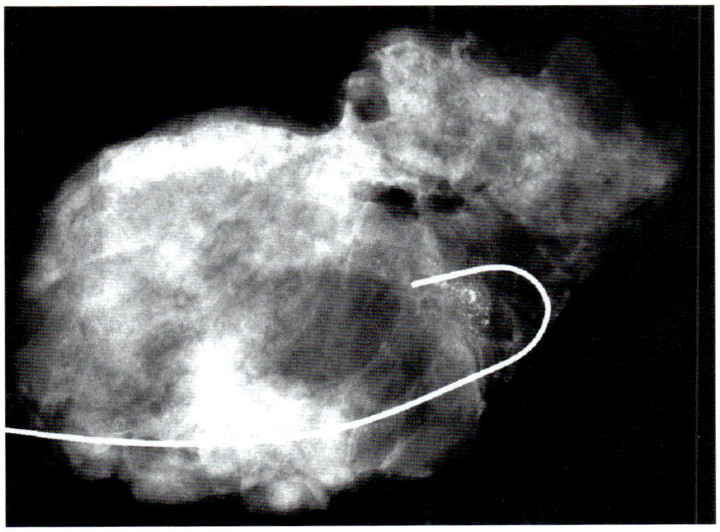

Abb. 9.**6** **Nachweis einer kompletten Kalkentfernung in der Präparateradiografie.** Präparateradiogramm mit liegendem J-förmigem Markierungsdraht und darin enthaltener, komplett entfernter Mikrokalkgruppe.

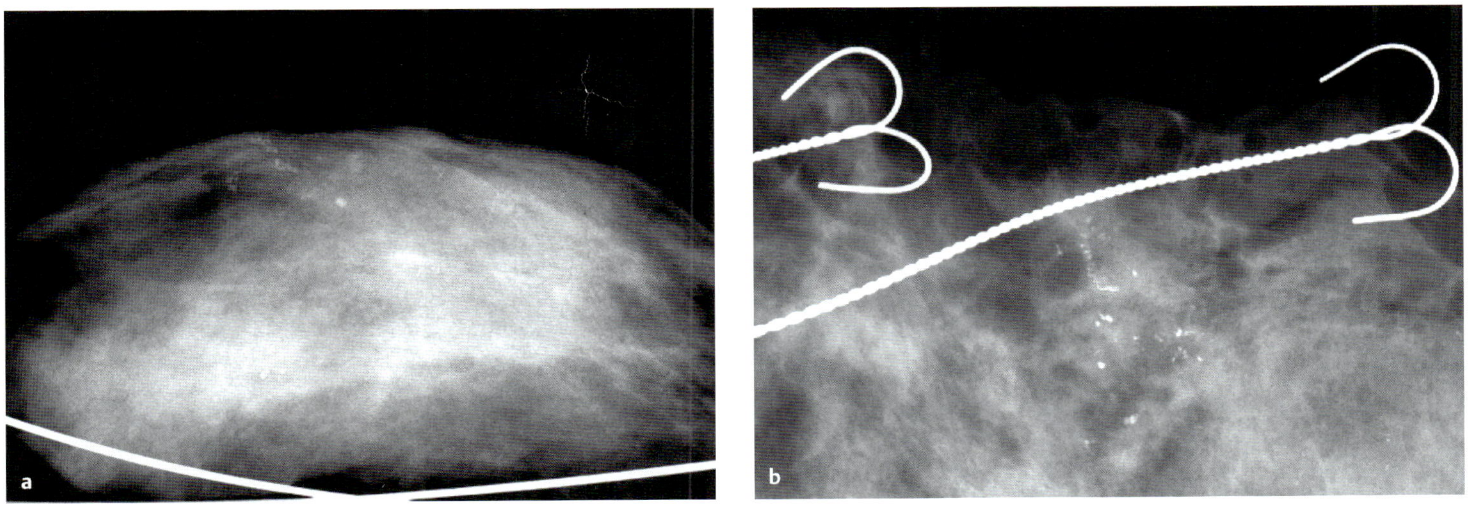

Abb. 9.**7** **Nachweis einer inkompletten Kalkentfernung in der Präparateradiografie.** Präparateradiogramm im seitlichen Strahlengang mit Nachweis von Verkalkungen, die bis an den Resektionsrand heranreichen (**a**). Präparateradiogramm in der zweiten Aufnahmeebene (Aufsicht, **b**).

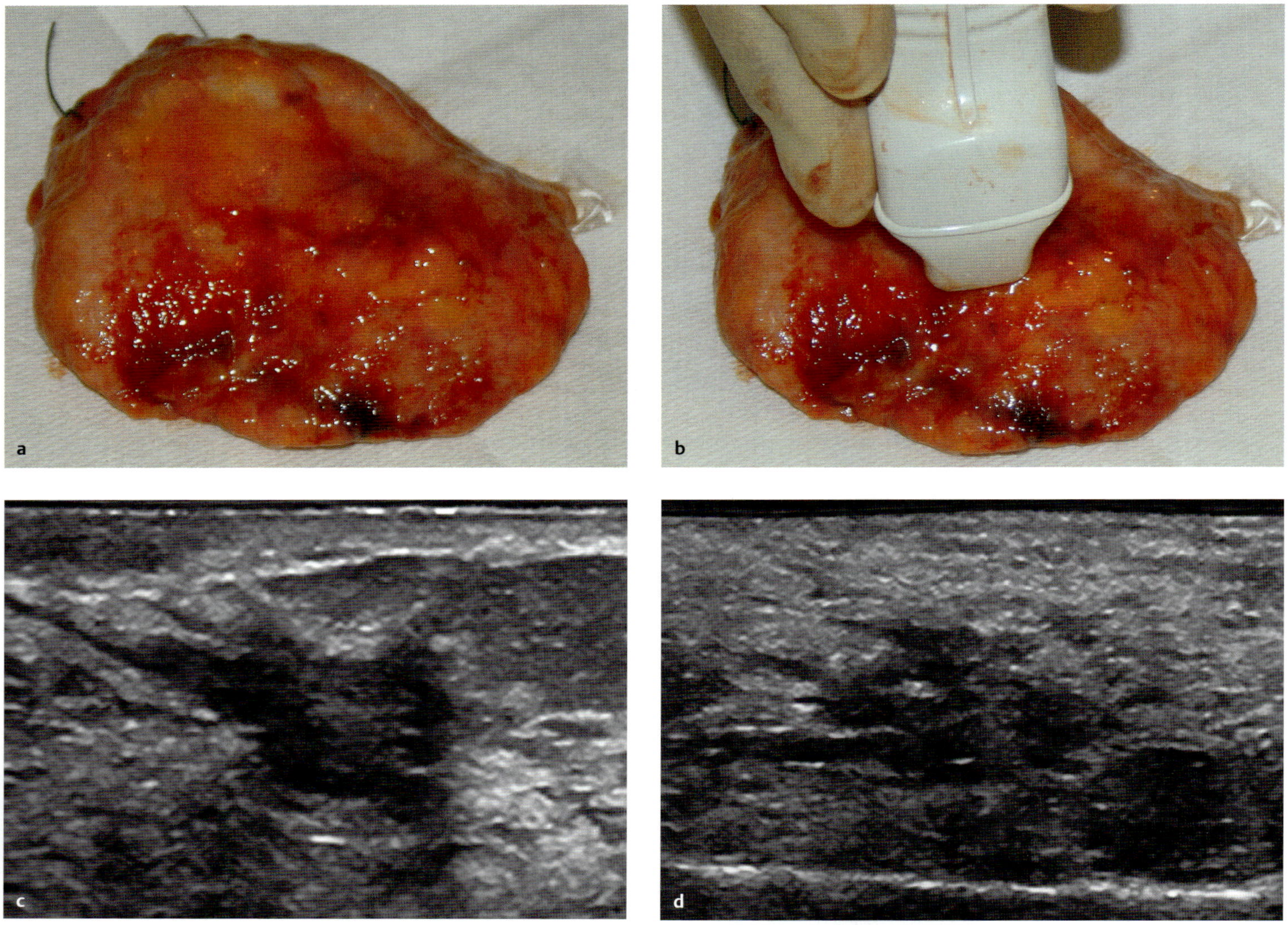

Abb. 9.8 **Präparatesonografie.** Präparat nach Entfernung einer nicht raumfordernden Läsion (**a**) und Positionierung des Ultraschallkopfes zur Präparatesonografie (**b**). Sonografischer B-Bild-Befund präoperativ mit zentral nachweisbarer hypoechogener Läsion und radiär ausstrahlenden Strukturen (**c**). Präparatesonogramm mit zweifelsfreier Reproduzierbarkeit der radiären Echoalterationen in der Peripherie der zentralen Läsion (**d**).

9

Präparate-MRT

Bei auffälligen Befunden, die ausschließlich in der MRT nachweisbar sind, gibt es aktuell keine sinnvollen Möglichkeiten einer perioperativen Überprüfung der korrekten operativen Gewebeentnahme, da am Präparat keine Simulation der Perfusionsverhältnisse möglich ist. Versuche, intraoperativ unmittelbar vor Entfernung des Befundes eine Bolusinjektion eines MR-Kontrastmittels zu injizieren, um anschließend eine Präparate-MRT mit T1-gewichteter Sequenz und Fettunterdrückung durchzuführen, ergaben nur in Einzelfällen und für größere Befunde ein zuverlässiges Ergebnis (Abb. 9.**9**). Aufgrund des hohen logistischen Aufwandes und der begrenzten Zuverlässigkeit der Methode kann dieses Verfahren jedoch nicht routinemäßig empfohlen werden.

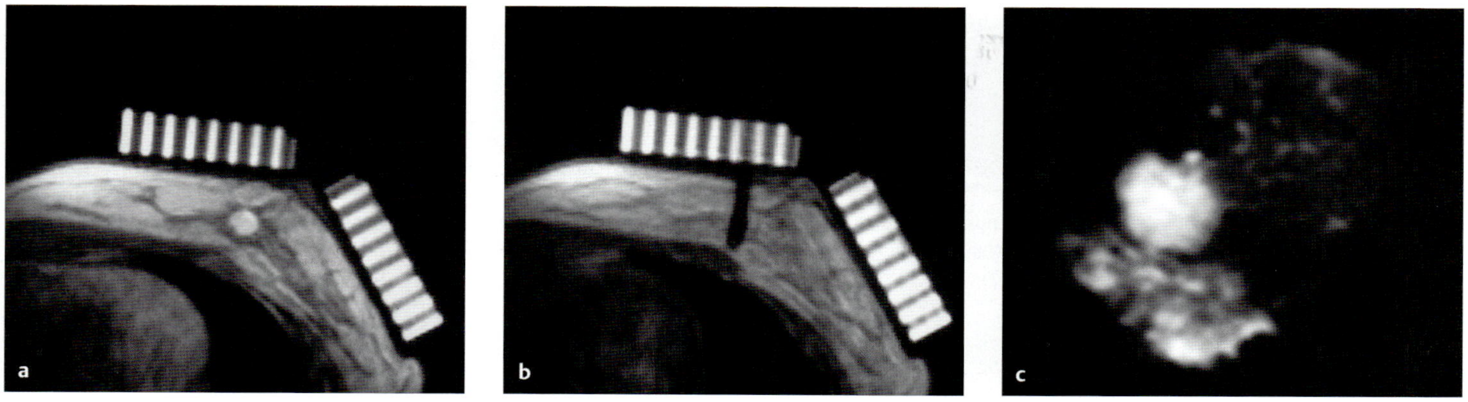

Abb. 9.9 **Präparate-MRT.** Dokumentation der zu entfernenden Läsion retromamillär in Rückenlage mit positionierter Lokalisationsvorrichtung in der MRT (**a**). Bestätigung der korrekten Lage des eingebrachten Markierungsdrahtes, der durch die Läsion führt (**b**). Präparate-MRT (T1 FatSat) nach intraoperativer Applikation von Gadolinium unmittelbar vor der operativen Befundentfernung. Positiver Nachweis des hypervaskularisierten Befundes innerhalb des Präparates (**c**).

10 Galaktografie, MR-Galaktografie, Duktoskopie

U. Fischer

Galaktografie

Unter dem Begriff der „Galaktografie“ wird die röntgenologische Darstellung eines Milchganges sowie seiner Segmentäste durch Einbringung eines wasserlöslichen Kontrastmittels verstanden. Die Galaktografie erfolgt zur Bestimmung der Größe, der Ausdehnung und der Lokalisation einer intraduktalen Proliferation. Eine tumorbiologische Differenzierung in maligne und benigne ist galaktografisch üblicherweise nicht möglich. Die Sensitivität der Galaktografie beträgt etwa 70–85%, die Spezifität hingegen nur 40–60%.

Technik

Vorbereitung und Material. Vor Durchführung der Galaktografie müssen Mammografieaufnahmen der zu untersuchenden Brust vorliegen, damit nicht etwaige intraduktale Mikroverkalkungen durch das Röntgenkontrastmittel verdeckt und in der Folge übersehen werden (Abb. 10.**1**). Zudem wird die Gewinnung von Sekret zur exfoliativzytologischen Untersuchung vor der Intervention empfohlen.

Die Galaktografie selbst erfolgt in Rückenlage der Patientin. Zur Sondierung eines sezernierenden Milchganges werden typischerweise speziell zu diesem Zweck hergestellte stumpfe Galaktografie-Hohlnadeln verwendet. Es können auch Lymphografiekanülen oder Sialografienadeln (30 G) verwendet werden (Abb. 10.**2**). Manche Arbeitsgruppen bevorzugen Nadeln, die im Endstück eine 90°-Abwinkelung aufweisen.

Tipps und Tricks

Vor der Sondierung des Milchganges muss das verwendete Nadelset mit dem Kontrastmittel gespült werden, um die Insufflation von Gasbläschen (gas bubble) zu vermeiden, da hierdurch gelegentlich intraduktale Raumforderungen vorgetäuscht werden können (Abb. 10.**3**).

Sondierung. Nach kutaner Desinfektion erfolgt die Sondierung des sezernierenden Milchganges unter Lupenbrillensicht (Vergrößerungsfaktor 3–5). Etwaige Verkrustungen im Bereich der papillenartigen Oberfläche der Brustwarze sind vorab vorsichtig mit flüssigkeitsgetränkter Watte oder dem Desinfektionstupfer zu entfernen. Die exakte Lokalisation des Ausganges des abzuklärenden Milchganges erfolgt idealerweise nach Provokation eines minimalen Sekrettröpfchens und der Positionierung der Galaktografiekanüle mit mildem Druck. Nach Überwinden des muskulären Verschlusses des Milchganges ist die Galaktografiekanüle üblicherweise ohne Widerstand in den Milchgang einzuführen, sofern dieser nicht bereits frühzeitig eine Abknickung aufweist oder ein unmittelbar retromamillärer Tumorprozess vorliegt. Das in der Literatur angegebene Vorbougieren des Milchganges ist definitiv entbehrlich. „Blindes Stochern“ und antegrades Sondieren mit hohem Druck sind schmerzhaft und führen schnell zur Traumatisierung der Mamillenoberfläche oder zur Verletzung und paraduktalen Applikation des Kontrastmittels.

Kontrastmittelapplikation. Nach korrekter Platzierung der Kanüle im Milchgang erfolgt mit mildem Druck die Applikation eines wasserlöslichen Röntgenkontrastmittels. Appliziert werden üblicherweise 0,5–1 ml. Die in der Literatur angeführten Volumina bis 3 ml und mehr erscheinen nur sehr ektatischen Milchgängen vorbehalten. Ölhaltige Kontrastmittel kommen üblicherweise

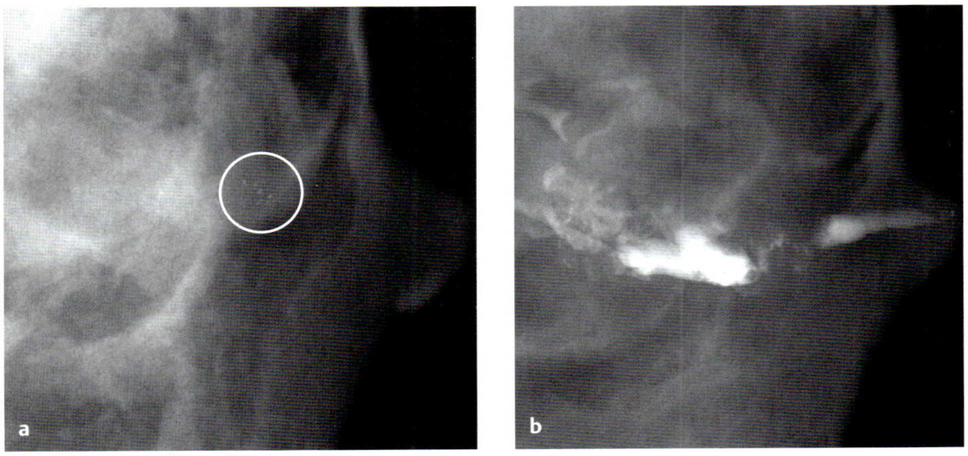

Abb. 10.**1** **Maskierung von Mikroverkalkungen durch intraduktales Kontrastmittel bei der Galaktografie.** Gruppierte Ansammlung pleomorpher Mikroverkalkungen (Kreis) retromamillär in der Nativuntersuchung vor Galaktografie (**a**). Maskierung dieser Verkalkungen im Galaktogramm durch das intraduktal eingebrachte Kontrastmittel (**b**).

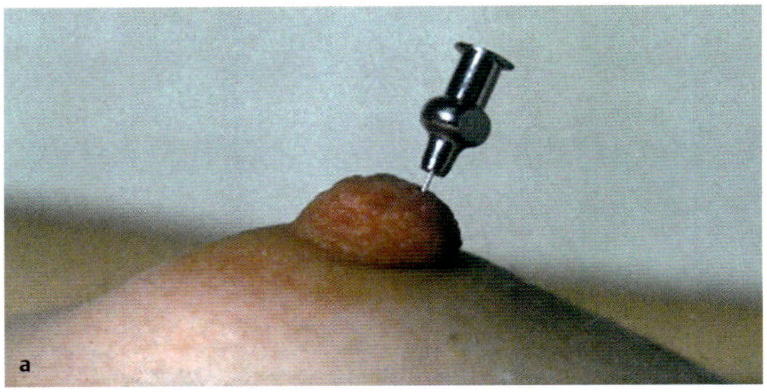

Abb. 10.2 **Situs nach Positionierung jeweils einer Galaktografiekanüle im Milchgang.** Platzierung einer herkömmlichen Lymphografiekanüle (**a**) und einer Sialografiekanüle (**b**).

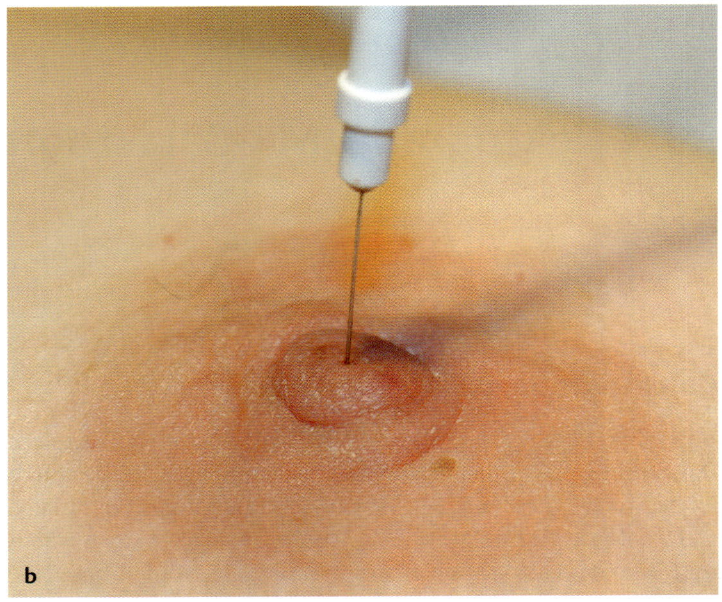

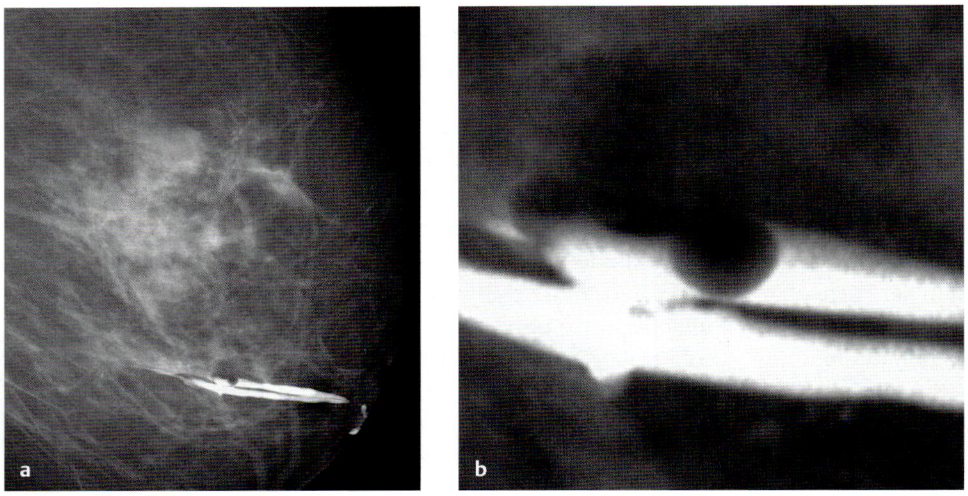

Abb. 10.3 **Artifizieller Lufteinschluss (gas bubble) bei der Galaktografie.** Gestreckt normkalibrige, miteinander kommunizierende Milchgänge. Runde, glatt begrenzte KM-Aussparung in einem der beiden Milchgänge als Korrelat einer artifiziell eingebrachten Luftblase (**a, b**). Vergrößerte Darstellung (**b**).

nicht mehr zur Anwendung. Bei beginnendem Druckgefühl für die Patientin wird die KM-Applikation beendet und die Kanüle aus dem Milchgang entfernt, während gleichzeitig die Brustwarze nach ventral angehoben wird. Anschließend erfolgt ein Verschluss der Milchgangsöffnungen durch Aufbringung eines Pflastersprühverbandes. Kontrastmittel, das bei dieser Aktion austritt, sollte vor Anfertigung der Galaktografie vorsichtig abgewischt werden. Einzelne Arbeitsgruppen belassen die eingebrachte Kanüle im Milchgang und fixieren sie mit einem Pflaster.

Auf dem Weg von der Galaktografieliege bis zum Mammografiegerät wird die untersuchte Brust durch die Patientin mit der gegenseitigen Hand von kaudal unterstützt, damit kein nennenswerter Druck auf das Parenchym erfolgt und das eingebrachte Kontrastmittel nicht wieder herausläuft.

Röntgenaufnahmen. Die Galaktografie besteht typischerweise aus zwei senkrecht zueinander angefertigten Mammografieaufnahmen (cc, ml), wobei der Kompressionsdruck nicht zu hoch gewählt werden sollte. Nach Anfertigung der Aufnahmen kann ein Großteil des eingebrachten Kontrastmittels mit mildem Druck nach feuchtem Abwischen des Sprühpflasters und Ausstreichen des entsprechenden Segmentes aus dem Milchgang entfernt werden.

Indikationen

Pathologische Sekretion. Die Angaben zur Indikation für eine Galaktografie sind in der Literatur uneinheitlich. Manche Arbeitsgruppen betrachten die singuläre Sekretion aus einem Milchgang als Indikation, andere weisen auf den blutigen Charakter als Indikation zur Galaktografie hin (Abb. 10.**4**). Der größte Konsens besteht wohl in der Formulierung, dass die Galaktografie indiziert ist, wenn spontan eine pathologische Sekretion aus einem Milchgang vorliegt. Unter pathologischer Sekretion wird üblicherweise der Nachweis von Blut im Sekret verstanden. Dieser Nachweis im Sekret kann exfoliativzytologisch, aber auch sehr zeitnah durch den Einsatz eines Hämo-Sticks erbracht werden. Eine pathologische Sekretion liegt aber auch dann vor, wenn in der Exfoliativzytologie Zellen mit Atypien oder Karzinomzellen nachgewiesen werden.

In diesem Kontext sei angemerkt, dass eine milchige Sekretion, die typischerweise bilateral und aus mehreren Milchgängen erfolgt, nicht pathologisch ist. Sie sollte allerdings bei Frauen außerhalb der Stillzeit an eine Hyperprolaktinämie denken lassen. Zudem sei darauf hingewiesen, dass im Rahmen der klinischen Evaluation nicht mehr die manuelle Provokation einer Sekretion aus der Brust empfohlen wird, da in Abhängigkeit vom ange-

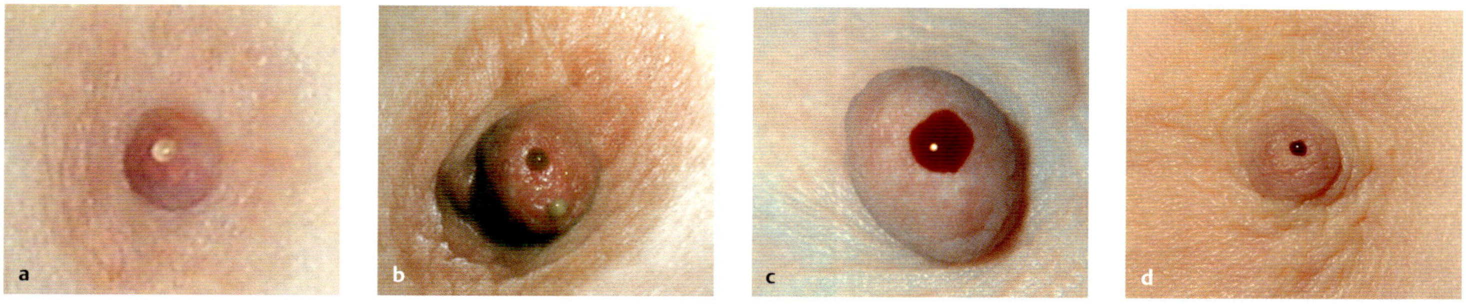

Abb. 10.4 **Farben der Sekretion.** Wässrige Sekretion aus einem Milchgang (**a**), grünliche und gelbliche Sekretion aus mehreren Milchgängen (**b**), pathologische Sekretion mit Nachweis von hellrotem, frischem Blut (**c**) und älterer, bräunlicher Blutabsonderung (**d**) aus jeweils einem Milchgang.

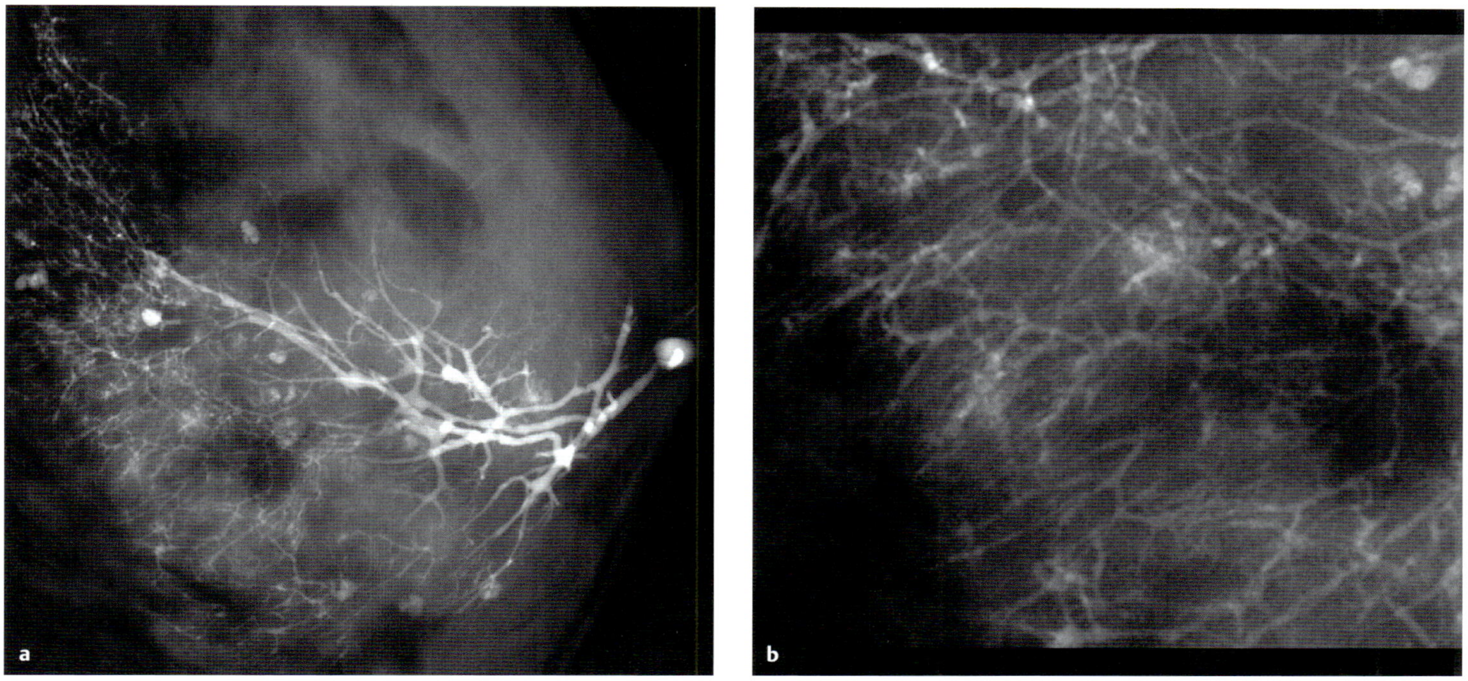

Abb. 10.5 **Normalbefund.** Unauffällige Darstellung der Milchgänge erster und höherer Ordnung mit zunehmender Kaliberverjüngung von der Mamille zur Thoraxwand. Zusätzliche Anfärbung einzelner kommunizierender blander Mikrozysten. Übersicht (**a**), Ausschnitt (**b**).

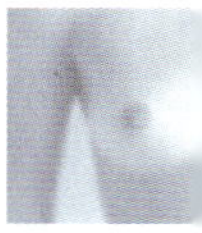

wandten Druck auf diese Weise bei sehr vielen (!) Frauen eine „Sekretion" zu „provozieren" ist.

Befundbeschreibung und Auswertekriterien

Prinzipiell sollte der galaktografische Befund Angaben zur Anzahl der sondierten Milchgänge, zur Menge des verwendeten Kontrastmittels und zum Auftreten etwaiger Komplikationen bei der Durchführung beinhalten. Befunde in der Galaktografie sind:

- normales Milchgangssystem
- Duktektasie (Vorkommen in ca. 50% der Fälle, üblicherweise kein Krankheitswert)
- Füllungsdefekte
- Kontrastmittelabbruch

Konsequenzen. Bei Nachweis eines *normalen, normkalibrigen Milchgangssystems* kann als Konsequenz eine klinische Kontrolle zur Frage der Persistenz der Sekretion erfolgen. Eine diagnostische Exzision ist in diesen Fällen durchaus entbehrlich (Abb. 10.**5** und Abb. 10.**6**).

Eine *Duktektasie*, die immerhin in über 50% der Fälle nachzuweisen ist, stellt ebenfalls keinen Krankheitswert dar. Ursache ektatischer Milchgänge sind häufig fibrös-zystische Gewebeveränderungen, subakute oder chronisch entzündliche Veränderungen oder sekretorische Erkrankungen (secretory disease) (Abb. 10.**7** und Abb. 10.**8**).

Füllungsdefekte oder -abbrüche stellen einen pathologischen Befund dar, der üblicherweise der weiteren operativen oder interventionellen Therapie bedarf. Ursache sind am häufigsten solitäre Papillome, eine Papillomatose oder intraduktale Karzinome (DCIS) (Abb. 10.**9** – Abb. 10.**15**). Eingedicktes Sekret und Detritus im Milchgang können ebenfalls zu intraduktalen KM-Aussparungen und -Abbrüchen führen. Hieraus resultieren falsch positive Befunde (Abb. 10.**16**).

Versagerquote. In etwa 5% der Fälle ist auch bei erfahrenen Untersuchern von einer fehlenden Sondierbarkeit des sezernierenden Milchganges auszugehen. In der Literatur werden diesbezüglich sogar Quoten bis 50% berichtet.

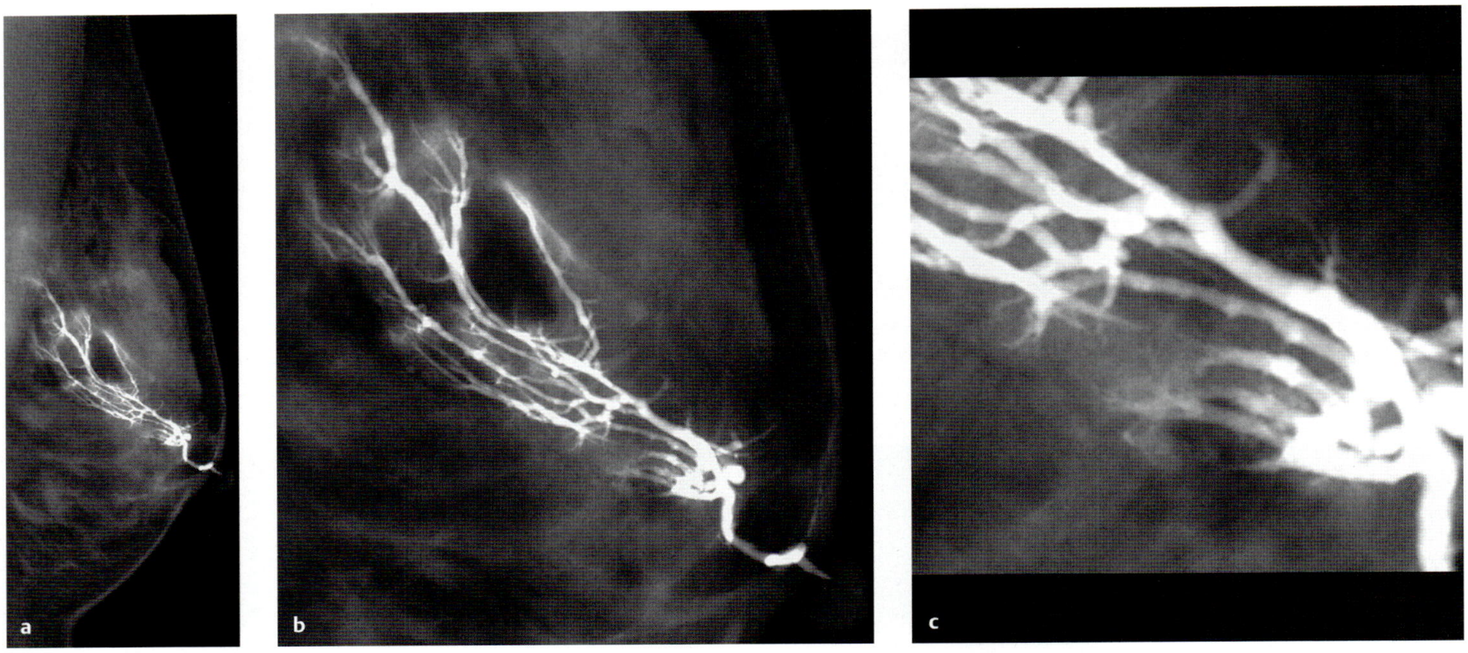

Abb. 10.**6** **Normalbefund mit Pelottierung des Gangsystems.** Darstellung eines unauffälligen Milchgangssegmentes mit umschriebener Pelottierung einzelner Milchgänge durch eine blande Makrozyste. Übersicht (**a**), Ausschnitt (**b**), Makroausschnitt (**c**).

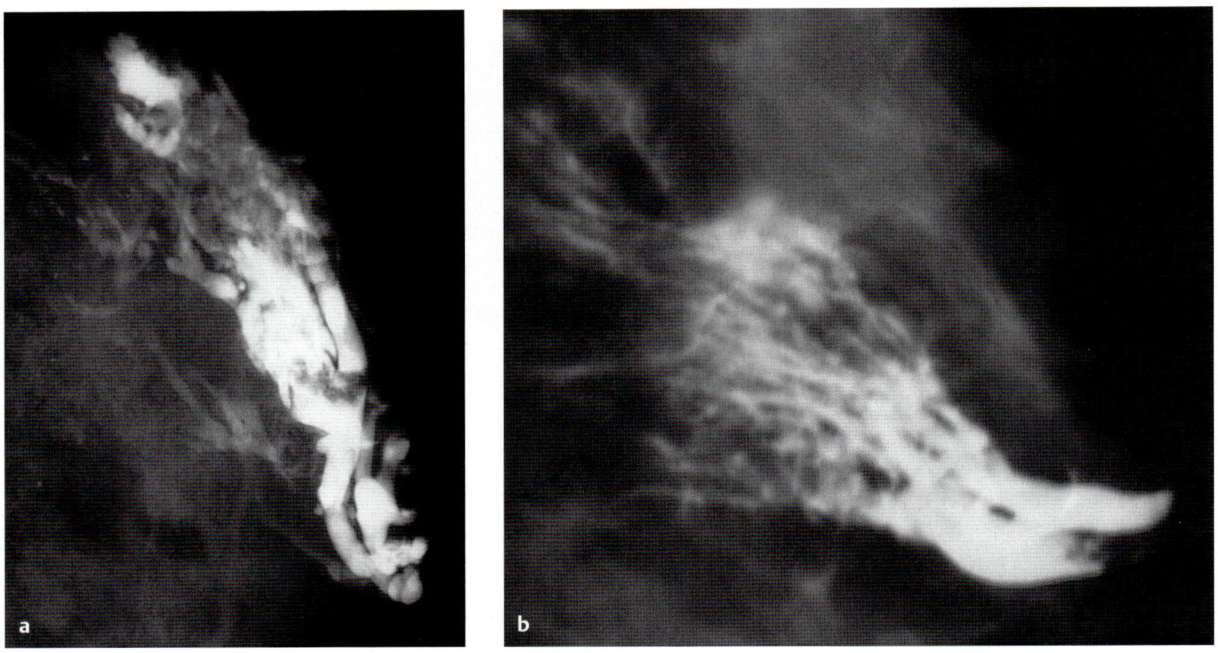

Abb. 10.**7** **Ektatisches Gangsystem.** Darstellung ektatischer Milchgänge mit Kaliberdurchmessern einzelner Gänge bis 10 mm. Limitation der Beurteilbarkeit durch fehlende Möglichkeit der Freiprojektion einzelner Gänge in den 2 Aufnahmeebenen.

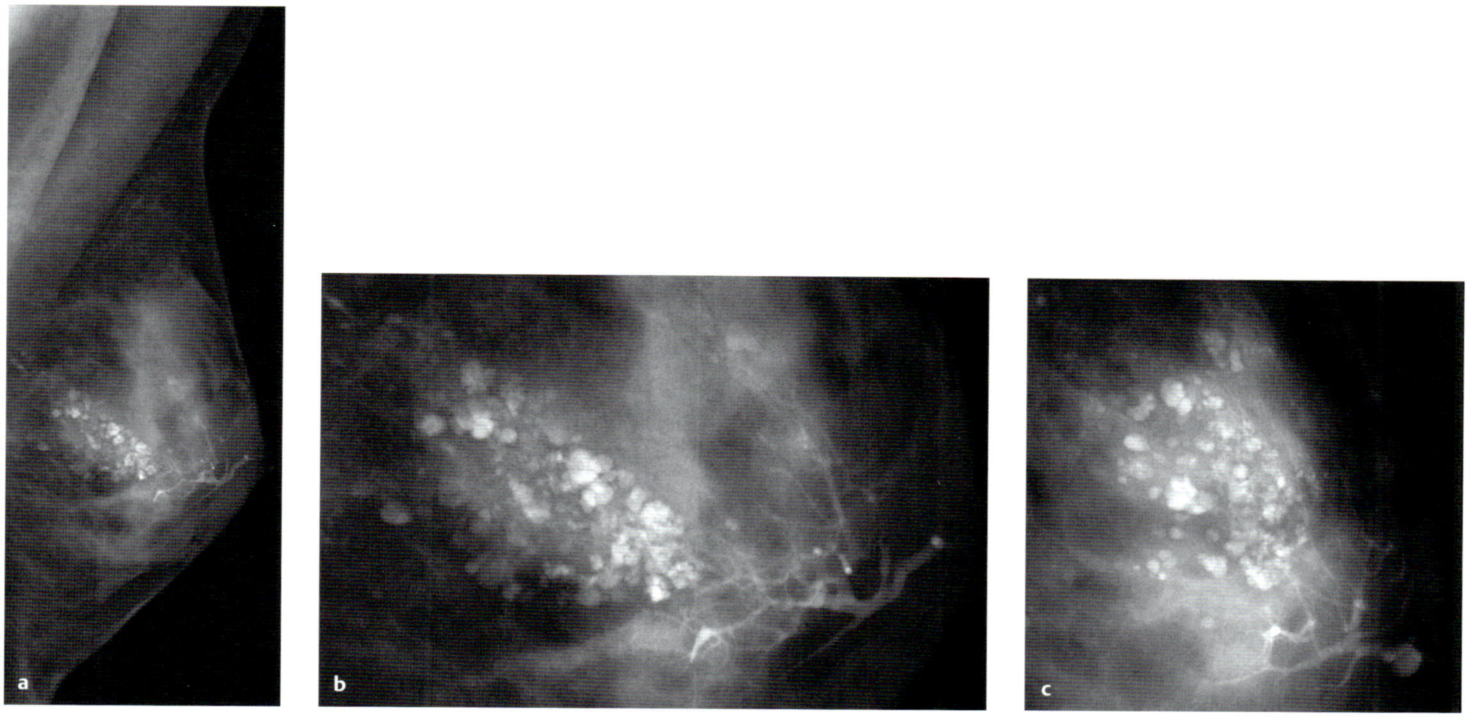

Abb. 10.8 **Segmentaler zystischer Gangumbau.** Regelrechte Darstellung des unmittelbar retromamillär kontrastierten Milchgangssystems. Segmentaler Umbau mit Auffüllung multipler blander Mikrozysten. Keine therapeutischen Konsequenzen.

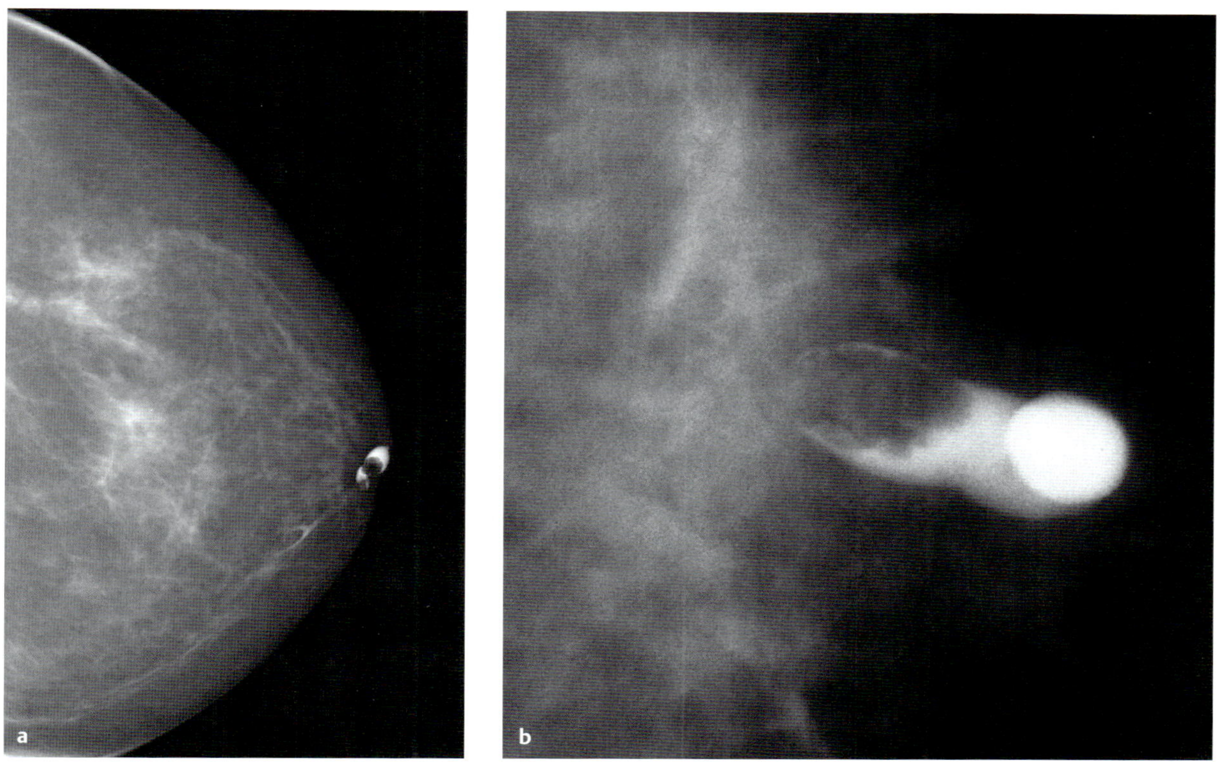

Abb. 10.9 **Papillom retromamillär.** Kurzstreckig ektatischer Milchgang mit umschriebener polypöser KM-Aussparung und weiterer Auffüllung eines normkalibrigen Milchganges. Histologie: Papillom.

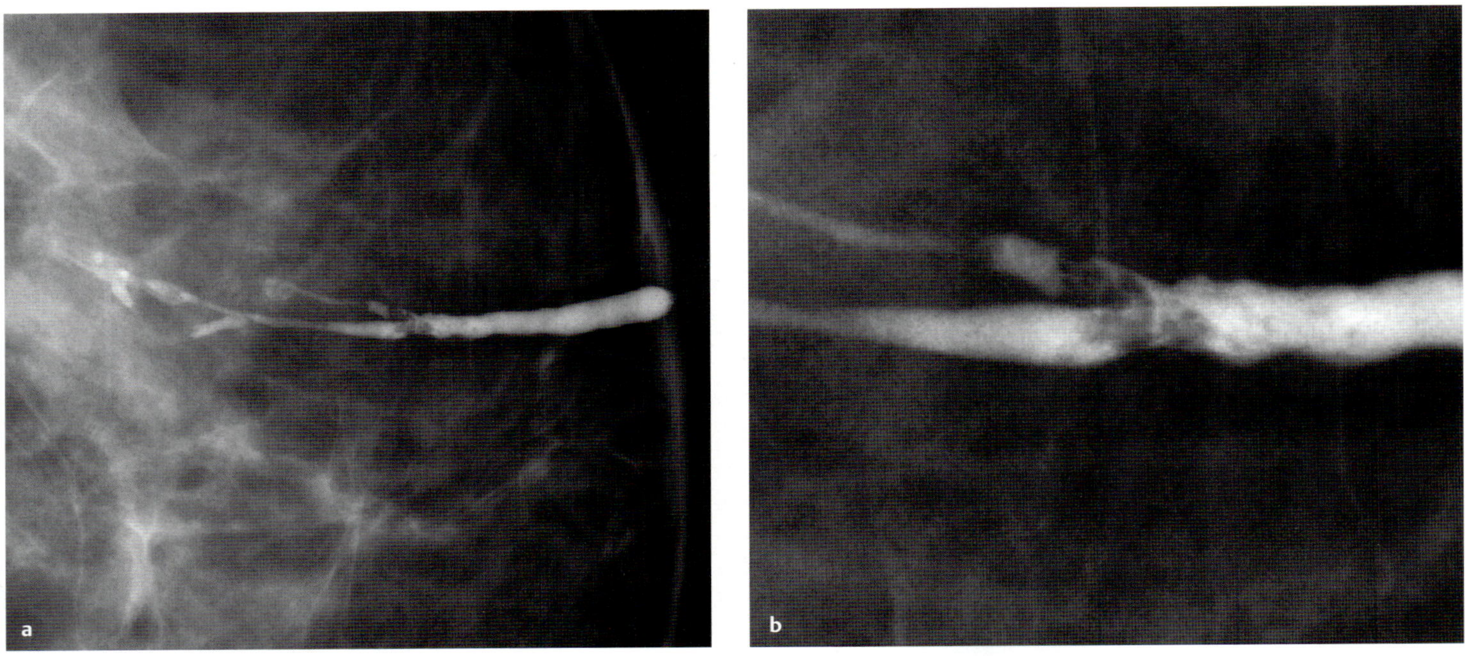

Abb. 10.**10** **Papillom.** Gestreckter normkalibriger Milchgang 1. Ordnung mit anschließender polypöser KM-Aussparung in der Aufzweigung zu den Milchgängen 2. Ordnung. Histologie: Papillom.

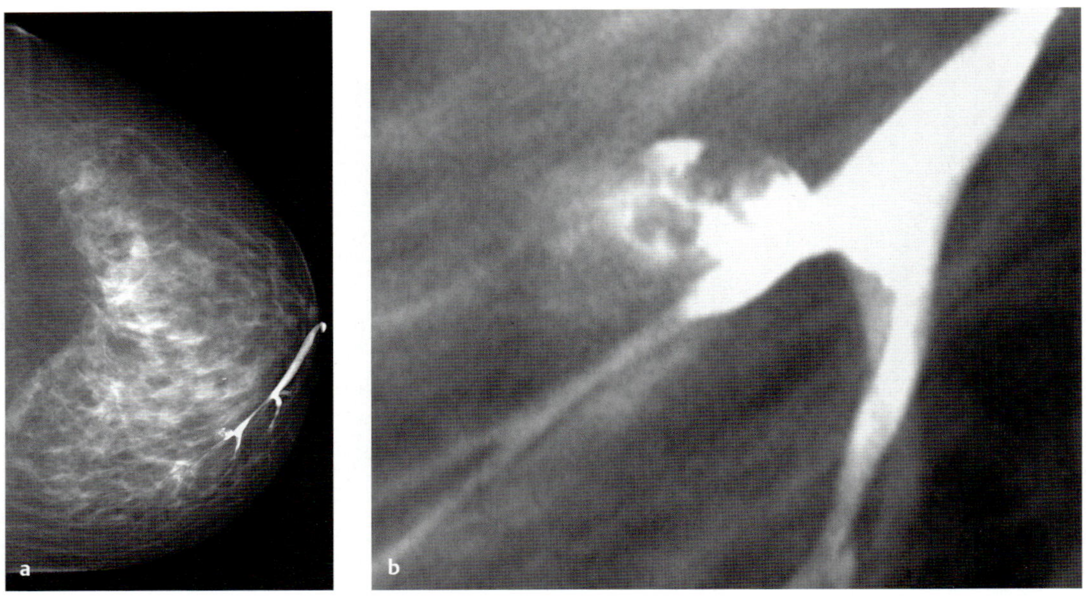

Abb. 10.**11** **Papillom.** Bildgebende Diagnostik bei blutiger Sekretion. Kontrastierung des sezernierenden Milchganges mit 2 ml Röntgenkontrastmittel nach Sondierung. Galaktografie mit intraduktaler KM-Aussparung durch eine intrazystische Proliferation, konsekutiver fokaler Gangektasie und anschließendem KM-Abbruch. Übersicht links cc (**a**), Ausschnitt cc (**b**). MR-gesteuerte Komplettentfernung durch Vakuumbiopsie (s. Abb. 6.**48** auf S. 116). Histologie: Papillom.

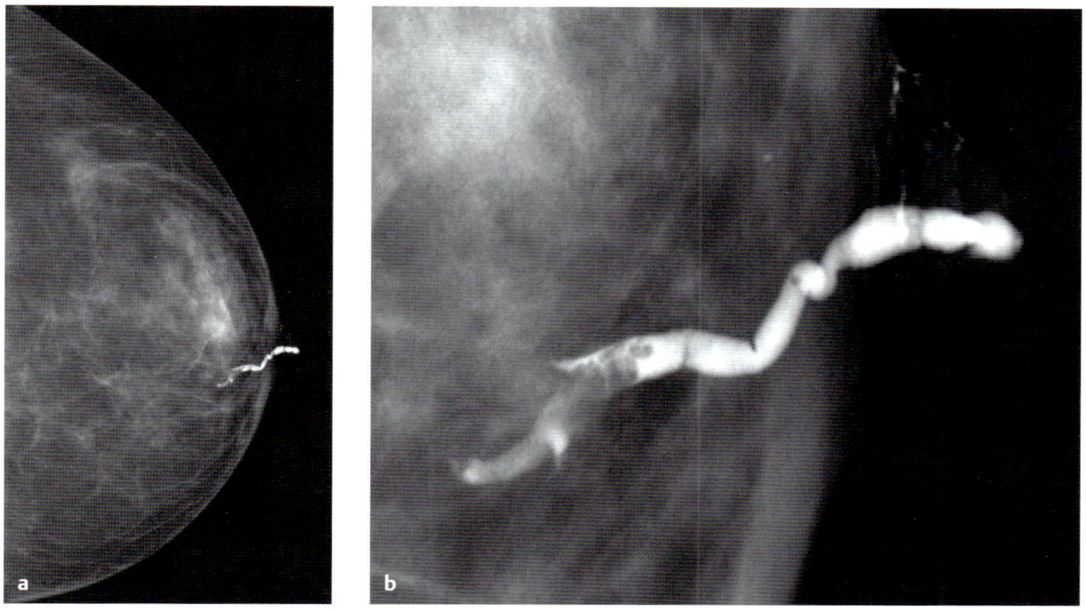

Abb. 10.**12** **Papillomatose.** Gewundener normkalibriger Milchgang 1. Ordnung mit anschließend langstreckiger polypöser KM-Aussparung und komplettem Abbruch der Kontrastierung. Nebenbefund: KM-Auffüllung intramammärer Lymphgefäße. Histologie: Papillomatose.

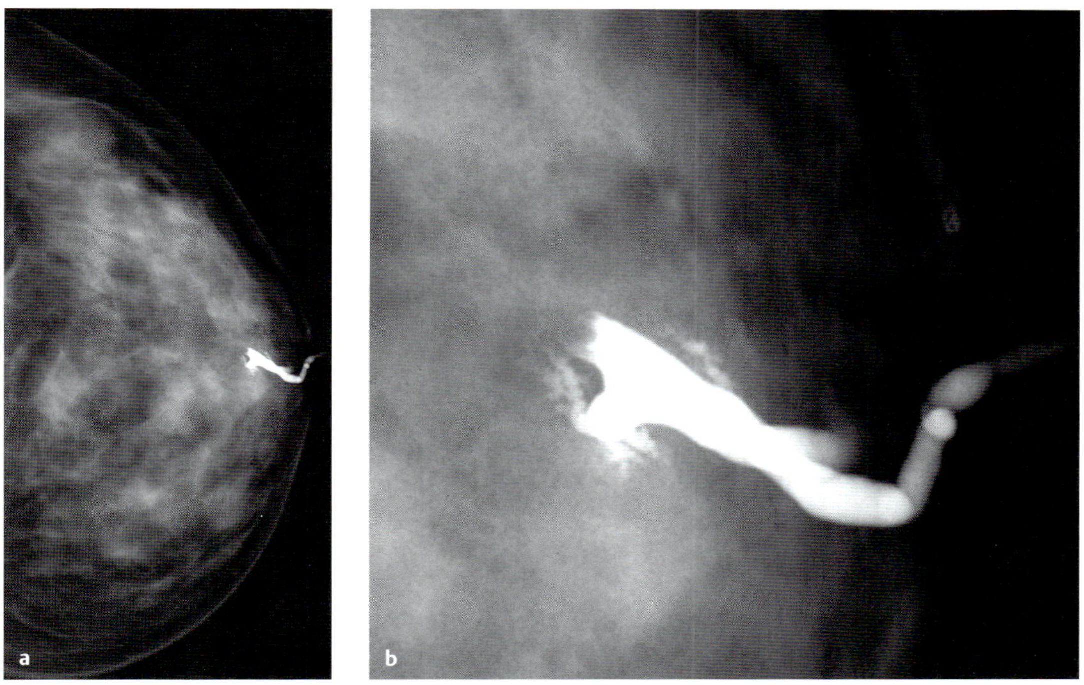

Abb. 10.**13** **Papillomatose.** Gewundener, leicht ektatischer Milchgang 1. Ordnung mit komplettem Abbruch der Kontrastierung etwa 3 cm retromamillär. Histologie: Papillomatose.

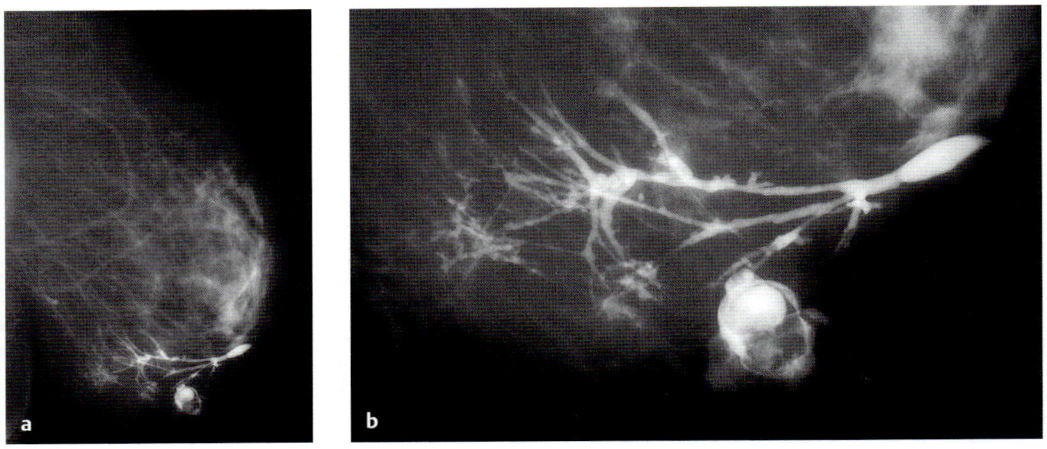

Abb. 10.**14** **Invasiv papilläres Karzinom.** Normkalibriges Milchgangssystem mit partieller KM-Auffüllung einer periduktalen zystischen Formation mit intrazystischer Proliferation. Histologie: invasiv papilläres Mammakarzinom, 4 mm, pT1a.

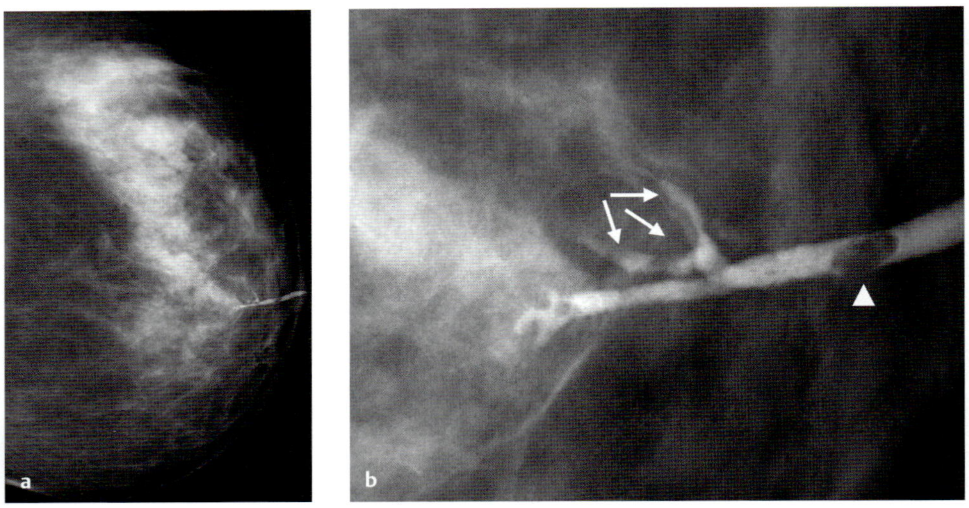

Abb. 10.**15** **Invasiv duktales Mammakarzinom.** Gestreckt normkalibriger Milchgang mit Ausspreizen einer Milchgangsaufzweigung sowie randständigen Füllungsdefekten in diesem Bereich (Pfeile). Zusätzlich artifiziell bedingte ovaläre Aussparung direkt retromamillär (Pfeilspitze). MR-gestützte Befundentfernung durch Vakuumbiopsie (s. Abb. 6.**49** auf S. 117). Operative Nachresektion ohne Nachweis eines verbliebenen Tumorrestes. Abschließende Klassifikation: IDC vbT1b.

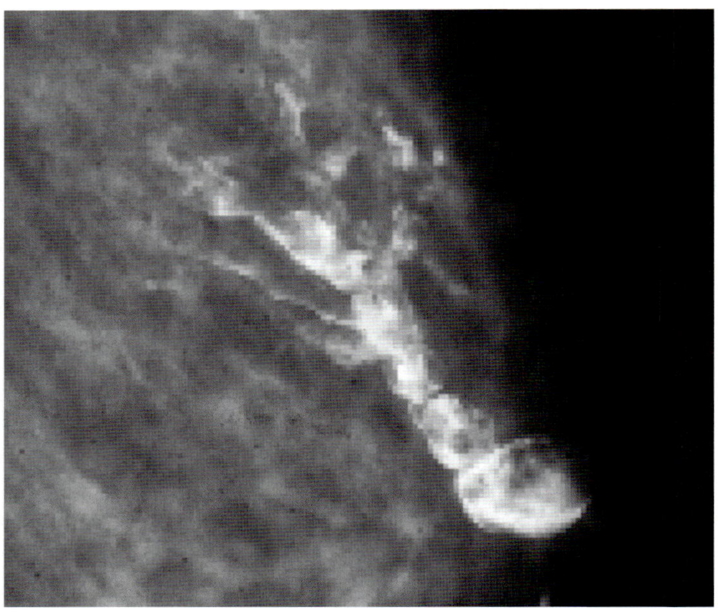

Abb. 10.**16** **Milchgangsektasie mit Detritus.** Stark ektatischer Milchgang mit teils nodulären, teils länglichen KM-Aussparungen in allen kontrastierten Abschnitten. Histologie: Milchgangsektasie mit reichlich eingedicktem Sekret. Kein Papillomnachweis. Kein Karzinomhinweis.

Kontraindikationen und Komplikationen

Kontraindikationen. Die Galaktografie sollte nicht durchgeführt werden, wenn bereits eine Mastitis oder ein Mammaabszess vorliegt, da die Ausdehnung des entzündlichen Prozesses durch die Intervention vergrößert werden könnte. Eine bekannte Unverträglichkeit gegenüber jodhaltigen Kontrastmitteln wird in der Literatur als relative Kontraindikation erachtet. In entsprechenden Fällen empfiehlt sich die Verwendung eines gadoliniumhaltigen Kontrastmittels.

Komplikationen. Die relevanteste Komplikation der Galaktografie ist die *Infektion,* die ausgehend von einer iatrogen induzierten Galaktophoritis über die Mastitis bis zur Abszedierung führen kann. Hierauf ist im Vorfeld der Galaktografie definitiv hinzuweisen.

Weiterhin kann es im Rahmen der Manipulation beim Sondieren des Milchganges zu *vagovasalen Reaktionen* kommen.

Weniger bedeutende Komplikationen der Galaktografie betreffen die Gangverletzung durch die eingebrachte Kanüle und die anschließende paraduktale Applikation des Kontrastmittels mit galaktografisch nachweisbarem *Paravasat* (Abb. 10.**17**). Dies wird typischerweise innerhalb weniger Tage komplett resorbiert, so dass in diesen Fällen eine Wiederholung der Untersuchung möglich ist. Treten im Zusammenhang mit der Gangruptur Beschwerden auf, so ist eine milde analgetische Therapie indiziert. Weiterhin kann es bei zu starker Füllung des Gangsystems zu einer Extravasation im Bereich der Milchgänge höherer Ordnung und der Lobuli kommen (Abb. 10.**18**). Die Interpretation der Galaktografie wird hierdurch nur in seltensten Fällen limitiert, so dass auf eine Wiederholung der Untersuchung verzichtet werden kann. In diesem Zusammenhang stellt auch die mögliche KM-Anfärbung von Lymphgefäßen, die das extraduktale Kontrastmittel abtransportieren, einen Nebenaspekt ohne Relevanz dar.

Über *Unverträglichkeiten* gegenüber der intraduktalen Applikation von wasserlöslichen Röntgenkontrastmitteln liegen keine Mitteilungen vor.

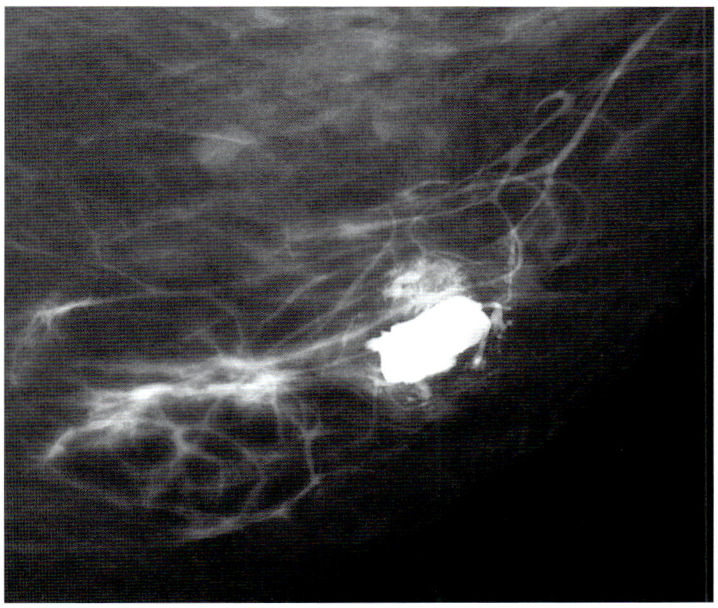

Abb. 10.**17** **Paravasat durch Gangruptur bei der Galaktografie.** Freier Austritt von Kontrastmittel aus einem offensichtlich rupturierten zarten Milchgang höherer Ordnung.

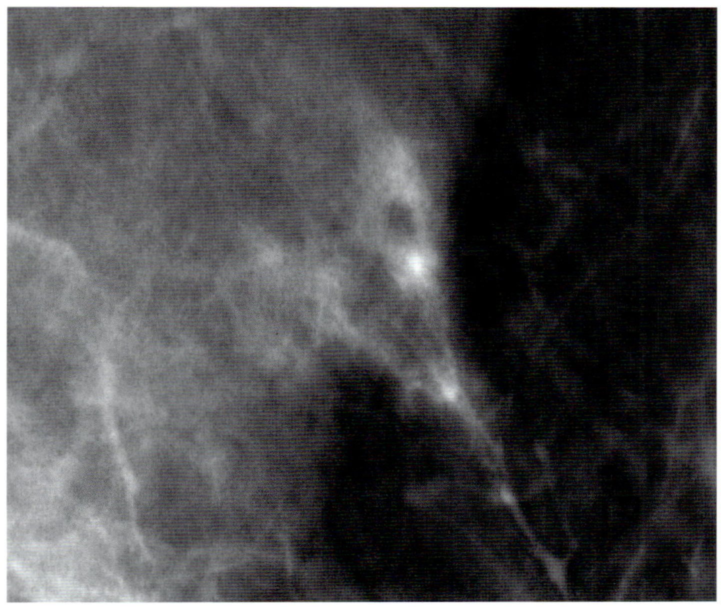

Abb. 10.**18** **Paravasat durch erhöhte KM-Füllung bei der Galaktografie.** „Überspritzen“ des Milchgangssystems mit Übertritt von Kontrastmittel im Bereich der thoraxwandnahen Endstrecke des Milchganges.

MR-Galaktografie

Verfahren

(Abb. 10.**19** und Abb. 10.**20**)

Die Darstellung eines sezernierenden Milchganges in der MRT ist nach Sondierung und intraduktaler Instillation eines stark verdünnten MR-Kontrastmittels (KM-MR-Galaktografie) prinzipiell möglich. Zur Verwendung kommen hierbei hochauflösende T1-gewichtete fettgesättigte Sequenzen. Generell ist die räumliche Auflösung der MR-Galaktografie jedoch deutlich geringer als die einer röntgenologischen Milchgangsdarstellung. Andere Arbeitsgruppen berichten über die magnetresonanztomografische Darstellung von Milchgängen ohne vorherige intraduktale KM-Gabe mit Verwendung von wassersensitiven T2-Sequenzen (T2-MR-Galaktografie). Beide Verfahren sind in Erprobung. Ihnen kommt gegenwärtig in der klinischen Routine kein Stellenwert zu.

Von wesentlich größerer Relevanz ist der Einsatz der hochauflösenden KM-gesteuerten MR-Mammografie nach dem herkömmlichen Untersuchungsprotokoll, da hierbei auch sehr kleine proliferierende Prozesse im Milchgang aufgrund ihrer gesteigerten Vaskularisation direkt nachgewiesen werden können. Mit Blick auf die sehr häufig papilläre Genese bei pathologischer Sekretion wird hierdurch auch eine therapeutische Option der MRT eröffnet, da solche Befunde bis zu einer gewissen Größe (< 10 mm) und Anzahl durch eine MR-gesteuerte Vakuumbiopsie komplett entfernt werden können, so dass die operative Befundentfernung entbehrlich wird (s. Kapitel 6).

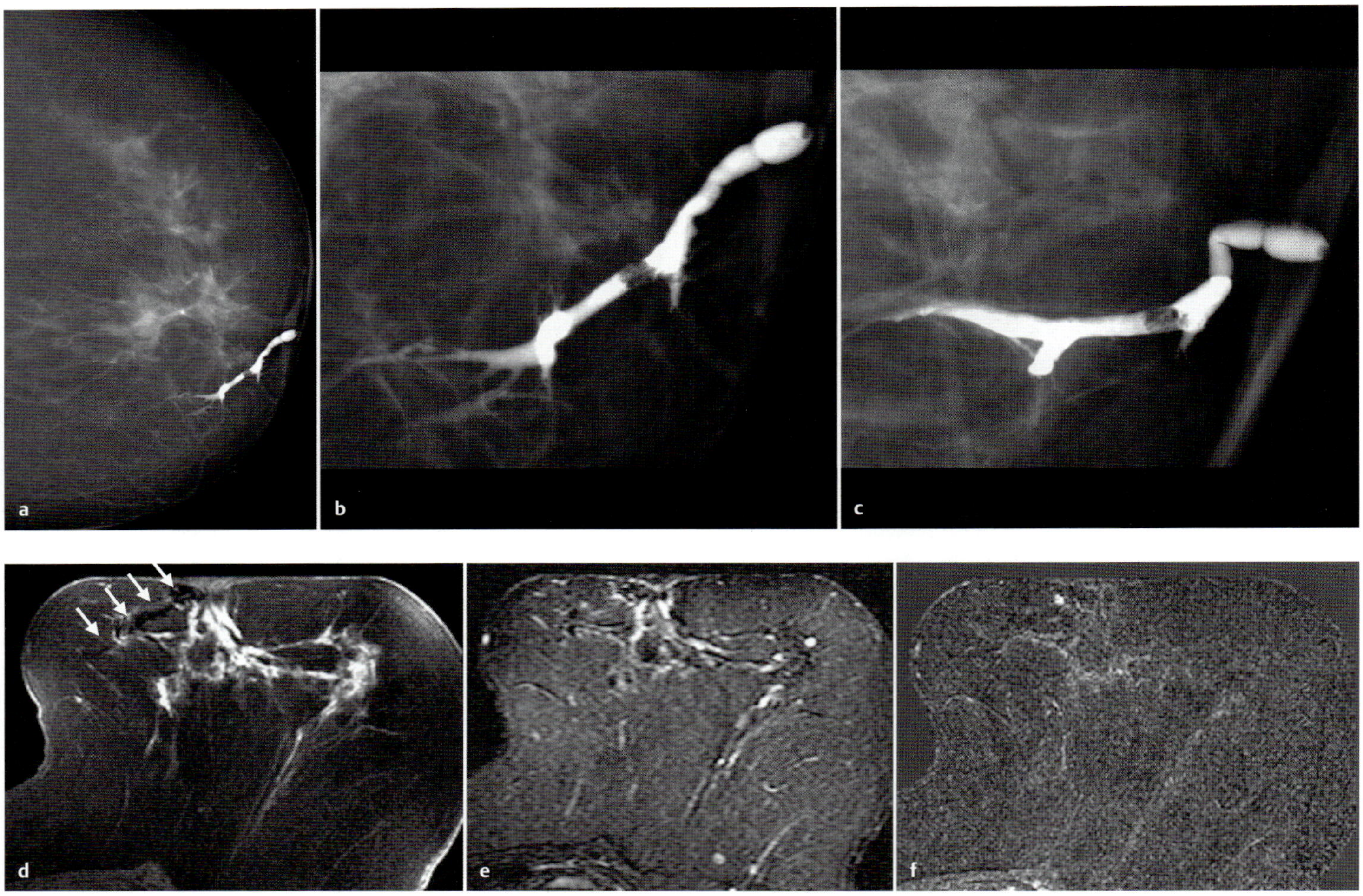

Abb. 10.**19** **Galaktografie, KM-MR-Galaktografie, T2-MR-Galaktografie und diagnostische MR-Mammografie.** Bildgebende Diagnostik bei blutiger Sekretion. Kontrastierung des sezernierenden Milchganges nach Sondierung mit einem Gemisch aus Röntgen- und MRT-Kontrastmittel. Galaktografie mit umschriebener KM-Aussparung etwa 2 cm retromamillär, Übersicht links cc (**a**), Ausschnitt cc (**b**) und mlo (**c**). Hochauflösende T1-FatSat-Darstellung der linken Mamma (KM-MR-Galaktografie) mit unerwünschter Signalauslöschung des KM-gefüllten Milchganges aufgrund einer zu hohen Konzentration des MR-Kontrastmittels (Aliasingeffekt, Pfeile) (**d**). Fehlende Signalgebung des sezernierenden Milchganges in der T2-MR-Galaktografie (**e**). Nachweis einer 3 mm großen hypervaskularisierten Läsion unmittelbar retromamillär im Verlauf des sezernierenden Milchganges (**f**) mit der Option der Komplettentfernung in einer zweizeitigen MR-gesteuerten Vakuumbiopsie. Histologie: Milchgangspapillom.

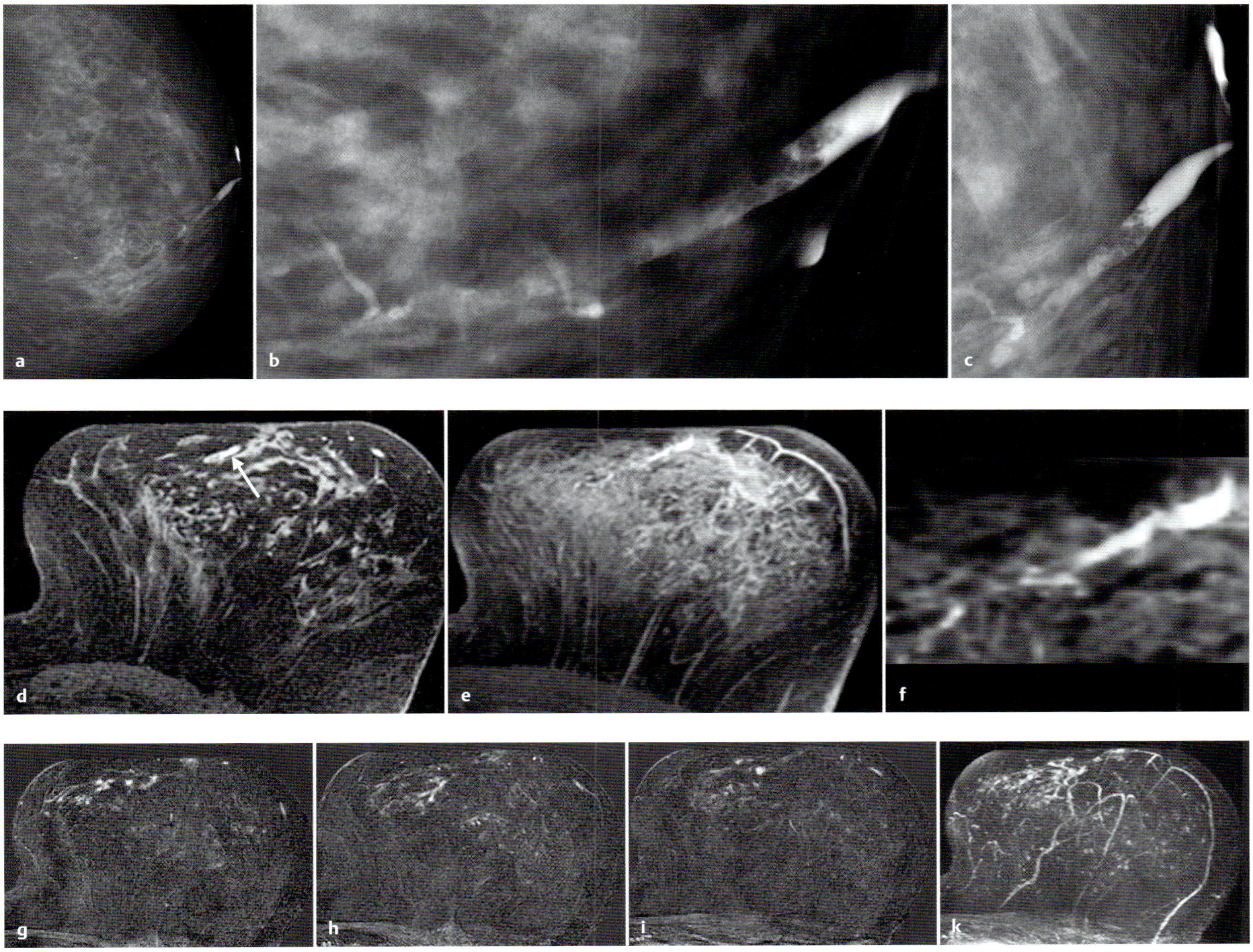

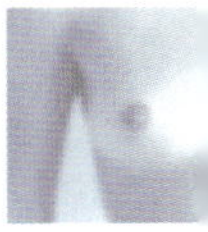

Abb. 10.**20** **Galaktografie, KM-MR-Galaktografie und diagnostische MR-Mammografie.** Bildgebende Diagnostik bei blutiger Sekretion. Kontrastierung des sezernierenden Milchganges nach Sondierung mit einem Gemisch aus Röntgen- und MRT-Kontrastmittel. Galaktografie mit langstreckiger KM-Aussparung und anschließendem KM-Abbruch, Übersicht links cc (**a**), Ausschnitt cc (**b**) und mlo (**c**). Hochauflösende T1-FatSat-Darstellung der linken Mamma (KM-MR-Galaktografie) mit signalintensem Milchgang und KM-Aussparung in der Einzelschicht (**d**, Pfeil). Gesamter KM-gefüllter Milchgang in der MIP-Darstellung (**e**) und in der Ausschnitts-MIP (**f**, geboxte MIP). In der hochauflösenden MR-Mammografie Nachweis zahlreicher teils nodulärer, teils linear und linearverzweigender Mehranreicherungen als Korrelat der ausgedehnten Papillomatose (**g–i**, Subtraktionseinzelbilder). In der Gesamtdarstellung (MIP) Erkennbarkeit des segmentalen Charakters der papillomatösen Veränderungen (**k**). Aufgrund der Ausdehnung des Befundes über mehrere Zentimeter keine Option einer therapeutischen MR-gesteuerten kompletten Befundentfernung durch Vakuumbiopsie. Histologie: Papillomatose.

Duktoskopie

Methoden und Material

Diagnostische Duktoskopie. Mit der minimal invasiven endoskopischen Milchgangsspiegelung (Duktoskopie, Galaktoskopie) steht seit wenigen Jahren eine Methode zur Verfügung, die eine direkte Visualisierung intraduktaler Veränderungen bei pathologischer Sekretion zulässt (Abb. 10.**21**). Der Eingriff selbst kann in Lokalanästhesie oder Vollnarkose erfolgen. Zum Einsatz kommen hierbei Miniduktoskope mit Außendurchmessern von bis zu 1,1 mm sowie verschieden große Arbeitstrokare mit bis zu 1,3 mm Durchmesser. Verbreitet ist die diagnostische Duktoskopie, die eine Inspektion des Milchganges erlaubt.

Interventionelle Duktoskopie. Neue Entwicklungen zielen in Richtung interventionelle Duktoskopie, bei der über einen zusätzlichen Arbeitskanal eine Zytologiebürste, Fasszangen, Körbchen oder Mikrobiopsiezangen eingeführt und Gewebeproben entnommen werden können. Weiterentwicklungen der Methode betreffen zurzeit die Autofluoreszenzduktoskopie zur besseren Identifizierung intraduktaler Läsionen. Die Laserduktoskopie zur kompletten Entfernung von intraduktalen Papillomen und dreidimensionale Tracking-Systeme stellen gegenwärtig Zukunftsprojekte dar.

Operative Milchgangsexstirpation. Aktuell wird bei Nachweis eines intraduktalen Befundes noch nach jeder Duktoskopie die gezielte Milchgangsexstirpation entlang eines Führungsschaftes durchgeführt. In Abhängigkeit von der Lage des Befundes erfolgt dieser Eingriff als Inzision der Mamille im Sinne einer Längsspaltung der beiden Mamillenhälften oder nach Areolarandschnitt mit Präparation und Exzision von lateralseitig. Beide operative Methoden haben den Vorteil, weniger traumatisch und anatomisch korrekter zu sein als die nichtselektive Milchgangsexstirpation.

Stellenwert. Zusammenfassend kann aktuell formuliert werden, dass die Durchführbarkeit der Duktoskopie grundsätzlich möglich ist. Ihr endgültiger Stellenwert im Rahmen der diagnostischen und therapeutischen Verfahren bei Mamillensekretion muss noch weiter evaluiert werden. Der generelle Einsatz dieser Methode kann gegenwärtig noch nicht empfohlen werden.

Literatur

Funovics MA, Philipp MO, Lackner B et al. Galactography: method of choice in pathologic nipple discharge? Eur Radiol 2003; 13: 94 – 99

Gregl A. Color Atlas of Galactography. Stuttgart: Schattauer 1980

Grunwald, S, Ohlinger R, Euler U et al. Minimalinvasive Diagnostik sezernierender Brusterkrankungen durch Milchgangsendoskopie. Endosk heute 2005; 18: 186 – 189

Grunwald S, Heyer H, Paepke S et al. Diagnostic value of ductoscopy in the diagnosis of nipple discharge and intraductal proliferations in comparison to standard methods.Onkologie 2007; 30: 243 – 248

Hou MF, Huang TJ, Liu GC. The diagnostic value of galactography in patients with nipple discharge. Clin Imaging 2001; 25: 75 – 81

Jacobs VR, Kiechle M, Plattner B et al. Breast ductoscopy with a 0.55 mm mini-endoscope for direct visualization of intraductal lesions. J Minim Invasive Gynecol 2005; 12: 359 – 364

Jacobs VR, Paepke S, Ohlinger R et al. Breast ductoscopy: Technical development from a diagnostic to an interventional procedure and its future perspective. Onkologie 2007; 30: 545 – 549

Krämer SC, Rieber A, Görich J et al. Diagnosis of papillomas of the breast: value of magnetic resonance mammography in comparison with galactography. Eur Radiol 2000; 10: 1733 – 1736

Ohlinger R, Paepke S, Jacobs VR et al. Stellenwert der Duktoskopie in der Mammadiagnostik. Gynäkologe 2006; 39: 538 – 544

Orel SG, Dougherty CS, Reynolds C et al. MR imaging in patients with nipple discharge: initial experience Radiology 2000; 216: 248 – 254

Schulz-Wendtland R, Aichinger U, Krämer S et al. Galactoscopy – is it a new interventional method for breast diagnosis? Rofo 2002; 174: 1015 – 1017

Woods ER, Helvie MA, Ikeda DM et al. Solitary breast papilloma: comparison of mammographic, galactographic, and pathologic findings. Am J Roentgenol 1992; 159: 487 – 491

10

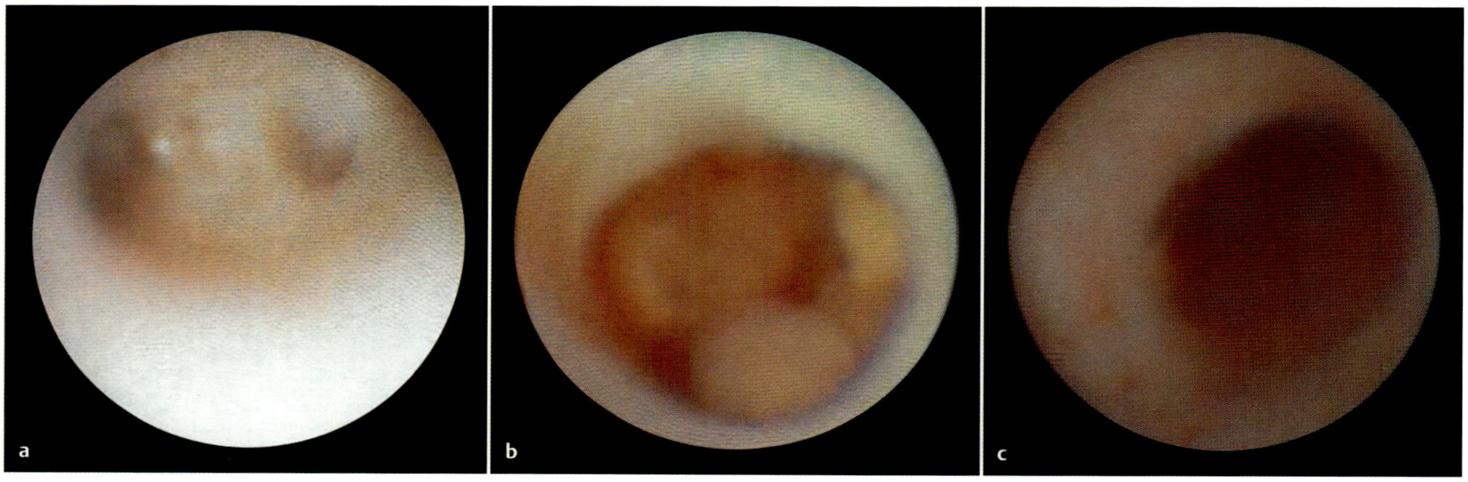

Abb. 10.**21** **Duktoskopie.** Duktoskopische Aufnahmen mit Darstellung einer unauffälligen Milchgangsaufzweigung (**a**), einer Ansammlung mehrerer intraduktaler Papillome (**b**) und eines intraduktalen Karzinoms (**c**) (Bildmaterial freundlicherweise zur Verfügung gestellt von Jacobs VR und Paepke S, Frauenklinik der TU München).

11 Sentinel-Lymphknotenmarkierung und -entfernung

T. Kühn

Die Prognose des Mammakarzinoms ist sowohl von der lokalen Tumorkontrolle als auch von einer adäquaten adjuvanten Systemtherapie abhängig. Dabei werden Chemo-, Hormon- und Antikörpertherapie individuell und zielgerichtet eingesetzt. Die Auswahl des systemischen Behandlungskonzeptes orientiert sich einerseits an der Ansprechwahrscheinlichkeit der verschiedenen Substanzen (prädiktive Faktoren z. B. ER-, PR-Status, HER-2-Status) und andererseits an der Dringlichkeit der Therapie (prognostische Faktoren). In der klinischen Routine stellt der Nodalstatus den wichtigsten prognostischen Faktor dar, der die adjuvante Therapieentscheidung maßgeblich beeinflusst.

Axilläre Lymphonodektomie. Die Entfernung der axillären Lymphknoten (ALN) war seit vielen Jahrzehnten ein integraler Bestandteil der operativen Primärtherapie des Mammakarzinoms. Die Zielsetzung lag in der Bestimmung des Nodalstatus (Festlegung des pN-Stadiums) für die Planung des adjuvanten Therapieplanes und in der Sicherung der lokalen Tumorkontrolle im Falle von positiven Lymphknoten. Somit stellte die ALN gleichsam eine diagnostische als auch eine präventive therapeutische Maßnahme dar.

In zahlreichen Studien konnte nachgewiesen werden, dass die ALN mit einer hohen Morbidität im Schulter-Arm-Bereich verbunden ist und die Lebensqualität der Patientinnen erheblich negativ beeinflusst (Kuehn et al. 2000, Keramopoulos et al. 1993). Daher wurde intensiv nach Möglichkeiten geforscht, um Patientinnen mit negativem Nodalstatus zu identifizieren, um ihnen die radikale Axilladissektion zu ersparen.

Möglichkeiten zur Evaluierung des Nodalstatus

Bildgebende Verfahren. Für die bildgebende Darstellung des Nodalstatus kommen die Sonografie, die MRT und das PET infrage. Für keines dieser Verfahren konnte eine akzeptable diagnostische Genauigkeit ermittelt werden (Rieber et al. 2002, Rajesh et al. 2002, Yoshimura et al. 1999, Fehr et al. 2004, Schirrmeister et al. 2001).

Alternative operative Verfahren. Alternativ zur offenen Axilladissektion wurde vor einigen Jahren eine endoskopische Technik für die Entfernung der axillären Lymphknoten entwickelt. Dabei wurden die Lymphknoten nach vorheriger Liposuktion und Dilatation der Axilla mit CO_2-Gas über einen endoskopischen Zugang entfernt. Auf Grund des hohen apparativen Aufwandes, der langen Operationszeit und der vergleichsweise geringen Verminderung der Morbidität konnte sich dieses Verfahren in der klinischen Routine nicht etablieren (Kuehn et al. 2001).

Lymphatic Mapping/Sentinel-Lymphknotenentfernung (Tab. 11.**1**). Die Sentinel-Lymphknotenentfernung (SLNE) beruht auf dem Prinzip eines geordneten Lymphabflusses solider Tumoren. Danach erfolgt die lymphogene Metastasierung zunächst über einen (oder wenige) definierte(n) und reproduzierbare(n) Lymphknoten, der (die) als Wächterlymphknoten oder Sentinel-Node(s) (SLN) bezeichnet werden (Abb. 11.**1**). Der Metastasierungsweg von Tumoren kann durch eine Lymphografie imitiert werden. Dabei wird ein Farbstoff oder eine radioaktive Substanz in die Nähe des Tumors injiziert und der Lymphabfluss dargestellt. Die verwendeten Tracer werden im Wächterlymphknoten phagozytiert, so dass der (die) SLN entweder

Tabelle 11.**1** Definitionen der Begriffe Sentinel-Node, Sentinel-Node-Exzision, Lymphatic Mapping und Non-Sentinel-Node

Begriff	Definition
Sentinel-Node (SLN)	Der (die) Sentinel-Node(s) ist (sind) der (die) erste(n) Lymphknoten im Lymphabfluss eines Mammakarzinoms mit der höchsten Wahrscheinlichkeit für einen metastatischen Befall.
	Der SLN wird lymphografisch durch radioaktive Tracer und/oder durch Farbstoffe markiert.
	Alle Lymphknoten, bei denen entweder eine zuführende Lymphbahn identifiziert werden kann oder die den Farbstoff, das Radionuklid oder beide Tracer aufnehmen, werden als Sentinel-Node bezeichnet.
Sentinel-Node-Exzision (SLNE)	Als Sentinel-Node-Exzision wird die Entfernung aller Lymphknoten bezeichnet, die der Definition eines Sentinel Node entsprechen.
	Es werden ausschließlich markierte Lymphknoten entfernt.
Lymphatic Mapping	Unter Lymphatic Mapping versteht man die Darstellung des funktionellen Lymphabstroms aus der Brust oder einem Tumorareal.
Non-Sentinel-Node (NSLN)	Non-Sentinel-Nodes sind axilläre Lymphknoten, die keine Aufnahme eines Tracers aufweisen.

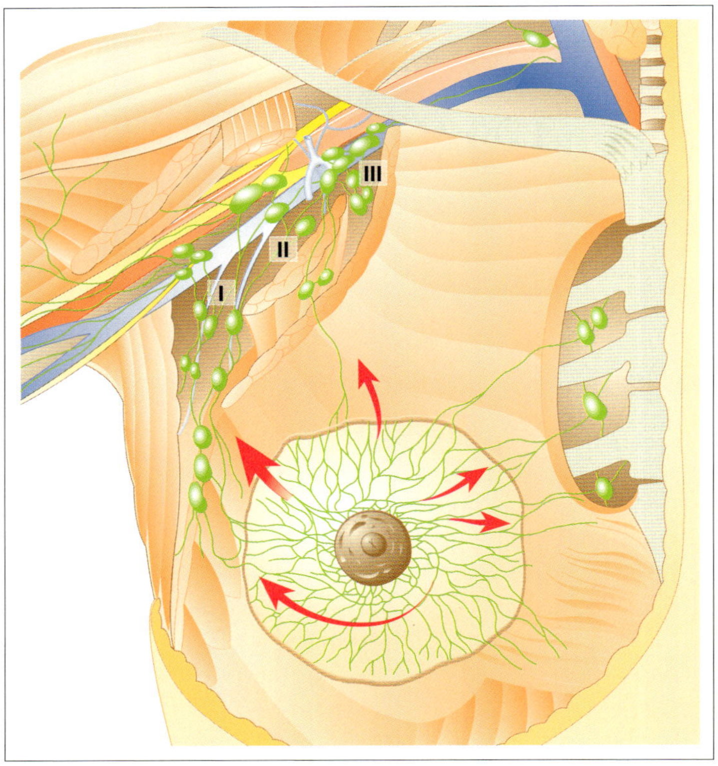

Abb. 11.**1** **Axilläre und mediastinale Lymphknoten.** Schema der axillären und mediastinalen Lymphknoten mit Wächter und Bezeichnung der Level I–III.

optisch (Farbstoffe), bildgebend (Lymphoszintigrafie) und/oder mithilfe einer Gammasonde (radioaktive Tracer) detektiert werden können.

Werden keine Tumorzellen im SLN nachgewiesen, kann davon ausgegangen werden, dass auch die anderen Lymphknoten (NSLN) tumorfrei sind, so dass auf die Ausräumung dieser Lymphknoten verzichtet werden kann. Ist der SLN histologisch positiv, dann kann ein Tumorbefall der nachgeschalteten Lymphknoten nicht ausgeschlossen werden, so dass die komplette axilläre Lymphknotendissektion mit Entfernung von 10 Lymphknoten aus den Leveln I und II erforderlich ist.

Klinischer Stellenwert der Sentinel-Node-Exzision

Die SLNE ist eine zielgerichtete Staging-Maßnahme für die Festlegung des Nodalstatus beim Mammakarzinom. Dabei soll die Morbidität des bisherigen Standardverfahrens, der kompletten axillären Dissektion, ohne Verlust an Staging-Genauigkeit reduziert werden (Kuehn et al. 2005).

Falsch-negativ-Rate. In zahlreichen Validierungsstudien konnte gezeigt werden, dass die SLNE eine Falsch-negativ-Rate von 5–29% aufweist (Kuehn et al. 2004, Kim et al. 2006). In einer Metaanalyse von Kim et al. wurde in 69 Studien mit über 8000 Patientinnen eine durchschnittliche Sensitivität von 92,6% ermittelt (FN-Rate 7,4%). Da bei der Berechnung der FN-Rate die Anzahl der falsch negativen Fälle nicht auf das gesamte Kollektiv, sondern lediglich auf die Anzahl der nodal positiven Patientinnen bezogen wird, ist die Rate an Frauen äußerst gering, bei denen der Nodalstatus falsch eingestuft wird und die dadurch eine systemische Untertherapie erhalten.

Aufgrund der erheblichen interinstitutionellen Variabilität der FN-Raten (in Einzelfällen wurde eine FN-Rate bis über 60% ermittelt) ist die Einhaltung von klaren standardisierten Verfahrensanweisungen notwendig, um flächendeckend reproduzierbare Ergebnisse auf hohem Niveau zu erzielen (s.u).

Rezidivrate. Bezüglich der lokalen Rezidivrate nach alleiniger SLNE sind heute Daten aus zahlreichen Studien an mehreren tausend Patientinnen verfügbar (Smidt et al. 2005, Palesty et al. 2006). Danach zeigt sich übereinstimmend, dass die Rate an Patientinnen, die nach alleiniger SLNE eine klinisch apparente axilläre Lymphknotenmetastase entwickeln, weit unter 1% liegt.

Postoperative Morbidität. Auch hinsichtlich der postoperativen Morbidität liegen mehrere randomisierte Studien vor, die den erheblichen Vorteil der SLNE gegenüber der axillären Dissektion eindeutig belegen (Veronesi et al. 2003, Fleissig et al. 2006).

S3-Leitlinien 2007

Statement 12

Die Bestimmung des histologischen Nodalstatus (pN-Status) ist Bestandteil der operativen Therapie des invasiven Mammakarzinoms. Diese sollte mithilfe der Sentinel-Lymphknotenentfernung (SLNE) erfolgen (LOE 1b, Empfehlungsgrad B). Bei Patientinnen, die keine SLNE erhalten können oder die einen positiven SLN aufweisen, wird die axilläre Dissektion mit Entfernung von mindestens 10 Lymphknoten aus den Leveln I und II empfohlen.

Statement 13

Wenn die Sentinel-Node-Exzision durchgeführt wird, müssen die Qualitätskriterien der Fachgesellschaften eingehalten werden.

Anatomie und Physiologie der Lymphabflussgebiete der Brust

Die Einführung des Lymphatic Mapping hat zu einem neuen Interesse an dem lymphatischen Netzwerk und dem funktionellen Abfluss der Lymphe aus verschiedenen Regionen der Brust geführt. Dieses Verständnis ist vor allem für die Auswahl der Tracer und die verwendeten Injektionstechniken von erheblicher Bedeutung. Wenngleich noch nicht sämtliche Aspekte der Physiologie und Pathophysiologie des Lymphabflusses aus der Brust geklärt sind, so können die aktuell geltenden Vorstellungen wie folgt zusammengefasst werden (Romrell und Bland 1998):

Lymphkapillaren enden blind im Gewebe und transportieren die Lymphe über ein vielfach kommunizierendes Gefäßsystem. Drei Hauptrichtungen für die Drainage werden unterschieden:

- Lymphgefäße, die durch das Brustparenchym direkt zu den Lymphknotenstationen drainieren,
- Lymphgefäße, die entlang der Milchgänge über einen subareolären Plexus und anschließend zu den axillären Lymphknoten drainieren,
- Lymphknoten, die einen tiefen, an der Unterseite der Brust gelegenen Plexus drainieren und über transpektorale Lymphwege sowohl in die axillären als auch die internen Lymphknoten drainieren.

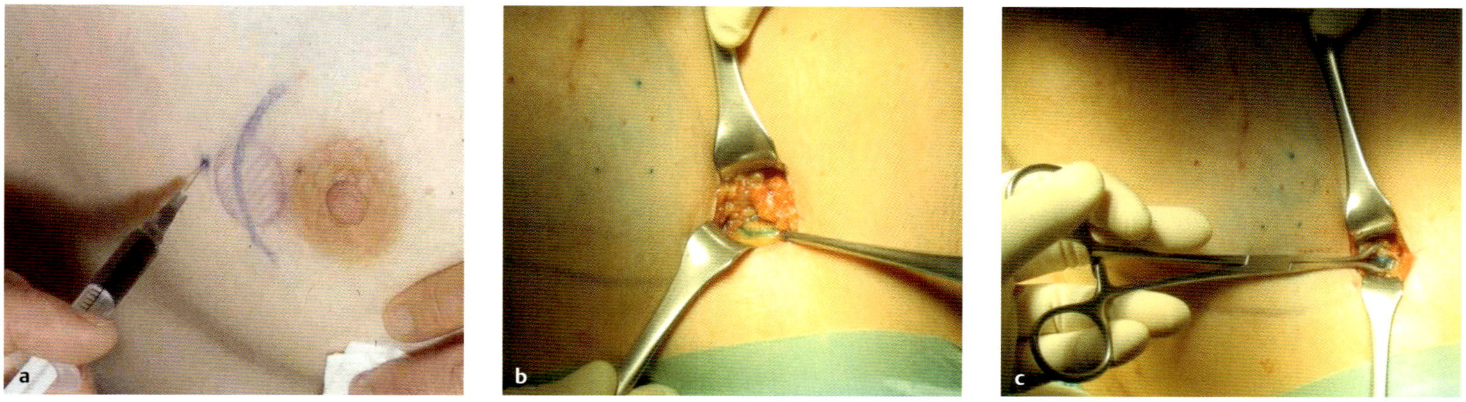

Abb. 11.2 **Farbstoffmethode.** Injektion des Farbstoffs in die Tumorperipherie (**a**). Freigelegter, farblich markierter Sentinel (**b, c**).

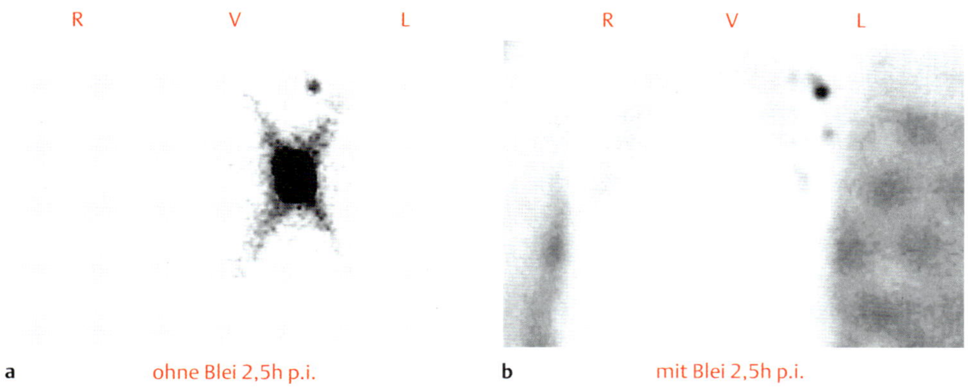

Abb. 11.3 **Lymphoszintigrafie.** Injektion des Tracers in die Tumorperipherie. Nuklearmedizinisches Bild (**b, c**).

Die Darstellung und Imitierung des Lymphabflusses durch die Verwendung von Tracern hat das Wissen um die funktionelle Drainage der Brust erheblich erweitert. Folgende Vorstellungen beeinflussen heute ganz wesentlich die Injektionstechniken der Tracer für die SLNE:

Die gesamte Brust sowie die darüber liegende Haut drainieren zu einem (oder wenigen) axillären Wächterlymphknoten. Lediglich die thoraxwandnahen Regionen können einen zusätzlichen Abfluss über die mediastinale Lymphknotenkette aufweisen. Mittels dermaler, subdermaler oder periareolärer Injektion können somit lediglich axilläre Wächterlymphknoten dargestellt werden, wobei durch eine tiefe, peritumorale oder intratumorale Injektion in bis zu 29% der Fälle auch mediastinale Wächterlymphknoten erfasst werden (Borgstein et al. 2000, Roumen et al. 1999, Nathanson et al. 2001, Tanis et al. 2001). Danach ist die Frage des mediastinalen Lymphabflusses weniger von der Quadrantenlokalisation als vielmehr von der Thoraxwandnähe eines Tumors abhängig.

Möglichkeiten der Sentinel-Node-Markierung

Der Sentinel-Lymphknoten kann entweder mit Farbstoffen oder mit radioaktiven Tracern markiert werden. Auf Grund der höheren Detektionsraten, einer besseren Reproduzierbarkeit sowie einer geringeren Gewebstraumatisierung hat sich die Verwendung von Radionukliden in der klinischen Praxis als Standardverfahren etabliert. Die Farbstoffmethode gilt als optionale Ergänzung, um dem Operateur das Auffinden des SLN durch optische Führung zu erleichtern.

Farbstoffmethode

Für die Farbmarkierung wird in Deutschland meistens Patentblau V (Fa. Guerbet) verwendet. Unmittelbar präoperativ (nach Hautdesinfektion und sterilem Abdecken) werden etwa 3 ml einer verdünnten Lösung (1 : 1 mit physiologischer Kochsalzlösung) peritumoral injiziert (Abb. 11.**2 a**). Dabei ist sorgfältig auf die Vermeidung von Hauttätowierungen zu achten (keine hautnahe Injektion, Vermeidung multipler Injektionen, Aspiration des Spritzenkolbens während der Nadelentfernung). Die axilläre Inzision sollte frühestens 5 Minuten nach der Injektion des Farbstoffes durchgeführt werden. Diese Zeitspanne sollte andererseits nicht mehr als 15 Minuten betragen, da durch ein zu langes Zeitintervall die Detektionsrate reduziert wird (Kühn et al. 1999) (Abb. 11.**2 b** und **c**).

Lymphoszintigrafie

Die lymphoszintigrafische Markierung ist das obligate Standardverfahren für die Darstellung des SLN (Abb. 11.**3**). Die Markierung kann in einem Ein- oder Zweitagesprotokoll durchgeführt werden.

Radiotracer und Aktivität. Als Radiopharmaka werden ^{99m}Tc-markierte Kolloide mit einer Teilchengröße von 20 – 100 nm verwendet. Aufgrund des heutigen Verständnisses vom funktionellen Lymphabfluss aus der Brust (s. o.) wird die Injektion so gewählt, dass die SLN-Entnahme möglichst wenig durch Überstrahlungsartefakte beeinträchtigt wird. Zunehmend setzt sich daher die periareoläre intradermale Injektion eines kleinen Volumens (0,1 – 0,2 ml) des Radiotracers durch.

Die Aktivität ist so festzulegen, dass zum Zeitpunkt der Operation unter Berücksichtigung des radioaktiven Zerfalls ein ausreichendes Target-Signal erreicht wird. Soll die Operation 24 Stunden nach der Injektion durchgeführt werden, ergibt sich eine Aktivität von 150–250 MBq. Die Halbwertszeit des ^{99m}Tc beträgt 6 Stunden. Damit kann die Aktivität bei einer 6 Stunden früher stattfindenden Operation halbiert werden. Bei Eintagesprotokollen werden Gesamtaktivitäten zwischen 10 und 50 MBq verwendet.

Aufnahmen. Im Rahmen der Durchführung der Lymphoszintigrafie sollten statische Aufnahmen in 2 Ebenen durchgeführt werden. Eine präoperative Markierung des SLN auf der Haut ist nicht erforderlich. Der nuklearmedizinische Befund sollte die Lokalisation des SLN sowie eine orientierende Angabe über die vermutete Anzahl an speichernden Lymphknoten beinhalten.

Kombinierte Methode (Farbstoff und Radionuklid)

Die kombinierte Lymphografie unter Verwendung eines Farbstoffs und eines Radionuklids ist fakultativ.

Vorteile. Der Vorteil liegt in der zusätzlichen optischen Führung des Operateurs, die in vielen Fällen einen Zeitgewinn darstellen kann. Darüber hinaus wird in einigen Fällen ein komplett tumordurchsetzter Sentinel-Node anhand der zuführenden Lymphbahn detektiert, der selbst wegen der Tumorlast keinen Tracer mehr aufnehmen kann. Dadurch kann in diesen Fällen ein falsch negatives Resultat verhindert werden.

Nachteile. Nachteile der zusätzlichen Farbmarkierung sind der zusätzliche Aufwand, die notwendige Wartezeit zwischen Injektion und Hautschnitt sowie die Möglichkeit von passageren (und in seltenen Fällen dauerhaften) Hauttätowierungen.

Indikationen zur Sentinel-Node-Exzision

Tumorgröße. Beschränkte sich die Indikationsstellung zur SLNE zunächst auf kleine, unifokale Primärtumoren bis zu einer Größe von 2 cm mit einem klinisch negativen Nodalstatus, so zeichnet sich zunehmend eine Ausweitung des Indikationsspektrums für die SLNE ab. Dabei liegt die Zielsetzung darin, die Rate an Frauen zu reduzieren, die bei negativem Nodalstatus eine komplette axilläre Dissektion erhalten. In zahlreichen Studien konnte gezeigt werden, dass die SLNE auch bei größeren Tumoren eine zuverlässige Aussage über den Nodalstatus ermöglicht (Bedrosian et al. 2000, Chung et al. 2001). Aus diesem Grunde gilt die Tumorgröße nicht mehr als ein Kriterium, das die Indikation zur SLNE einschränkt.

Biopsien und Voroperationen Die SLNE ist auch nach kleineren Exzisionsbiopsien möglich. Bei größeren Voroperationen (z.B. Quadrantektomie) sind die Ergebnisse insbesondere in Bezug auf die Detektion nicht sicher reproduzierbar.

Multizentrische Karzinome. Nach dem heutigen Verständnis zum funktionellen Lymphabfluss aus der Brust, ermöglichst die SLNE auch bei multizentrischen Karzinomen eine zuverlässige Vorhersage des Nodalstatus. Die verfügbaren klinischen Studien bestätigen das Konzept (Knauer et al. 2006, Ferrari et al.). Nach den Empfehlungen der ASCO wird die Indikation zur SLNE bei „eingeschränkter Evidenz“ als „acceptable“ eingestuft (Lyman et al. 2005). Nach der deutschen S3-Leitlinie wird der routinemäßige Einsatz der SLNE bei multizentrischen Karzinomen noch nicht in der Routine empfohlen.

Klinisch suspekte Lymphknoten. Klinisch suspekte Lymphknoten galten bisher als ein Ausschlusskriterium für die SLNE. Dabei ist der Terminus „klinisch suspekt“ nicht klar definiert, so dass bei zahlreichen Frauen mit tastbaren axillären Lymphknoten (insbesondere nach vorausgegangener Stanzbiopsie) eine primäre Axilladissektion durchgeführt wurde, obwohl letztlich ein histologisch negativer Lymphknotenstatus nachgewiesen wurde. In der neuen S3-Leitlinie wurde daher festgelegt, dass lediglich der klinische Verdacht auf eine *fortgeschrittene* Lymphknotenbeteiligung bzw. auf *tumordurchsetzte Lymphknoten* eine Kontraindikation für die SLNE darstellt. Zahlreiche Operateure gehen dazu über, bei klinisch fraglicher axillärer Lymphknotenbeteiligung (Palpation, Sonografie) eine primäre axilläre Dissektion nur auf Grund einer gezielten Gewebeentnahme zu indizieren. Dabei kommen die Feinnadelpunktion, die Stanzbiopsie und die gezielte Lymphknotenentfernung nach präoperativer Drahtmarkierung infrage.

Schwangerschaft. Auch eine Schwangerschaft gilt nicht mehr als absolute Kontraindikation gegen eine SLNE. Anlässlich der Behandlung einer 35-jährigen Patientin mit einem T1-Tumor, die sich in der 8. Schwangerschaftswoche befand, richtete die LMU München eine Anfrage an das Bundesamt für Strahlenschutz. In einem Antwortschreiben errechnete das BfS bei einer injizierten Dosis von 13 MBq ein zusätzliches Lebenszeitrisiko für letal verlaufende Krebserkrankungen von 0,0004 %, ein zusätzliches Risiko für eine kindliche Krebserkrankung von unter 0,0002 % und ein zusätzliches Risiko für vererbbare Defekte von 0,00005 %.

Neoadjuvante Chemotherapie. Die SLNE wird nicht nach neoadjuvanter Chemotherapie (NCHT) empfohlen (Lyman et al. 2005, Kuehn et al. 2005). Dies gilt insbesondere für Patientinnen, die zum Zeitpunkt der Erstdiagnose klinisch suspekte Lymphknoten aufweisen. Grundlage für die kritische Bewertung der SLNE nach NCHT sind sowohl theoretische Bedenken als auch die ungünstigeren Erfolgsraten im Vergleich zu primär operierten Patientinnen (Detektionsrate 96 vs. 90 %, FN-Rate 7,3 vs. 12,1 %) (Xing et al. 2006). Da keine prospektiven Studien verfügbar sind, die den Stellenwert der SLNE im Rahmen neoadjuvanter Therapieprotokolle untersucht haben, ist die SLNE nach primär systemischer Therapie derzeit nicht indiziert. Die deutsche SENTINA-Studie ist die international erste Studie, in der die SLNE in verschiedenen Subgruppen gezielt prospektiv untersucht wird (Bauerfeind und Kühn 2007).

Fortgeschrittene Lymphknotenbeteiligung. Eine strenge Kontraindikation gegen die SLNE stellt heute nur noch der Verdacht auf eine fortgeschrittene Lymphknotenbeteiligung in der Axilla dar.

Operationstechnik

SLN-Markierung. Die SLNE kann in einem Ein- oder Zweitagesprotokoll durchgeführt werden. Aus organisatorischen Gründen (Zuverlässigkeit der OP-Planung) hat sich an den meisten Kliniken ein Zweitagesprotokoll durchgesetzt. Dabei wird am Vortag der Operation die SLN-Markierung mittels Radiokolloid mit anschließender Szintigrafie durchgeführt. Die Operation (ggf. mit intraoperativer Farbmarkierung) erfolgt am Folgetag.

Die SLNE wird in aller Regel vor der Resektion des Primärtumors durchgeführt. Diese zeitliche Abfolge begründet sich einerseits damit, dass die Wartezeit auf die intraoperative histologische Untersuchung optimal genutzt wird. Andererseits sollte bei der additiven Verwendung der Farbstoffmethode die SLNE in einem Zeitfenster von 5 – 15 Minuten nach der Injektion des Farbstoffes durchgeführt werden.

SLN-Identifizierung. Die Operation beginnt mit einer sorgfältigen Exploration der Brust/Thoraxwand und der Axilla (ggf. der extraaxillären Lymphabflussgebiete). Dabei müssen die Strahlenfelder der primären Tracerinjektion sowie des/der speichernden Lymphknoten aufgesucht und isoliert dargestellt werden. Eine hohe Streustrahlung durch die primäre Injektion kann zu Problemen bei der Darstellung des SLN führen (Abb. 11.**4**). Ein Wächterlymphknoten kann erst dann als solcher identifiziert werden, wenn eine Signalabschwächung auf der Verbindung zwischen Primärinjektion und Axilla nachgewiesen wurde.

Eine präoperative Markierung des SLN durch den Nuklearmediziner hat sich in der Praxis nicht bewährt. Einerseits kann es lagerungsbedingt zu erheblichen Abweichungen von der präoperativen Markierung geben. Andererseits verfügt der Operateur mit der Gammasonde über ein zuverlässiges Instrument, um den SLN sicher zu identifizieren.

SLN-Entfernung. Das maximale Aktivitätssignal in der Axilla wird transkutan mit der Handsonde festgelegt und dient als Orientierung für die Lokalisation der Hautinzision. Nach Durchführung des Hautschnittes sollte die Achselhöhle zunächst ausgetastet werden, um komplett tumordurchsetzte Lymphknoten nicht zu übersehen, die in seltenen Fällen zu falsch negativen Ergebnissen führen können. Bei der weiteren Präparation ist neben einer atraumatischen und unblutigen Operationstechnik auf ein zielgerichtetes Vorgehen unter wiederkehrender Verwendung der Handsonde zu achten, um die Gewebetraumatisierung zu minimieren. Der (die) nuklidspeichernden Lymphknoten sollte(n) freipräpariert und selektiv entfernt werden. Die Entfernung von Nicht-Sentinel-Lymphknoten oder von größeren Fettanteilen sollte vermieden werden. Nach der Entnahme muss der SLN abseits des OP-Feldes auf seine tatsächliche Nuklidspeicherung hin untersucht werden. Der SLN sollte unter Dokumentation der Countzahl asserviert werden. Weist der entnommene Lymphknoten keine Speicherung auf, wird er als Non-Sentinel-Node bezeichnet und gesondert in die Pathologie eingesandt. Bei Verwendung der kombinierten Methode werden alle blau gefärbten oder Radionuklid speichernden Lymphknoten oder solche, die eine eindeutig identifizierbare Lymphbahn aufweisen, als SLN bezeichnet. Die Countzahl bzw. die zur Detektion führende Methode sowie die Lokalisation des (der) SLN (Level I, II, andere) sollten ebenso dokumentiert werden wie die maximale Restaktivität in der Axilla nach Beendigung der SLNE. Abschließend muss überprüft werden, ob eine Übereinstimmung zwischen der Anzahl lymphografisch dargestellter und tatsächlich entfernter SLN gegeben ist.

Mehr als drei SLN. In etwa 15 % der Fälle stellen sich mehr als drei Lymphknoten als SLN dar. Bisher ist noch nicht geklärt, ob die Entfernung sämtlicher markierter Lymphknoten einen Benefit für die Patientin mit sich bringt. In einigen Untersuchungen konnte gezeigt werden, dass mit den ersten drei entfernten Wächterlymphknoten eine 98 %ige Sicherheit für die Erfassung eines positiven Nodalstatus erreicht wird (Kennedy et al. 2003). Letztlich ist das optimale Vorgehen bei multiplen speichernden Lymphknoten noch nicht geklärt, so dass von der Deutschen Gesellschaft für Senologie empfohlen wird, bis zu einer Gesamtzahl von drei SLN zunächst alle speichernden Lymphknoten zu entfernen. Können darüber hinaus weitere Wächterlymphknoten identifiziert werden, so kann die Operation durch die Verwendung einer Count-Ratio limitiert werden. Danach werden speichernde Lymphknoten, die in vivo nur $\frac{1}{3}$ der Aktivität des meistspeichernden Lymphknoten aufweisen (oder ex vivo $\frac{1}{10}$ seiner Aktivität) nicht mehr als SLN bezeichnet und entfernt.

Pathologische Aufarbeitung

Der SLN wird sowohl intra- als auch postoperativ untersucht (Abb. 11.**5**).

Intraoperative Untersuchung. Die intraoperative Untersuchung ermöglicht die Durchführung einer einzeitigen Operation, indem bei positivem SLN eine komplettierende Axilladissektion indiziert werden kann. Bei der intraoperativen Untersuchung wird der SLN in 3 mm dicke Scheiben lamelliert. Bei makroskopischem Malignitätsverdacht erfolgt entweder eine Schnellschnittuntersuchung oder eine Abklatschzytologie.

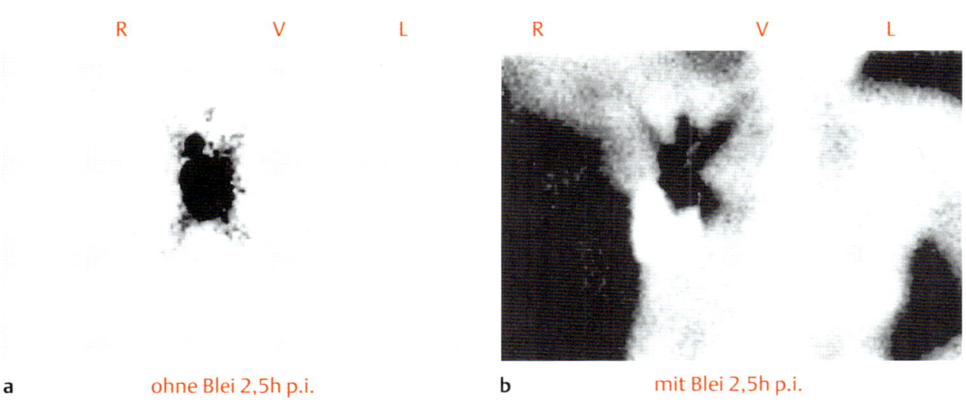

Abb. 11.**4** **Fehlermöglichkeiten der Sentinel-Markierung.** Hohe Streustrahlung (**a**). Fehlende Signalabschwächung zwischen Tumor und LK bei axillärem Tumorsitz (**b**).

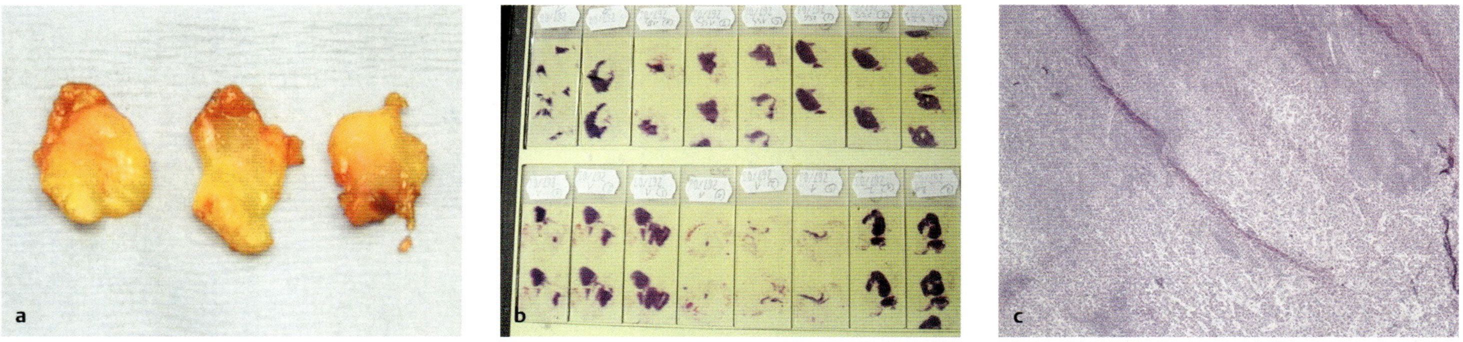

Abb. 11.5 **Histologische Aufarbeitung des SN.** Makropräparat (**a**), Stufenschnitte 500 µm (**b**), Mikroskopie mit Metastasen (**c**).

Postoperative Untersuchung. Die postoperative Untersuchung des SLN ist die Grundlage für die definitiven lokalen oder systemischen Therapiemaßnahmen. Der Aufwand der Untersuchung hängt dabei von der klinischen Relevanz der Ergebnisse ab. Das minimale Ziel der Untersuchung ist die Entdeckung aller Makrometastasen (> 2 mm). Wünschenswert, aber nicht obligat ist außerdem die Identifikation von Mikrometastasen (< 2 mm, aber > 0,2 mm), da in diesen Fällen bei ca. 20% der Patientinnen mit dem Befall von weiteren Lymphknoten gerechnet werden muss. Die histologische Untersuchung der SLN zielt nicht auf die Entdeckung isolierter Tumorzellen (ITC) ab. Makrometastasen, Mikrometastasen und isolierte Tumorzellen werden durch die TNM-Klassifikation der International Union Against Cancer (UICC) definiert.

Für die endgültige Aufarbeitung werden die Lamellen in Paraffin eingebettet und in Stufen zu mindestens 500 µm aufgearbeitet. Durch dieses Vorgehen wird sichergestellt, dass Makrometastasen (> 2 mm) zu 100% entdeckt werden. Auf eine homogene und komplette Durchstufung der Präparate sollte geachtet werden, da bei inhomogen verteilten Stufenschnitten, die lediglich an der Oberfläche der Gewebeblöcke durchgeführt werden, Makrometastasen in dem verbleibenden Gewebe übersehen werden könnten.

11

Bedeutung für lokale und systemische Therapieentscheidungen

Die SLNE ist eine axilläre Staging-Maßnahme und liefert damit wichtige Informationen für die Planung des weiteren lokalen und systemischen Behandlungskonzeptes. Während die primäre Axilladissektion eine präventive therapeutische Maßnahme darstellte, ist es durch die SLNE möglich geworden, Patientinnen gezielt zu selektionieren, bei denen eine axilläre Dissektion erforderlich ist.

Negativer und positiver Nodalstatus. Unstrittig ist es, dass bei Patientinnen mit einem negativen Nodalstatus (pN0(sn)) auf die Entfernung der übrigen Lymphknoten verzichtet werden kann und keine weitere Maßnahme zur Behandlung der axillären Lymphknoten erforderlich ist. Die systemische Behandlung orientiert sich an der Leitlinie für die Behandlung nodal negativer Patientinnen. Bei positivem SLN ist die Durchführung der axillären Dissektion mit Entfernung von mindestens 10 Lymphknoten aus den Leveln I und II indiziert. Die systemische Behandlung orientiert sich an der Leitlinie für die Behandlung nodal positiver Patientinnen.

Weitere Konstellationen. Durch die Einführung des Lymphatic Mapping werden wir aber auch mit neuen Konstellationen konfrontiert, für die wir eine begründete und standardisierte Empfehlung bezüglich der weiteren Therapieplanung benötigen. Folgende Fragestellungen stehen dabei im Mittelpunkt:

1. Bedeutung von Mikrometastasen und isolierten Tumorzellen für die lokale und systemische Therapieplanung
2. Stellenwert von extraaxillären Lymphknoten

Mikrometastasen und okkulte Tumorzellen. Nach der aktuell gültigen TNM-Klassifikation werden Lymphknotenmetastasen im SLN mit einer Größe von > 0,2 mm und < 2 mm als Mikrometastasen pN1(mic) (sn) eingestuft. Tumorabsiedlungen < 0,2 mm ohne Gewebereaktion werden als okkulte Tumorzellen pN0(i+) (sn) bezeichnet. Allgemeiner Konsens besteht darüber, dass Mikrometastasen und okkulte Tumorzellen keine relevante prognostische Bedeutung haben. Daher können diese „low volume metastases“ nicht als ausschlaggebender Faktor für eine systemische Therapieentscheidung (z. B. Chemotherapie) herangezogen werden. Unklar ist die Datenlage hinsichtlich der klinischen Relevanz eines minimalen Lymphknotenbefalles auf die lokale Kontrolle und die Notwendigkeit einer Axilladissektion. Die meisten Autoren empfehlen eine Axilladissektion im Stadium pN1(mic) (sn). Im Stadium pN0(i+) wird mehrheitlich auf eine Axilladissektion verzichtet (Lyman et al. 2005, Kuehn et al. 2005).

Extraaxilläre Lymphknoten. Mit dem Lymphatic Mapping ist es möglich geworden, auch die nichtaxillären Lymphabflussregionen zu erfassen und SLN zu detektieren, die außerhalb der Axilla liegen. Voraussetzung für die Darstellung von extraaxillären Lymphknoten ist eine tiefe parenchymatöse Injektion des Tracers, da lediglich die präpektoralen Drüsenanteile einen Lymphabfluss in die nichtaxillären Regionen aufweisen. Bei einer kutanen oder periareolären Injektionstechnik werden Wächterlymphknoten nur in Ausnahmefällen außerhalb der Achselhöhle identifiziert. Bis heute sind keine Daten verfügbar, die nachweisen konnten, dass das „erweiterte Staging“ und die dadurch verbesserte Auswahl systemischer Therapiemöglichkeiten zu einem verbesserten Gesamtüberleben führen können. Auch ist völlig unklar, ob und welche lokale Therapie bei einem positiven mediastinalen SLN durchgeführt werden sollte und welchen Einfluss diese Behandlung auf die lokoregionären Rezidive oder das Gesamtüberleben hat. Vor dem Hintergrund der potenziellen zusätzlichen Morbidität raten alle internationalen Empfehlungen davon ab, systematisch nach extraaxillären SLN zu fahnden (Lyman et al. 2005, Kuehn et al. 2005, Goldhirsch et al. 2003, Schwartz et al. 2002).

Offene Fragen/neue Entwicklungen

Die Zielsetzung der SLNE liegt in einer Reduktion der operationsbedingten Morbidität im Schulter-Arm-Bereich ohne Minderung der Staging-Genauigkeit oder der Sicherheit der lokalen Tumorkontrolle. In den letzten Jahren hat sich die SLNE fest in der klinischen Routine etabliert. Der Weg zu einer weiteren Reduktion der operativen Radikalität im Bereich der Lymphabflussgebiete ist dabei weiterhin im Fluss. So hat sich das Indikationsspektrum zur SLNE in den vergangenen Jahren kontinuierlich ausgeweitet, so dass heute bei > 90% aller Frauen, die einen negativen Nodalstatus aufweisen, auf eine axilläre Dissektion verzichtet werden kann. Folgende Fragen stehen im Fokus der wissenschaftlichen Diskussion:

- Welchen Stellenwert hat die SLNE bei neoadjuvanten Therapiekonzepten? Sollte die SLNE vor oder nach der Chemotherapie durchgeführt werden? Wie zuverlässig ist die SLNE in der „downgestagten" Axilla? Die deutsche SENTINA-Studie untersucht diese Fragestellungen in einem prospektiven Protokoll.
- Muss bei Patientinnen mit Mikrometastasen im SLN grundsätzlich eine axilläre Dissektion durchgeführt werden? (BCIRG 23-01 - Trial)
- Muss bei Patientinnen mit positivem SLN immer eine Axilladissektion durchgeführt werden? 60% der Frauen mit positivem Wächterlymphknoten weisen keine Metastasen in nachgeschalteten Lymphknoten auf. Kann dieses Kollektiv durch prädiktive Faktoren identifiziert werden? Van Zee et al. entwickelten ein Nomogramm, nach dem das individuelle Risiko für eine Non-Sentinel-Node-Beteiligung aus der Gesamtschau von 8 Risikofaktoren errechnet werden kann. Die Wertigkeit des Nomogrammes ist derzeit in der wissenschaftlichen Diskussion.
- Unklar ist auch die Frage, wie bei intramammären Rezidiven nach brusterhaltender Therapie und SLNE zu verfahren ist. Erste Daten weisen darauf hin, dass auch in der Rezidivsituation eine erneute SLNE möglich sein könnte und den sekundären Befall der verbliebenen axillären Lymphknoten zuverlässig vorhersagen könnte. Aufgrund der unzureichenden Datenlage wird derzeit aber noch die sekundäre axilläre Dissektion bei intramammären Rezidiven empfohlen.

Qualitätssicherung

Trotz der ausgezeichneten Daten aus Metaanalysen werden immer wieder inakzeptable Ergebnisse von einzelnen Zentren berichtet. Daher erscheint es notwendig, die SLNE unter qualitätsgesicherten Bedingungen durchzuführen. Dies bedeutet, dass die Methode in standardisierter Form entsprechend den Empfehlungen der nationalen und internationalen Fachgesellschaften angewandt werden sollte. Die alleinige Farbstoffmethode ist danach nicht geeignet, reproduzierbare Ergebnisse in Bezug auf die Detektion sowie die Falsch-negativ-Rate zu ermöglichen. Der Ausschluss einer fortgeschrittenen Lymphknotenbeteiligung, das sorgfältige Screenen der Axilla und die Entfernung sämtlicher SLN entsprechend den Empfehlungen der Fachgesellschaften, die Überprüfung des szintigrafischen Befundes und des intraoperativen Situs auf Plausibilität und die Sicherung einer adäquaten histopathologischen Aufarbeitung stellen dabei die wichtigsten qualitätssichernden Maßnahmen dar.

Literatur

Bauerfeind I, Kühn T, im Namen der SENTINA-Studiengruppe. Stellenwert der Sentinel-Lymphknotenbiopsie im Rahmen neoadjuvanter Therapiekonzepte beim Mammakarzinom. Überblick und aktuelles Studienkonzept. Geburtsh Frauenheilk 2007; 67: 22-27

Bedrosian I, Reynolds C, Mick R et al. Accuracy of Sentinel lymph node biopsy in patients with large primary breast tumors. Cancer 2000; 88: 2540-2545

Borgstein PJ, Meijer S, Pijpers RJ, van Diest PJ. Functional lymphatic anatomy for sentinel node biopsy in breast cancer: echoes from the past and the periareolar blue method. Ann Surg 2000; 232: 81-89

Chung MH, Ye W, Giuliano AE. Role for sentinel lymph node dissection in the management of large invasive breast cancer. Ann Surg Oncol 2001; 8(9): 688-692

Fehr MK, Hornung R, Varga Z et al. Axillary staging using positron emission tomography in breast cancer patients qualifying for sentinel lymph node biopsy. Breast J 2004; 10(2): 89-93

Ferrari A, Dionigi P, Rovera F et al. Multifocality and multicentricity are not contraindications for sentinel lymph node biopsy in breast cancer surgery. World J Surg Oncol 2006; 4: 79

Fleissig A, Fallowfield LJ, Langridge CI et al. Post-operative arm morbidity and quality of life. Results of the ALMANAC randomised trial comparing sentinel node biopsy with standard axillary treatment in the management of patients with early stage breast cancer. Breast Cancer Res Treat 2006; 95: 279-293

Goldhirsch A, Wood WC, Gelber RD et al. Meeting highlights: updated international expert consensus on the primary therapy of early breast cancer. J Clin Oncol 2003; 21: 3357-3365

Kennedy RJ, Kollias J, Gill PG et al. Removal of two sentinel nodes accurately stages the axilla in breast cancer. Br J Surg 2003; 90: 1349-1353

Keramopoulos A, Tsionou C, Minaretzis D et al. Arm morbidity following treatment of breast cancer with total axillary dissection: a multivariated approach. Oncology 1993; 50: 445-449

Kim T, Giuliano AE, Lyman GH. Lymphatic mapping and sentinel lymph node biopsy in early stage breast carcinoma: a metaanalysis. Cancer 2006; 106: 4-16

Knauer M, Konstantiniuk P, Haid A et al. Multicentric breast cancer: a new indication for sentinel node biopsy - a multi-institutional validation study. J Clin Oncol 2006; 24(21): 3374-3380

Kuehn T, Bembenek A, Decker T et al. Consensus Committee of the German Society of Senology. A concept for the clinical implementation of sentinel lymph node biopsy in patients with breast carcinoma with special regard to quality assurance. Cancer 2005; 103: 451-461

Kuehn T, Klauss W, Darsow M et al. Long-term-morbidity following axillary dissection in breast cancer patients - clinical assessment, significance for life quality and the impact of demographic, oncologic and therapeutical factors. Breast Cancer Res Treat 2000; 64: 275-286

Kuehn T, Santjohanser C, Grab D et al. Endoscopic axillary surgery in breast cancer. Br J Surg 2001; 88: 698-703

Kuehn T, Vogl FD, Helms G et al. Sentinel Node-Biopsy is a reliable method for axillary staging in breast cancer: results from a large prospective German multi-institutional trial. Eur J Surg Oncol 2004; 30: 252-259

Kühn T, Santjohanser C, Koretz K et al. Die Sentinel-Node-Biopsie beim Mammakarzinom nach farbstoffinduzierter Lymphografie. Geburtsh u Frauenheilk 1999; 59: 142-149

Lyman GL, Giuliano AE, Somerfield MR et al. American Society of Clinical Oncology guideline recommendations for sentinel lymph node biopsy in early-stage breast cancer. J Clin Oncol 2005; 23(30): 7703-7720; Epub 2005 Sep 12

Nathanson SD, Wachna DL, Gilman D et al. Pathways of lymphatic drainage from the breast. Ann Surg Oncol 2001; 8: 837-843

Palesty JA, Foster JM, Hurd TC et al. Axillary recurrence in women with a negative sentinel lymph node and no axillary dissection in breast cancer. J Surg Oncol 2006; 93: 129-132

Rajesh YS, Ellenbogen S, Banerjee B. Preoperative axillary ultrasound scan: Its accuracy in assessing the axillary nodal status in breast carcinoma. Breast 2002; 11(1): 49-52

Rieber A, Schirrmeister H, Gabelmann A et al. Pre-operative staging of invasive breast cancer with MR mammography and/or PET: boon or bunk? Br J Rad 2002; 75: 789-798

Romrell LJ, Bland KI. Anatomy of the breast, axilla, chest wall and related metastatic sites. In: Bland KI (eds.). The Breast. Philadelphia: Saunders 1998; pp.19-37

Roumen RM, Geuskens LM, Valkenburg JG. In search of the true sentinel node by different injection techniques in breast cancer patients. Eur J Surg Oncol 1999; 25: 347-351

Schirrmeister H, Kühn T, Guhlmann CA et al. (F-18)2-deoxy-2-fluoro-D-glucose PET in preoperative staging of breast cancer - Comparison with standard staging procedures. Eur J Nucl Med 2001; 28(3): 351-358

Schwartz GF, Guiliano AE, Veronesi U. Proceeding of the consensus conference of the role of sentinel lymph node biopsy in carcinoma of the breast April 19–22, 2001, Philadelphia, PA, USA. Breast J 2002; 8: 124–138

Smidt ML, Janssen CM, Kuster DM et al. Axillary recurrence after a negative sentinel node biopsy for breast cancer: incidence and clinical significance. Ann Surg Oncol 2005; 12: 9

Tanis PJ, Nieweg OE, Valdes Olmos RA, Kroon BB. Anatomy and physiology of lymphatic drainage of the breast from the perspective of sentinel node biopsy. J Am Coll Surg 2001; 192: 399–409

Veronesi U, Paganelli G, Viale G et al. A randomized comparison of sentinel-node biopsy with routine axillary dissection in breast cancer. N Engl J Med 2003; 349: 546–553

Xing Y, Foy M, Cox DD et al. Meta-analysis of sentinel lymph node biopsy after preoperative chemotherapy in patients with breast cancer. Br J Surg 2006; 93: 539–546

Yoshimura G, Sakurai T, Oura S et al. Evaluation of axillary lymph node status in breast cancer with MRI. Breast Cancer 1999; 6(3): 249–258

12 Zytologische Begutachtung

T. Decker, W. Böcker

Grundlagen der zytologischen Diagnostik

Geschichte

Die Feinnadelaspirationsbiopsie (FNAB) wurde vor über 50 Jahren durch H.E. Martin in die Diagnostik solider Tumoren eingeführt (Martin und Ellis 1930). Nach einer Analyse von über 3000 FNAB palpabler Mammaläsionen durch Franzen und Zajicek wurde diese nichtinvasive Methode genutzt, um die diagnostische Exzisionsbiopsie zu ersetzen (Franzen und Zajicek 1968). Bis zum Beginn der 1990er Jahre war dies der einzige etablierte minimalinvasive Weg zu einer präoperativen Diagnose eines Mammakarzinoms.

Material und Kriterien

Bei der FNAB werden im Wesentlichen Einzelzellen und Zell-Cluster gewonnen und nur selten winzige Gewebsverbände. Deshalb ist eines der wichtigsten Dignitätskriterien in der pathologischen Diagnostik – die Beurteilung des invasiven Wachstums – hier nicht anwendbar. Basis der FNAB ist vielmehr die Erkennung von malignen Zellen, ohne ihre Beziehung zum umgebenden Gewebe beurteilen zu können. Die Methode setzt deshalb beim Beurteiler eine Spezialisierung und die parallele Tätigkeit in der histologischen Diagnose voraus.

Die zytologischen Kriterien der Malignität (Tab. 12.**1**) können qualitativ und quantitativ unterschiedlich ausgeprägt sein. Dies erfordert zum einen eine genaue Abwägung durch den Befunder, zum anderen den konsistenten Abgleich mit Bildgebung und Klinik im sog. „Triple Approach". Die Domäne sind palpable Tumoren. Weniger effektiv ist die FNAB zur Diagnose kleiner nonpalpabler Tumoren unter sonografischer oder stereotaktischer Kontrolle, am wenigsten bei Architekturstörungen und Mikroverkalkungen.

Tabelle 12.**1** Kriterien der Malignität in der FNAB

Kriterium	Ausprägung
Zellgehalt	hoch
Zelllagerung	überlappend dreidimensional
Zelltypen	uniform
„Nacktkernige" Zellen	fehlen
Hintergrund	nekrotisches Material, desmoplastisches Stroma
Kerngröße	variabel, insgesamt meist vergrößert
Kernpleomorphie	stark
Kernbegrenzung	irregulär
Nukleolen	meist prominent, oft multipel
Chromatinstruktur	irregulär, verklumpt

C-Kategorien

Das Ziel der Untersuchung ist die möglichst sichere Differenzierung zwischen benignen und malignen Läsionen. Da die histologischen Befunde beider Kategorien erhebliche Variabilität aufweisen, gilt dasselbe für das gewonnene zytologische Material. Nicht nur bei unzureichender Zellausbeute kann es zu Schwierigkeiten bei der Interpretation kommen. Zur besseren Verständlichkeit der FNAB-Ergebnisse wurden 1992 im Screening-Programm die folgenden Kategorien veröffentlicht und empfohlen (Shabot et al. 1982, NHSBSP 1992). Sie sollen helfen, zusätzlich zur verbalen Diagnose die unterschiedlichen Sicherheitsgrade der Aussage eindeutig und für alle Beteiligten zu deklarieren.

C1 – unzureichendes Material

Unzureichende Aspirate sind:
- zellarme Proben mit weniger als 5 Zell-Clustern und
- artifiziell beeinträchtigte Proben (sehr blutreiches Material, zu dicke Ausstriche, Trocknungsartefakte u. Ä.).

Die jeweilige Ursache für die Eingruppierung als C1 sollte stets angegeben werden.

C2 – benigne

Benigne Aspirate sind höchstens mäßig zellreich und können enthalten: kohäsive Cluster aus uniformen Epithelzellen mit blanden zytologischen Eigenschaften, nackte bipolare Zellen (Myoepithelien) und Stromafragmente. Im Fall zystischer Veränderungen können zusätzlich apokrine Zellen mit variabler Kerngröße und prominenten Nukleolen bei deutlich eosinophil granuliertem Zytoplasma, Schaumzellen, Detritus und Mikrokalk vorkommen.

Voraussetzung für die C2-Kategorisierung ist eine Mindestmenge von 5 Zell-Clustern. Einige Befunde wie Fettgewebsnekrosen, Fibroadenome, Lymphknoten, Abszesse und Granulome können eine definitive Diagnose anhand der Zytologie erlauben.

C3 – Atypie bei wahrscheinlich benignem Befund

Diese Aspirate können alle Befunde zeigen, die unter C2 aufgeführt sind. Zusätzlich treten hier folgende Veränderungen einzeln oder in Kombination hinzu: eine hohe Zelldichte, Kernpolymorphie, Kohäsionsverlust, Reduktion der „nacktkernigen" Zellen sowie proliferations-, involutions- oder laktationsbedingte Kernveränderungen.

C4 – Verdacht auf Malignität

In dieser Kategorie finden sich stark atypische Befunde, die einen hochgradigen Malignitätsverdacht erwecken, jedoch nicht die sichere Diagnose eines Malignoms erlauben. Drei prinzipielle Konstellationen fordern die Einordnung als C4:

- hochgradig atypische Zellen in minimaler Menge oder kohäsiver Lagerung,
- zellreiches typisch benignes Aspirat mit vereinzelten, jedoch hochgradig atypischen Zellen,
- artifiziell alteriertes Aspirat mit jedoch erkennbar stark atypischen Zellen.

Alle Atypien in dieser Gruppe gehen über die unter C3 genannten hinaus, nukleär sind sie identisch zu C5.

C5 – maligne

Diese Kategorie gibt an, dass das Aspirat aus einem malignen Tumor stammt. Die atypischen Zellen erfüllen alle Kriterien der Malignität (Tab. 12.**1**) und liegen in großer Zahl vor. Inkomplette Erfüllung der Malignitätskriterien und geringe Zellzahl schließen eine Eingruppierung in C5 aus.

Qualitätsindikatoren der zytologischen Diagnostik

Die folgenden Qualitätsindikatoren sind die einzige Basis für die Einschätzung der Methode. Voraussetzung ist die Analyse der definitiven histologischen Ergebnisse als auch des Follow-ups der nicht operierten Patientinnen.

Absolute Sensitivität: Sie gibt die Rate der Karzinome an, die durch die FNAB richtig als maligne erkannt wurden.

12

Komplette Sensitivität: Sie drückt die Empfindlichkeit der FNAB aus und entspricht dem Prozentsatz aller nicht benignen FNAB-Ergebnisse (C3-, C4- und C5-Befunde) an der Gesamtheit aller histologisch gesicherten Karzinome.

Spezifität: Sie entspricht dem zytologisch korrekt als benigne (C2) eingestuften, histologisch gesicherten prozentualen Anteil an der Gesamtheit der benignen FNAB-Ergebnisse.

Falsch-negativ-Rate: Sie gibt den Prozentsatz der falsch als benigne (C2) eingestuften FNAB an der Gesamtzahl aller Karzinome an. (Sie schließt nicht die unzureichenden FNAB ein.)

Falsch-positiv-Rate: Sie entspricht dem Prozentsatz der falsch als maligne (C5) eingestuften FNAB an der Gesamtzahl aller Karzinome.

Rate inadäquater Proben: Sie umfasst den Prozentsatz aller nicht adäquaten Proben (C1) an der Gesamtzahl der FNAB-Resultate.

Rate suspekter Befunde: Sie gibt den Prozentsatz der Summe aller C3- und C4-Befunde an allen zytologischen Befunden an.

Einflussfaktoren. Die Ergebnisse werden beeinflusst von der Qualität der Durchführung der Biopsie, von der Expertise des Beurteilers und von den Charakteristika der Läsion (s. o.). Die Eigenschaften der Läsion in der Bildgebung bestimmen die Wahl der Guidance für die FNAB und zugleich deren Qualität (Tab. 12.**2**).

Möglichkeiten und Grenzen der zytologischen Mammadiagnostik

Die FNAB kann schnell, einfach, minimal invasiv und mit geringen Kosten zu einer Diagnose führen. Dies gilt vor allem für Zysten und gut abgrenzbare tastbare Befunde, lässt sich jedoch nicht mehr allgemein für alle unter modernen Bedingungen entdeckten Mammaläsionen sagen. In der älteren Literatur finden sich zahlreiche Berichte über die diagnostische Gleichwertigkeit von FNAB und Stanzbiopsie (Shabot et al. 1982, Pedersen et al. 1986). Sie beziehen sich auf historische Biopsiebedingungen mit Stanzbiopsien, die überwiegend nur einen Zylinder förderten und weder mit automatischen Geräten noch unter bildgebender Kontrolle durchgeführt wurden. Die Läsionen waren zumeist palpabel.

Zysten. Die definitive Sicherung (und Therapie) von nichtkomplexen Zysten ist die unumstrittene Domäne der FNAB. Im Falle sog. komplexer oder komplizierter Zysten (mit intraluminalen Vegetationen in der Bildgebung) ist der Einsatz nicht anzuraten. Zum einen wird ein sicher malignes Ergebnis nahezu nie beobachtet, zum anderen erfordert jedes andere verdächtige Ergebnis ohnehin weitere invasive Diagnostik. Schließlich kann es (auch bei verdächtigem zytologischem Befund) nach der Intervention mit Kollaps der Zyste zu Problemen der Wiederauffindbarkeit der Läsion kommen.

Tabelle 12.**2** Qualitätsindikatoren der FNAB: Einfluss von Biopsieziel und -methode und Vergleich zur Stanzbiopsie (Britton 1999)

Parameter	Stereotaktisch		Sonografisch	
	FNAB	Stanzbiopsie	FNAB	Stanzbiopsie
Absolute Sensitivität	62,4 %	90,5 %	83,1 %	96,7 %
Komplette Sensitivität	83,1 %	94,6 %	95,1 %	98,5 %
Spezifität	86,9 %	98,3 %	84,0 %	98,7 %
Positiver prädiktiver Wert (5)	99,3 %	99,5 %	98,0 %	100,0 %
Falsch-positiv-Rate	0,5 %	0,4 %	3,0 %	0,0 %
Rate inadäquater Proben	6,4 %	1,0 %	1,4 %	0,05 %

Ergebnisse bei Herdbefunden. Bei den Herdbefunden schwanken die Ergebnisse der FNAB unter modernen Bedingungen erheblich. Positive Ergebnisse der FNAB sind zwar bei einer Falsch-positiv-Rate (FPR) von nur 1 – 2 % als weitgehend sicher anzusehen (Stanley et al. 2000), jedoch variieren Empfindlichkeit und Genauigkeit der Methode. In einer Metaanalyse von 17 108 FNAB aus 31 Publikationen ermittelten Britton et al. für die FNAB eine durchschnittliche Sensitivität von 62 % für stereotaktische und 83,1 % für sonografisch gestützte FNAB im Vergleich zu 90,5 % für stereotaktische und 96,7 % für sonografisch gestützte Stanzbiopsien (Britton 1999). Die Spezifität betrug 86,9 % bzw. 84,0 % für stereotaktische und sonografisch gestützte FNAB im Vergleich zu 98,3 % und 98,7 % für stereotaktische und sonografisch gestützte Stanzbiopsien.

Ergebnisse bei nonpalpablen Tumoren. Bei ausschließlich nonpalpablen Tumoren fanden Leifland und Mitarbeiter 68 % Sensitivität und 99,6 % Spezifität für die FNAB im Vergleich zu 90 % bzw. 98,8 % für Stanzbiopsien (Leifland et al. 2003). Die Ergebnisse werden für die FNAB umso ungünstiger, je kleiner der Tumordurchmesser ist. So zeigten Cariaggi et al. an einer Serie von 1609 FNAB mit einer Falsch-negativ-Rate (FNR) von 2,9 %, dass die FNR für die Subgruppe der pT1a- und pT1b-Tumoren mit 4,2 bzw. 7,6 % deutlich höher lag (Cariaggi et al. 1995). Dabei waren die meisten Fehler durch den hohen Differenzierungsgrad der Karzinome und die Schwierigkeit der Differenzialdiagnose zu benignen Läsionen bedingt und nicht durch Trefferfehler.

Screening-Situation. Die Problematik der Diagnose kleiner und gut differenzierter Karzinome wird in der Screening-Situation besonders deutlich. Die Ergebnisse des britischen NHS-Screening-Programms zeigen eine Überlegenheit der Stanzbiopsie hinsichtlich Sensitivität, Spezifität, positivem prädiktivem Wert der C5- bzw. B5-Kategorie und Falsch-positiv-Rate (FPR) (Ellis 2001) (Tab. 12.**3**).

Inadäquate Biopsien. Ein weiteres Problem der FNAB stellt die Höhe der Rate inadäquater Biopsien insbesondere bei nichtpalpablen Läsionen dar. In einer italienischen Multizenterstudie an 23 063 Frauen mit unterschiedlicher FNA-Technik betrug diese Rate 6,5 % für Karzinome und 23,2 % für benigne Läsionen. In einer Multizenterstudie der 5th. Radiation Diagnosis Oncology Group in USA an 377 Frauen waren bei sonografisch gestützter FNAB insgesamt 34 % der Proben inadäquat (Pisano et al. 2001).

Therapieplanung. Eine Unterscheidung zwischen invasiven und intraduktalen Karzinomen ist mit einer für klinische Entscheidungen nötigen Sicherheit durch FNAB nicht möglich (Leifland et al. 2003, Jacobs et al. 1999, Silverman et al. 1993, Wang et al. 1989, Sneige et al. 1989). Damit ist die Entscheidung über eine axilläre Staging-Operation präoperativ unmöglich. Auch andere, für die Planung des chirurgischen Eingriffs wichtige Parameter, wie z. B. die Existenz einer DCIS-Komponente bei invasiven Karzinomen und deren Assoziation mit Mikrokalk, können durch die FNAB nicht präoperativ bestimmt werden.

Tabelle 12.**3** Ergebnisse von FNAB und Stanzbiopsie im britischen Mammografie-Screening-Programm (Ellis 2001)

Parameter	FNAB median	Stanzbiopsie median
Absolute Sensitivität	57,1 %	76,4 %
Komplette Sensitivität	81,5 %	84,5 %
Spezifität	58,5 %	81,2 %
PPV C5/B5	99,6 %	100,0 %
Falsch-positiv-Rate	0,2 %	0,0 %

Benigne Ergebnisse. Das größte Problem stellt jedoch die definitive Abklärung einer bildgebend suspekten, aber benignen Läsion dar. Ein kleinerer Teil der gutartigen Befunde ist zugleich spezifisch für eine bestimmte Entität, wie z. B. biphasische Fibroadenomformationen, Lymphknoten, Granulome. Diese zytologischen Befunde können – wenn kein Widerspruch zur Klinik besteht – als definitive Diagnose angesehen werden. In der weit größeren Zahl der Fälle sind gutartige Befunde unspezifisch. Für einen Verzicht auf weitere Abklärung bei benignem zytologischem Ergebnis ist deshalb „Tripel-Negativität" (Zytologie, Bildgebung und Klinik) unbedingt erforderlich. Besteht hier aufgrund von Klinik oder Bildgebung der geringste Verdacht, wird dieser durch das FNAB-Ergebnis keineswegs entkräftet.

Risikostratifizierung. Bei der entsprechenden Diagnostik werden weit häufiger proliferative Läsionen entdeckt, die die Forderung der Risikoeinschätzung mit sich bringen. Damit ist der dichotome Ansatz der Diagnostik der FNAB aus der Ära der palpablen Läsionen mit der Unterscheidung in benigne oder maligne nicht mehr ausreichend. Die Zwischengruppen C3 und C4 enthalten nun nicht mehr nur schwierig einzuordnende Fälle aus diesen beiden Gruppen, sondern proliferative Läsionen, die weder der einen noch der anderen Gruppe angehören und ein unterschiedliches Risiko transportieren (z. B. verschiedene Adenosen, flache epitheliale Atypien, lobuläre Neoplasien, atypische Epithelproliferationen vom duktalen Typ). Eine genaue Klassifikation und die damit verbundene Risikostratifizierung ist hier zytologisch nicht möglich (Maygarden et al. 1994, Page 1992, Stanley et al. 1993, 2000).

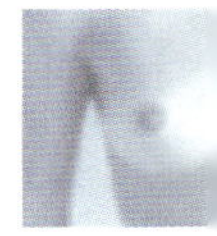

Leitlinien

FNAB-Ergebnisse sind somit nicht mehr als alleinige Basis für die Entscheidung über weiteres aktives diagnostisches Vorgehen geeignet. Dies beinhalten auch die Europäischen Guidelines zum Mammografie-Screening und Diagnostik (European Guidelines for Quality Assurance in Breast Cancer Screening and Diagnosis 2006) und das Position Paper der EUSOMA zur Qualitätssicherung der Diagnostik (Perry 2001). In den Durchführungsbestimmungen zum Mammografie-Screening in Deutschland (Bundesmantelvertrag – Ärzte/Ersatzkassen 2004) sind als minimalinvasive Biopsiemethoden ausschließlich die Stanzbiopsie und die vakuumassistierte Biopsie und nicht die FNAB vorgesehen, die Deutsche S3-Leitlinie zur Früherkennung des Mammakarzinoms (Stufe-3-Leitlinie Brustkrebs-Früherkennung in Deutschland 2008) betrachtet die FNAB „nicht als Standardmethode".

Fazit

In der modernen Mammadiagnostik geht der Trend insbesondere unter Screening-Bedingungen hin zur Biopsie immer kleinerer, klinisch okkulter Läsionen mit gleichzeitigem Anstieg dabei entdeckter proliferativer Läsionen. Hier liegen die Schwächen der FNAB. Sie ist in der Diagnostik nonpalpabler Läsionen der Stanzbiopsie eindeutig unterlegen und kann darüber hinaus intraduktale und invasive Karzinome nicht sicher diskriminieren. Bei den entdeckten proliferativen Läsionen bietet sie nicht die Möglichkeit, solche mit Notwendigkeit weiterer invasiver Abklärung von harmlosen zu unterscheiden.

Literatur

Britton PD. Fine needle aspiration or core biopsy. Breast 1999; 8: 1 – 4

Bundesmantelvertrag – Ärzte/Ersatzkassen über besondere Versorgungsaufträge im Rahmen des Programms zur Früherkennung von Brustkrebs durch Mammografie-Screening. Anlage 9.2 Versorgung im Rahmen des Programms zur Früherkennung von Brustkrebs durch Mammografie-Screening. Dtsch Ärztebl 2004; 4: 16 – 44

Cariaggi MP, Bulgaresi P, Confortini M et al. Analysis of the causes of false negative cytology reports on breast cancer fine needle aspirates. Cytopathology 1995; 6: 156 – 161

Ellis IO. Guidelines for Non-operative Diagnostic Procedures and reporting in Breast Cancer Screening (50). 2001. NHS Breast Screening Programme. Sheffield: NHSBSP Publications

European Guidelines for Quality Assurance in Breast Cancer Screening and Diagnosis. 4th. ed. European Communities 2006

Franzen S, Zajicek J. Aspiration biopsy in diagnosis of palpable lesions of the breast. Critical review of 3479 consecutive biopsies. Acta Radiol Ther Phys Biol 1968; 7: 241 – 262

Jacobs TW, Silverman JF, Schroeder B, Raza S, Baum JK, Schnitt SJ. Accuracy of touch imprint cytology of image-directed breast core needle biopsies. Acta Cytol 1999; 43: 169 – 174

Leifland K, Lagerstedt U, Svane G. Comparison of Stereotactic fine needle aspiration cytology and core needle biopsy in 522 non-palpable breast lesions. Acta Radiol 2003; 44: 387 – 391

Leifland K, Lundquist H, Lagerstedt U, Svane G. Comparison of preoperative simultaneous stereotactic fine needle aspiration biopsy and stereotactic core needle biopsy in ductal carcinoma in situ of the breast. Acta Radiol 2003; 44: 213 – 217

Martin HE, Ellis EB. Biopsy by needle puncture and aspiration. Ann Surg 1930; 92: 169 – 181

Maygarden SJ, Novotny DB, Johnson DE, Frable WJ. Subclassification of benign breast disease by fine needle aspiration cytology. Comparison of cytologic and histologic findings in 265 palpable breast masses. Acta Cytol 1994; 38: 115 – 129

NHSBSP. NHS Breast Screening Programme Guidelines for Cytology Procedures and Reporting in Breast Cancer Screening (22). 1992. NHS Breast Screening Programme. Sheffield: NHSBSP Publications

Page DL. FNA identification of familial breast disease. Am J Clin Pathol 1992; 97: 291 – 293

Pedersen L, Guldhammer B, Kamby C, Aasted M, Rose C. Fine needle aspiration and Tru-Cut biopsy in the diagnosis of soft tissue metastases in breast cancer Eur J Cancer Clin Oncol 1986; 22: 1045 – 1052

Perry NM. Quality assurance in the diagnosis of breast disease. EUSOMA Working Party. Eur J Cancer 2001; 37: 159 – 172

Pisano ED, Fajardo LL, Caudry DJ et al. Fine-needle aspiration biopsy of nonpalpable breast lesions in a multicenter clinical trial: results from the radiologic diagnostic oncology group V. Radiology 2001; 219: 785 – 792

Shabot MM, Goldberg IM, Schick P, Nieberg R, Pilch YH. Aspiration cytology is superior to Tru-Cut needle biopsy in establishing the diagnosis of clinically suspicious breast masses. Ann Surg 1982; 196: 122 – 126

Silverman JF, Masood S, Ducatman BS, Wang HH, Sneige N. Can FNA biopsy separate atypical hyperplasia, carcinoma in situ, and invasive carcinoma of the breast?: Cytomorphologic criteria and limitations in diagnosis. Diagn Cytopathol 1993; 9: 713 – 728

Sneige N, White VA, Katz RL, Troncoso P, Libshitz HI, Hortobagyi GN. Ductal carcinoma-in-situ of the breast: fine-needle aspiration cytology of 12 cases. Diagn Cytopathol 1989; 5: 371 – 377

Stanley MW, Henry-Stanley MJ, Zera R. Atypia in breast fine-needle aspiration smears correlates poorly with the presence of a prognostically significant proliferative lesion of ductal epithelium. Hum Pathol 1993; 24: 630 – 635

Stanley MW, Sidawy MK, Sanchez MA, Stahl RE, Goldfischer M. Current issues in breast cytopathology. Am J Clin Pathol 2000; 113: S49 – S75

Stufe-3-Leitlinie Brustkrebs-Früherkennung in Deutschland, 1. Aktualisierung. München: Zuckschwerdt 2008

Wang HH, Ducatman BS, Eick D. Comparative features of ductal carcinoma in situ and infiltrating ductal carcinoma of the breast on fine-needle aspiration biopsy. Am J Clin Pathol 1989; 92: 736 – 740

12

13 Histologische Begutachtung der minimalinvasiven Biopsie

T. Decker, W. Böcker

Voraussetzungen der pathologischen Diagnostik

Minimalinvasive Biopsie. Die minimalinvasive Biopsie (MIB) mit Gewinnung von zusammenhängendem Gewebe spielt heute als Stanzbiopsie (SB) (syn. Core-Biopsie) oder als vakuumassistierte Biopsie (VAB) eine entscheidende Rolle in der Mammadiagnostik. Da das Biopsat zur histologischen Untersuchung geeignet ist, erlaubt es im Unterschied zur Feinnadelaspirationszytologie regelmäßig und nicht nur für einzelne Entitäten auch die sichere Diagnose benigner Läsionen. Darüber hinaus können am Gewebe weit sicherere Aussagen zu Mikroverkalkungen und Architekturstörungen gemacht werden als an Einzelzellen des zytologischen Materials.

Sensitivität und Spezifität. Die Sensitivität und Spezifität der MIB hängt ab vom Biopsieziel und damit von der zu wählenden Guidance-Methode. Die meist ultraschallgestützte Stanzbiopsie von Herdbefunden hat eine höhere absolute Spezifität und Sensitivität als die stereotaktische Biopsie, mit der überwiegend Mikrokalkbefunde und Architekturstörungen und weit seltener Herde abgeklärt werden. In einer Metaanalyse von 17 108 Biopsien ermittelten Britton et al. eine Sensitivität bzw. Spezifität von 90,5% bzw. 96,7% für stereotaktische und 98,3% bzw. 98,7% für sonografisch gestützte MIB (Britton 1999) (ausführliche Daten s. Kapitel 12). Damit ist die MIB der Feinnadelaspirationszytologie in beiden diagnostischen Situationen überlegen. Sie hat sich mit Dominanz in der Abklärung nonpalpabler Läsionen durchgesetzt (Ibrahim et al. 2001, Shannon et al. 2001, Britton und McCann 1999, European Guidelines for Quality Assurance in Breast Cancer Screening and Diagnosis 2006).

Klassifikationssysteme. Obwohl die Diagnostik an Stanzbiopsien erheblich größere intellektuelle Anforderungen an den Pathologen stellt, haben selbstverständlich auch hier die grundsätzlichen Kriterien der morphologischen Mammadiagnostik Gültigkeit. In den letzten Jahren sind vom Royal College of Pathologists (Guidelines Working Group of the National Coordinating Committee for Breast Pathology 2005), dem College of American Pathologists (Fitzgibbons et al. 1998) und der European Working Group for Breast Screening Pathology (Wells et al. 2006a) sowie von der WHO (Tavassoli und Devilee 2003) nahezu identische Klassifikationssysteme für proliferative Erkrankungen der Brustdrüse herausgegeben worden. Wir verwenden in diesem Kapitel eine 3-gliedrige Klassifikation, die benigne proliferative Erkrankungen, Vorläufer-(Precursor-)läsionen und invasive Karzinome umfasst.

Progenitorzellkonzept

Proliferative Erkrankungen. Das Progenitorzellkonzept des Mammaepithels hat zu einem besseren Verständnis der proliferativen Mammaerkrankungen geführt. Immunfluorenzenzmikroskopische und zellbiologische Daten zeigen, dass das normale Mammaepithel Progenitorzellen enthält, die sich zu glandulär und/oder myoepithelial differenzierten Zellen entwickeln (Boecker et al. 2002, Dontu et al. 2003). Die Kompartimente unterscheiden sich sowohl morphologisch als auch in ihren immunhistochemischen Eigenschaften. Progenitorzellen enthalten die Zytokeratine CK5 und 14, glandulär differenzierte Epithelien die Zytokeratine CK8 und 18 und Myoepithelien exprimieren Aktin-Intermediärfilamente, p63 und CD10 (Abb. 13.1). Allgemein lässt sich sagen, dass mit sehr seltenen Ausnahmen (mikroglanduläre

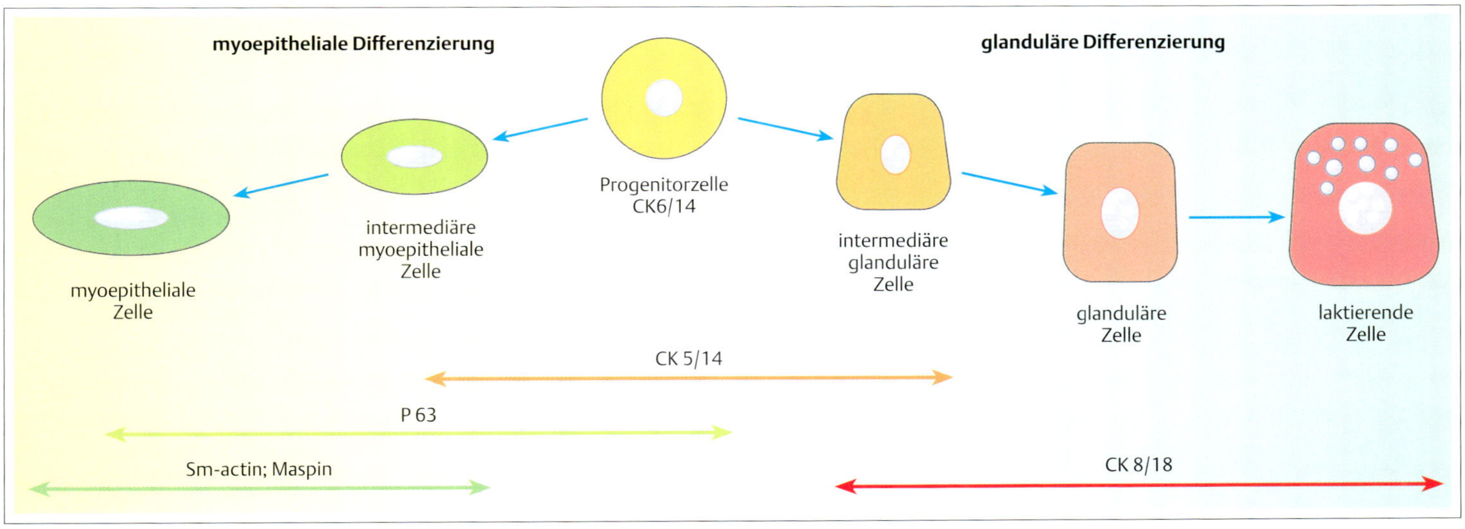

Abb. 13.1 **Progenitorzellkonzept des Mammaepithels.**

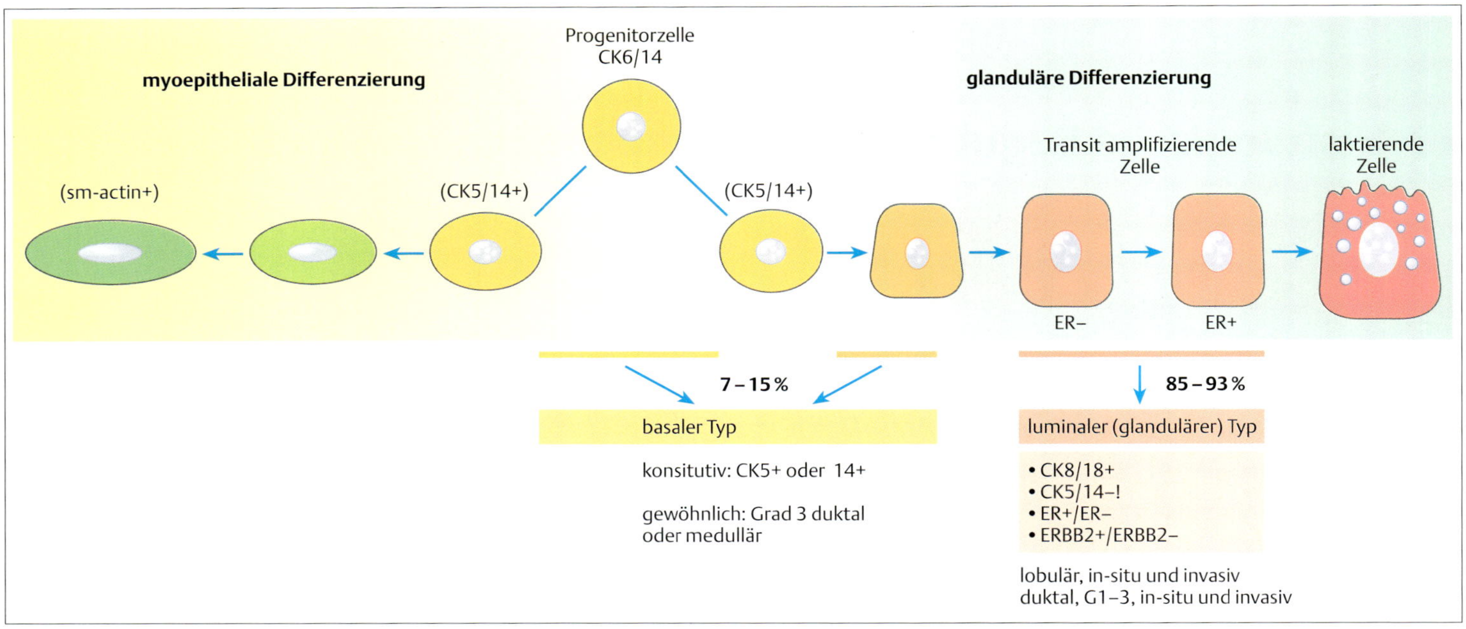

Abb. 13.**2** **CK8/18-Positivität invasiver Karzinome.**

Adenose und syringomatöses Adenom der Mamille) alle benignen proliferativen Erkrankungen das normale Brustdrüsenepithel imitieren. Diese Läsionen enthalten nebeneinander CK5/14-positive Progenitorzellen, glanduläre (CK8/18+) und/oder myoepitheliale Zellen (CD10+, SMA+ etc.), die sich immunhistologisch darstellen lassen. Ein weiterer wichtiger Bestandteil benigner Läsionen ist die Stromakomponente mit extrazellulärer Matrix, die nicht nur in Fibroadenomen, sondern in Papillomen, Adenomen, der radiären Narbe, sklerosierenden Adenosen etc. vorkommt. In letzter Zeit wird immer deutlicher, dass die benignen proliferativen Erkrankungen in ihren Interaktionen zwischen Epithel und Stroma große Ähnlichkeiten zur Brustdrüsenentwicklung aufweisen (Osin et al. 1998, Boecker et al. 2006). Zusammenfassend sprechen die oben aufgeführten Befunde dafür, dass die einfache epitheliale Hyperplasie eine benigne Läsion darstellt, die mit der Kanzerogenese nichts zu tun hat.

13

Kanzerogenese. Die traditionelle Sichtweise der Brustkrebsentwicklung der letzten Jahrzehnte ging von einer linearen Entwicklung mit der einfachen epithelialen Hyperplasie als initiale Läsion über die Entstehung einer atypischen duktalen Hyperplasie, das duktale Carcinoma in situ bis schließlich zum invasiven Mammakarzinom aus (Boecker et al. 2001).

Diese Hypothese ist durch eine Reihe von Befunden in letzter Zeit infrage gestellt worden: So zeigen die einfache epitheliale Hyperplasie und das DCIS/invasive Karzinom grundsätzliche genetische Unterschiede (z.B. bei der CGH-Analyse), die einen Übergang von der DH in die Neoplasie unwahrscheinlich machen (Buerger et al. 1999 und 2001, Farabegoli et al. 2002). Dies drückt sich auch in grundsätzlichen Unterschieden in der immunhistochemischen Expression der o.a. Marker aus. Im Gegensatz zu benignen proliferativen Läsionen mit dem o.g. Zellgemisch aus Zellen des normalen Tubulus zeigen die meisten Karzinome einen rein glandulären Phänotyp. So sind >97% der In-situ-Läsionen und etwa 90% der invasiven Karzinome CK8/18-positiv (Abb. 13.**2**).

Die meisten Mammakarzinome entstehen de novo aus dem glandulären Epithel der terminalen duktal-lobulären Einheit (TDLE). Die Entwicklung von lobulären und/oder duktalen In-situ-Neoplasien in primär benignen epithelialen proliferativen Erkrankungen ist vergleichsweise selten. Eine Ausnahme bilden hier papilläre Läsionen und zu einem gewissen Grad auch die radiäre Narbe (s.u.). Das in Abb. 13.**3** dargestellte allgemeine Schema gibt den derzeitigen Kenntnisstand der Entwicklung des Mammakarzinoms wieder. Hiernach können die meisten benignen proliferativen Brustdrüsenerkrankungen als eine proliferative Läsion interpretiert werden, die eine Art biologische „Sackgasse" ohne Beziehung zur Kanzerogenese darstellt.

Diagnostische Implikationen des Progenitorzellkonzepts

Das Progenitorzellkonzept leistet nicht nur einen Beitrag zum grundsätzlichen Verständnis der Pathogenese benigner und maligner Läsionen, sondern wird zu einer wertvollen diagnostischen Hilfe. Der Nachweis einer zellulären Zusammensetzung, die der eines normalen Tubulus entspricht, lässt die Einordnung einer proliferativen Läsion als sicher benigne zu. Ist die Läsion hingegen ausschließlich aus glandulär differenzierten Zellen aufgebaut, spricht dies für eine neoplastische Vorläuferläsion oder ein Karzinom.

Immunhistochemie. In schwierigen Fällen steht dem Pathologen zusätzlich zu der histologischen Mustererkennung (pattern recognition) in der konventionellen Histologie bei Routinefärbung mit der Immunhistochemie eine Methode zur Verfügung, die auf dem Boden des Progenitorzellkonzepts eine Analyse der zellulären Bestandteile der Läsionen auch dann erlaubt, wenn sie konventionell-histologisch nicht sicher möglich ist. Damit liefert sie den Schlüssel zur richtigen Diagnose. In der Mammapathologie werden zu diesem Zweck Antikörper gegen basale Zytokeratine (CK5, CK14) und luminale Zytokeratine (CK8, CK18) sowie myotheliale Marker (glattmuskuläre Proteine sm-Aktin, Calponin, Maspin, Myosin-heavy-chain, CD10 und p63) bevorzugt eingesetzt. Während benigne Proliferate durch ein buntes Gemisch der Bestandteile des „benignen Tubulus" gekennzeichnet sind,

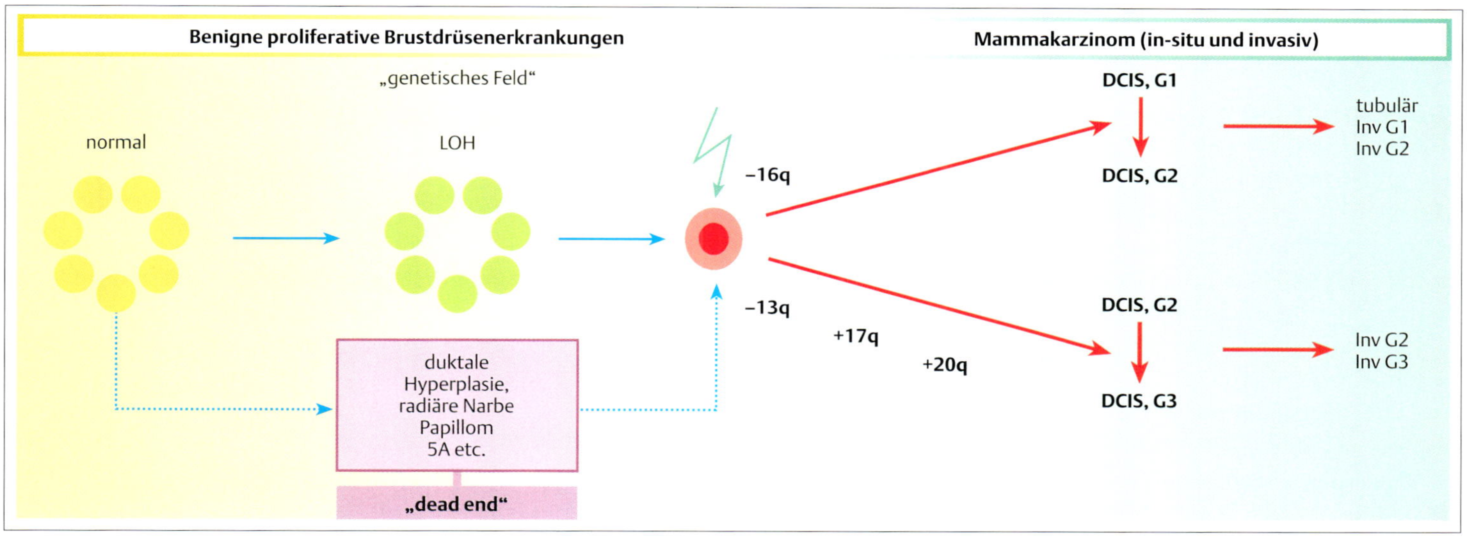

Abb. 13.**3** **Hypothetisches Modell der Brustkrebsentwicklung.**

Tabelle 13.**1** Rolle der Immunhistochemie in der Mammadiagnostik

Fragestellung	Antikörper	Bemerkungen
Einfache duktale Hyperplasie vs. duktale und lobuläre Neoplasien	CK5/14 und CK8/18	• CK5- und/oder CK14- bzw. CK8/18-Mosaik, typisch für einfache duktale Hyperplasie im Gegensatz zu CK5- und/oder 14-negativen In-situ-Neoplasien*
Sklerosierende Adenose vs. tubuläre oder invasive lobuläre Karzinome klassischer Typ	sm-Aktin, CD10, Calponin, p63, SMM-HC, Maspin, CK5/14	• Verlust der myothelialen Zellschicht in Karzinomen • p63- und CK5- und/oder CK14-negativ in Karzinomen
Papillom vs. papilläres Karzinom	sm-Aktin, CD10, Calponin, p63, Maspin, CK5/14	• myotheliale Zellschicht in Papillomen vorhanden, fehlt gewöhnlich in Karzinomen • Ausnahmen: s. unten**
Plattenepitheliale Differenzierung	CK6, 10, 11	• sensitive Marker für plattenepitheliale Differenzierung
Adenomyotheliale Tumoren vs. Phyllodes-Tumoren und Spindelzellläsionen	CK5/14, sm-Aktin, CK8/18	• beachte, dass in adenomyothelialen Tumoren alle Marker exprimiert werden • Tumoren mesenchymalen Ursprungs sind gewöhnlich CK5- und/oder CK14-negativ • der mesenchymale Anteil der phylloiden Tumoren ist ebenfalls CK5- und/oder CK14-negativ
Tubuläres Karzinom und andere Grad-1- und Grad-2-Karzinome sowie die meisten Grad-3-Karzinome	p63, sm-Aktin, CD10, Calponin, CK5/14, CK8/18	• mit wenigen Ausnahmen* reagieren Karzinome auf diese Marker negativ • beachte, dass Myofibroblasten sich intensiv anfärben mit sm-Aktin

* In-situ- und invasive Karzinome Grad 1 und 2 sind praktisch durchgehend CK5- und/oder CK14-negativ, In-situ- und invasive Karzinome Grad 3 können CK5 und/oder CK14 exprimieren, einige Sonderformen (adenoid-zystisches Karzinom, adenosquamöses Karzinom) exprimieren konstitutiv CK5 und/oder CK14.

** Einige papilläre In-situ-Karzinome enthalten eine voll ausgebildete myotheliale Zellschicht.

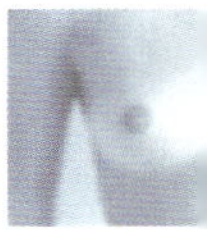

zeigen Präneoplasien und invasive Karzinome eine monotone Zellzusammensetzung aus nur einem Zelltyp. In Tab. 13.**1** sind die in der Mammapathologie hilfreichen Marker und ihre Antikörper zusammengefasst.

Unter den Karzinomen machen die sog. luminalen Typen (mit CK8- und CK18-Expression) mit über 90% statistisch den Hauptteil aus. Der sehr kleine Anteil der sog. basalzelligen Karzinome, bereits vor mehr als 20 Jahren beschrieben (Nagle et al. 1986, Wetzels et al. 1989), steht seit der Nature-Publikation von Perou et al. (2000) im besonderen Fokus der heutigen Mammaforschung (Sorlie et al. 2001, Abd El-Rehim et al. 2004, Jacquemier et al. 2005, Livasy et al. 2005, Korsching et al. 2008). Diese Karzinome vom basalen Typ exprimieren CK5 und CK14, was bei der Interpretation der CK5/14-Immunhistochemie beachtet werden muss. Die ansonsten für benigne Proliferate kennzeichnenden mosaikartig verteilten CK5/14-positiven Zellen treten hier aber erstens als homogenes klonales monotones Proliferat und zweitens mit eindeutig malignen zytologischen Eigenschaften auf.

Voraussetzungen für optimale pathologische Biopsiediagnostik

Qualifikation des Untersuchers. Die Pathologen stehen bei der MIB-Diagnostik vor größeren Anforderungen als bei der operativen („offenen") Biopsie. Zum einen wird über das weitere Management anhand der pathologischen Befunde quantitativ begrenzten Materials entschieden, zum anderen ist der Anspruch an die Kommunikation der Untersuchungsergebnisse im interdisziplinären Kontext höher. Selbstverständlich basiert der pathologische Befund ausschließlich auf dem gewonnenen Gewebsmaterial. Allerdings muss der Untersucher voraussetzen, dass die Zielläsion – obwohl getroffen – nur partiell vorliegt. Es liegt auf der Hand, dass deshalb Erfahrung und Training in der Untersuchung sowohl von MIB als auch von Operationspräparaten Voraussetzung für eine optimale pathologische Diagnostik sind. Darüber hinaus wird vom Pathologen die Korrelation seiner Befunde mit denen aus Mammografie, Sonografie, MRT erwartet. Dazu muss er zusätzlich auch über Grundkenntnisse in der bildgebenden Diagnostik verfügen. Optimal erscheint deshalb eine Spezialisierung auf dem Gebiet der Mammadiagnostik.

Andererseits können die speziellen Anforderungen der MIB durch den Pathologen nur erfüllt werden, wenn Mindestvoraussetzungen an Informationen über die Patientin und an das Handling der Biopsieproben erfüllt werden.

Begleitinformationen. Die Interpretation der histopathologischen Befunde einer MIB gelingt am besten, wenn dem Pathologen Indikation und Biopsietechnik ebenso gut bekannt sind wie die Charakteristika der Zielläsion. Detaillierte Informationen zu Klinik, mammografischen, sonografischen und ggf. weiteren Befunden der bildgebenden Diagnostik sind dazu unbedingt notwendig; optimal ist es, wenn die entsprechenden Bilder vorliegen. Tab. 13.**2** enthält die Minimalanforderungen an die Begleitinformationen zur pathologischen Untersuchung der MIB.

Handling der Proben nach Entnahme. Die Biopsiezylinder müssen vorsichtig mit einer kleinen Pinzette bewegt werden, um Quetschartefakte und Fragmentierung zu vermeiden. Alle bei der Biopsie von Mikrokalk-(MK-)Befunden gewonnenen Proben müssen einer *Präparatradiografie* unterzogen werden. Nur so können die Biopsiezylinder mit MK identifiziert werden und kann die histologische MK-Suche gezielt erfolgen. Dazu müssen die MK-haltigen Biopsiezylinder separiert und gemeinsam mit dem Präparatradiogramm zur pathologischen Untersuchung gegeben werden. Idealerweise werden die entsprechenden Zylinder bereits von den Radiologen in spezielle Gewebseinbettungskapseln für das histologische Labor positioniert. Zur *Fixierung* sollte gepuffertes 4%iges Formaldehyd verwendet werden.

Tipps und Tricks

Die Fixierung sollte so rasch wie möglich erfolgen, um irreversible Artefakte durch Austrocknung zu vermeiden. Wenn die Proben nach der Biopsie noch nicht direkt in das Übersendungsgefäß gegeben werden können (z. B. bei der VAB vor der Präparatradiografie), sollten sie deshalb mit etwas physiologischer Kochsalzlösung benetzt werden.

Histotechnische Bearbeitung. Gefrierschnittuntersuchungen an minimal invasiv gewonnenem Gewebe sind risikoreich und unnötig und sollten deshalb vermieden werden (Stufe-3-Leitlinie Brustkrebs-Früherkennung in Deutschland 2008, Heywang-Köbrunner et al. 2003, Ellis et al. 2004). Die zur Begründung gelegentlich angeführte psychische Belastung liegt bei angemessener Aufklärung und optimalem interdisziplinärem Zeitmanagement sicher unter der, die das Abwarten des endgültigen Ergebnisses nach einem Gefrierschnitt bedeutet. Das gilt besonders in der modernen Mammadiagnostik mit Dominanz verdächtiger, letztlich aber benigner Läsionen. Die minimale Zeit für eine optimale Gewebsfixierung beträgt 6 Stunden. Eine kürzere Fixierung kann

Tabelle 13.**2** Minimale Begleitinformationen zur pathologischen Untersuchung

Patientendaten	• Name • Vorname • Geburtsdatum
Biopsielokalisation	• Seite • Uhrzeit, Abstand zur Mamille • Region (Unterbezirk nach ICDO: Quadrant, zentraler Drüsenkörper, Axillarfortsatz)
Klinik	• Palpation • Inspektion • Haut-/Mamillenbefunde • relevante Eigen- und Familienanamnese
Befunde der Bildgebung	• Mammografie (HB/AST/MK) • Sonografie • MRT • BI-RADS-Kategorie
Befundgröße	• maximaler Durchmesser in mm mit Angabe der Methode
Differenzialdiagnose	• mit Angabe der Methode
Klinisch-radiologische Gesamteinschätzung	• Verdachtsgrad (evtl. Scoring, s. Text)
Gewebsausbeute	• Zahl der gewonnenen Proben
Ergebnis der Präparatradiographie	• Zahl der MK-haltigen Zylinder

HB: Herdbefund, AST: Architekturstörung, MK: Mikrokalk

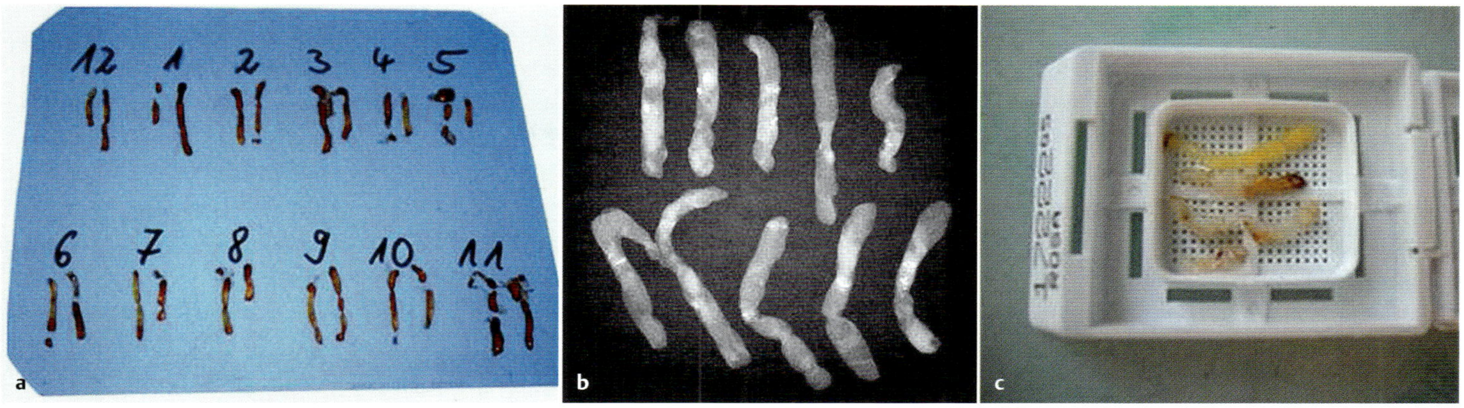

Abb. 13.4 **Paraffineinbettung der Gewebezylinder. a** Anordnung der Zylinder; geordnet von 1 bis 12. **b** Ausschnitt Präparateradiografie. **c** Kapsel mit eingebrachten Zylindern.

zu Qualitätseinbußen sowohl bei der konventionellen histologischen Diagnostik, z.B. beim Grading (Start et al. 1991), als auch bei immunhistochemischen Untersuchungen (Cattoretti 1994) und hier insbesondere bei der Hormonrezeptor- und HER2-Diagnostik führen (Goldstein et al. 2003). Dies sollte auch bei der Planung sog. Schnelleinbettungsprogramme berücksichtigt werden. Nach der Fixierung sollten die Gewebszylinder in möglichst planer Position in Paraffin eingebettet und später in Paraffinblöckchen gegossen werden (Abb. 13.**4**). Darum sollten nicht mehr als 4 Proben in eine Einbettkassette gegeben werden (Wells et al. 2003). Mikrotomschnitte von maximal 4 µm Dicke sind optimal. Die Zahl der Schnitte bzw. Schnittstufen hängt von der Zielläsion ab. Obwohl bei einem Herdbefund theoretisch ein einziger Schnitt für die Diagnose genügen kann, fertigen die meisten Labors, die sich mit Früherkennungsdiagnostik befassen, bei Herdbefunden und Architekturstörungen primär Schnitte aus 3 Schnittstufen an. Bei Mikrokalk als Biopsieziel sind Schnittstufen obligat. Dies hat Eingang in internationale und nationale Leitlinien gefunden (Stufe-3-Leitlinie Brustkrebs-Früherkennung in Deutschland 2008, Heywang-Köbrunner et al. 2003, Ellis et al. 2004, Wells et al. 2006b). Außerdem sollte der erste mögliche Schnitt für die Untersuchung genutzt werden, um Kalkverlust zu vermeiden.

B-Kategorien

Eine einfache Einteilung der Patientinnen nach histologisch gutartigem oder bösartigem Befund wird den diagnostischen und Managementproblemen in der modernen Mammadiagnostik nicht mehr gerecht. Zu unterschiedlich ist die klinische Bedeutung der einzelnen Läsionen und zu breit das Arsenal weiterer diagnostischer und therapeutischer Optionen. Der Vorschlag, die Ergebnisse der pathologischen Untersuchung von Biopsien in Kategorien auszudrücken, stammt aus dem Mammografie-Screening. Die National Coordinating Group for Breast Screening Pathology Großbritanniens hat 1997 erstmalig B-Kategorien eingeführt (National Coordinating Group for Breast Screening Pathology 1997), die von der EWGBSP in die EU-Guidelines für das Mammografie-Screening übernommen wurden (European Guidelines for Quality Assurance in Breast Cancer Screening and Diagnosis 2001) und heute auch außerhalb des Screenings verwendet und in deutschen Leitlinien (Stufe-3-Leitlinie Brustkrebs-Früherkennung in Deutschland 2008) empfohlen werden.

Fünf Stufen. Die 5-stufige Kategorisierung (Tab. 13.**3**) hilft dem Pathologen, seine Beurteilung der MIB so zu formulieren, dass sie der Entscheidung über das weitere Management am besten dient.

Bedeutung der B-Kategorien. Zunächst erlauben die Kategorien eine klare Aussage zum Status der Abklärung nach der MIB. Nicht immer ist es nämlich möglich, eine definitive histologische Diagnose zu stellen, dennoch ist die Aussage des histopathologischen Ergebnisses meist für weitere Entscheidungen verwendbar. Die Information lautet in den meisten Fällen, dass die Resultate benigne (B2) oder maligne (B5) sind. In den übrigen Situationen können Biopsien mit normalem oder für eine Diagnose unzureichendem Gewebe (B1) von solchen mit ungewissem malignem Potenzial (B3) bzw. mit Verdacht auf Malignität (B4) unterschieden werden. Die B-Kategorien können zudem als Basis für eine standardisierte Qualitätssicherung (s. Abschnitt „Qualitätsindikatoren der pathologischen Diagnostik", S. 199) verwendet werden. Voraussetzung dafür ist, dass die B-Kategorie ausschließlich auf der Basis der mikroskopischen Befunde vergeben wird, unbeeinflusst von den Informationen aus Bildgebung und Klinik. Die Korrelation erfolgt nach der B-Kategorisierung in der interdisziplinären Konferenz. Daraus ergibt sich, dass auch Schlussfolgerungen aus der Biopsie hinsichtlich des weiteren Vorgehens keinesfalls direkt aus der B-Kategorie, sondern erst im Ergebnis der Konferenz gezogen werden können. Wichtig für die Nutzung der B-Kategorien ist die strikte Anwendung der Definitionen aus den EU-Guidelines durch den Pathologen.

Tabelle 13.**3** B-Kategorien für die pathologischen Ergebnisse der MIB (Wells et al. 2006b)

Kategorie	Definition
B1	normales Gewebe/nicht interpretierbare Biopsie
B2	benigne Läsion
B3	Läsion mit ungewissem malignem Potenzial
B4	Verdacht auf Malignität
B5	maligne Läsion
B5a	In-situ-Karzinom
B5b	invasives Karzinom
B5c	Invasion nicht sicher zu beurteilen
B5d	andere maligne Läsion

Kategorie B1: normales Gewebe/ nicht interpretierbare Biopsie

Diese Kategorie umfasst Biopsien mit normalem Gewebe und solche, die unzureichend für eine Beurteilung sind. Unzureichend für eine pathologische Beurteilung sind Biopsien, die zu wenig Gewebe und/oder überwiegend geronnenes Blut enthalten, bzw. solche mit starken artifiziellen Veränderungen. Dies sollte stets in der pathologischen Diagnose spezifiziert werden.

Im Falle normalen Gewebes sollten im Befund Biopsien, die Drüsengewebe enthalten, von solchen ohne Parenchym unterschieden werden. Minimale mikroskopische pathologische Veränderungen, bei denen der Pathologe (unabhängig vom konkreten Fall) bezweifelt, dass sie überhaupt einen Befund in einem bildgebenden Verfahren hervorrufen können, sollten in die Kategorie B1 eingeordnet werden. Analog müssen Befunde mit Mikroverkalkungen von < 80 µm als B1 klassifiziert werden.

B1 in Kombination mit normalem Gewebe ist ein Hinweis darauf, dass die Zielläsion nicht getroffen sein könnte. Dies ist aber keineswegs immer so. Normales Drüsengewebe kann durchaus Teil eines Hamartoms, normales Fettgewebe Teil eines Lipoms sein. Kleine Verdichtungsbefunde in der Mammografie können durch Inseln normalen Parenchyms in einer weitgehend involutierten Brust hervorgerufen sein.

Konsequenzen. Die Kategorie B1 enthält somit zwar überwiegend Biopsien, die die Zielläsion nicht repräsentieren, das gilt aber keineswegs für alle Fälle dieser Gruppe. Ein Teil der als B1 kategorisierten Biopsien bietet durchaus das Korrelat zum abzuklärenden Befund und lässt eine Abklärung zu. Solche Konstellationen können ausschließlich während der Korrelation in der interdisziplinären Konferenz definitiv bestätigt oder ausgeschlossen werden.

Kategorie B2: benigne Läsion

Diese Kategorie zeigt an, dass in der Biopsie eine benigne Läsion gefunden wurde, die grundsätzlich qualitativ und von ihrer quantitativen Ausprägung als Ursache für einen Befund in der bildgebenden Diagnostik infrage kommt. Ob dies im jeweils konkreten Fall zutrifft, muss die anschließende radiologisch-pathologische Korrelation klären. Minimale pathologische Veränderungen sollten im Zweifelsfall eher als B1 klassifiziert werden.

13

Typische Läsionen. Typische B2-Läsionen sind Fibroadenome, sklerosierende Adenosen, Blunt-Duct-Adenosen, periduktale Mastitis (Duktektasiekrankheit), Mikrozysten, Makrozysten, Abszesse und Fettgewebsnekrosen. Bis auf Fibroadenome und Makrozysten können fast alle von ihnen aber auch als minimaler mikroskopischer Befund von wenigen hundert Mikrometern auftreten und deshalb eine Einordnung als B1 erfordern. Andererseits ist es in einigen Fällen durchaus möglich, auch ein Hamartom in der MIB eindeutig zu diagnostizieren und demzufolge als B2 zu kategorisieren. Auch ist es dem Pathologen in manchen Fällen möglich, eindeutig zu entscheiden, dass ein Papillom komplett durch die Biopsie erfasst wurde. Dann kann auch diese Läsion, die typischerweise der Kategorie B3 zugeordnet wird, als B2 charakterisiert werden (Abb. 13.**5**).

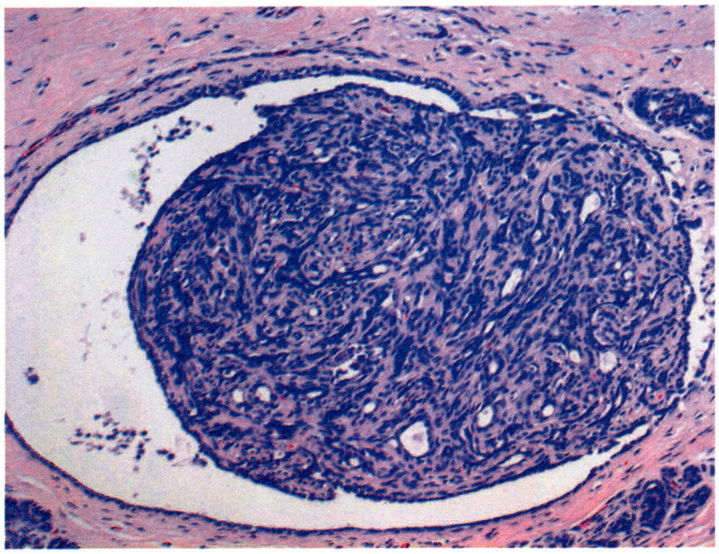

Abb. 13.**5** **Papillom der Kategorie B2.** 1,5 mm großes Papillom in einer Mikrozyste, komplett im Biopsiezylinder enthalten.

Konsequenzen. Die Kategorie B2 enthält zwar ausschließlich histopathologisch sicher benigne Befunde, allerdings erfolgt auch diese Einordnung ausschließlich auf der Basis der mikroskopischen Befunde. Die definitive Abklärung des bioptisch angegangenen Befundes der Bildgebung ist demzufolge nicht mit der Vergabe der B2-Kategorie abgeschlossen, sondern wird erst durch die Korrelation in der interdisziplinären Konferenz möglich.

Kategorie B3: Läsion mit ungewissem malignem Potenzial

Zu dieser Kategorie gehören Läsionen, die in der Biopsie keinen malignen Befund bieten, aber ein Risiko assoziierter Malignität anzeigen. Obwohl einige der Läsionen in dieser Gruppe als Risikomarker für ein erhöhtes bilaterales und diffuses Brustkrebsrisiko im Verlaufe des späteren Lebens bekannt sind, signalisiert die B3-Kategorie ein synchrones und lokales Risiko zum Zeitpunkt der Biopsie und in der unmittelbaren Umgebung des Biopsieortes.

Typische Läsionen. Prinzipiell besteht die B3-Kategorie aus zwei Gruppen:

- Läsionen mit bekanntem heterogenem Aufbau, deren klinisch relevanter Anteil in der Biopsie nicht getroffen sein könnte,
- Läsionen, die lokal gehäuft zusammen mit intraduktalen oder invasiven Karzinomen auftreten.

Zur *ersten Gruppe* der heterogenen Läsionen gehören papilläre Läsionen (Abb. 13.**6**) (falls sie nicht komplett in der Biopsie vorliegen und dann als B2 kategorisiert werden), radiäre Narben, Phyllodes-Tumoren, mukozelenartige Läsionen, zystisch-hypersekretorische Läsionen und spindelzellige Proliferationen. Bei diesen Läsionen kann möglicherweise durch die begrenzte Gewebsmenge in der MIB ein maligner Anteil in situ verblieben sein.

Zur *zweiten Gruppe* der Risikoläsionen mit bekannter synchroner Assoziation von intraduktalen oder invasiven Karzinomen zählen die lobulären Neoplasien (LN) (außer den unter B5a aufgeführten Sonderfällen), die flache epitheliale Atypie (FEA) und die atypische Proliferation vom duktalen Typ.

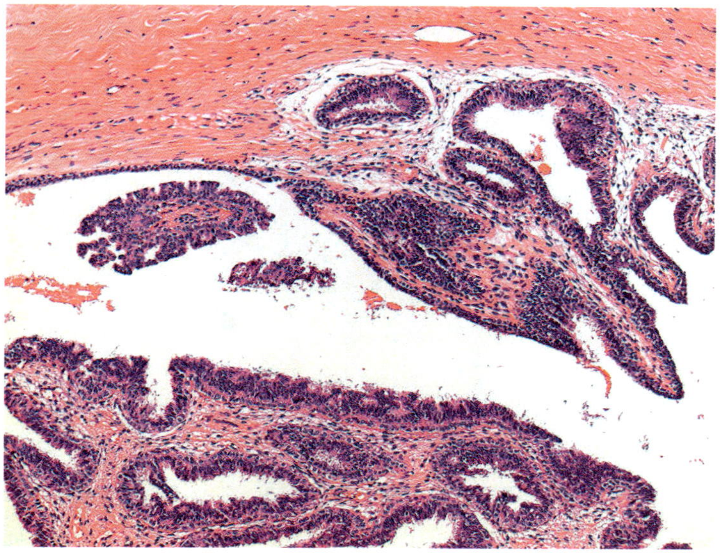

Abb. 13.6 **Papilläre Läsion.** Ausschnitt eines dilatierten Gangs mit Anteil eines benignen Papilloms.

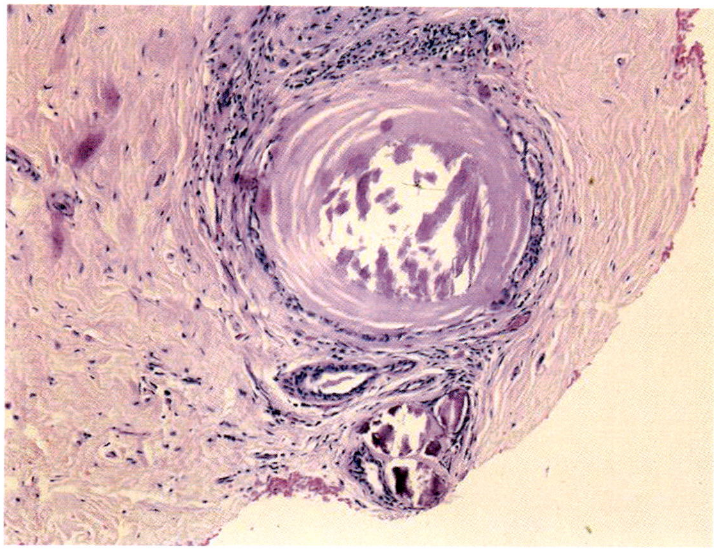

Abb. 13.7 **Malignitätsverdächtiger Befund Kategorie B4.** Atypische Zellverbände Non-High Grade in minimaler Menge in Umgebung einer intraduktalen Verkalkung. Verdacht auf intraduktale Neoplasie. Der Befund erlaubt jedoch keine definitive Diagnose.

Konsequenzen. Die Konsequenz aus der B3-Kategorie besteht bei Weitem nicht ausschließlich in der diagnostischen Exzision. Sie ist wie bei den anderen B-Kategorien von der radiologisch-pathologischen Korrelation abhängig. Darüber hinaus bestimmen die unterschiedlichen Kombinationen aus speziellem histologischem Befund und den Befunden in der bildgebenden Diagnostik nach der Intervention das weitere Vorgehen (s. Abschnitt „Radiologisch-pathologische Korrelation", S. 190).

Kategorie B4: Verdacht auf Malignität

Technische Probleme bei der Biopsiedurchführung können dazu führen, dass so wenig Gewebe der Zielläsion erfasst wird, dass einerseits zwar keine definitive histologische Diagnose möglich ist, jedoch andererseits ein eindeutig abnormer und darüber hinaus malignitätsverdächtiger Befund vorliegt (Abb. 13.**7**). Zu analogen Situationen kann es durch Artefakte nach Quetschung oder Austrocknung oder ungenügender Fixierung kommen.

Konsequenzen. Die Befunde der Kategorie B4 stellen keine Grundlage für therapeutische Entscheidungen dar. Auch erfordert diese Kategorie keineswegs ausschließlich eine Klärung durch Exzisionsbiopsie. Das weitere Vorgehen sollte nach Analyse der Ursachen des B4-Befundes im interdisziplinären Team festgelegt werden.

Kategorie B5: maligne Läsion

In diese Kategorie werden ausschließlich Befunde eingeordnet, die sicher maligne sind und bei denen die Therapieplanung möglich ist, ohne dass die Dignität noch einmal überprüft werden muss. Bei Karzinomen sollte unbedingt das invasive Wachstum subkategorisiert werden.

B5a (In-situ-Karzinom). Kategorie B5a umfasst alle Befunde von DCIS (Abb. 13.**8**), den Morbus Paget der Mamille (einzige Anwendung der B-Kategorien auf eine Exzisionsbiopsie) sowie einen kleinen Anteil der lobulären Neoplasien (LN vom „extended type", LN mit Komedonekrosen und LN vom pleomorphen Subtyp) (Abb. 13.**9**), bei denen nach Expertenmeinung eine dem DCIS analoge Therapie angezeigt ist. Die B5a-Kategorie ist angemessen, wenn ein DCIS ohne Invasion in der MIB sicher diagnostizierbar ist, unabhängig davon, dass stets ein Risiko besteht, im Operationspräparat eine invasive Komponente zu entdecken.

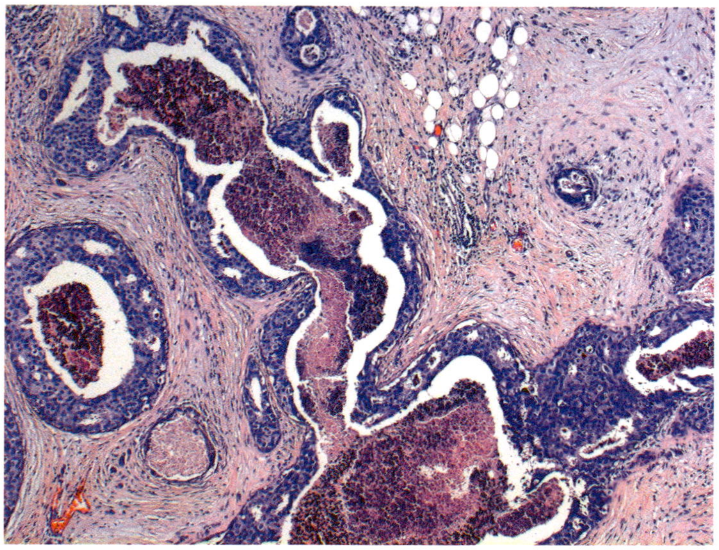

Abb. 13.8 **Duktales Carcinoma in situ in einer Stanzbiopsie.** Anschnitt eines sich nach oben teilenden Gangs mit einem DCIS mit zentralen Komedonekrosen (rot) und Verkalkungen (blau).

B5b (invasives Karzinom). Kategorie B5b enthält alle Typen primärer invasiver Karzinome unabhängig davon, ob und welche Menge DCIS sie aufweisen (Abb. 13.**10**).

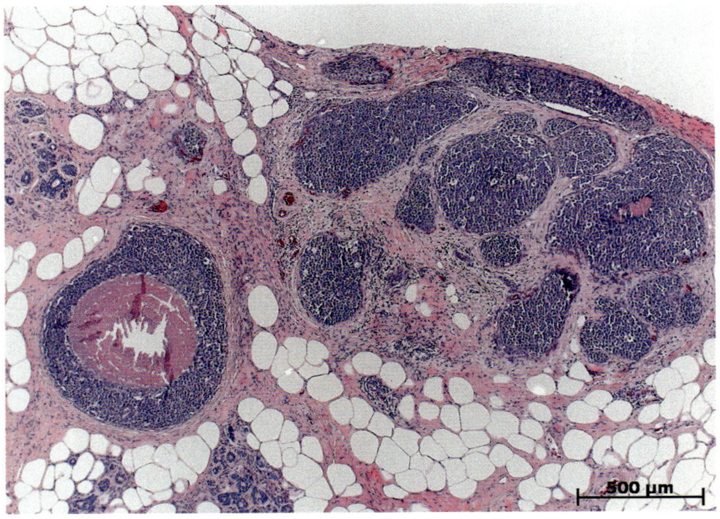

Abb. 13.**9** **Lobuläre Neoplasie vom „extended type".** Ausschnitt aus einer lobären Neoplasie. Typisch ist der Gangbefall. Im Zentrum (links) Komedonekrose (rot).

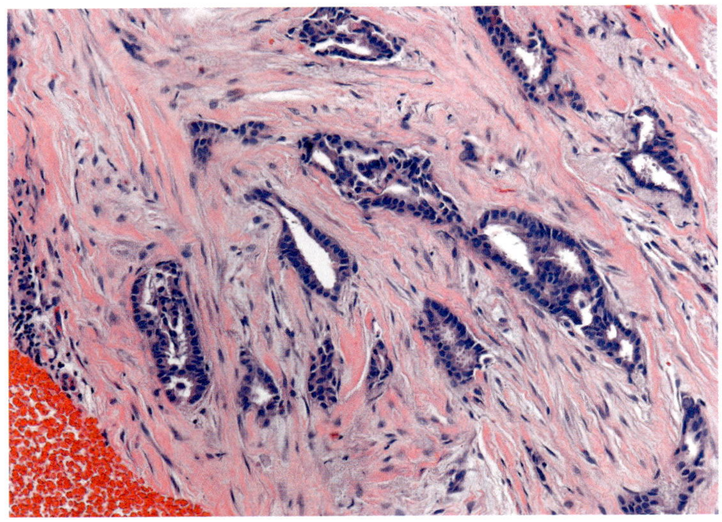

Abb. 13.**10** **Primär invasives Karzinom Kategorie B5b.** Ausschnitt aus einer Stanze mit Anteilen eines gut differenzierten, invasiv duktalen Mammakarzinoms, G1.

B5c (Invasion nicht sicher einschätzbar). Kategorie B5c kennzeichnet Befunde, bei denen zumindest ein DCIS sicher vorliegt, aber zur Invasion nicht sicher Stellung genommen werden kann. Diese Unsicherheit bezieht sich auf den Befund in der Biopsie und nicht auf die Möglichkeit, dass im Operationspräparat ein invasiver Tumor gefunden werden kann.

B5d (andere Malignome). Kategorie B5d umfasst die nichtepithelialen primären malignen Mammatumoren (Sarkome) sowie alle Metastasen extramammärer Tumoren (Karzinome und Sarkome) in der Brust.

Fazit

Zusammenfassend stellen die B-Kategorien nicht bloße Diagnosegruppen dar, sondern repräsentieren die histologischen Befunde unter dem Aspekt der speziellen Relevanz in der Situation der MIB. Sie basieren ausschließlich auf dem Ergebnis der mikroskopischen Untersuchung. Sie bilden dann die Grundlage für die radiologisch-pathologische Korrelation, die wiederum Voraussetzung für jede Entscheidung über das weitere Vorgehen in der interdisziplinären Teamkonferenz ist. Die B-Kategorien stellen somit weder eine vereinfachte histologische Klassifikation noch diagnostische oder therapeutische Handlungsanweisungen dar.

Klinisches Management der histologischen Ergebnisse

Das klinische Management nach der MIB-Diagnose erfordert Spezialisierung und Interdisziplinarität zugleich. Dem wird ein interdisziplinäres Brust-Team am besten gerecht. Alle Beteiligten müssen zumindest über Grundkenntnisse aus den anderen Disziplinen verfügen und den aktuellen Stand der Literatur über Diagnostik und Therapie kennen. Die Aufgaben des Teams nach der MIB sind:

- die radiologisch-pathologische Korrelation,
- die Einschätzung des Abklärungsstatus,
- die Erarbeitung einer gemeinsamen Empfehlung für das weitere Vorgehen.

Sämtliche Empfehlungen, insbesondere Therapievorschläge für die Patientin, erfordern den Konsens aller Teammitglieder.

Radiologisch-pathologische Korrelation

Wenn der Pathologe die histologische Beurteilung vorgenommen hat und die B-Kategorie vergeben ist, muss das weitere Vorgehen entschieden werden. Bevor dies aber möglich ist, müssen Pathologe und Radiologe gemeinsam sicherstellen, dass das histologische Ergebnis das Ziel der Biopsie in der Bildgebung tatsächlich repräsentiert. Diese exakte radiologisch-pathologische Korrelation ist die Basis für die folgende Managemententscheidung des interdisziplinären Teams.

Vor der eigentlichen Korrelation muss der Radiologe kritisch überprüfen, ob die abzuklärende Läsion wirklich die Läsion ist, die biopsiert wurde. Der Pathologe kann in der MIB theoretisch nahezu sämtliche Mammaläsionen auch als mikroskopische Zufallsbefunde entdecken, d. h. ohne Bezug zum Biopsieziel. Deshalb sollte er bereits zusätzlich zur qualitativen Begutachtung kritisch auch die quantitativen Verhältnisse innerhalb der Biopsieproben und in Bezug auf die Zielläsion einschätzen.

Histologische Differenzialdiagnosen. Radiologe und Pathologe sollten die wesentlichen histologischen Differenzialdiagnosen bestimmter Befunde in der bildgebenden Diagnostik kennen. Tab. 13.**4** zeigt einige wichtige mammografisch-sonografische Konstellationen für Herdbefunde und Architekturstörungen mit ihren histologischen Differenzialdiagnosen.

Tab. 13.**5** enthält die wichtigsten Mikrokalkbefunde und ihre histologischen Differenzialdiagnosen. Diese sind hier rein auf die Situation beim Vergleich der Präparatradiografie mit dem histologischen Befund beschränkt und beziehen deshalb den klinisch-diagnostisch wichtigen Parameter der Anordnung nicht mit ein.

Korrelationskonstellationen. Die Korrelation zwischen histopathologischem Befund und bildgebender Diagnostik erlaubt prinzipiell die folgenden Situationen. Sie gelten analog für Mammografie, Sonografie und MR-Befunde.

Tabelle 13.**4** Radiologisch-pathologische Korrelation – Herdbefunde und Architekturstörungen

Mammografisch-sonografische Konstellation	Verdachtsgrad	Histologische Differenzialdiagnosen
Scharf begrenzt, solid	kein Malignitätsverdacht	• Fibroadenom (Abb. 13.**11**) • Hamartom • Phyllodes-Tumor • tubuläres Adenom • Adenomyoepitheliom • intraduktales Papillom
Partiell unscharf begrenzt, solid	geringer Malignitätsverdacht	• noduläre Adenose (Abb. 13.**12**) • Fibroadenom
Scharf begrenzt, solid, radiografisch heterogen	kein Malignitätsverdacht	• Hamartom • Fibroadenom (mit Fettgewebe) • Lymphknoten
Partiell unscharf begrenzt, solid, radiografisch heterogen	geringer Malignitätsverdacht	• Hamartom • pseudoangiomatöse Hyperplasie
Scharf begrenzt, zystisch	kein Malignitätsverdacht	• apokrine Zyste • Duktektasie • Galaktozele • kleines intrazystisches Papillom
Teils solid, teils zystisch	geringer Malignitätsverdacht	• (komplexes) Fibroadenom • Hamartom • intraduktales Papillom • intraduktales Papillom mit atypischer Epithelproliferation • intraduktales Papillom mit DCIS
Rundlich, unscharf begrenzt, solid	hoher Malignitätsverdacht	• invasives duktales Karzinom G3 (Abb. 13.**13**) • medulläres Karzinom • muzinöses Karzinom • metaplastisches Karzinom • Lymphknotenmetastase • Fibroadenom • sklerosierende Adenose
Irregulär solid	höchster Malignitätsverdacht	• invasives duktales/lobuläres Karzinom • Narbe • obliterierende Mastitis/Duktektasiekrankheit • Fettgewebsnekrose
Spikulierte Architekturstörung	hoher Malignitätsverdacht	• radiäre Narbe (Abb. 13.**14**) • tubuläres Karzinom • invasives duktales Karzinom G1 • invasives lobuläres Karzinom
Architekturstörung		• invasives lobuläres Karzinom • radiäre Narbe • tubuläres Karzinom (Abb. 13.**15**)

- **Histologisch B1 – bildgebend BI-RADS 5:**
  Ein histologischer B1-Befund kann keinesfalls das Korrelat zu einem bildgebenden Befund der Kategorien BI-RADS 4 oder 5 sein. Hier ist stets die Re-Biopsie indiziert.
- **Histologisch B1 – bildgebend BI-RADS 2, 3 oder 4:**
  B1-Befunde mit normalem Gewebe können aus Hamartomen, Lipomen, Lipomen oder Drüsengewebe mit involutionsassoziierten Mikrokalkablagerungen entstammen, die in der Bildgebung einen BI-RADS-2- oder -3-Befund, selten einen BI-RADS-4-Befund hervorrufen. Ist die radiologisch-pathologische Korrelation sicher, resultiert ein Vorgehen wie bei einem B2-Befund mit sicherer Korrelation.
- **Histologisch B5 – bildgebend BI-RADS 4 oder 5:**
  Die in der Bildgebung verdächtige Läsion stellt sich histologisch als maligne heraus. Dies sind in der Regel hochverdächtige irregulär geformte und strahlig begrenzte Herdbefunde, die sich histologisch als invasive Karzinome bzw. hochsuspekte Mikroverkalkungen, die sich histologisch als DCIS erweisen. Hier ist die Korrelation einfach und das Team kann zur Therapieplanung übergehen.
- **Histologisch B5 – bildgebend BI-RADS 2 oder 3:**
  Diese Situation ist selten und kommt am ehesten vor, wenn klinische Symptomatik (suspekter Tastbefund, Hauteinziehung oder einseitige Sekretion) die Indikation zur MIB darstel-

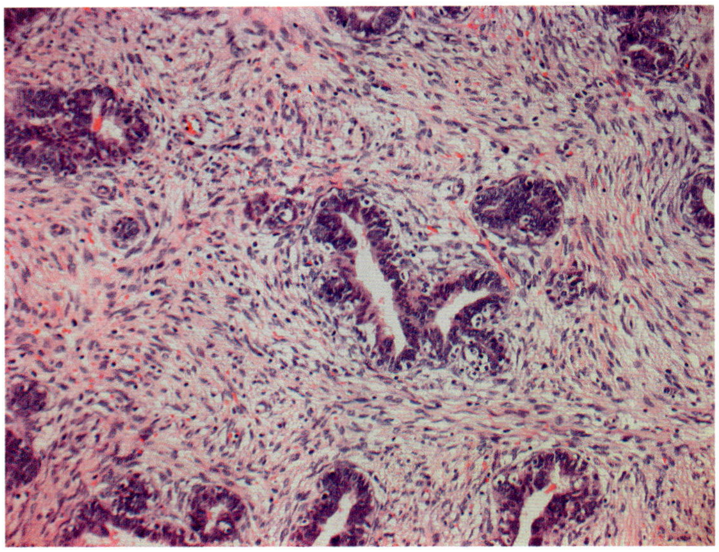

Abb. 13.11 **Fibroadenom.** Ausschnitt aus einem perikanalikulären Fibroadenom.

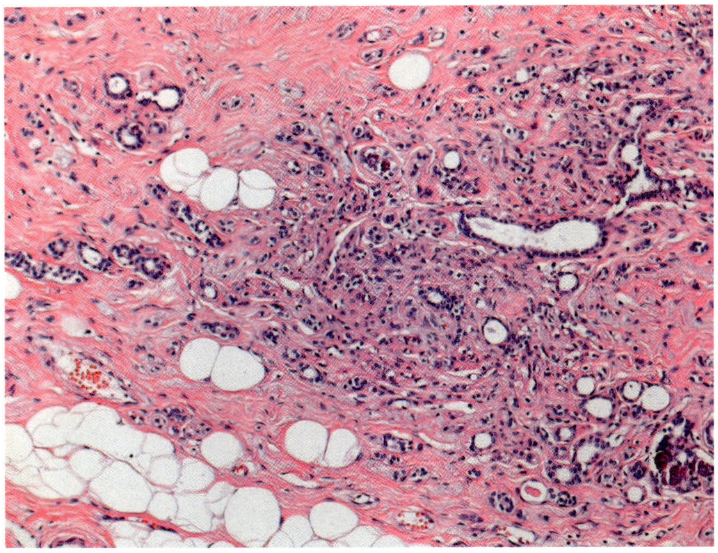

Abb. 13.12 **Noduläre Adenose.** Tumorbildende noduläre Adenose mit psammomatösen Verkalkungen im Bildbereich rechts unten.

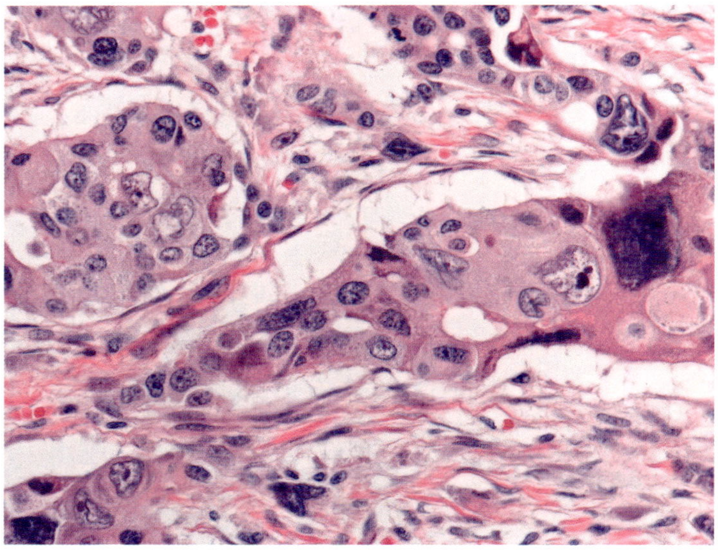

Abb. 13.13 **Invasives duktales Karzinom G3.** Ausschnitt aus einem solide wachsenden Karzinom mit starker Kernpolymorphie und zahlreichen Mitosen (nicht im Bild).

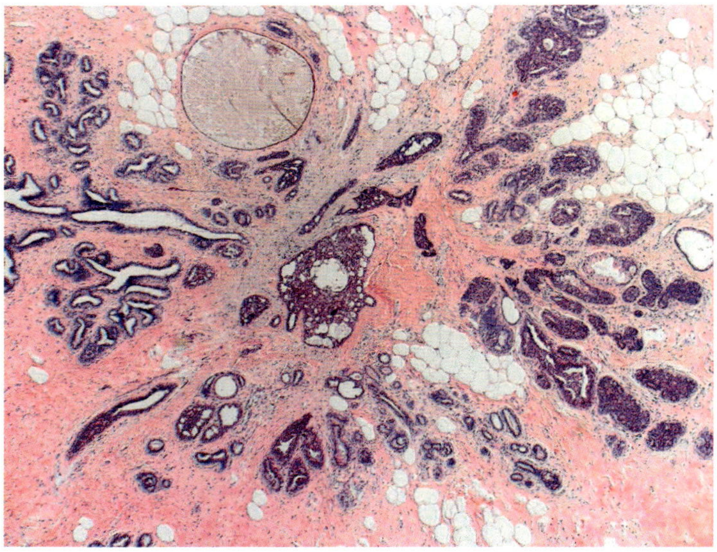

Abb. 13.14 **Radiäre Narbe.** Radiäre Narbe mit zentraler Hyalinose und Elastose sowie strahligen Parenchymausläufern.

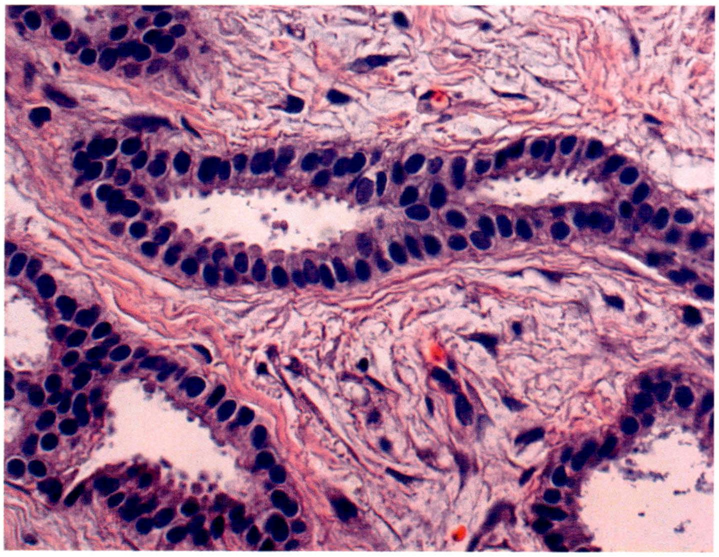

Abb. 13.15 **Tubuläres Karzinom.** Starke Vergrößerung eines tubulären Karzinoms. Die neoplastischen Drüsen werden von einem monomorphen Epithel ausgekleidet. Diese Karzinome sind immer G1-Tumoren.

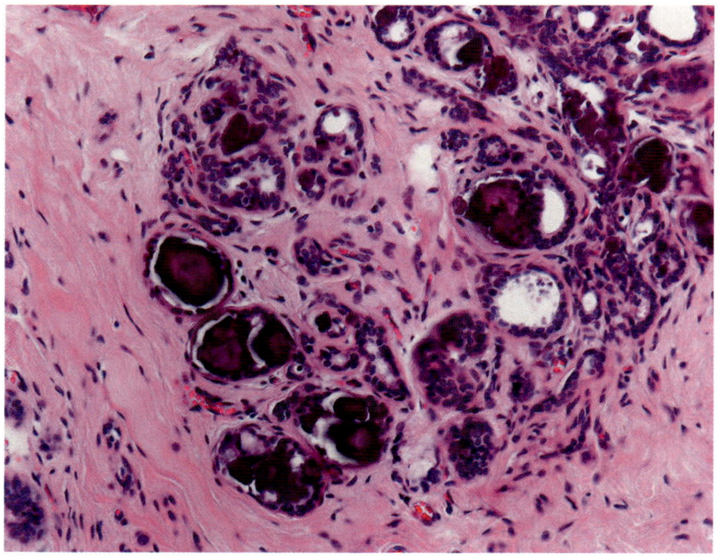

Abb. 13.16 **Blunt-Duct-Adenose.** Blunt-Duct-Adenose mit ausgeprägten psammomatösen Verkalkungen.

Tabelle 13.5 Radiologisch-pathologische Korrelation – Mikroverkalkungen

Mammografischer Mikrokalktyp	Verdachtsgrad	Histologische Differenzialdiagnosen
Punktförmig/amorph	geringer Malignitätsverdacht	• Mikrozysten • sklerosierende Adenose • Blunt-Duct-Adenose (Abb. 13.**16**) • Fremdkörpergranulome • DCIS Kerngrad 1 und 2
Amorph	geringer Malignitätsverdacht	• sklerosierende Adenose • Blunt-Duct-Adenose • DCIS non-high Grade
Pleomorph	mäßiger Malignitätsverdacht	• Fibroadenom (Abb. 13.**17**) • Blunt-Duct-Adenose • DCIS Kerngrad 2 und 3
Linear	hoher Malignitätsverdacht	• DCIS Kerngrad 3 und 2 • periduktale/obliterierende Mastitis (Abb. 13.**18**) • Fibroadenom
Linear verzweigt	höchster Malignitätsverdacht	• DCIS Kerngrad 3 • Fibroadenom

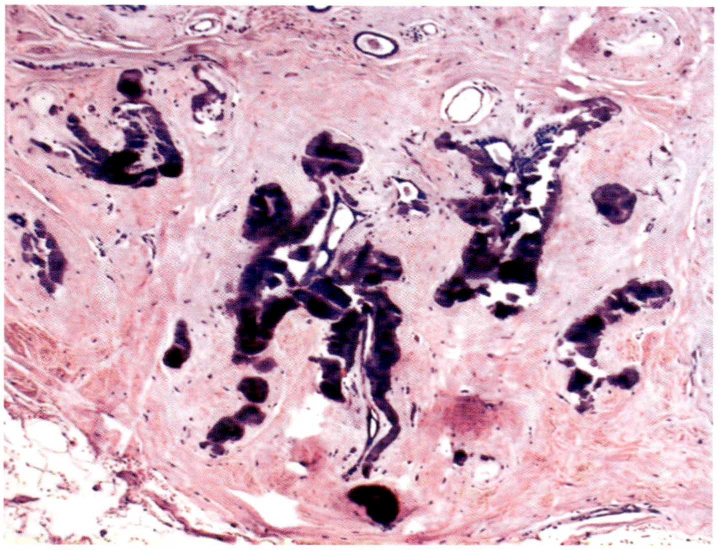

Abb. 13.**17** **Fibroadenom.** Ausschnitt aus einem Fibroadenom mit popcornartigen polymorphen Verkalkungen.

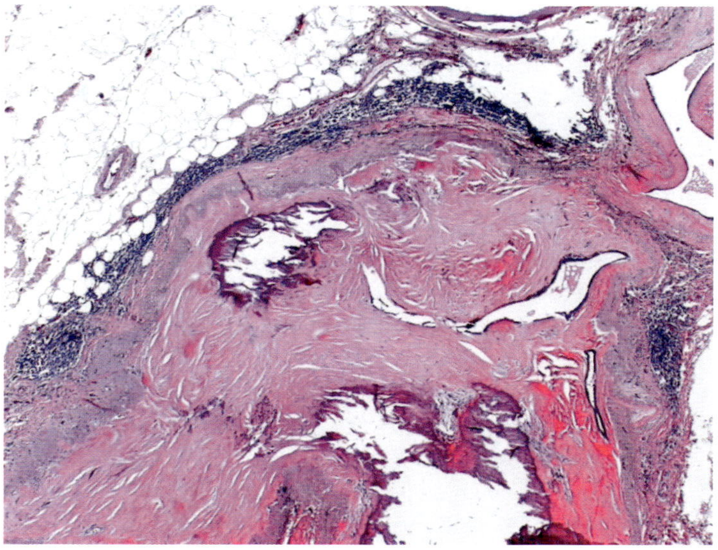

Abb. 13.**18** **Periduktale/obliterierende Mastitis.** Ausschnitt aus einem Gang mit starker periduktaler Mastitis, Fibrose und polymorphen Verkalkungen.

len. Der Pathologe sollte bei dieser Diskrepanz seinen Befund zusätzlich noch einmal prüfen. Außerdem sollte vor der weiteren Entscheidung jede Verwechslungsmöglichkeit ausgeschlossen werden. Das Vorgehen bezüglich der Patientin ist analog dem bei übereinstimmend malignen Befunden. Allerdings sollte in diesen Fällen eine genaue Analyse der Gründe für die Unterschätzung in der Bildgebung erfolgen, und sie sollten Gegenstand des internen Qualitätsmanagements sein.

- **Histologisch B2 – bildgebend BI-RADS 2 oder 3:**
  Auch übereinstimmend gutartige Befunde erfordern eine radiologisch-pathologische Korrelation, denn theoretisch können beide Ergebnisse falsch negativ sein. Ist die Korrelation sicher, so sind allein wegen der Dignität keine diagnostischen oder therapeutischen Maßnahmen mehr notwendig. Störender Palpationsbefund, Symptomatik oder Beeinträchtigung der Kosmetik können selbstverständlich Indikationen zur chirurgischen Entfernung darstellen. Unterschiedliche Leitlinien fordern bildgebende Kontrollen in unterschiedlichen Intervallen (Evidenzlevel 3B) (Stufe-3-Leitlinie Brustkrebs-Früherkennung in Deutschland 2008). Im Mammografie-Screening erfolgen diese bei der nächsten Screening-Runde (European Guidelines for Quality Assurance in Breast Cancer Screening and Diagnosis 2001 und 2006).
- **Histologisch B2 – bildgebend BI-RADS 4 oder 5:**
  Prinzipiell ist es möglich, dass eine benigne Läsion einen radiologisch verdächtigen Befund verursacht. In dieser Situation ist die Korrelation besonders wichtig, weil im Falle der Bestätigung keine weitere diagnostische Aktion folgt. Zuvor müssen deshalb alle möglichen Ursachen für einen falsch negativen Biopsiebefund ausgeschlossen werden. Dazu sind Statements sowohl vom Radiologen als auch vom Pathologen erforderlich (Tab. 13.**6**). Die nationale S3-Leitlinie empfiehlt in dieser Konstellation eine Kontrolle in 6 Monaten.
  Die Wahrscheinlichkeit, dass eine gutartige pathohistologische Läsion das Korrelat zu einem malignitätsverdächtigen Befund darstellt, wächst zum einen mit der Zahl der Biopsiepro-

Tabelle 13.6 Ursachen für falsch negative MIB-Ergebnisse und ihre Kontrolle

Ursache	Fehlerquelle	Kontrolle
Falsches Biopsieziel	Biopsieplanung	Revision der kompletten Bildgebung
Heterogenes Biopsieziel	Läsionseigenschaften	Dokumentation der Biopsie Abgleich mit Histologie
Trefferfehler	Biopsietechnik	Bewegung der Patientin? Funktion des Biopsiegeräts Qualität der Guidance
Zu geringe Materialmenge	Biopsietechnik Abbruch der Untersuchung	Funktion des Biopsiegeräts Protokoll
Artefakte	Handling nach Untersuchung histologische Aufarbeitung	Analyse der Art der Artefakte
Läsion nicht im histologischen Schnitt	histologische Aufarbeitung	Präparatradiografie bei MK Zahl der Schnittstufen
Fehlinterpretation	Pathologe	internes/externes QM

MK = Mikrokalk, QM = Qualitätsmanagement

ben, die die Läsion enthalten und zum anderen mit dem Anteil, den die Läsion in den betroffenen Biopsiezylindern einnimmt. Das gilt sowohl für Herdbefunde und Architekturstörungen als auch für Mikroverkalkungen. Bei Herdbefunden spricht der Nachweis einer eindeutigen Grenze zwischen Läsion und präexistentem Mammagewebe für eine Korrelation. Wenn sie nachweisbar ist, können auch ihre Charakteristika in der Histologie (glatt konvex, strahlig oder komplett unregelmäßig) zur Korrelation mit der Bildgebung verwendet werden. Insgesamt sind falsch negative Ergebnisse der MIB selten und ihre Rate wird mit < 1 – 2 % angegeben (Bassett et al.1997, Dahlstrom et al. 1998).

- **Histologisch B3 – bildgebend BI-RADS 4 oder 5:** Die radiologisch-pathologische Korrelation ist auch hier entscheidend. Ist sie als sicher anzusehen, dann wird in Abhängigkeit von der jeweiligen histologischen Läsion und vom bildgebenden Befund nach Intervention vorgegangen (s. u. Abschnitt „Interdisziplinäres Management"). Ist die Korrelation unsicher oder nicht gegeben, ist das Assessment nicht abgeschlossen. Der B3-Befund erhärtet den Verdacht auf Malignität der eigentlichen Zielläsion, und es muss unmittelbar eine Re-Biopsie erfolgen. Diese muss keineswegs immer als offene Biopsie durchgeführt werden. Zum Beispiel ist bei einem Trefferfehler eine wiederholte MIB die Methode der Wahl.
- **Histologisch B3 – bildgebend BI-RADS 2 oder 3:** Diese seltene Konstellation setzt voraus, dass ein bildgebend nicht biopsiewürdiger Befund aufgrund klinischer Symptomatik biopsiert wurde. Ist die radiologische Korrelation sicher, so entscheidet der histologische Befund über das weitere Vorgehen (s. u. Abschnitt „Interdisziplinäres Management"). Liegt keine sichere Korrelation vor, ist das Assessment nicht abgeschlossen. Vielmehr wird das vorliegende histologische B3-Ergebnis zum Anlass einer gründlichen Revision der vorliegenden Befunde der bildgebenden Diagnostik vor und nach der MIB. Ziel ist die Entscheidung über den Weg zur definitiven Abklärung.

13

Tabelle 13.7 Kategorien für die radiologisch-pathologische Korrelation (modifiziert nach Decker et al. 2006)

Kategorie	Aussage
CO1	radiologisch-pathologische Korrelation sicher
CO2	radiologisch-pathologische Korrelation ausgeschlossen
CO3 • CO3a • CO3b	radiologisch-pathologische Korrelation unsicher • unsicher, aber wahrscheinlich • unwahrscheinlich, aber nicht ausgeschlossen

Dokumentation der radiologisch-pathologischen Korrelation. Die Korrelation sollte abschließend von Radiologen und Pathologen gemeinsam schriftlich eingeschätzt werden, und dieses Ergebnis sollte kommentierend sowohl im pathologischen als auch im radiologischen Befund dokumentiert werden. Dies sollte so klar wie möglich erfolgen. Prinzipiell sind nur drei Möglichkeiten denkbar: Die Korrelation ist sicher, die Korrelation besteht definitiv nicht oder die Korrelation ist unsicher. Im eigenen interdisziplinären Team verwenden wir zur Vereinfachung der Dokumentation „CO"-Kategorien (Decker et al. 2006) (Tab. 13.7).

Interdisziplinäres Management

Nach der radiologisch-pathologischen Korrelation muss das interdisziplinäre Team zu einer Entscheidung über das weitere Vorgehen kommen. Optimal ist es, wenn dies nach einem festen Protokoll erfolgt.

Aktionskategorien. Prinzipiell stehen für 5 Abklärungsergebnisse 5 Vorgehensweisen oder Aktionen zur Entscheidung, die wir im eigenen Team mit Aktionskategorien beschreiben (Tab. 13.8).

Bevor das Abklärungsergebnis eingeschätzt werden kann, sind Klinik, Bildgebung, radiologisch-pathologisches Korrelationsergebnis und B-Kategorie zu diskutieren.

Tabelle 13.**8** Aktionskategorien nach Entscheidung im interdisziplinären Team (Decker et al. 2006)

Abklärungsstatus	Kategorie	Aussage
Läsion nicht abgeklärt	A1	Re-Biopsie (MIB oder Exzision)
Sicher benigne Läsion	A2	reguläre weitere Vorsorge
Benigner Befund mit Restunsicherheit	A3	kurzfristige Kontrolle
Läsion mit Malignitätsrisiko	A4	Re-Biopsie (Exzision oder MIB)
Sicher maligne Läsion	A5	Beginn der Therapieplanung

Tabelle 13.**9** Klinisch-radiologischer Gesamtscore

Kategorie	Aussage
OCI1	Normalbefund
OCI2	benigne Läsion
OCI3	unsichere Dignität
OCI4	Verdacht auf Malignität
OCI5	klinisch und/oder bildgebend maligne Läsion

OCI: Overall clinical and Imaging Score (Decker et al. 2006)

Klinisch-radiologische Gesamteinschätzung. Zu Beginn der Diskussion sollte die klinische Symptomatik zusammen mit der aus der Bildgebung resultierenden Gesamt-BI-RADS-Kategorie (Mammografie, Sonografie und/oder MRT) rekapituliert werden und eine klinisch-radiologische Gesamteinschätzung vorgenommen werden. Der Grad des Malignitätsverdachts kann in einem Teil der Fälle durch *klinische Symptomatik* erhöht werden, während diese in anderen Fällen ohne Einfluss ist. Fehlende klinische Symptomatik und nicht suspekte Palpationsbefunde haben keinen Einfluss auf die Gesamteinschätzung. Einseitige Sekretion erfordert bei allen bildgebenden BI-RADS-1- und -2-Befunden die Einordnung als unsicher, hat aber auf die Einschätzung höherer BI-RADS-Kategorien keinen Einfluss. Suspekter Tastbefund und/oder Hautsymptome erfordern bei allen BI-RADS-1- bis -3-Befunden die Einordnung als suspekt.

Im eigenen interdisziplinären Team verwenden wir zur Verdeutlichung einen klinisch-radiologischen Gesamtscore, den Overall clinical and Imaging Score (Decker et al. 2006) (Tab. 13.**9**).

Einbeziehung der radiologisch-pathologischen Korrelation. Der nächste Schritt ist die Einbeziehung der Ergebnisse der radiologisch-pathologischen Korrelation.

- **CO1 – Korrelation sicher:**
  Ist die Korrelation gegeben, kann das Team die Kombination des klinisch-radiologischen Gesamtscores mit der B-Kategorie wie unten beschrieben vornehmen.
- **CO2 – Korrelation ausgeschlossen:**
  In diesem Fall kann nur bei Ergebnissen der Kategorien B4 und B5 wie unten beschrieben entschieden werden. Alle Läsionen mit B1- bis B3-Resultaten ohne Korrelation sind nicht abgeklärt und erfordern die unmittelbare Re-Biopsie als MIB oder Exzisionsbiopsie (Kategorie A1).
- **CO3 – Korrelation unsicher:**
  Auch hier können Biopsieergebnisse der B-Kategorien 4 und 5 wie unten beschrieben weiter entschieden werden. B2-Resultate mit unsicherer Korrelation können nur bei OCI1 oder 2 akzeptiert werden. Diese Konstellation ist selten, da eigentlich keine Indikation zur Biopsie besteht. Im Falle der Kombination B2 mit OCI3 sind die Subkategorien CO3a und CO3b von Nutzen. Bei unsicherer, aber wahrscheinlicher Korrelation (CO3a) kann eine kurzfristige Kontrolle verantwortet werden. Bei unwahrscheinlicher, aber nicht ausgeschlossener Korrelation (CO3b) sollte die Entscheidung für eine Re-Biopsie getroffen werden (A1). Dasselbe trifft für alle B1- und B2-Befunde zu, die lediglich unsicher mit der Bildgebung korrelieren.

Abschließende Entscheidungen. Nach Klärung der unmittelbaren Schlussfolgerungen aus der fehlenden oder unsicheren radiologisch-pathologischen Korrelation können für die übrigen Fälle aus den histologischen B-Kategorien und den klinisch-radiologischen Gesamtscores die abschließenden Entscheidungen abgeleitet werden (Abb. 13.**19**).

- **B1 – normales Gewebe:**
  Dieses Ergebnis ist ausschließlich als Biopsieresultat von klinisch-radiologisch als benigne eingeschätzten Läsionen akzeptabel (OCI2). Die Schlussfolgerung ist die reguläre weitere Vorsorge ohne weitere diagnostische Maßnahmen (Aktionskategorie A2). Für alle Läsionen der Kategorien OCI3-5 ist ein B1-Resultat nicht akzeptabel. Hier ist die Abklärung nicht abgeschlossen und die Re-Biopsie indiziert (Aktionskategorie A1).
- **B2 – benigne Läsion:**
  Das Resultat ist typisch für OCI2-Situationen, in denen allerdings selten biopsiert wird. Bei klinisch-radiologisch unsicherer Dignität (OCI3) und bei verdächtigem Gesamtbefund (OCI4) sollte das positive Korrelationsergebnis zwischen bildgebenden Befunden und Histologie noch einmal hinterfragt werden. Nur bei Bestätigung kann ein B2-Befund die Unsicherheit bzw. den Verdacht ausräumen. Die reguläre weitere Vorsorge ohne weitere Diagnostik (Aktionskategorie A2) ist dann gerechtfertigt. Ein klinisch-radiologisch als maligne eingeschätzter Befund (OCI5) kann jedoch nicht durch einen B2-Befund entkräftet werden und bedarf weiterer Abklärung. In der Regel wird dies bereits durch die fehlende Korrelation klar, jedoch sollte auch bei vermeintlicher Korrelation in diesem Fall die Abklärung nicht als abgeschlossen angesehen werden und eine Re-Biopsie erfolgen (Aktionskategorie A1).
- **B3 – Läsion mit ungewissem malignem Potenzial:**
  Die hohe Rate an Re-Biopsien nach histologischen B3-Befunden ergibt sich weniger aus den histologischen Läsionen selbst als aus dem Umstand, dass viele von ihnen nicht mit den bildgebenden Befunden korrelieren und bereits dadurch eine weitere Abklärung verlangen. In dem Teil der interdisziplinären Konferenz, der sich mit den korrelierenden Befunden beschäftigt, stellen die B3-Befunde keineswegs in jedem Fall Indikationen zur Re-MIB oder offenen Biopsie dar.
  Beispiele für eine gerechtfertigte Entscheidung zur *regulären weiteren Vorsorge* ohne weitere Diagnostik (Aktionskategorie 2) sind:
  1. Befunde einer lobulären Neoplasie oder flachen epithelialen Atypie (FEA), assoziiert mit einer benignen histologischen Läsion, die mit dem Biopsieziel korreliert (z. B. Fibroade-

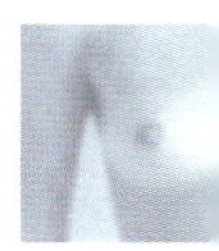

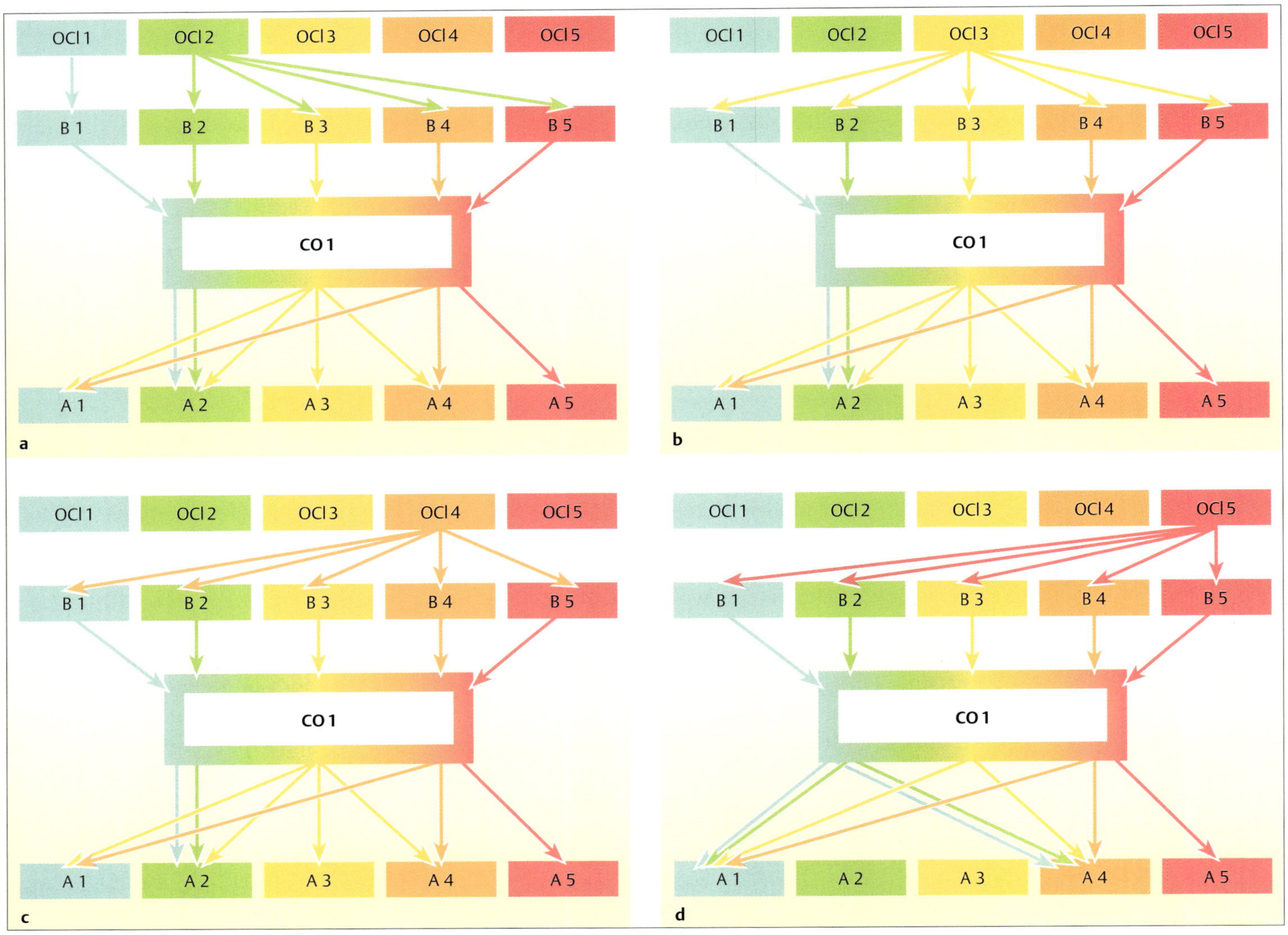

Abb. 13.**19** **Managemententscheidung bei sicherer Korrelation.** Die verschiedenen Kombinationen aus klinisch-radiologischem Gesamtscore (OCI) und B-Kategorie (B1–5) erlauben bei sicherer radiologisch-pathologischer Korrelation (CO1) die Entscheidung zwischen den 5 Handlungskategorien (A1–A5) (s. Text).
a – c Bei OCI 2 – 4 als Ausgangssituation und sicherer Korrelation bestimmt allein das histologische Ergebnis über das weitere Vorgehen: B2-Resultate erfordern keine weitere Diagnostik mehr, deshalb sollte insbesondere bei OCI-3- und OCI-4-Situationen die Korrelation noch einmal überprüft werden. Bei B3-Ergebnissen hängt das Vorgehen von der spezifischen Läsion und/oder vom Restbefund nach Biopsie ab. B4-Ergebnisse erfordern stets eine Re-Biopsie (minimalinvasiv – A1 oder offen chirurgisch – A4). Bei B5-Ergebnissen ist die Therapieplanung indiziert (A5).
d In Fällen mit OCI 5 kann nur bei B5 analog vorgegangen werden (A5-Therapieplanung). Alle übrigen B-Kategorien erfordern auch bei (vermeintlicher) radiologisch-pathologischer Korrelation entweder die minimalinvasive oder die offene Re-Biopsie (A1 oder A4).

13

nom, Makrozyste, mikrokalktragende Adenose unter der Voraussetzung der kompletten Mikrokalkentfernung).

2. Anteile einer papillären Läsion ohne assoziierte atypische Befunde, wenn nach der Intervention bildgebend kein Restbefund (Herd oder Restkalk) in der Lokalisation mehr nachweisbar ist.
3. Anteile einer radiären Narbe, wenn sie als mikroskopischer Befund neben einer benignen Läsion entdeckt wird, die das eigentliche Biopsieziel erklärt (z. B. Fibroadenom oder mikrokalktragende Adenose bei vollständiger Mikrokalkentfernung), und keine zusätzliche Architekturstörung vorliegt.
4. Anteile einer radiären Narbe, die nur durch die mit ihr assoziierten Verkalkungen entdeckt wird und weder eine Architekturstörung noch einen Herdbefund hervorgerufen hat. Voraussetzung für den Verzicht auf weitere invasive Abklärung ist auch hier die komplette Entfernung des Mikrokalks.

Bei einer anderen Gruppe von Konstellationen kommt es durch den Nachweis der B3-Läsion mit bildgebendem Korrelat zur Indikation zur *weiteren invasiven Abklärung* wegen erhöhten Risikos (Aktionskategorie A4). Beispiele sind:

1. Die seltenen atypischen Epithelproliferationen vom duktalen Typ, die Mikrokalk tragen. Hier besteht dringender Verdacht auf ein Non-high-Grade-DCIS. Es resultiert die Indikation zur Re-Biopsie von Restkalk (durch MIB oder offene Biopsie) bzw. zur diagnostischen Exzision des Biopsieareals im Fall kompletter Entfernung des Mikrokalks.
2. Atypische Epithelproliferationen vom duktalen Typ, assoziiert mit einer anderen Läsion (Fibroadenom, Papillom, Adenose). Das Risiko eines synchronen DCIS ist geringer, aber substanziell (s. u.) und erfordert die Komplettentfernung der Läsion, in der die atypische Epithelproliferation liegt.
3. Lobuläre Neoplasien, die zwar nicht der Sondergruppe in der B5a-Kategorie angehören (s. S. 189), aber entweder konfluierend ausgebildet sind oder Mikrokalk tragen, erfordern

die diagnostische Komplettexzision der Befunde der bildgebenden Diagnostik.

4. FEA mit assoziiertem Mikrokalk und Nachweis von Restkalk nach der Intervention. Der verbliebene Mikrokalk sollte durch MIB oder offene Biopsie komplett entfernt und die zugrunde liegende Läsion histologisch abgeklärt werden.
5. Anteile einer papillären Läsion oder Anteile einer radiären Narbe mit bildgebendem Nachweis von Resten der Zielläsion (Herd- oder Mikrokalkbefund). Die Restläsion sollte durch Exzisionsbiopsie komplett entfernt und histologisch untersucht werden.
6. Anteile eines Phyllodes-Tumors und Biopsien mit Verdacht auf Phyllodes-Tumor erfordern die Komplettexzision des Herdbefundes mit einem Saum gesunden Gewebes.
7. Seltenere Läsionen mit Indikation zur definitiven Abklärung durch Exzision. Beispiele sind: Spindelzellproliferate, mukozelenartige Läsionen und zystisch-hypersekretorische Läsionen.

Die Konstellationen 1 bis 3 transportieren wahrscheinlich ein höheres Risiko als die Konstellationen 4 bis 7. Wir stimmen hier durchaus mit Ibrahim et al. (2001) überein, dass es in der Kategorie B3 Subgruppen mit unterschiedlichem Risiko gibt. Allerdings können diese wegen der erheblichen Variabilität der Gesamtkonstellationen keine reproduzierbare Rolle im Entscheidungsprozess spielen. Etwaige Untergruppen B3a und B3b, die allein vom Pathologen ohne Teamdiskussion vergeben werden, sind deshalb problematisch. Sie können zu Fehlentscheidungen führen und sind deshalb nicht Bestandteil der europäischen Guidelines für die Qualitätssicherung in Screening und Diagnostik (Wells et al. 2006b).

- **B4 – Verdacht auf Malignität:**
  Sämtliche Biopsien mit diesem Ergebnis müssen der Re-Biopsie zugeführt werden (Aktionskategorie A4). Das interdisziplinäre Team muss lediglich entscheiden, mit welcher Methode die definitive Abklärung am sichersten gelingt.
- **B5 – maligne Läsion:**
  Die malignen Läsionen erfordern eine der jeweiligen Läsion angepasste Therapieplanung (Aktionskategorie A5). Es gilt, aus der MIB so viele Informationen wie möglich zu gewinnen, die der Operationsplanung nutzen können. Darüber hinaus kann die Situation zur detaillierten Planung zusätzliche MIB erfordern (z. B. zur Abklärung assoziierter Mikrokalkbefunde bei einem invasiven Karzinom).

Lösungsvariante bei Problemläsion: atypische Epithelproliferation vom duktalen Typ

Definition. Der Begriff der atypischen Epithelproliferation vom duktalen Typ (AEPDT) ist ein Terminus technicus, der ausschließlich in der MIB-Diagnostik verwendet wird (Wells et al. 2006b). Die Kriterien umfassen:

- die Proliferation einer (zumeist monomorphen) atypischen Zellpopulation vom Non-high-Grade-Kernmalignitätsgrad (zumeist low Grade, Kerndurchmesser < 3 bzw. 2 Erythrozytendurchmesser) und
- die Ausbildung von Sekundärarchitekturen aus den neoplastischen Zellen.

Diese Merkmale treffen sowohl auf die atypische duktale Hyperplasie (ADH) als auch auf Non-high-Grade-DCIS zu.

Beide unterscheiden sich durch ein zusätzliches quantitatives Kriterium: Die ADH ist auf ein Drüsenläppchen beschränkt, während das DCIS durch eine Beteiligung extralobulärer größerer Ganganteile charakterisiert ist (Abb. 13.**20**). Ist diese duktale Beteiligung beweisbar, ist ein DCIS auch in einer MIB sicher zu diagnostizieren. Ist die extralobuläre Beteiligung in der MIB nicht eindeutig zu sichern, bedeutet dies jedoch nicht im Umkehrschluss, dass die Läsion auf einen Lobulus begrenzt sein muss. Der nächste von DCIS befallene Gang kann unmittelbar benachbart liegen, aber in der MIB nicht erfasst worden sein. Schlussfolgerung ist, dass eine ADH in keinem Fall mittels MIB sicher diagnostiziert werden kann. Die EWGBSP empfiehlt deshalb generell die Vermeidung des diagnostischen ADH-Begriffs in der MIB. Stattdessen sollte für ADH-identische Befunde in der MIB der Begriff AEPDT verwendet werden. Er transportiert die Information, dass die Entscheidung zwischen ADH und Non-high-Grade-DCIS nicht möglich ist (Abb. 13.**21**). Der Befund wird deshalb der Kategorie B3 zugeordnet.

Häufigkeit. Die AEPDT ist unter Bedingungen des populationsbezogenen Mammografie-Screenings mit 35,3 % die zweithäufigste B3-Läsion unter 5000 konsekutiven MIB (unveröffentlichte Daten

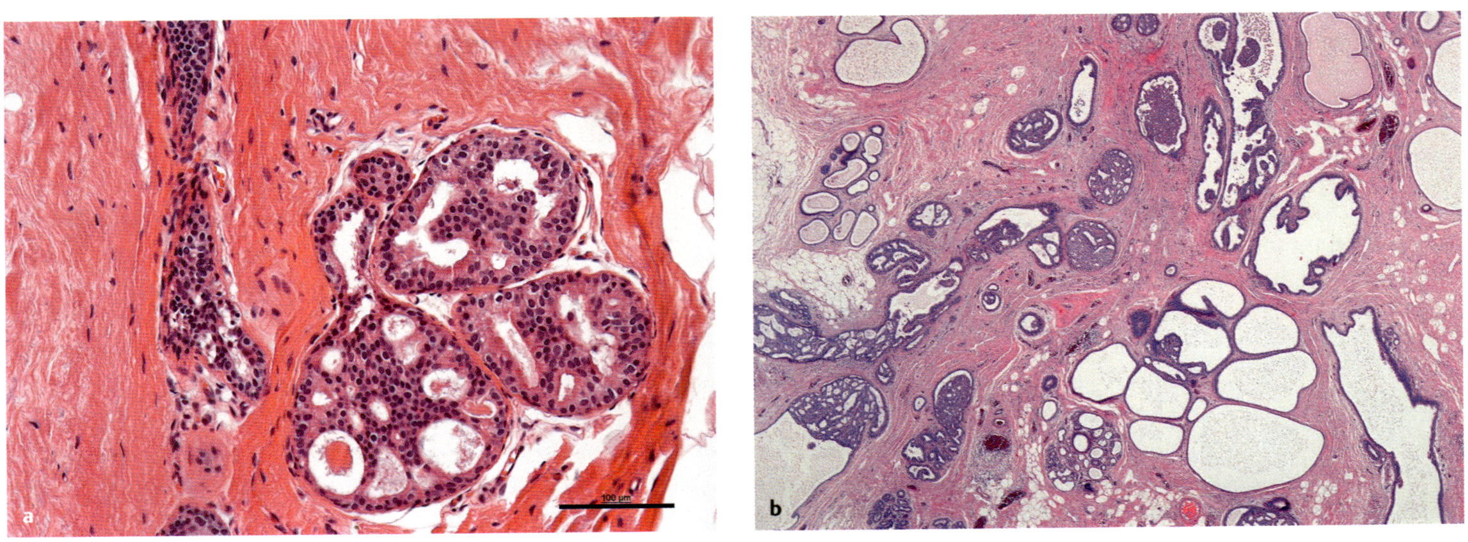

Abb. 13.**20** **Differenzierung zwischen ADH und DCIS.** **a** Atypisch duktale Hyperplasie mit Befall eines Läppchens. Der linke angeschnittene Gang ist nicht befallen. **b** Ausschnitt eines DCIS mit Befall zahlreicher Gänge mit zystisch erweiterten Läppchen.

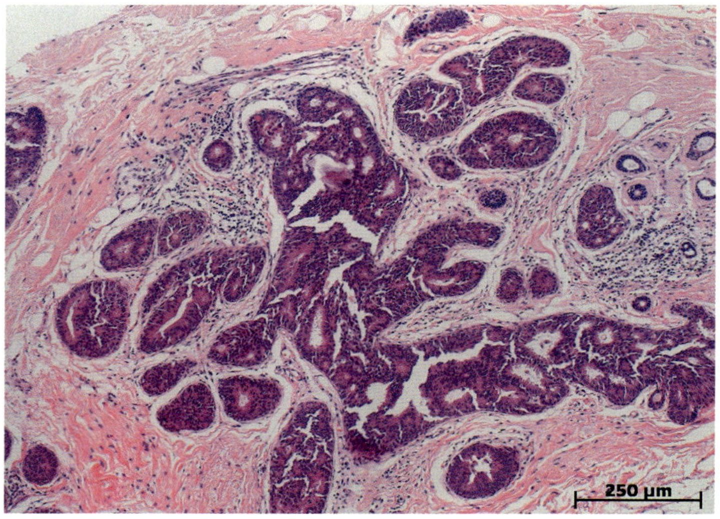

Abb. 13.**21** **AEPDT.** Anteil eines Läppchens mit deutlicher Auftreibung der Drüsen durch atypische Zellen.

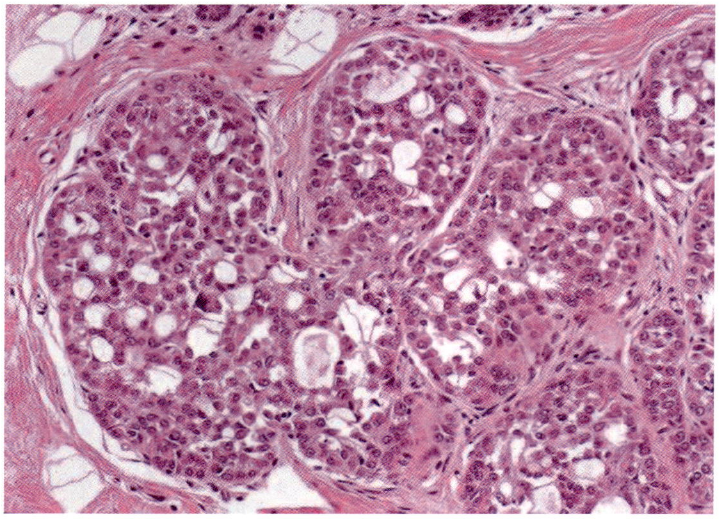

Abb. 13.**22** **Carcinoma lobulare in situ.** Ausschnitt aus einem vergrößerten Läppchen mit erweiterten Azini, die monomorph-atypische Tumorzellen enthalten.

Pathologie-Datenbank des Referenzzentrums Mammografie – Münster 2008). In der größten bisher publizierten MIB-Serie mit Follow-up-Daten von 4035 Patienten ohne Screening-Bezug waren 46,2% der B3-Läsionen AEPDT (Houssami et al. 2007).

Risiko. Das Risiko einer synchronen malignen Läsion (DCIS oder invasives Karzinom) in der biopsierten Brust bei Diagnose einer AEPDT in der MIB beträgt mindestens 40% (Houssami et al. 2007, Jackman et al. 1991, Lee et al. 2003, Harvey et al. 2002).

Vorgehen. Die Diagnose AEPDT verlangt wegen dieses synchronen Risikos eine unmittelbare histologische Abklärung. Der Biopsiemodus sollte jedoch in Abhängigkeit von der Gesamtsituation gewählt werden. Obwohl in vielen Fällen eine definitive Klärung nur durch eine offene Exzisionsbiopsie erreicht werden kann, ist dies nicht in jedem Fall unumgänglich. Da eine AEPDT fast nie einen eigenen Befund in der Bildgebung hervorruft, sollte die Re-Biopsiemethode von der Korrelation der ersten Biopsie zur Zielläsion abhängig gemacht werden: Ist das histologische Korrelat zum bildgebenden Befund sicher benigne und die AEPDT ein zusätzlicher Befund, ist die Exzision des Areals der Vorbiopsie die Methode der Wahl. Findet sich in der Biopsie kein Korrelat, sollte erwogen werden, ob die verdächtige Zielläsion in der Bildgebung nicht mit einer wiederholten MIB erreichbar ist.

Lösungsvariante bei Problemläsion: lobuläre Neoplasie

Definition. Traditionell werden nicht invasive lobuläre Neoplasien nach quantitativen Kriterien in atypische lobuläre Hyperplasie (ALH) und Carcinoma lobulare in situ (CLIS) (Foote 1941) unterteilt (Abb. 13.**22**). Wegen der mäßigen Reproduzierbarkeit insbesondere in der MIB wird der von Haagensen et al. (1978) eingeführte Terminus „lobuläre Neoplasie" (LN), der beide Gruppen einschließt, von vielen bevorzugt und hat auch Eingang in die WHO-Klassifikation gefunden (Tavassoli und Devilee 2003). Ein weiterer Versuch der Quantifizierung der LN mit der LIN-Klassifikation (Bratthauer und Tavassoli 2002) hat sich international nicht durchgesetzt (Hanby und Hughes 2008).

Häufigkeit. Die Inzidenz der LN ist äußerst schwer zu schätzen, da sie selbst fast nie einen Herdbefund und selten Mikroverkalkungen hervorrufen und deshalb meist zufällig gefunden werden (Simpson et al. 2003, Sonnenfeld et al. 1991, Sapino et al. 2000). Die Häufigkeit von LN in ansonsten benignen MIB wird mit 0,5 – 3,8% angegeben (Haagensen et al. 1978, Page et al. 1991). Aktuellere populationsbezogene Daten von über 8 Millionen Frauen aus dem SEER-Programm (Surveillance, Epidemiology, and End Results) in USA ergeben für die Jahre 1998 – 2001 eine Inzidenz von 5/100 000 (Li et al. 2005). Beim Vergleich zwischen den Jahren 1980 und 2001 ergab sich dabei eine Zunahme um den Faktor 2,6. In der älteren Literatur wird eine Bevorzugung der Altersgruppe zwischen 40 und 55 Jahren und prämenopausaler Frauen mit > 90% angegeben (Haagensen et al. 1978, Simpson et al. 2003). Die Zunahme der LN-Inzidenz in den späten 90er-Jahren auf schließlich 5/100 000 im Jahr 2001 in den SEER-Daten war hingegen im Wesentlichen durch die Zunahme bei Frauen zwischen 50 und 60 Jahren bedingt (Li et al. 2005).

Risiko. Die Literatur über Ergebnisse von Exzisionsbiopsien nach LN-Diagnose in der MIB ist verwirrend und widersprüchlich, da es sich fast ausnahmslos um retrospektive Untersuchungen kleiner Patientinnengruppen handelt, oft zusätzliche Risikoläsionen vorlagen und zudem die Indikation für das chirurgische Vorgehen nur selten angegeben ist. Die größte, partiell prospektive Studie von Elsheikh und Silverman (2005) erbrachte eine Rate von 28% synchron assoziierten Karzinomen (DCIS oder invasive Karzinome), umfasste aber insgesamt lediglich 33 Patientinnen mit LN. Biologisch und klinisch noch ungenügend charakterisiert ist die pleomorphe Variante der LN. 1992 erstmalig beschrieben (Eusebi et al. 1992), wurden erst 2002 Daten zum isolierten LN vom pleomorphen Typ (ohne begleitendes invasives Karzinom) publiziert (Sneige et al. 2002), ohne dass ein eindeutig erhöhtes Risiko nachweisbar wäre.

Vorgehen. Basis für die Entscheidung über das weitere Vorgehen nach Entdeckung einer LN ist die Beantwortung der Frage nach dem histologischen Korrelat zur radiologischen Zielläsion. Nur in den seltenen Fällen mit direkt assoziiertem Mikrokalk stellen die LN selbst dieses Korrelat dar. Fast stets werden sie zufällig bei der Abklärung eines symptomatischen oder bildgebend erkennbaren Befundes entdeckt, der durch eine andere Läsion hervorgerufen ist. Als klinisch irrelevanter Befund können LN dennoch nur angesehen werden, wenn ein anderer histologischer Befund in der Biopsie existiert, der eindeutig das Korrelat zur radiologischen Zielläsion darstellt und keine Restunsicherheit existiert. Deshalb ist die Entscheidung über das weitere Vorgehen immer nur interdisziplinär zu treffen. Ist die Korrelation nicht sicher gegeben, bleibt die Indikation zur histologischen Abklärung bestehen. Die sofortige Re-Biopsie (MIB oder DE) ist indiziert. Ist der Mikrokalk in der LN nachweisbar, liegt in der Regel eine LN vom „extended type" vor, deren Komedonekrosen den Kalk tragen. Dieser Subtyp wird ebenso wie der pleomorphe Typ, mit dem er z. T. definitorisch überlappt, vereinbarungsgemäß wie ein DCIS behandelt, ohne dass wesentliche Evidenz vorliegt. War das Ziel der MIB ein Herdbefund, kann bei klarem Korrelat zu diesem Herdbefund (z. B. Fibroadenom) die LN als Zufallsbefund angesehen werden, der keine weitere Diagnostik erfordert. Voraussetzung ist der Ausschluss jeder konkurrierenden malignen Läsion. Für das radiologische Follow-up nach einer LN-Diagnose und dessen Relevanz für das Überleben der Frauen, die metachron ein invasives Karzinom entwickeln, existieren keine Daten aus prospektiven Studien. Dennoch besteht Übereinkunft, die betreffenden Frauen mindestens entsprechend einem mittleren Risiko zu überwachen (jährliche Mammografie in 2 Ebenen bds.) (Lakhani et al. 2006). Zur Rolle der MRT sind klinische Studien derzeit noch nicht abgeschlossen.

Qualitätsindikatoren der pathologischen Diagnostik

Sensitivität und Spezifität. Die MIB erfordert eine kontinuierliche Qualitätssicherung durch das interdisziplinäre Team. Die Qualitätssicherung in und durch die Pathologie ist integraler Bestandteil. Hauptindikatoren sind die Sensitivität und Spezifität, die anhand der Ergebnisse der operativen Eingriffe und des Follow-up der Patientinnen ermittelt werden. Es müssen also interdisziplinär Daten dokumentiert und kommuniziert werden, um diese Parameter ermitteln zu können. Erleichtert wird dies durch Hilfsmittel, die in der täglichen Arbeit leicht zu handhaben sind. Dazu zählen Protokolle für die histotechnische Bearbeitung, Checklisten für klinische Daten ebenso wie für die Pathologiebefunde, Verwendung diagnostischer Kategorien wie BI-RADS-Kategorien, B-Kategorien und die Verwendung einer einheitlichen internationalen Nomenklatur. Die von uns verwendeten nicht obligaten Kategorien für die klinisch-radiologische Gesamteinschätzung (OCI), für die radiologisch-pathologische Korrelation (CO) und für die resultierenden Aktionen (A-Kategorien) erlauben es, gesonderte Sensitivitäten und Spezifitäten für die Einzelbestandteile der interdisziplinären Diagnostik zu ermitteln. Darüber hinaus kann der Einfluss der einzelnen Korrelations- und Entscheidungsschritte auf den Zuwachs an Sensitivität und Spezifität gemessen werden.

Zufallskorrigierte Übereinstimmungsstatistik. Innerhalb der Pathologengruppe eines Teams, wie auch unter den Pathologen größerer Screening-Programme, ist die zufallskorrigierte Übereinstimmungsstatistik ein weit aussagekräftigeres Hilfsmittel als prozentuale Übereinstimmungsanalysen. Die Verwendung der Kappastatistik zu diesem Zweck ermöglicht zudem die Analyse der Homogenität in der Diagnostik und ist psychologisch motivierend, da der einzelne Teilnehmer sich mit der unter allen Teilnehmern am weitesten verbreiteten Beurteilung vergleicht. Voraussetzung ist eine etwa gleichartig trainierte Gruppe von Mammapathologen.

Literatur

Abd El-Rehim DM, Pinder SE, Paish CE et al. Expression of luminal and basal cytokeratins in human breast carcinoma. J Pathol 2004; 203: 661 – 671

Bassett L, Winchester DP, Caplan RB et al. Stereotactic core-needle biopsy of the breast: a report of the Joint Task Force of the American College of Radiology, American College of Surgeons, and College of American Pathologists. CA Cancer J Clin 1997; 47: 171 – 190

Boecker W, Buerger H, Herbst H. Basic principles of benign proliferative breast disease. In: Boecker W. Preneoplasia of the Breast. München: Elsevier; 2006

Boecker W, Buerger H, Schmitz K et al. Ductal epithelial proliferations of the breast: a biological continuum? Comparative genomic hybridization and high-molecular-weight cytokeratin expression patterns. J Pathol 2001; 195: 415 – 421

Boecker W, Moll R, Dervan P et al. Usual ductal hyperplasia of the breast is a committed stem (progenitor) cell lesion distinct from atypical ductal hyperplasia and ductal carcinoma in situ. J Pathol 2002; 198: 458 – 467

Bratthauer GL, Tavassoli FA. Lobular intraepithelial neoplasia: previously unexplored aspects assessed in 775 cases and their clinical implications. Virchows Arch 2002; 440: 134 – 138

Britton PD, McCann J. Needle biopsy in the NHS breast screening programme 1996/97: how much and how accurate? Breast 1999; 8: 5 – 11

Britton PD. Fine needle aspiration or core biopsy. Breast 1999; 8: 1 – 4

Buerger H, Otterbach F, Simon R et al. Comparative genomic hybridization of ductal carcinoma in situ of the breast-evidence of multiple genetic pathways. J Pathol 1999; 187: 396 – 402

Buerger H, Schmidt H, Beckmann A et al. Genetic characterisation of invasive breast cancer: a comparison of CGH and PCR based multiplex microsatellite analysis. J Clin Pathol 2001; 54: 836 – 840

Bundesmantelvertrag – Ärzte/Ersatzkassen über besondere Versorgungsaufträge im Rahmen des Programms zur Früherkennung von Brustkrebs durch Mammografie-Screening. Anlage 9.2 Versorgung im Rahmen des Programms zur Früherkennung von Brustkrebs durch Mammografie-Screening. Dtsch Ärztebl 2004; 4: 16 – 44

Cattoretti G. Standardization and reproducibility in diagnostic immunohistochemistry. Hum Pathol 1994; 25: 1107 – 1109

Dahlstrom JE, Sutton S, Jain S. Histologic-radiologic correlation of mammographically detected microcalcification in stereotactic core biopsies. Am J Surg Pathol 1998; 22: 256 – 259

Decker T, Boecker W, Kettritz U et al. Pathological diagnosis in minimal invasive biopsy. In: Boecker W. Preneoplasia of the Breast. München: Elsevier; 2006

Dontu G, Al-Hajj M, Abdallah WM et al. Stem cells in normal breast development and breast cancer. Cell Prolif 2003; 36 (Suppl 1): 59 – 72

Ellis IO, Humphreys S, Michell M et al. Best Practice No 179: Guidelines for breast needle core biopsy handling and reporting in breast screening assessment. J Clin Pathol 2004; 57: 897 – 902

Elsheikh TM, Silverman JF. Follow-up surgical excision is indicated when breast core needle biopsies show atypical lobular hyperplasia or lobular carcinoma in situ: a correlative study of 33 patients with review of the literature. Am J Surg Pathol 2005; 29: 534 – 543

European Guidelines for Quality Assurance in Breast Cancer Screening and Diagnosis. 4th. ed. Luxembourg: Office for Official Publications of the European Communities; 2006

European Guidelines for Quality Assurance in Breast Cancer Screening and Diagnosis. 3rd. ed. European Communities; 2001

Eusebi V, Magalhaes F, Azzopardi JG. Pleomorphic lobular carcinoma of the breast: an aggressive tumor showing apocrine differentiation. Hum Pathol 1992; 23: 655 – 662

Farabegoli F, Champeme MH, Bieche I et al. Genetic pathways in the evolution of breast ductal carcinoma in situ. J Pathol 2002; 196: 280 – 286

Fitzgibbons PL, Henson DE, Hutter RV. Benign breast changes and the risk for subsequent breast cancer: an update of the 1985 consensus statement. Cancer Committee of the College of American Pathologists. Arch Pathol Lab Med 1998; 122: 1053 – 1055

Foote FW, Steward FW. Lobular carcinoma in situ. Am J Pathol 1941; 17(4): 491 – 496

Goldstein NS, Ferkowicz M, Odish E et al. Minimum formalin fixation time for consistent estrogen receptor immunohistochemical staining of invasive breast carcinoma. Am J Clin Pathol 2003; 120: 86 – 92

Guidelines Working Group of the National Coordinating Committee for Breast Pathology. Pathology Reporting of Breast Disease. The Royal College of Pathologists. 2nd. ed. Sheffield: NHS Cancer Screening Programmes and The Royal College of Pathologists. Minimum Dataset for Breast Cancer Histopathology. The Royal College of Pathologists; 2005.

Haagensen CD, Lane N, Lattes R et al. Lobular neoplasia (so-called lobular carcinoma in situ) of the breast. Cancer 1978; 42: 737 – 769

Hanby AM, Hughes TA. In situ and invasive lobular neoplasia of the breast. Histopathology 2008; 52: 58 – 66

Harvey JM, Sterrett GF, Frost FA. Atypical ductal hyperplasia and atypia of uncertain significance in core biopsies from mammographically detected lesions: correlation with excision diagnosis. Pathology 2002; 34: 410 – 416

Heywang-Köbrunner SH, Schreer I, Decker T et al. Interdisciplinary consensus on the use and technique of vacuum-assisted stereotactic breast biopsy. Eur J Radiol 2003; 47: 232 – 236

Houssami N, Ciatto S, Bilous M et al. Borderline breast core needle histology: predictive values for malignancy in lesions of uncertain malignant potential (B3). Br J Cancer 2007; 96: 1253 – 1257

Ibrahim AEK, Bateman AC, Theaker JM et al. The role and histological classification of needle core biopsy in comparison with fine needle aspiration cytology in the preoperative assessment of impalpable breast lesions. J Clin Pathol 2001; 54: 121 – 125

Jackman RJ, Nowels KW, Rodriguez-Soto J et al. Stereotactic, automated, large-core needle biopsy of nonpalpable breast lesions: false-negative and histologic underestimation rates after long-term follow-up. Radiology 1999; 210: 799 – 805

Jacquemier J, Padovani L, Rabayrol L et al. Typical medullary breast carcinomas have a basal/myoepithelial phenotype. J Pathol 2005; 207: 260 – 268

Korsching E, Jeffrey S, Meinerz W et al. Basal carcinomas of the breast revisited – an old entity with new interpretations. J Clin Pathol 2008; 6 [epub ahead of print]

Lakhani SR, Audretsch W, Cleton-Jensen AM et al. The management of lobular carcinoma in situ (LCIS). Is LCIS the same as ductal carcinoma in situ (DCIS)? Eur J Cancer 2006; 42: 2205 – 2211

Lee AHS, Denley HE, Pinder SE et al. Excision biopsy findings of patients with breast needle core biopsies reported as suspicious of malignancy (B4) or lesion of uncertain malignant potential (B3). Histopathology 2003; 42: 331 – 336

Li CI, Daling JR, Malone KE. Age-specific incidence rates of in situ breast carcinomas by histologic type, 1980 to 2001. Cancer Epidemiol Biomarkers Prev 2005; 14: 1008 – 1011

Livasy CA, Karaca G, Nanda R et al. Phenotypic evaluation of the basal-like subtype of invasive breast carcinoma. Modern Pathology 2005; 19: 264 – 271

Nagle RB, Bocker W, Davis JR et al. Characterization of breast carcinomas by two monoclonal antibodies distinguishing myoepithelial from luminal epithelial cells. J Histochem Cytochem 1986; 34: 869 – 881

National Coordinating Group for Breast Screening Pathology. Guidelines for breast pathology. NHS Breast Screening Programme. 1997. NHSBS Publication No. 2. 1 – 7 – 1997

Osin P, Shipley J, Lu YJ et al. Experimental pathology and breast cancer genetics: new technologies. Recent Results Cancer Res 1998; 152: 35 – 48

Page DL, Kidd TE Jr, Dupont WD et al. Lobular neoplasia of the breast: higher risk for subsequent invasive cancer predicted by more extensive disease. Hum Pathol 1991; 22: 1232 – 1239

Perou CM, Sorlie T, Eisen MB et al. Molecular portraits of human breast tumours. Nature 2000; 406: 747 – 752

Sapino A, Frigerio A, Peterse JL et al. Mammographically detected in situ lobular carcinomas of the breast. Virchows Arch 2000; 436: 421 – 430

Shannon J, Douglas-Jones AG, Dallimore NS. Conversion to core biopsy in preoperative diagnosis of breast lesions: is it justified by results? J Clin Pathol 2001; 54: 762 – 765

Simpson P, Gale T, Fulford L et al. The diagnosis and management of pre-invasive breast disease: Pathology of atypical lobular hyperplasia and lobular carcinoma in situ. Breast Cancer Res 2003; 5: 258 – 262

Sneige N, Wang J, Baker BA et al. Clinical, histopathologic, and biologic features of pleomorphic lobular (ductal-lobular) carcinoma in situ of the breast: a report of 24 cases. Modern Pathol 2002; 15: 1044 – 1050

Sonnenfeld MR, Frenna TH, Weidner N et al. Lobular carcinoma in situ: mammographic-pathologic correlation of results of needle-directed biopsy. Radiology 1991; 181: 363 – 367

Sorlie T, Perou CM, Tibshirani R et al. Gene expression patterns of breast carcinomas distinguish tumor subclasses with clinical implications. Proc Natl Acad Sci USA 2001; 98: 10869 – 10874

Start RD, Flynn MS, Cross SS et al. Is the grading of breast carcinomas affected by a delay in fixation? Virchows Arch Pathol Anat Histopathol 1991; 419: 475 – 477

Stufe-3-Leitlinie Brustkrebs-Früherkennung in Deutschland, 2. Auflage. München: Zuckschwerdt; 2008

Tavassoli FA, Devilee P. Pathology and Genetics of Tumours of the Breast and Female Genital Organs. In: World Health Organisation. Classification of Tumours. Lyon: IARC-Press; 2003

Wells CA, Amendoeira I, Apostolikas N et al. Quality assurance guidelines for pathology. In: Perry NM, Broeders M, de Wolf C et al. European guidelines for quality assurance in breast cancer screening and diagnosis, 4th. ed. Luxembourg: Office for Official Publication of the European Communities; 2006a: 219 – 311

Wells CA, Amendoeira I, Apostolikas N et al. Quality assurance guidelines for pathology – Cytological and histological non-operative diagnosis. In: Perry NM, Broeders M, de Wolf C et al. European guidelines for quality assurance in breast cancer screening and diagnosis. 4th. ed. Luxembourg: Office for Official Publication of the European Communities; 2006b: 219 – 256

Wells WA, Carney PA, Eliassen MS et al. Pathologists' Agreement with Experts and Reproducibility of Breast Ductal Carcinoma-in-Situ Classification Schemes. Am J Surg Pathol 2003; 24: 651 – 659

Wetzels RH, Holland R, van Haelst UJ et al. Detection of basement membrane components and basal cell keratin 14 in noninvasive and invasive carcinomas of the breast. Am J Pathol 1989; 134: 571 – 579

14 Medikolegale Aspekte

U. Fischer

Einwilligung in ärztliche Eingriffe

Zwischen Arzt und Patient kommt durch die Aufnahme diagnostischer oder therapeutischer Eingriffe ein Dienstvertrag zustande. Dieser verpflichtet den Arzt, sich um die Gesundheit des Patienten nach den Regeln der Heilkunst zu bemühen. Gleichzeitig erfüllt jede ärztliche Behandlung formal den Tatbestand einer Körperverletzung, definiert als „Verletzung der äußeren Integrität des menschlichen Körpers" oder als „Störung seiner inneren Lebensvorgänge". Zu der vertraglichen Haftung tritt daher eine deliktische Haftung nach § 823 BGB. Danach ist, „wer vorsätzlich oder fahrlässig das Leben, den Körper, die Gesundheit … eines anderen widerrechtlich verletzt, dem anderen zum Ersatz des daraus entstehenden Schadens verpflichtet." Beide Haftungsgrundlagen begründen die Pflicht des Arztes, den Patienten über die Risiken der beabsichtigten Behandlung aufzuklären.

Ärztliche Aufklärung bedeutet in diesem Kontext die Information eines Patienten über eine Erkrankung und die geplante Diagnostik oder Therapiemaßnahmen. Sie resultiert aus dem Bild des selbstbestimmten Patienten, der – mit Unterstützung des Arztes – selbst über den Gang seiner Diagnostik und Behandlung entscheidet. Sie umfasst die Aufklärung über die Erkrankung und deren drohende Gefahren, über die vorgesehenen diagnostischen und therapeutischen Methoden, deren Nutzen und Risiken sowie mögliche alternative Behandlungswege.

Zu unterscheiden ist in diesem Zusammenhang zwischen Selbstbestimmungsaufklärung und Sicherungsaufklärung.

Selbstbestimmungsaufklärung

Die Selbstbestimmungsaufklärung soll den Patienten eine allgemeine Vorstellung von der Art und dem Schweregrad der Erkrankung und der möglichen Diagnostik bzw. Behandlung vermitteln sowie von den Belastungen und Risiken, die mit geplanten ärztlichen Maßnahmen, aber auch deren Unterlassung verbunden sind. Sie soll ihn in die Lage versetzen, selbst kompetent über die Behandlung zu entscheiden. Dabei wird zwischen Behandlungs- und Risikoaufklärung unterschieden. Die „Behandlungsaufklärung" umfasst die Erläuterung der Art der konkreten Behandlung (z. B. Vakuumbiopsie) und die Erläuterung der Tragweite des Eingriffs, also der Folgen, die aus der Sicht des Patienten für die Frage der Einwilligung ernsthaft ins Gewicht fallen können. Die „Risikoaufklärung" erfolgt über die Schädigungsrisiken, die mit einer fehlerfreien medizinischen Behandlung möglicherweise verbunden sind. Hierzu gehören Eingriffskomplikationen oder sonstige schädliche Nebenfolgen des Eingriffs genauso wie das Risiko, das mit dem Unterlassen eines Eingriffs verbunden ist.

Die objektive Beweislast über den Inhalt der „Selbstbestimmungsaufklärung" liegt beim Arzt. Es sollte daher auch im Interesse des Arztes liegen, den Inhalt der Aufklärung lückenlos zu dokumentieren und sich dies auch vom Patienten bestätigen zu lassen.

Sicherungsaufklärung

Im Zusammenhang mit interventionellen Eingriffen an der Mamma versteht man unter der Sicherungsaufklärung die Aufklärung über das postinterventionelle eigene Verhalten des Patienten. So ist der Patient auf Verhaltensweisen in den nächsten Stunden oder Tagen nach dem Eingriff und/oder auf eine hiermit verbundene ärztlicherseits anzuratende Änderung der Lebensführung hinzuweisen. Die Sicherungsaufklärung soll dem Patienten ein gesundheitsförderndes eigenes Verhalten ermöglichen (etwa körperliche Schonung nach einer Vakuumbiopsie) und ihn auch vor Folgen ungesunden Verhaltens warnen. Versäumnisse oder Verletzung der Sicherungsaufklärung gelten als grober Behandlungsfehler.

Risikobenennung

Zunächst sind dem Patienten die medizinischen Fakten an die Hand zu geben, damit er sich für oder gegen die vorgesehene Maßnahme entscheiden kann. Ihm sind hierbei die wesentlichen Risiken darzustellen, die mit dem Eingriff nach der Erfahrung verbunden sind. Zusätzlich sollten die zu erwartenden Folgen eines Unterlassens dargelegt werden, um eine potenzielle Wahlmöglichkeit zu geben. In diesem Sinne sind zudem ärztlicherseits infrage kommende echte Alternativen darzulegen und zu erläutern. Inhaltlich sind folgende Risiken anzusprechen:

Eingriffstypische Risiken. Damit der Patient Schwere und Richtung des Risikospektrums erkennen kann, sind vor allem die für den Eingriff typischen Risiken zu beschreiben, auch wenn sie sehr selten sind, aber schwere Auswirkungen haben können. Bei diagnostischen Eingriffen bedarf es hierbei einer ausführlicheren Diskussion z. B. auch seltener Risiken als vor dringenden Operationen. Ein gesteigertes Aufklärungsbedürfnis betrifft solche Eingriffe, deren Erfolgsaussichten fraglich sind. Die Benennung pauschaler Risikogrenzen (z. B. die Aufzählung aller Risiken über 0,01 %) ist nicht sinnvoll.

Risiken des konkreten Eingriffs. Streitig ist, inwieweit über Risiken, die in der Person des Arztes und in der Ausstattung des jeweiligen Institutes liegen, aufzuklären ist. Generell muss in diesem Zusammenhang der Standard eines erfahrenen Facharztes gewahrt sein. Damit wird die persönliche Erfahrung des Arztes nicht Pflichtbestandteil. Dies gilt auch für apparative Mängel, solange der Standard vergleichbarer Häuser generell gewährleistet

Klinik/Praxis:

Entnahme einer Gewebeprobe aus der Brust (Mamma-Biopsie) durch Vakuumbiopsie

unter Kontrolle von

☐ **Ultraschall** ☐ **Röntgen**

☒ MR-gesteuerte Vakuumbiopsie

(ggf. anderes bildgebendes Verfahren)

☐ **rechts** ☒ **links**

Diagnostisches Brustzentrum
Göttingen
Bahnhofsallee 1d
37081 Göttingen

Bitte vor dem Aufklärungsgespräch lesen und den Fragebogen ausfüllen!

Sehr geehrte Patientin,

bei Ihnen wurde bei vorangegangenen Untersuchungen in der Mammographie, im Ultraschall oder in der Kernspintomographie eine Veränderung festgestellt, die eine weitere Klärung erfordert. Bei vielen von der Norm abweichenden Befunden in der Bildgebung kann ohne eine Gewebeprobe nicht sicher geklärt werden, ob es sich, wie in der Mehrzahl, um eine gutartige Veränderung oder einen bösartigen Befund handelt. Um ein bösartiges Geschehen mit größtmöglicher Sicherheit auszuschließen oder es möglichst frühzeitig zu erkennen, muss Gewebe von der betroffenen Stelle entnommen und im Labor untersucht werden (Biopsie).

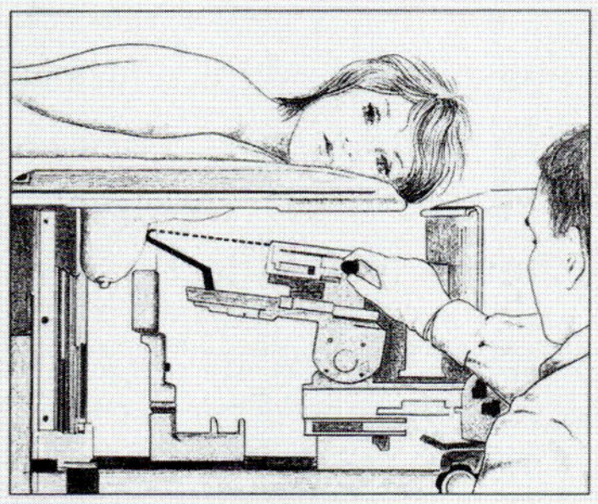

Abb. 1: Gewebeentnahme unter Röntgenkontrolle

Welche Methoden stehen für die Gewebeentnahme zur Verfügung?

Früher wurde meist über eine sogenannte offene chirurgische Biopsie ein größeres Gewebestück aus der Brust entnommen.

Da sich die meisten Biopsieergebnisse als gutartig erweisen, stellte sich die Frage, ob ein psychisch und physisch so belastender Eingriff notwendig ist. Deshalb wurden Biopsiemethoden wie die Feinnadel- oder Stanzbiopsie entwickelt, bei denen über eine Hohlnadel geringere Gewebemengen gezielt aus dem betroffenen Bereich der Brust gewonnen werden können. Ein Nachteil dieser Biopsiemethoden ist jedoch, dass die Nadel meist mehrfach eingeführt werden muss, um die für die Untersuchung erforderlichen Gewebestücke zu entnehmen.

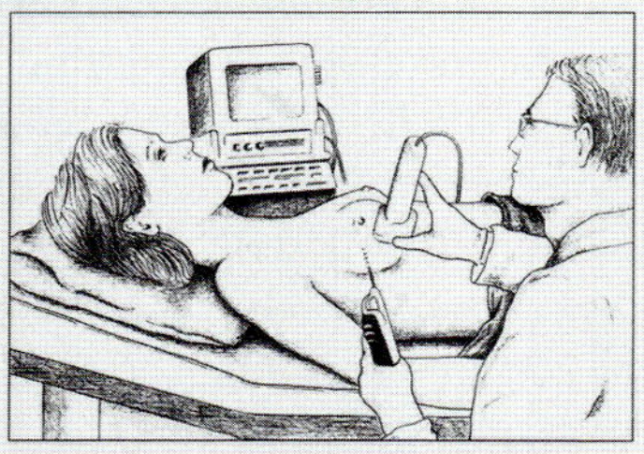

Abb. 2: Gewebeentnahme unter Kontrolle von Ultraschall

Die **Vakuumbiopsie** ist eine Weiterentwicklung der herkömmlichen Nadelbiopsien. Sie ermöglicht es, über eine **einmalige Nadelplatzierung** mehr Gewebe zu entnehmen als mit den anderen Biopsieverfahren. In Ihrem Fall raten wir zur Vakuumbiopsie.

Info-Teil für den Patienten 2

Sie kann röntgen- oder ultraschallgesteuert durchgeführt werden (vgl. Abb. 1 und 2). Welche der beiden Methoden in Ihrem individuellen Fall eingesetzt wird, entscheiden wir in Abhängigkeit von der in der Mammographie, Sonographie oder Kernspintomographie gefundenen Veränderung und besprechen die Vor- und Nachteile des vorgesehenen Verfahrens mit Ihnen.

Was geschieht bei der Vakuumbiopsie?

Nach örtlicher Betäubung der Einstichstelle wird eine Hohlnadel von 3 mm Durchmesser, in der sich ein winziges Messer befindet, über einen kleinen Hautschnitt (ca. 4-5 mm) in den zu untersuchenden Bereich der Brust eingeführt. Durch Unterdruck (Vakuum) wird das verdächtige Gewebe angesaugt und mit dem in der Nadel befindlichen rotierenden Messer abgeschnitten.

Anschließend wird das Gewebe durch die Hohlnadel in eine Öffnung in der Nadelmitte transportiert, wo es mit einer Pinzette entnommen werden kann. Da sich die Nadel im Gewebe im Uhrzeigersinn drehen lässt, können mit einem einzigen Einstich mehrere Gewebeproben fortlaufend von der betroffenen Stelle und deren Umgebung abgetragen werden.

Die Stelle, von der das verdächtige Gewebe entfernt wurde, wird ggf. mit einem für Sie nicht spürbaren, etwa 2 mm **kleinen Clip markiert**, der spätere Kontrolluntersuchungen erleichtert.

Die Untersuchung wird unter örtlicher Betäubung durchgeführt und von den meisten Frauen als nicht schmerzhaft empfunden. Direkt im Anschluss an den Eingriff wird eine Kontrollmammographie oder Ultraschalluntersuchung der betroffenen Brust durchgeführt und ein Druckverband angelegt. Der Einschnitt ist so klein, dass er nicht genäht werden muss.

In seltenen Fällen muss der Eingriff wegen technischer Probleme (z.B. Blutungen) unterbrochen oder auch abgebrochen werden. Ebenso selten wird trotz sorgfältigster Markierungstechniken bei der Punktion die Veränderung verfehlt. Ihre Ärztin/Ihr Arzt wird Ihnen dann weitere Möglichkeiten zur Befundabklärung erläutern.

Das Ergebnis der Gewebeuntersuchung liegt in der Regel nach wenigen Tagen vor.
Ist der Befund **gutartig und stimmt er mit der klinischen Verdachtsdiagnose überein**, so bedarf es meist keiner weiteren Behandlung. Nach vollständiger Abheilung des Punktionsgebietes sollte zur Kontrolle erneut eine Ultraschalluntersuchung und/oder eine Mammographie durchgeführt werden.

Ist der Befund **bösartig**, wird Ihre Ärztin/Ihr Arzt die weiteren Behandlungsschritte eingehend mit Ihnen besprechen.

Insbesondere bei sehr kleinen Befunden kann trotz aller Sorgfalt bei der Entnahme und der feingewebilichen Untersuchung der Probe nicht garantiert werden, dass ein bösartiger (Früh-)Befund in jedem Fall erkannt wird.

Gibt es Unstimmigkeiten zwischen der Verdachtsdiagnose und dem histologischen Befund, wird Ihre Ärztin/Ihr Arzt die notwendigen ergänzenden Untersuchungen vornehmen oder veranlassen, um eine eindeutige Diagnose zu stellen.

Welche Komplikationen und Nebenwirkungen können auftreten?

Blutergüsse, leichte Blutungen und **Schmerzen** an der Einstichstelle sind meist harmlos und bedürfen in der Regel keiner Behandlung.

Wundheilungsstörungen und **stärkere Blutungen** sowie **Infektionen, Gewebeschäden** (z.B. Abszess, Absterben von Gewebe, Entzündungen) im Bereich des Einstichkanals, die eine Behandlung mit Antibiotika oder einen Eingriff erfordern können, sind selten.

Bei **Allergie** oder **Überempfindlichkeit** (z.B. auf örtliche Betäubungsmittel, Kontrastmittel, Medikamente, Desinfektionsmittel, Latex) können vorübergehend Schwellung, Juckreiz, Niesen, Hautausschlag, Schwindel oder Erbrechen und ähnliche leichtere Reaktionen auftreten. **Schwerwiegende Komplikationen im Bereich lebenswichtiger Funktionen** (Herz, Kreislauf, Atmung, Nieren) und **bleibende Schäden** (z.B. Organversagen, Lähmungen) sind sehr selten.

Normalerweise entsteht eine kaum wahrnehmbare Narbe. Bei manchen Patientinnen reagiert die Haut auf Verletzungen allerdings mit **übermäßiger Narbenbildung (Keloide)**, die zu einer kosmetischen Beeinträchtigung führen kann.

Selten werden Tumorzellen im Stichkanal verschleppt. Nach heutigem Wissensstand ist daraus kein Nachteil zu erwarten.

Info-Teil für den Patienten 3

Wir raten nur dann zur Biopsie unter Kontrolle bildgebender Verfahren, wenn der zu erwartende Nutzen die möglichen Komplikationen und die für eine röntgengesteuerte Gewebeentnahme erforderliche **Strahlenanwendung** rechtfertigt.

Bitte fragen Sie im Aufklärungsgespräch nach allem, was Sie wissen möchten.

Bitte unbedingt beachten! **Sofern ärztlich nicht anders angeordnet!**

Bitte bringen Sie frühere Mammographie-, Ultraschall- oder Kernspintomographiebilder unbedingt zur Untersuchung mit!

Bitte fragen Sie die Ärztin/den Arzt, ob Sie verordnete Medikamente wie gewohnt einnehmen dürfen
Der behandelnde Arzt entscheidet, ob und wann blutgerinnungshemmende Medikamente (z.B. Marcumar®, Aspirin®) abgesetzt bzw. durch ein anderes Medikament ersetzt werden müssen.

Nach dem Eingriff

- Die ärztlichen Anordnungen bitte beachten und den Druckverband belassen.
- Besondere körperliche Anstrengungen beim Sport, im Haushalt oder Beruf für etwa 24 Stunden vermeiden.
- Bei Blutungen, Schmerzen, Übelkeit, Kreislaufreaktionen, Fieber über 38,5 °C oder sonstigen Störungen des Allgemeinbefindens bitte sofort die Ärztin/den Arzt verständigen.
- Normalerweise wird einige Monate nach der Biopsie eine Kontroll-Mammographie durchgeführt, die u.a. als Ausgangspunkt für spätere Untersuchungen dient. Bitte nehmen Sie den Kontrolltermin unbedingt auch dann wahr, wenn ein gutartiger Befund vorliegt.

Wird der Eingriff **ambulant** durchgeführt, müssen Sie sich von einer erwachsenen Begleitperson abholen lassen, da sich nicht ausschließen lässt, dass Ihr Reaktionsvermögen im Straßenverkehr durch das Betäubungsmittel noch eingeschränkt sein kann. Wir werden Ihnen mitteilen, wann Sie wieder aktiv am Straßenverkehr teilnehmen oder an laufenden Maschinen arbeiten können. Sie sollten in dieser Zeit auch keinen Alkohol trinken und keine wichtigen Entscheidungen treffen.

Unterschrift der Ärztin/des Arztes: *Fischer*

Abb. 14.**1** **Aufklärungsbogen (Basisaufklärung) zur Vakuumbiopsie.** (Bögen der Abb. 14.**1** bis 14.**3** zu beziehen über: DIOmed in Thieme Compliance GmbH, Am Weichselgarten 30, 91058 Erlangen, www.diomed.de.)

14

Patientenname und -adresse:

Vakuumbiopsie Brust

Fragebogen (Anamnese)

Bitte beantworten Sie die folgenden Fragen sorgfältig, damit wir etwaigen Risiken besser vorbeugen können. Zutreffendes bitte ankreuzen und unterstreichen bzw. ergänzen. Bei Bedarf helfen wir Ihnen gerne beim Ausfüllen.

1. Nehmen Sie **regelmäßig** folgende **Medikamente** ein?
   Gerinnungshemmende, blutverdünnende Mittel (z.B. Marcumar®, Heparin), Schmerzmittel (z.B. Aspirin®, ASS®) — [X] Nein [ ] Ja
   Art/Menge: ________
2. Leiden Sie an einer **Allergie** (z.B. Heuschnupfen) oder Überempfindlichkeit gegen Medikamente, Pflaster, örtliche Betäubungsmittel, Latex? — [ ] Nein [X] Ja
   oder: Lindenpollen
3. Leiden Sie an einer der folgenden **Krankheiten**:
   – erhöhte Blutungsneigung — [X] Nein [ ] Ja
   – Bluthochdruck — [X] Nein [ ] Ja
   – schwere Herzerkrankung — [X] Nein [ ] Ja
   – Zuckerkrankheit (Diabetes) — [ ] Nein [X] Ja
4. Neigen Sie zu **Wundheilungsstörungen** oder zu verstärkter **Narbenbildung**? — [X] Nein [ ] Ja
5. Für Frauen im gebärfähigen Alter: Könnten Sie **schwanger** sein? — [X] Nein [ ] Ja

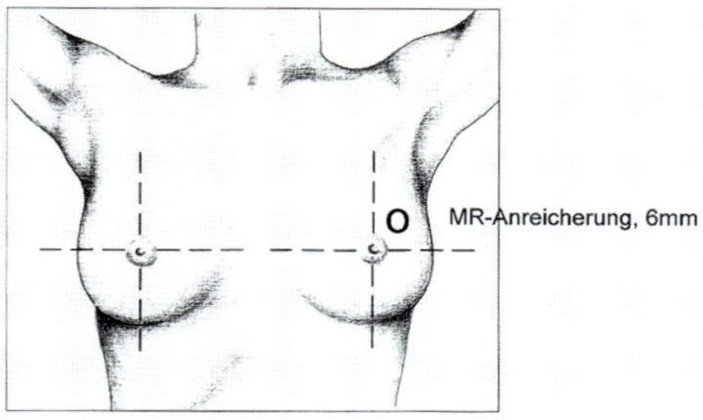

Abb. 14.**2** **Von der Patientin auszufüllender Fragebogen zur Vakuumbiopsie.**

Bitte die zutreffenden Kästchen ankreuzen, Textstellen unterstreichen oder an den vorgesehenen Stellen ergänzen und unterschreiben.

Vakuumbiopsie Brust

Dokumentation

Aufklärungsgespräch

[X] Den **Aufklärungsbogen** habe ich gelesen und verstanden. Ich konnte im Aufklärungsgespräch alle mich interessierenden Fragen stellen. Sie wurden vollständig und verständlich beantwortet. Die Fragen zur **Krankenvorgeschichte (Anamnese)** habe ich nach bestem Wissen beantwortet.

[ ] Den **abgetrennten Info-Teil** bzw. [X] ein **Zweitstück des Bogens** habe ich zum Mitnehmen und Aufbewahren erhalten. Die **Verhaltenshinweise** werde ich beachten.

Vermerke der Ärztin/des Arztes Prof. Dr. Fischer (Name) **zum Aufklärungsgespräch:**

Erörtert wurden z.B.: Wahl des Verfahrens, ergänzende Methoden sowie (bitte hier auch etwaige Änderungen des Info-Teils vermerken):

MR-gesteuerte Gewebeentnahme, vorgesehen 10-12 Zylinder.
Risiken: Blutung, Nachblutung, Entzündung, Abszess, ggf. Operation.
Individuelles Risiko: Wungheilungsstörung bei Diabetes.
Markierung der Wundhöhle mit metallischem Ring (Coil).
Bei gutartigem Befund Verbleib des Coils in der Brust auf Lebenszeit.

Vorgesehener Termin des Eingriffs (Datum): 12.11.2008

Einwilligung

Ich habe mir meine Entscheidung gründlich überlegt; ich benötige keine weitere Überlegungsfrist.

[X] **Ich willige ein** in die **Gewebeentnahme aus der Brust** mittels **Vakuumbiopsie**
[ ] **rechts**
[X] **links**

unter Kontrolle von
[ ] **Ultraschall**
[ ] **Röntgenzielaufnahmen**
[X] Magnetresonanztomographie
(ggf. anderes bildgebendes Verfahren bezeichnen)

Falls Sie bestimmte einzelne Maßnahmen ablehnen, bitte bezeichnen:

Nur für den Fall der Ablehnung des Eingriffs:

[ ] Ich **willige** in den vorgeschlagenen Eingriff **nicht ein.**

Ich wurde darüber aufgeklärt, dass sich dadurch Diagnose und Behandlung einer etwaigen Erkrankung erheblich verzögern und erschweren können.

11.11.2008	Musterfrau	Fischer
Ort, Datum, Uhrzeit	Patientin bzw. Betreuer/Bevollmächtigter	Ärztin/Arzt

Abb. 14.**3** **Dokumentation des Aufklärungsgesprächs zur Vakuumbiopsie.**

ist. Auf konkrete Fragen muss allerdings geantwortet werden. Einzelne Urteile von Landgerichten und Oberlandesgerichten gehen derzeit allerdings in die Richtung, dass z. B. das Nichthinweisen auf veraltetes Equipment als Aufklärungsversäumnis gewertet wird.

Risiko eines Behandlungsfehlers. Das Risiko eines Behandlungsfehlers unterliegt nicht der Aufklärungsverpflichtung.

Alternative Behandlungsmethoden. Über alternative Behandlungsmethoden sollte aufgeklärt werden, wenn die Verfahren in Chancen und Risiken gleichartig sind und somit für den Patienten eine echte Option besteht. Diese Verpflichtung besteht unbeschränkt, wenn der Patient von sich aus fragt. Eine Aufklärungspflicht scheidet aus, solange sich alternative Behandlungsmethoden noch im experimentellen oder Erprobungsstadium befinden.

Zeitpunkt und Form der Aufklärung

Die Aufklärung hat so rechtzeitig zu erfolgen, dass der Patient die Möglichkeit hat, die Entscheidung ruhig, nach Beratung mit seinen Angehörigen oder evtl. weiteren (auch ärztlichen) Ratgebern zu treffen. Eine „Formaleinwilligung" am Abend vor dem Eingriff genügt nicht.

Stufenaufklärung. In der Praxis hat sich die Stufenaufklärung nach Weißauer durchgesetzt. Das System der Stufenaufklärung beruht auf der Kombination einer schriftlichen Aufklärung durch Merkblätter mit einer mündlichen Aufklärung. Sie bietet dem Patienten Grundinformation zum geplanten Eingriff und ermöglicht es ihm, Fragen zu formulieren oder auf weitere Information zu verzichten. Die Grundinformation erfolgt meist in vorgedruckten Aufklärungsbögen. Im persönlichen Aufklärungsgespräch werden auf Basis dieser Information die speziellen Risiken angesprochen und Fragen des Patienten erörtert. Dieses Gespräch kann an nachgeordnete Ärzte delegiert werden. Bei Patienten, die der deutschen Sprache nicht mächtig sind, muss ein sprachkundiger Übersetzer zugezogen werden. Die Ziele der Stufenaufklärung betreffen:

- Vorbereitung des Aufklärungsgesprächs durch eine laienverständliche Standardinformation (schriftliche Basisaufklärung) und damit eine Verbesserung der Aufklärungsintensität (Abb. 14.**1** und Abb. 14.**2**),
- Zeitgewinn für die Erörterung der individuellen Situation des Patienten und die Beantwortung seiner Fragen im Aufklärungsgespräch,
- Motivation des Patienten, aufgrund der Basisinformation zielgerichtete Fragen zu stellen oder bewusst darauf zu verzichten,
- Erleichterung der Dokumentation, die sich auf die wesentlichen Inhalte des Gesprächs beschränken kann (Abb. 14.**3**).

Folgen einer fehlenden Einwilligung

Falls die Einwilligung des informierten Patienten nicht vorliegt oder nachgewiesen werden kann, stellt sich die Frage, ob dieser Mangel kausal für den eingetretenen Schaden war. Eine solche Kausalität fehlt generell, wenn die Aufklärung in nebensächlichen Teilen unvollständig war und sich ein nicht aufklärungspflichtiges Risiko verwirklichte. Der Arzt, der zu seiner Entlastung vorträgt, der Patient hätte bei einer Aufklärung zugestimmt, ist beweisbelastet dafür, dass ein vernünftig denkender Mensch der Behandlung zugestimmt hätte, während der Patient nur einen Entscheidungskonflikt plausibel vorzutragen hat.

Nachweis der Aufklärung

Der vollständig ausgefüllte und vom Patienten unterzeichnete Einwilligungsbogen erbringt zunächst den Beweis der Richtigkeit der Urkunde. Er legt nahe, dass ein Aufklärungsgespräch geführt wurde, dass die explizit erwähnten Risiken erwähnt wurden und dass der Patient der diagnostischen oder therapeutischen Maßnahme zustimmt. Der Nachweis erstreckt sich aber nicht darauf, dass der Patient einen z. B. nicht vervollständigten Bogen gelesen und/oder verstanden hat. An dieser Stelle sei daher ausdrücklich auf die korrekte Vervollständigung der Einwilligungsbögen bezüglich essenzieller Punkte (Angabe weiterer Risiken, Zustimmung „mit weiteren Fragen" oder „ohne weitere Fragen", Bezeichnung des geplanten Eingriffes) hingewiesen. Ideal für die Absicherung des Arztes ist es, wenn in einer Aktennotiz über Gesprächsinhalt und -zeitpunkt festgehalten wird, dass jeder Schritt der Aufklärung stattgefunden hat.

Wichtigste Fakten

- Jeder ärztliche Eingriff ist im juristischen Sinne eine rechtswidrige, strafbare und zum Schadensersatz führende Handlung, wenn er nicht durch einen Konsens des Patienten abgedeckt ist (sog. „informed consent").
- Die Selbstbestimmungsaufklärung soll dem Patienten ermöglichen, Art, Bedeutung, Ablauf und Folgen einer Behandlung zwar nicht in allen Einzelheiten, aber doch in den Grundzügen zu verstehen.
- Je dringender der Eingriff, desto geringere Anforderungen sind an den Umfang der Aufklärung zu stellen; je weniger dringend der Eingriff, desto größere Anforderungen sind an die Aufklärungspflicht zu stellen.
- Die Beweislast für die sachgerechte Durchführung eines diagnostischen oder therapeutischen Eingriffs liegt im Falle eines Kunstfehlerprozesses beim Arzt.
- Der Patient besitzt ein jederzeitiges und uneingeschränktes Recht zur Einsichtnahme in die eigene Patientenakte.

15 Tumorzellverschleppung

U. Fischer

Im Zusammenhang mit perkutan-bioptischen Interventionen kommt der Frage einer potenziellen Tumorzellverschleppung sowie einer hierdurch induzierten Rezidiventstehung im Stichkanal eine große Bedeutung zu.

Tumorzellverschleppung. Tatsächlich liegen mehrere Studien vor, in denen eine Tumorzellverschleppung im histologischen Präparat nachgewiesen wurde. Die Angaben hierzu schwanken zwischen 2 und 54%, wobei die aussagekräftigste Studie mit konkreter histopathologischer Untersuchung des Stichkanals in 325 Fällen über eine Quote von etwa 30% berichtet. In dieser Studie konnte überzeugend gezeigt werden, dass es mit einer Zunahme des zeitlichen Intervalls zwischen perkutaner Intervention und offener Biopsie zu einer abnehmenden Quote nachweisbarer Tumorzellen kam. Sie reduzierte sich von 42% bei einem zeitlichen Intervall von 2 Wochen nach Intervention auf 15% bei einem Intervall von mehr als 4 Wochen. In dieser Publikation gibt es zudem Hinweise, dass die Verschleppung von Tumorzellen mit der Tumorhistologie korreliert. So fand sich eine höhere Quote an Tumorzellverschleppung beim IDC als beim DCIS oder ILC. Die Vakuumbiopsie (11 G, 14 G) zeigte im Vergleich zur Stanzbiopsie eine geringere Quote an Tumorzellverschleppung.

Rezidive. Studien, in denen der Zusammenhang zwischen einer perkutan-bioptischen Befundabklärung und dem Auftreten von Rezidiven geprüft wurde, liegen in begrenzter Anzahl vor. Der Evidenzgrad dieser Auswertungen hat allerdings das Level 4, da die Fallzahlen zu gering waren und/oder Zuordnungen von Rezidivlokalisationen zum Stichkanal nicht erfolgten.

Fazit. Zusammenfassend kann konstatiert werden, dass es aktuell keine höhergradige Evidenz für die Empfehlung der Exzision des Stichkanals bei perkutan-bioptischer Befundabklärung oder Markierung gibt. Allerdings kann nicht zuverlässig ausgeschlossen werden, dass es bei fehlender Exzision des Stichkanals zum Lokalrezidiv kommt, wie es in kasuistischen Einzelfällen beschriebene wurde. Diese in der Literatur ausgeführten Lokalrezidive traten jedoch ausnahmslos bei Patientinnen auf, die nicht adjuvant bestrahlt worden waren.

Literatur

Diaz LK, Wiley EL, Venta LA. Are malignant cells displaced by large-gauge needle core biopsy of the breast? Am J Roentgenol 1999; 173(5): 1303 – 1313

Liberman L, Dershaw DD, Rosen PP et al. Percutaneous removal of malignant mammographic lesions at stereotactic vacuum-assisted biopsy. Radiology 1998; 206(3): 711 – 715

Stolier A, Skinner J, Levine EA. A prospective study of seeding of the skin after core biopsy of the breast. Am J Surg 2000; 180(2): 104 – 107

Thurfjell MG, Jansson T, Nordgren H et al. Local breast cancer recurrence caused by mammographically guided punctures. Acta Radiol 2000; 41(5): 435 – 440

Youngson BJ, Cranor M, Rosen PP. Epithelial displacement in surgical breast specimens following needling procedures. Am J Surg Pathol 1994; 18(9): 896 – 903

16 S3-Leitlinie Brustkrebs-Früherkennung in Deutschland: Interventionen und Exzisionsbiopsie

U. Fischer

Kurzfassung: Intervention

Die histologische Diagnostik abklärungsbedürftiger Befunde soll durch Stanzbiopsie, Vakuumbiopsie oder offene Biopsie erfolgen. Perkutane Interventionen sollen nach den Qualitätsempfehlungen durchgeführt werden.

Die FNB kann nicht als Standardmethode empfohlen werden.

Die interventionell gesteuerte Gewebeprobengewinnung zur histopathologischen Diagnosesicherung und Therapieplanung soll erfolgen bei: mammografischen Befunden BI-RADS 4 und 5 und/oder sonografischen Befunden US-BI-RADS 4 und 5 und/oder magnetresonanztomografischen Befunden MRT-BI-RADS 4 und 5.

Bei der interventionellen, vorzugsweise sonografisch gesteuerten Stanzbiopsie sollten ≥ 4 Proben bei ≤ 14 G entnommen werden.

Bei Vorliegen von Mikrokalk sollte vorzugsweise die stereotaktisch gesteuerte Vakuumbiopsie eingesetzt werden.

Die Vakuumbiopsie sollte auch bei MRT-gesteuerter Gewebegewinnung eingesetzt werden.

Die stereotaktische Vakuumbiopsie soll standardisiert erfolgen. Der Zugangsweg und die Nadelpositionierung („stroke margin") sind zu dokumentieren. Zur Dokumentation der korrekten Nadelpositionierung sind erforderlich: Drei Projektionen nativ, zwei Projektionen vor Nadeleinschuss sowie zwei Projektionen nach Biopsie. Es sollten ≥ 12 Proben bei Verwendung einer 11-G-Nadel gewonnen werden. Bei anderen Kalibern (zwischen 8 G und 11 G) sollte die Anzahl der Probenentnahmen ein äquivalentes Probenvolumen erbringen.

Eine Präparatradiografie, die zur Dokumentation des Biopsieerfolges notwendig ist, soll in Vergrößerungstechnik durchgeführt werden. Ein technischer Erfolg liegt bei Nachweis repräsentativer Mikrokalkanteile vor. In Abstimmung mit dem jeweiligen Pathologen kann die Identifizierung der Mikrokalk enthaltenden Zylinder sinnvoll sein. Nach der Gewebeentnahme durch Vakuumbiopsie (spätestens am folgenden Arbeitstag) soll eine Mammografie der biopsierten Brust in 2 Ebenen erfolgen.

Nach minimalinvasiver bildgebungsgesteuerter Gewebsentnahme soll die Ergebniskontrolle durch Korrelation der bildgebenden Diagnostik mit dem histopathologischen Befund erfolgen.

Bei histopathologisch benignem Befund sollte eine bildgebende Kontrolle mit der entsprechenden Modalität nach 6 Monaten erfolgen.

Qualitätsindikatoren mit vorläufigen Referenzbereichen

- Anteil der Fälle mit mammografischen Befunden BI-RADS 4 und 5 mit sonografischem Korrelat des Befundes, die eine nach den Qualitätsanforderungen interventionell sonografisch gesteuerte Stanzbiopsie erhalten (≥ 70 %)
- Anteil der Fälle mit mammografischen Befunden BI-RADS 4 und 5 mit Mikrokalk, ohne sonografisches Korrelat, die eine nach den Qualitätsanforderungen interventionell stereotaktisch gesteuerte Vakuumbiopsie erhalten (≥ 70 %)
- Anteil der Fälle mit ausschließlich magnetresonanztomografischen Befunden MRT-BI-RADS 4 oder 5, die eine nach den Qualitätsanforderungen interventionell MRT-gesteuerte Vakuumbiopsie erhalten (≥ 95 %)
- Anteil der Fälle mit mammografischen Befunden BI-RADS 4 und 5, sonografischen Befunden US-BI-RADS 4 oder 5 und/oder magnetresonanztomografischen Befunden MRT-BI-RADS 4 oder 5, die durch entsprechende interventionell gesteuerte Gewebsprobengewinnung histopathologisch abgeklärt werden (≥ 70 %)
- Anteil der nicht tastbaren Befunde, die präoperativ durch mammografisch, sonografisch oder magnetresonanztomografisch interventionelle Methoden (Stanz- oder Vakuumbiopsie) histopathologisch abgeklärt werden (≥ 70 % bzw. ≥ 90 % inkl. tastbare Befunde)
- Anteil der Fälle mit mammografischen Befunden BI-RADS 4 und 5 mit Mikrokalk, die intrainterventionell den Nachweis repräsentativer Mikrokalkanteile in der Präparateradiografie nachweisen (≥ 95 %)
- Anteil der Fälle nach bildgebungsgesteuerter Gewebsentnahme mit benignem Befund (B-Klassifikation 1 – 2/WHO: ICD-0-3), die nach offener Exzisionsbiopsie einen malignen Befund (WHO: ICD-0-3) aufweisen (falsch negativ) (< 10 %) (EuG)

Kurzfassung: Exzisionsbiopsie

Die operative Qualitätssicherung für die offene diagnostische Exzision von mammografisch entdeckten Läsionen soll in Anlehnung an die Leitlinien der Europäischen Kommission erfolgen.

Bei der präoperativen Drahtmarkierung nicht tastbarer Befunde soll der Draht den Herd penetrieren und den Herd um weniger als 1 cm überragen. Wenn der Draht den Herd nicht penetriert, soll die Entfernung zwischen Draht und Herdrand ≤ 1 cm sein. Bei nicht raumfordernden Prozessen kann eine Markierung des operationsrelevanten Zielvolumens sinnvoll sein.

Die präoperative Markierung und der bildgebende Nachweis einer adäquaten Resektion sollen bei nicht tastbaren Veränderungen grundsätzlich erfolgen.

Die Exzision ausschließlich sonografisch detektierter Befunde soll durch eine intraoperative Präparatesonografie kontrolliert werden.

Das Operationsmaterial soll topografisch eindeutig markiert und ohne Inzision am gewonnenen Gewebsmaterial an den Pathologen gesandt werden.

Die intraoperative Dignitätsfestlegung durch Schnellschnitt soll nur ausnahmsweise erfolgen. Voraussetzungen für einen Schnellschnitt an Operationspräparaten der Mamma sind:

- Die Läsion ist intraoperativ und im Präparat palpabel.
- Die Läsion ist groß genug (im Allgemeinen > 10 mm).

Qualitätsindikatoren mit vorläufigen Referenzbereichen

- Anteil der Fälle von Brustoperationen mit Drahtmarkierung, bei denen der Draht im Abstand von ≤ 1 cm zur Läsion platziert ist (≥ 95 %)
- Anteil der Fälle von Brustoperationen mit intraoperativer Präparateradiografie nach präoperativer radiografischer Markierung (≥ 95 %)
- Anteil der Fälle von Brustoperationen mit intraoperativer Präparatesonografie nach präoperativer sonografischer Markierung (≥ 95 %)
- Anteil der Fälle von Brustoperationen mit intraoperativer Präparateradiografie oder Präparatesonografie nach präoperativer mammografischer oder sonografischer Markierung (≥ 95 %)
- Anteil der Präparate bei offener Exzisionsbiopsie, die topografisch eindeutig markiert sind (≥ 95 %)

Medizinische Inhalte (EBM): Interventionelle Techniken

Grundlagen

Stanz- und Punktionstechniken stehen zur Verfügung für

- Sicherung von vermuteten Malignomen (vor neoadjuvanter Therapie sowie zur Operationsvorbereitung)
- minimal-invasive Abklärung unklarer Befunde und nichttastbarer Läsionen

Die Qualitätssicherung dieser Untersuchungen umfasst:

1. Qualitätssicherung der Verfahrenstechnik (Befundanpeilung, Entnahmetechnik)
2. Qualitätssicherung der histologischen/zytologischen Aufarbeitung und Befundung (s. Kapitel 5 der LL)
3. Qualitätssicherung der Befundbewertung und Berücksichtigung für die Therapieplanung

Methodenwahl

Steuerung. Tastbare Befunde können mit oder ohne sonografische Kontrolle perkutan punktiert werden. Bei Befunden, die nur mit Bildgebung entdeckt sind, ist die Methode zu wählen, die Befunddarstellung und Steuerung der Punktion am sichersten gewährleistet. Dies können mammografische Stereotaxie, Sonografie oder Magnetresonanztomografie sein.

Wahl der Punktionsmethode. Derzeit stehen als Standardverfahren Stanzbiopsie und Vakuumbiopsie zur Verfügung. Die Feinnadelbiopsie (FNB) ist nur wenigen gezielten Indikationen vorbehalten. Die Methodenwahl ergibt sich aus der klinischen Fragestellung sowie aus der mit der jeweiligen Methode erreichbaren Treffsicherheit.

Hier bestehen deutliche Unterschiede:

- Die FNB kann nicht als Standardmethode empfohlen werden (LOE 3b – 3a). Ihre Anwendung sollte auf Sonderfälle (komplizierte Zyste, Lymphknoten) mit zu erwartender „spezifischer" Zytologie begrenzt bleiben.
- Für die Stanzbiopsie konnten bei standardisierter Technik (s. u.) Sensitivitäten von 85 – 98 % und gute Reproduzierbarkeit erreicht werden (LOE 3b – 3a).
- Für die Vakuumbiopsie konnten bei standardisierter Technik Sensitivitäten von 98 % und mehr und gute Reproduzierbarkeit erreicht werden (LOE 3b – 3a).

Qualitätssicherung

In den Standards des American College of Radiology (ACR) 1997 sind erstmalig Voraussetzungen für die Qualitätssicherung bei Mammainterventionen genannt. Sie betreffen einerseits die technische Qualitätssicherung der mammografischen Stereotaxie, andererseits die Dokumentation der Untersuchung (bildliche Dokumentation), der korrekten Nadellage, Ergebnisdokumentation, Dokumentation von Problemen und auch Nachkontrollen der Patienten. Des Weiteren sind minimale Voraussetzungen für die Ausbildung des Untersuchers und eine – allerdings sehr geringe – Anzahl jährlicher Untersuchungen zum Erhalt der Expertise benannt.

Zur Qualitätssicherung der Stanzbiopsie gibt es Untersuchungen betreffend optimale Nadeldicke und Zahl der Stanzen. Vergleichbare Qualitätsempfehlungen sind vom Ausschuss Mammadiagnostik der DRG erarbeitet.

Für die Qualitätssicherung bei Vakuumbiopsie liegt eine freiwillige Qualitätssicherung von Anwendern des „Mammotome" vor.

Für MR-gesteuerte Interventionen wurde durch die Mitglieder der AG Mammadiagnostik der DRG im Jahr 2006 im Konsens eine qualitätsgesicherte Vorgehensweise (Vakuumbiopsie, Lokalisation) erarbeitet.

Unverzichtbar ist bei allen Methoden die nochmalige Korrelation des Biopsieergebnisses mit der Bildgebung (nach EU-Leitlinien und ACR-Standards), um nichtrepräsentative Entnahmen zu erkennen. Unklare Befunde bedürfen einer interdisziplinären Besprechung. Erst nach Sicherstellung einer repräsentativen Entnahme darf eine Therapieempfehlung ausgesprochen werden. Liegt diese nicht vor, ist eine Wiederholung oder offene Biopsie unverzichtbar.

Zusammenfassung

Zusammenfassend bedarf die perkutane interventionelle Gewebsgewinnung einer sorgfältigen Qualitätssicherung auf verschiedenen Ebenen. Gute Reproduzierbarkeit und Treffsicherheit sind für Stanzbiopsie und Vakuumbiopsie berichtet, während diese bei FNB problematisch sind. Eine Ausarbeitung der Qualitätsstandards erfolgt für Stanzbiopsien und Vakuumbiopsien.

Leitlinie

Jeder abzuklärende Befund ist mit der entsprechend effektivsten Methode histologisch zu verifizieren.

Strukturqualität: Interventionelle Techniken

Perkutane Biopsie

Personelle Voraussetzungen.
Voraussetzungen (Arzt):
1. Profunde Kenntnisse in der bildgebenden Mammadiagnostik inklusive Abklärungsdiagnostik als Voraussetzung für die sichere Erkennung des Befundes und seiner Lokalisation in 2 orthogonalen Ebenen.
2. Verwendung stereotaktischer Technik: Einarbeitung durch erfahrenen Kollegen bei mindestens 30 Untersuchungen oder Einarbeitung durch Firma bei 10 Untersuchungen sowie durch einen erfahrenen Kollegen bei weiteren 20 Untersuchungen, profunde Kenntnisse der Kalibrierung (selbstständige Durchführung von 10 Kalibrierungen).
3. Bei Verwendung von Ultraschall: profunde Kenntnisse in Mammasonografie und Einarbeitung durch erfahrenen Kollegen bei mindestens 30 Untersuchungen (siehe Mammasonografie: DEGUM-Anforderungen).
4. Bei Verwendung von MRT: profunde Kenntnisse in MR-Mammografie und Einarbeitung durch erfahrenen Kollegen bei mindestens 30 Untersuchungen.
5. Regelmäßige Durchführung von stereotaktisch gesteuerten perkutanen Vakuumbiopsien (mind. 50/Jr.), sonografisch gesteuerten perkutanen Biopsien (mind. 50/Jr.) oder MR-gesteuerten Vakuumbiopsien (mind. 50/Jr.).

Voraussetzungen MTRA oder Arzthelferin mit entsprechender Qualifikation:
1. Zertifizierung zur Fachkraft für Mammadiagnostik
2. Bei mammografischer Stereotaxie:
   - profunde Kennntnisse der Mammografietechnik: Bildqualität, Positionierung, Strahlenschutz
   - Einarbeitung in Kalibrierung (mind. 10 Kalibrierungen) und bei mind. 10 Untersuchungen durch eine erfahrene MTRA oder Medizinphysiker/-techniker oder -ingenieur

Technische Qualitätskontrolle.
MTRA:
- Kalibrierung an jedem Interventionstag, mindestens aber 1 × pro Woche
- 1 × pro Monat: Lokalisationsgenauigkeit für jede Nadel, die in Verwendung ist

Medizinphysiker:
- Qualitätssicherung der digitalen Mammografieeinheit entsprechend Herstellerspezifikation

Dokumentationsanforderungen. Der Diagnostiker muss Mitglied eines interdisziplinären Teams sein, in dem die Kooperation mit dem Bereich der apparativen Diagnostik, der interventionellen Abklärung und der pathohistologischen Befundung protokollarisch geregelt ist, sofern es sich nicht um ein zertifiziertes Brustzentrum handelt. Interdisziplinäre Fallbesprechungen sind einzurichten.
Anforderungen:
- statistische Erfassung aller perkutanen Biopsieergebnisse
- Nachkontrolle der benignen Biopsieergebnisse nach 6 Monaten
- interdisziplinäres Konsil für die Besprechung aller unklaren oder diskrepanten Befunde

16

Markierung nichttastbarer Befunde

Personelle Voraussetzungen.
Voraussetzungen (Arzt):
1. Profunde Kenntnisse in der bildgebenden Mammadiagnostik inklusive Abklärungsdiagnostik als Voraussetzung für die sichere Erkennung des Befundes und seiner Lokalisation in 2 Ebenen.
2. Bei Verwendung der 2-Ebenen-Technik (Lochplatte): Einarbeitung durch erfahrenen Kollegen bei mindestens 20 Untersuchungen.
3. Verwendung stereotaktischer Technik: Einarbeitung durch erfahrenen Kollegen bei mindestens 20 Untersuchungen oder Einarbeitung durch Firma bei 10 Untersuchungen sowie durch einen erfahrenen Kollegen bei weiteren 10 Untersuchungen, profunde Kenntnisse der Kalibrierung (selbstständige Durchführung von 10 Kalibrierungen).
4. Bei Verwendung von Ultraschall: profunde Kenntnisse in der Mammasonografie und Einarbeitung durch erfahrenen Kollegen bei mindestens 30 Untersuchungen (siehe Anforderungen Mammasonografie, Stufe II DEGUM).
5. Bei Verwendung von MRT: profunde Kenntnisse in MR-Mammografie und Einarbeitung durch erfahrenen Kollegen bei mindestens 30 Untersuchungen.
6. Regelmäßige Durchführung von mammografisch gesteuerten Lokalisationen (mind. 25/Jr.), sonografisch gesteuerten Lokalisationen (mind. 25/Jr.) oder MR-gesteuerten Lokalisationen (mind. 25/Jr.).

Voraussetzungen MTRA oder Arzthelferin mit entsprechender Qualifikation:
1. Zertifizierung zur Fachkraft für Mammadiagnostik
2. Bei mammografischer Stereotaxie:
   - profunde Kennntnisse der Mammografietechnik: Bildqualität, Positionierung, Strahlenschutz
   - Einarbeitung in Kalibrierung (mind. 10 Kalibrierungen) und bei mind. 10 Untersuchungen durch eine erfahrene MTRA oder Firma Medizinphysiker/-techniker oder -ingenieur

Technische Qualitätskontrolle.
MTRA:
- Kalibrierung (an jedem Interventionstag, mindestens aber 1 × pro Woche)
- Qualitätskontrolle Filmverarbeitung, falls Film verwendet wird (an jedem Interventionstag, mindestens aber 1 × pro Woche)
- 1 × pro Monat: Lokalisationsgenauigkeit für jede Nadel, die in Verwendung ist
- Qualitätssicherung der Mammografieeinheit – Ziel sind die European Guidelines (Stufenplan)

Dokumentationsanforderungen. Diagnostisch tätige Ärzte müssen Mitglieder eines interdisziplinären Teams sein, in dem die Kooperation mit dem Bereich der apparativen Diagnostik, der interventionellen Abklärung, der Operation und der pathohistologischen Befundung protokollarisch geregelt ist, sofern es sich nicht um ein zertifiziertes Brustzentrum handelt. Interdisziplinäre Fallbesprechungen sind einzurichten.

Prozessqualität: Interventionelle Techniken

Diagnosesicherung zur Therapieplanung sowie zum Karzinomausschluss bei Läsionen der Klassifikation nach BI-RADS IV und V. Als Methode stehen die Stanzbiopsie, Vakuumbiopsie oder die offene Biopsie mit und ohne Markierung zur Verfügung. Die Methode ist je nach Fragestellung und hierfür benötigter Treffsicherheit, in Abhängigkeit der vom Diagnostiker selbst erreichbaren Treffsicherheit zu wählen.

Algorithmus. Abb. 16.**1**.

Perkutane Biopsie

Definition. Diagnosesicherung zur Therapieplanung sowie zum Karzinomausschluss bei Läsionen der Klassifikation nach BI-RADS IV und V. Das Ziel ist die präoperative bzw. prätherapeutische histopathologische Sicherung der Diagnose zur Reduktion der Häufigkeit offener Biopsien, insbesondere bei benignem histopathologischem Befundergebnis (einschränkend ist die informierte Entscheidung der Patientin zur offenen Biopsie zu respektieren). Der Diagnostiker hat die Aufgabe, durch die Kooperation mit der apparativen Basisdiagnostik, der Pathologie und dem Operateur die pathohistologische Enddiagnose in qualifizierter Form zu gewährleisten.

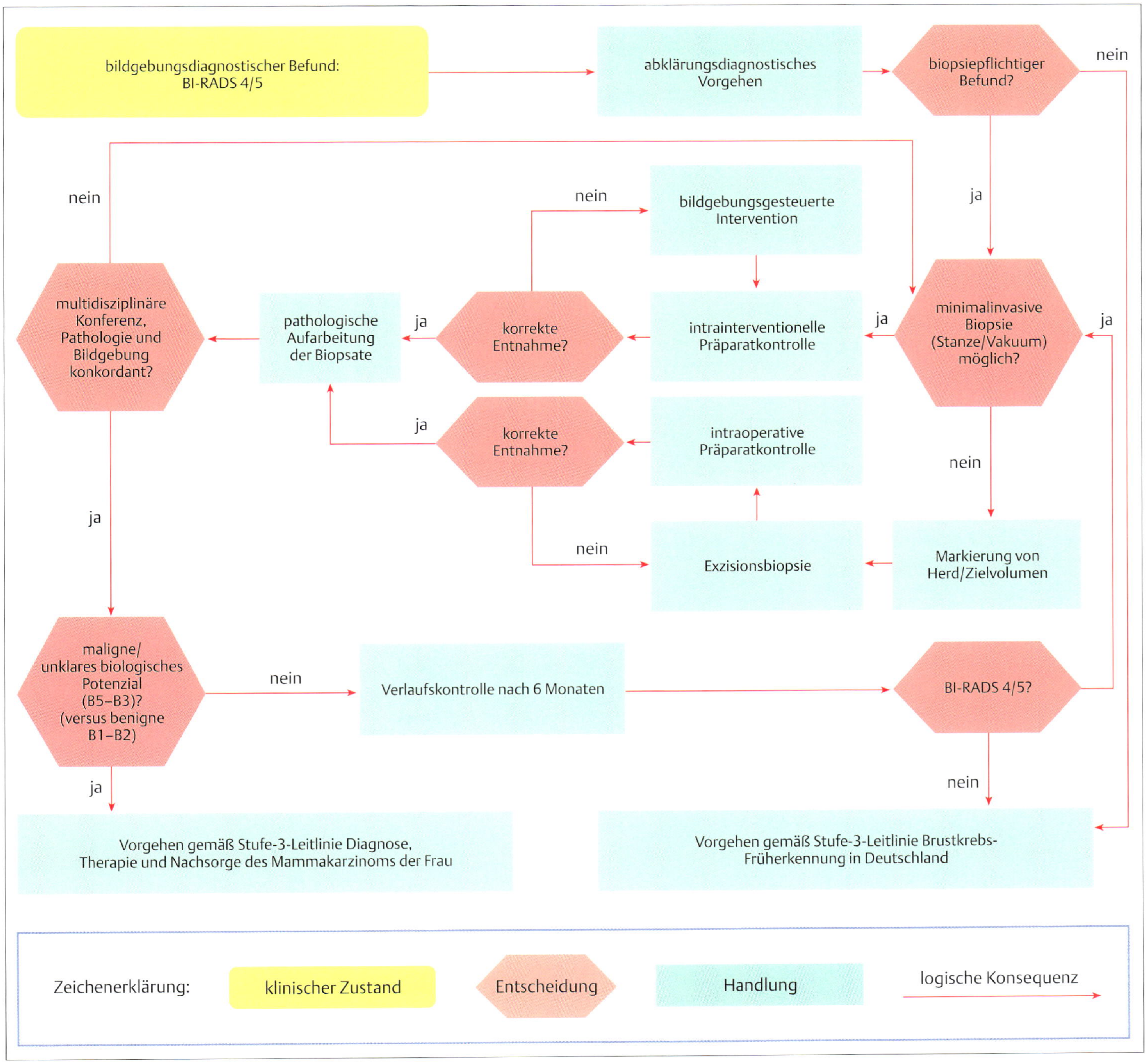

Abb. 16.**1** Algorithmus zum leitlinienkonformen Vorgehen bei biopsiepflichtigem Befund.

* Basisdiagnostik (klinische Untersuchung/Mammografie/Sonografie) liegt vollständig vor.

** akzeptierte Gründe für Ablehnung der minimalinvasiven Biopsie: Wunsch der Patientin, primär operatives Vorgehen aus medizinischen Gründen vorzuziehen (z. B. Gerinnungsstörung bzw. medizinisch erforderliche Gerinnungshemmung, Alter der Patientin, Lage des Befundes für ein interventionelles Vorgehen ungünstig, Verdacht auf intrazystische Proliferation).

Methodenwahl. Die Entscheidung zur Stanzbiopsie oder Vakuumbiopsie hängt von der Fragestellung ab und der in diesem Zusammenhang angestrebten Treffsicherheit. Für die präoperative Verifikation eines Karzinoms bei hochverdächtigen Läsionen (BI-RADS V) ist z.B. nicht unbedingt höchste Sensitivität nötig, da auch bei negativem Ergebnis der perkutanen Biopsie eine Operation oder Rebiopsie erfolgen würde. Die Methodenwahl erfolgt auch, je nach selbst erreichter Treffsicherheit, entsprechend sorgfältiger Dokumentation und Nachkontrolle.

Steuerung mittels:

- stereotaktischer Mammografie (digital)
- Ultraschall
- MRT

Kriterien der Methodenauswahl:

- Der Befund muss mit der gewählten Methode eindeutig identifizierbar sein.
- Nach Möglichkeit soll die kostengünstigste Methode gewählt werden.
- Vorzugsweise Stanzbiopsie bei sonografisch gesteuerter Gewebeentnahme und vorzugsweise Vakuumbiopsie bei stereotaktischer oder MR-gesteuerter Gewebeentnahme.
- Wichtigstes Ziel und übergeordnet ist in jedem Fall die verlässliche Gewinnung des abzuklärenden Gewebes.

Indikationen und Kontraindikationen.
Indikation:

- Diagnosesicherung zur Therapieplanung sowie zum Karzinomausschluss bei Läsionen der Kategorie IV und V nach BI-RADS.

Kontraindikationen:

- Kontraindikationen gegen verwendete Medikation (z.B. Lokalanästhetika)
- schwere Gerinnungsstörungen (relativ: abzuwägen mit OP-Risiko)

Gewebsentnahme unter stereotaktischer, sonografischer oder magnetresonanztomografischer Steuerung.
Stanzbiopsie bei Herdbefunden:
Entnahme von ≥4 Stanzen ≤14 G

Vakuumbiopsie bei Mikrokalk:
Entnahme von ≥12 Stanzen bei 11 G, bei anderen Kalibern (8–11 G) volumenäquivalente Anzahl an Stanzzylindern

Eigene Phantomuntersuchungen mit Vakuumbiopsiesystem unterschiedlicher Größe ergaben folgende Anzahl volumenäquivalenter Gewebezylinder (Referenz: 12 Zylinder bei 11 G):

- 11 G – 12 Gewebezylinder
- 10 G – 8 Gewebezylinder
- 9 G – 6 Gewebezylinder
- 8 G – 4 Gewebezylinder

Bei Mikrokalk:

- Abklärung durch Vakuumbiopsie,
- Präparatradiogramm in Vergrößerungstechnik, repräsentativer Kalknachweis, ggf. Trennung der Gewebezylinder nach Kalkgehalt
- Mammografie in 2 Ebenen nach Entnahme

Vakuumbiopsie:
bei der Durchführung Beachtung folgender Punkte:

a) Vor Beginn der Vakuumbiopsie soll neben der cc-Aufnahme eine streng seitliche mediolaterale oder lateromediale Mammografie zur exakten räumlichen Orientierung vorliegen.
b) Dokumentation des Zugangsweges (z.B. kraniokaudal, mediolateral, lateromedial, schräg 30°, 45°, 60°) und des „stroke margin" (soweit nicht bereits auf dem Laserfilm dokumentiert).
c) Durch Vergleich mit der jeweils orthogonalen zweiten Mammografieebene ist die stereotaktische Tiefenberechnung gegenzuchecken. Die niedergelegten Werte sind des Weiteren hilfreich für eine eventuell spätere stereotaktische Drahtlokalisation vor Nachexzision.
d) Vakuumbiopsien werden typischerweise mit 11–8 G Nadeldicke durchgeführt.
e) Die Zahl der entnommenen Biopsiezylinder soll ≥12 Stanzen bei 11 Gauge (bzw. bei anderem Kaliber eine volumenäquivalente Anzahl an Stanzzylindern) betragen.
f) Das Ziel ist die repräsentative Gewebeentnahme bei unklaren Befunden. Die diagnostische Vakuumbiopsie ist prinzipiell nicht als therapeutisches Verfahren im Falle von invasiven und nichtinvasiven Karzinomen oder Veränderungen im Sinne einer ADH (atypische duktale Hyperplasie) anzusehen. In diesen Fällen ist prinzipiell eine offene chirurgische Exzision mit therapeutischer Zielsetzung notwendig.
g) Folgende Dokumentationen werden als notwendig erachtet:
   - Nativbilder (0°, + 15°, – 15°)
   - zwei „pre-fire"-Bilder (+ 15°, – 15°)
   - zwei „post-fire"-Bilder (+ 15°, – 15°)
h) Nach der Vakuumbiopsie ist eine Präparatradiografie in Vergrößerungstechnik durchzuführen und dem Pathologen bei Versendung der Präparate beizulegen.
i) Nach Beendigung der Vakuumbiopsie (spätestens aber am folgenden Arbeitstag) ist eine ergänzende Mammografie in zwei orthogonalen Ebenen zu erstellen, die sowohl die korrekte Entnahmetiefe nochmals bestätigt, als auch – im Fall von Malignität – die präoperative Drahtmarkierung vor Nachexzision unterstützen kann.

MR-gesteuerte Vakuumbiopsie (Empfehlungen der AG Mammadiagnostik der Deutschen Röntgengesellschaft, 2007).
Indikationen:
MR-Befunde der Kategorie MRM-BI-RADS IV oder V (ggf. MRM-BI-RADS III, z.B. bei Wunsch der Patientin), die weder klinisch noch mit anderen bildgebenden Verfahren (Mx, US) eindeutig nachweisbar sind.

Equipment:

- MR-System 1,0T oder höher
- offene Oberflächenspule mit Zugang zur Brust
- MR-kompatible Zielvorrichtung

MR-kompatible Punktionsvorrichtung:

- Vakuumbiopsie (Methode der Wahl)
- Stanzbiopsie (Einsatz nur in begründeten Ausnahmefällen)

Vorgehensweise:

- KM-gestützte MR-Mammografie mit positionierter Zielvorrichtung zur Reproduzierbarkeit des durch eine perkutane Biopsie abzuklärenden Befundes.

- Bei fehlender oder zweifelhafter Reproduzierbarkeit des durch perkutane Biopsie abzuklärenden Befundes Beendigung der Intervention. MRM-Kontrolle innerhalb der nächsten 6 Monate.
- Bei eindeutiger Reproduzierbarkeit des Befundes Berechnung geeigneter Punktionskoordinaten (x-, y- und z-Achse). Markierung der errechneten Punktionsstelle (z. B. ölhaltiger Marker) und MR-Kontrolle (ohne KM) der korrekten Position der gewählten Punktionsstelle.
- Bei inkorrekter Position des Markers erneute Berechnung geeigneter Koordinaten und Korrektur des Markers. Bei korrekter Markerplatzierung kutane Desinfektion der Punktionsstelle, adäquate Lokalanästhesie und ggf. Stichinzision. Einführen der MR-kompatiblen Koaxialnadel (z. B. mit metallischem Mandrin) unter Berücksichtigung der Herdtiefe (z-Achse). Positionierung der Koaxialnadelspitze vor dem abzuklärenden Befund (Distanz abhängig vom gewählten Vakuumbiopsiesystem, üblicherweise 15 – 25 mm).
- Entfernung des metallischen Mandrins, Einführung eines MR-kompatiblen Mandrins und MR-Kontrolle (ohne KM) der korrekten Position der Koaxialnadel. Bei Fehlplatzierung Korrektur und erneute Kontrolle, bei korrekter Positionierung der Koaxialnadelspitze/Mandrinspitze Entfernung des MR-kompatiblen Mandrins und Einführen der Vakuumbiopsienadel.
- Konsekutive Entnahme von Gewebezylindern mit dem Vakuumbiopsiesystem unter Rotation der Entnahmeöffnung (Notch). Empfohlene Anzahl der zu entnehmenden Biopsate: ≥ 12 (entsprechend einer kompletten Rotation von 1 Uhr bis 12 Uhr gemäß Zifferblatt). Gegebenenfalls zwischenzeitliche Kontrolle der repräsentativen Lage des Resektionsbettes zur Modifikation der weiteren Entnahmestellen.
- Postinterventionelle MR-Kontrolle (ggf. KM-gestützt, z. B. bei Herdbefunden) zur abschließenden Dokumentation der repräsentativen Gewebeentnahme (Befund kleiner, Befund nicht mehr nachweisbar, Lage des Resektionsbettes repräsentativ). Gegebenenfalls Entnahme weiterer Gewebezylinder.
- Optional Freisetzung eines Markierungscoils im Resektionsbett über liegende Koaxialnadel. MR-Dokumentation (ohne KM) der intramammären Coillage.
- Entfernung der Koaxialnadel, Kompression und Kühlung des Stichkanals, Druckverband.
- Optional ergänzende 2-Ebenen-Mammografie im cc- und ml-Strahlengang zur topografischen Zuordnung der Resektionshöhle oder zur Dokumentation der Lage des Coils für den Fall eines notwendigen operativen Eingriffs.

Befundbeschreibung:

- Reproduzierbarkeit des Befundes (ja, nein)
- Lage des Befundes (Quadrant, Uhrzeit, Distanz ab Kutis)
- Kaliber der Vakuumnadel (z. B. 11 G, 9 G)
- Anzahl der primär (und ggf. sekundär) entnommenen Gewebezylinder
- Auftreten relevanter Komplikationen

Befunddokumentation:

- MR-Bild mit Befunddokumentation (Bildsubtraktion)
- MR-Bild mit Dokumentation der Koaxialnadellage (pre-fire)
- MR-Bild mit Dokumentation des Resektionsbettes oder der Vakuumnadellage nach Gewebeentnahme
- optional: Kontroll-KM-MRT
- optional: Röntgenmammografie (cc, ml)

Qualitätskriterium:

- Komplette oder partielle Entfernung der durch MR-gesteuerte perkutane Biopsie abzuklärenden Läsion.

Prozedere: bei histologischem Befund der Kategorie

- B1 oder B2: Kontroll-MRT nach 6 Monaten (ggf. auch frühzeitiger)
- B3 oder B4: interdisziplinäre Besprechung der weiteren Vorgehensweise (z. B. MRT-Kontrolle, erneute Stanzbiopsie, OP)
- B5a oder B5b: Einleitung adäquater therapeutischer Maßnahmen

Dokumentation für stereotaktische, sonografische oder magnetresonanztomografische Steuerung.
Generelle Befunddokumentation:

- Beschreibung des Vorgehens (Skizze); Angabe von Kompressionsebene/Winkel, Zugang (von medial, lateral, kranial, kaudal), Distanz der Nadel zur Filmebene „stroke margin"-Kompressionsdicke
- Bericht über evtl. Komplikationen
- Stellungnahme, ob Entnahme repräsentativ
- Therapieempfehlung unter Berücksichtigung des Ergebnisses (nach Rücksprache/interdisziplinäre Konferenz mit Pathologen, und unter Berücksichtigung der eigenen Treffsicherheit)
- Mammografie in 2 Ebenen nach Entnahme

Dokumentation von:

- Stereotaxieaufnahmen (aus 2 Winkeln) ohne Nadel
- Stereotaxieaufnahmen (aus 2 Winkeln) Nadel vor Befund
- Stereotaxieaufnahmen (aus 2 Winkeln) Nadel im Befund
- Mammografie in 2 orthogonalen Ebenen nach Entnahme

Dokumentation und Evaluation:

- Statistische Erfassung aller perkutanen Biopsieergebnisse
- Nachkontrolle der benignen Biopsieergebnisse nach 6 Monaten (Die Kontrollmammografien sollten nach Möglichkeit am selben Institut durchgeführt werden.)
- Interdisziplinäres Konsil für die Besprechung aller unklaren oder diskrepanten Befunde zwingend erforderlich

Markierung nichttastbarer Befunde

Definition. Präoperative Markierung eines nichttastbaren Befundes mithilfe eines Markierungsdrahtes. Farbmarkierungslösungen oder einfache Nadelmarkierungen sollten nur bei begründeten Ausnahmen angewandt werden.

Steuerung mittels:

- 2-Ebenen-Mammografie
- stereotaktischer Mammografie
- Ultraschall
- MRT

Indikation und Kontraindikation.

Indikation:

- Markierung jedes nichttastbaren Befundes vor Operation

Kontraindikation:

- keine absoluten Kontraindikationen

Methodenwahl.

- Der Befund muss mit dieser Methode eindeutig identifizierbar sein.
- Bei sonografischem Korrelat zum mammografischen Befund ist die sonografische Markierung mit anschließender mammografischer Lagedemonstration durchzuführen (Begründung: Reduktion der benötigten mammografischen Aufnahmen, dadurch 1. Kostenreduktion, 2. Strahlenexposition). MR-gesteuerte Markierungen sollten erfolgen, wenn es sonografisch und mammografisch kein eindeutiges Korrelat gibt.

Ergebnis der Markierung.

- Befund soll penetriert sein, Draht soll Herd um weniger als 1 cm überragen.
- Wenn der Draht den Herd nicht penetriert, muss die Entfernung zwischen Draht und Herdrand ≤ 1 cm sein.
- Bei nichtraumfordernden Prozessen kann eine Markierung operationsrelevanter Eckpunkte ohne Einhaltung der 1-cm-Grenze sinnvoll sein.

Dokumentation der Markierung.

a) Mammografie nach Markierung in 2 orthogonalen Ebenen, bei allen mammografisch sichtbaren nicht-tastbaren Befunden (ggf. sonografische Bilddokumentation).
b) Befund mit exakter Erläuterung der Drahtlage zum Befund (ggf. Skizze)
c) Dokumentation von Komplikationen

a) und b) müssen an den Operateur weitergeleitet werden.

Ergebnis der Präparatradiografie (ggf. zusätzlich Präparatsonografie).

- Eine Präparatradiografie ist bei allen nichttastbaren mammografisch sichtbaren Herden sowie bei allen Mikrokalk enthaltenden Läsionen durchzuführen.
- Durchführung: mit Kompression und bei Mikrokalk mit Kompression und Vergrößerung.
- Präparatradiografie der Blöcke bei Bedarf.
- Eine Präparatsonografie kann zusätzlich bei sonografischer Markierung erfolgen (insbesondere ist dadurch eine rasche intraoperative Befundmitteilung möglich).

Dokumentation der Präparatradiografie (ggf. Präparatsonografie).

- Befund mit Stellungnahme,
- ob Befund (a)
  - sicher enthalten und vollständig
  - sicher enthalten und fraglich vollständig
  - sicher enthalten und unvollständig
- Befund (b) sicher nicht enthalten
- Befund (c) unsicher.

Der Befundbericht muss an den Operateur intraoperativ mündlich und postoperativ schriftlich sowie schriftlich dem Pathologen mit dem Gewebsmaterial zugeleitet werden.

Resultatüberwachung Markierung

- Dokumentation der Histologie
- Stellungnahme, ob repräsentativ
- falls nicht, Veranlassung weiterer Abklärung postoperativ innerhalb von 14 Tagen: 2-Ebenen-Mammografie/stereotaktische Mammografie/Re-Operation
- Fallbesprechung

Anhang: Perkutane Biopsien (Stanzbiopsie, Vakuumbiopsie) im Rahmen der interventionellen Diagnostik

Heutzutage verfügbare Methoden für die interventionelle Diagnostik:

- Hochgeschwindigkeitsstanzbiopsie (z. B. 14 Gauge)
- Vakuumbiopsie (z. B. 11 – 8 Gauge)
- Feinnadelpunktion/Aspirationszytologie (z. B. 21 Gauge, limitierter Indikationskatalog)

Indikationen:

- Diagnosesicherung zur Therapieplanung, Abklärung unklarer und malignitätsverdächtiger Befunde.

Literatur

Stufe-3-Leitlinie Brustkrebs-Früherkennung in Deutschland. 1. Aktualisierung 2008. Herausgeber: U.-S. Albert. München: Zuckschwerdt 2008

Interdisziplinäre S3-Leitlinie für die Diagnostik, Therapie und Nachsorge des Mammakarzinoms. 1. Aktualisierung 2008. München: Zuckschwerdt 2008

17 Fallbeispiele

S. Luftner-Nagel, F. Baum,
U. Fischer

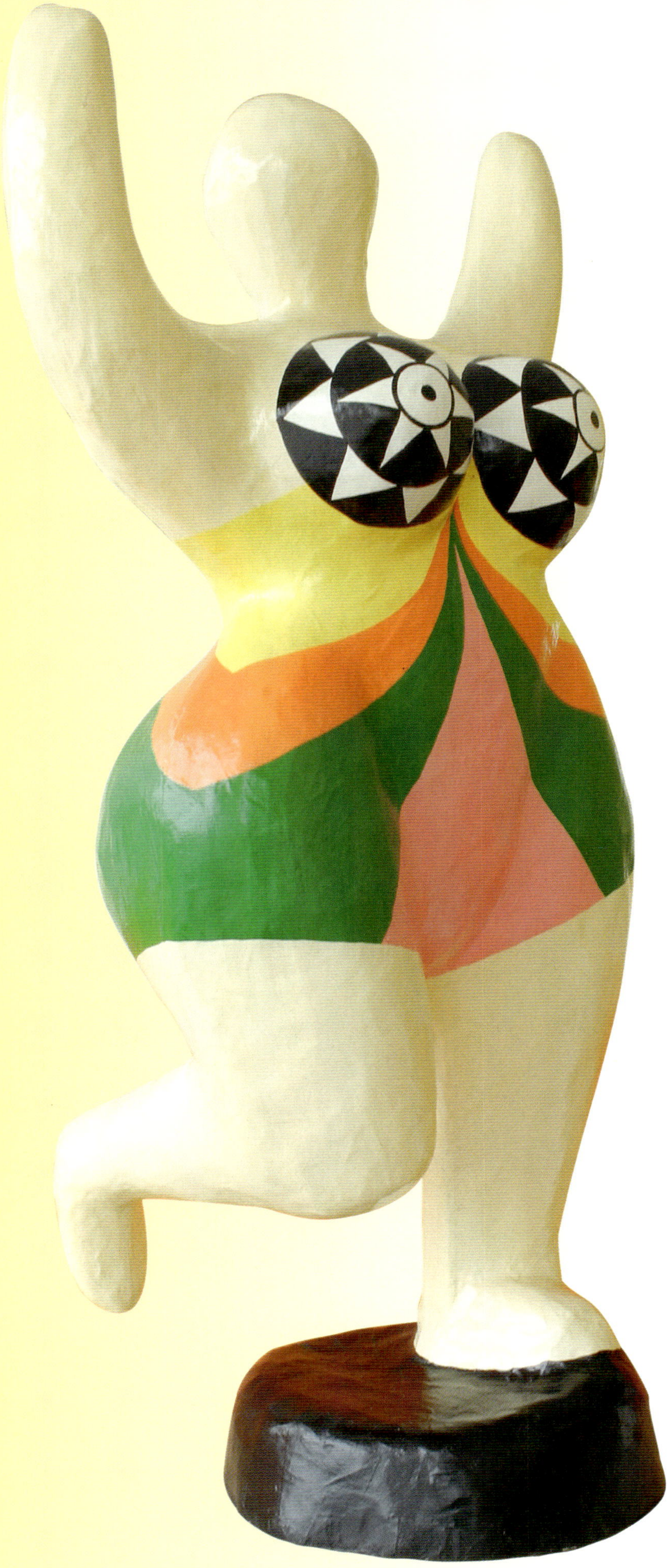

Fall 1

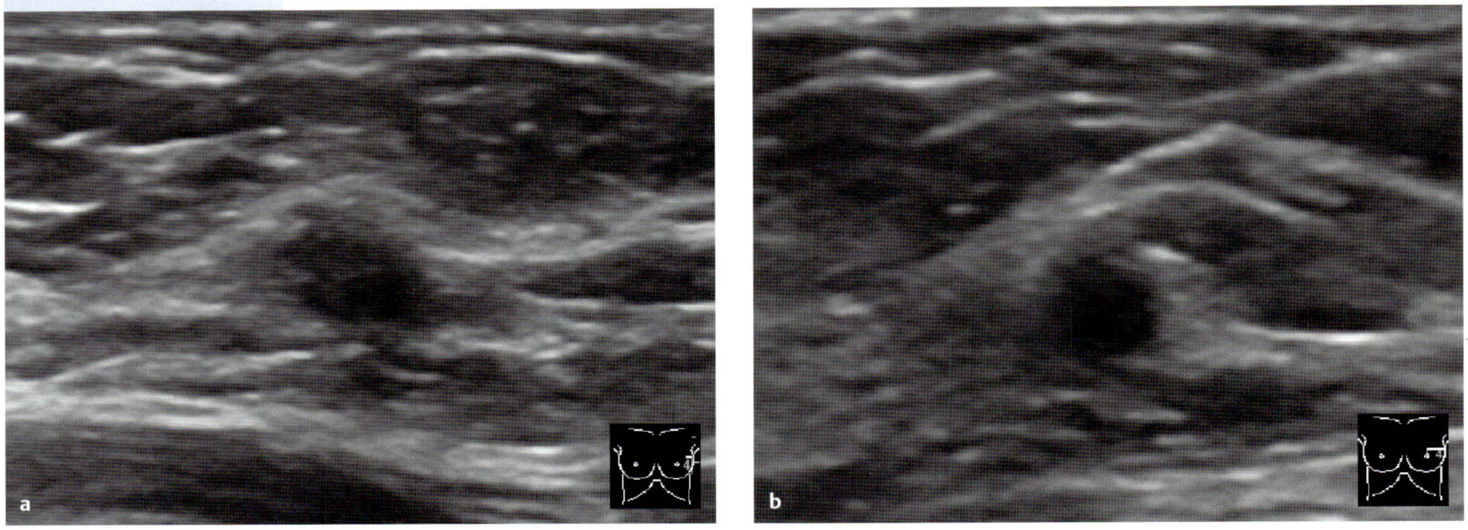

Fall 2

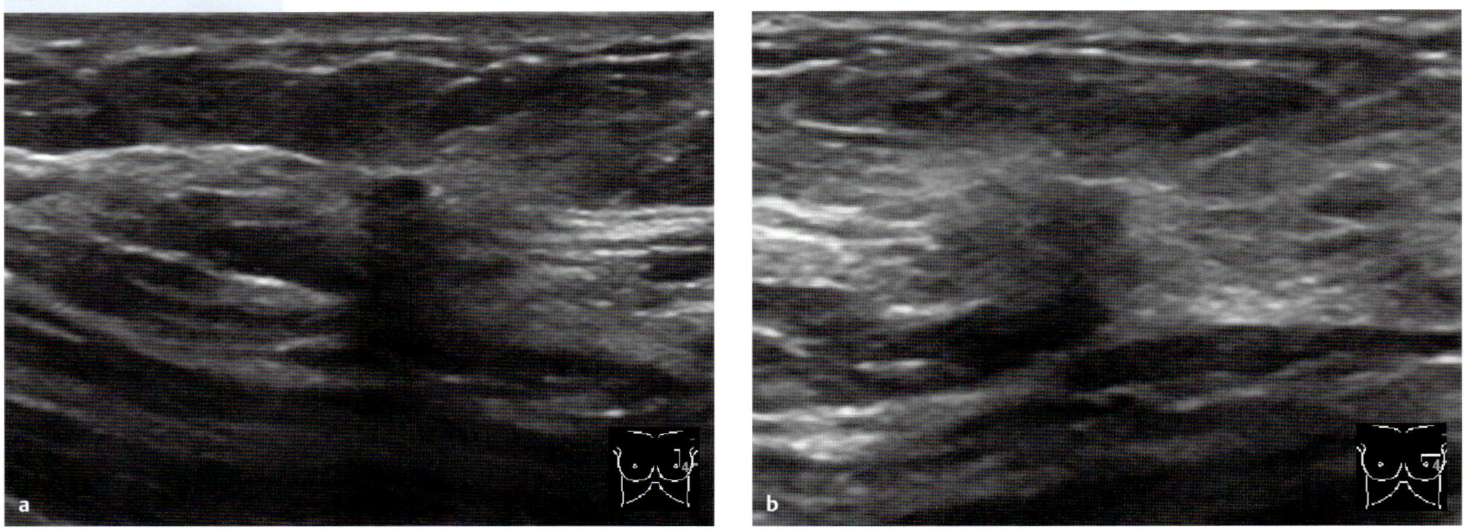

Lösung Fall 1

Befund:	Herd
Form:	rund
Begrenzung:	irregulär
Randsaum:	echogen
Internes Schallmuster:	echoarm
Architektur:	unterbrochen
Posteriore Schallmerkmale:	indifferent
US-BI-RADS:	**4**
Histologie:	tubuläres Mammakarzinom
Histologische Kategorie:	**B5b**
Prozedere:	BET
Endgültige Histologie:	tubuläres Mammakarzinom, pT1b

Lösung Fall 2

Befund:	Herd
Form:	irregulär
Begrenzung:	unscharf
Randsaum:	echogen
Internes Schallmuster:	echoarm
Architektur:	unterbrochen
Posteriore Schallmerkmale:	partielle Auslöschung
US-BI-RADS:	**5**
Histologie:	IDC
Histologische Kategorie:	**B5b**
Prozedere:	BET
Endgültige Histologie:	IDC, pT1c

Fall 3

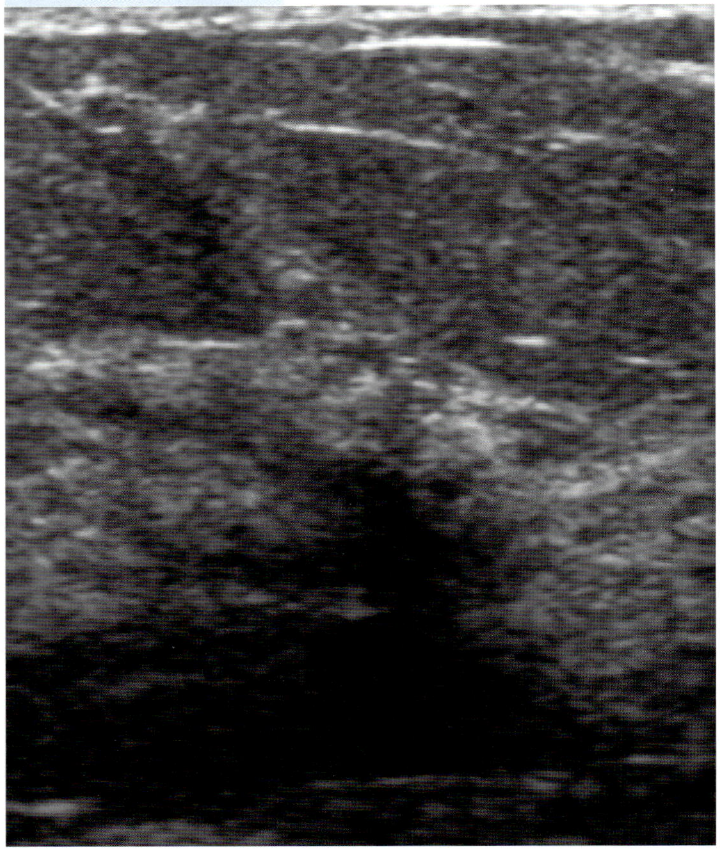

Fall 4

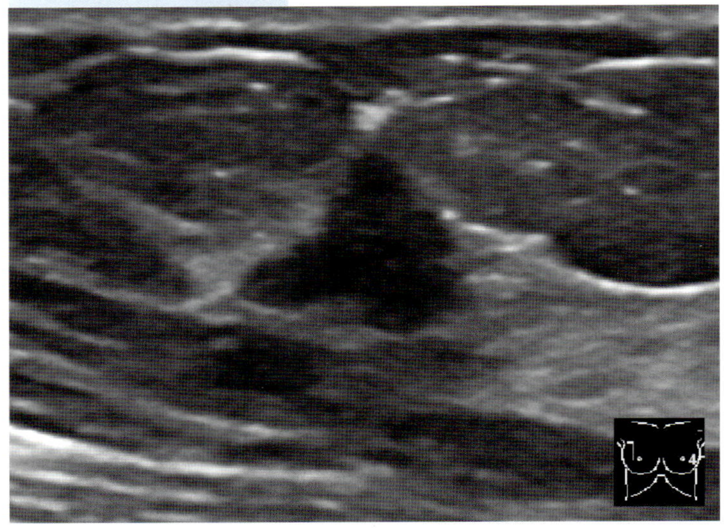

Fall 5

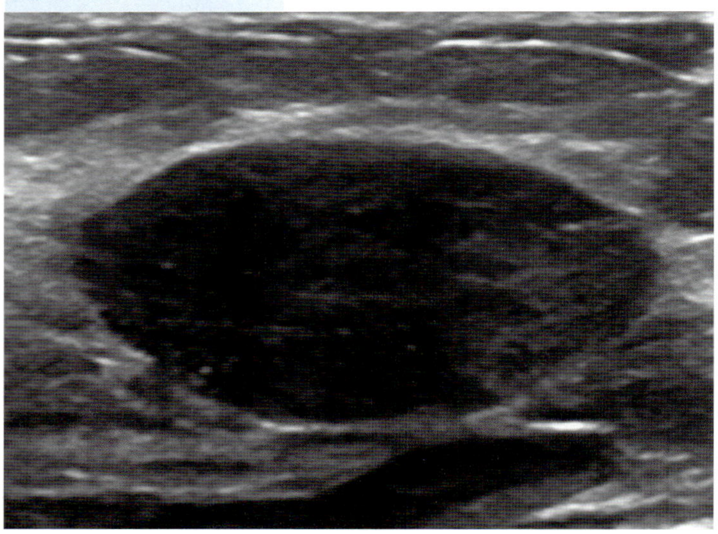

Fall 6

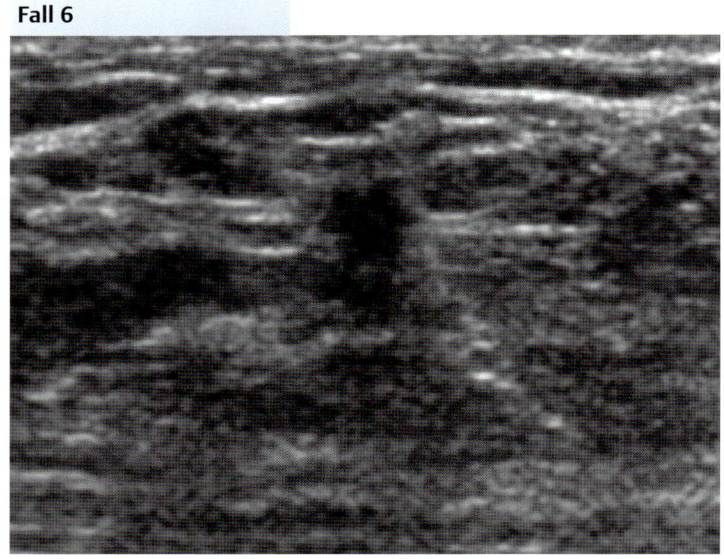

Lösung Fall 3

Befund:	Architekturstörung
Form:	irregulär
Begrenzung:	unscharf
Randsaum:	nicht vorhanden
Internes Schallmuster:	echoarm
Posteriore Schallmerkmale:	Auslöschung
US-BI-RADS:	**4**
Histologie:	ILC
Histologische Kategorie:	**B5b**
Prozedere:	BET
Endgültige Histologie:	ILC, pT1b

Lösung Fall 4

Befund:	Herd
Form:	lobuliert
Orientierung:	vertikal
Begrenzung:	glatt
Randsaum:	nicht vorhanden
Internes Schallmuster:	echoarm
Posteriore Schallmerkmale:	indifferent
US-BI-RADS:	**4**
Histologie:	Fibroadenom
Histologische Kategorie:	**B2**
Prozedere:	US-Kontrolle in 6 Monaten

Lösung Fall 5

Befund:	Herd
Form:	oval
Orientierung:	horizontal
Begrenzung:	glatt
Randsaum:	nicht vorhanden
Internes Schallmuster:	echoarm
Posteriore Schallmerkmale:	indifferent
US-BI-RADS:	**3**
Histologie:	Fibroadenom
Histologische Kategorie:	**B2**
Prozedere:	US-Kontrolle in 6 Monaten

Lösung Fall 6

Befund:	Herd
Form:	rund
Begrenzung:	spikuliert
Randsaum:	echogen
Internes Schallmuster:	echoarm
Architektur:	unterbrochen
Posteriore Schallmerkmale:	Abschwächung
US-BI-RADS:	**5**
Histologie:	IDC
Histologische Kategorie:	**B5b**
Prozedere:	BET
Endgültige Histologie:	IDC, pT1a

Fall 7

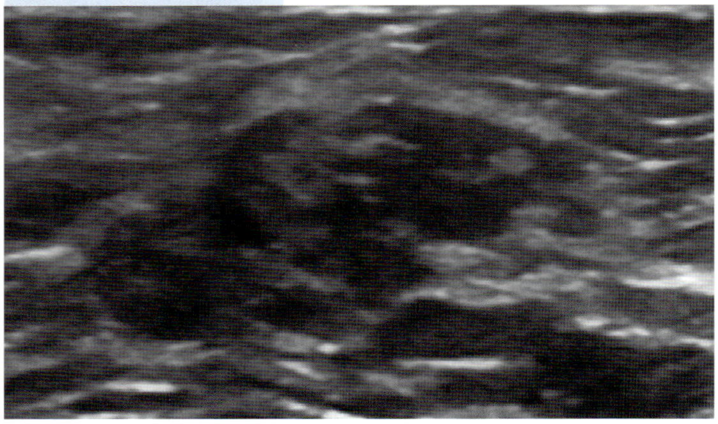

Fall 8

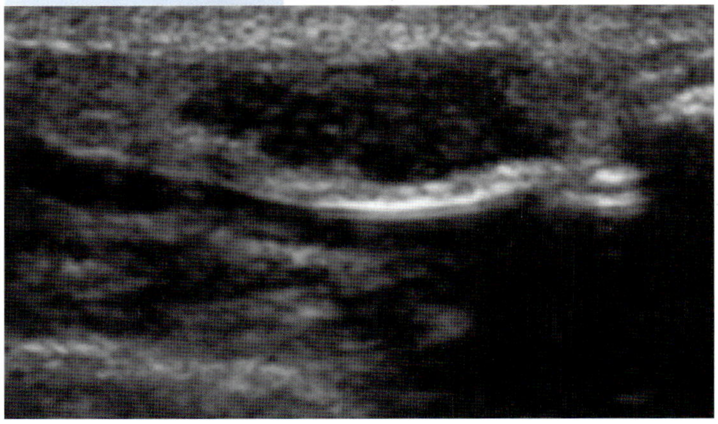

Fall 9

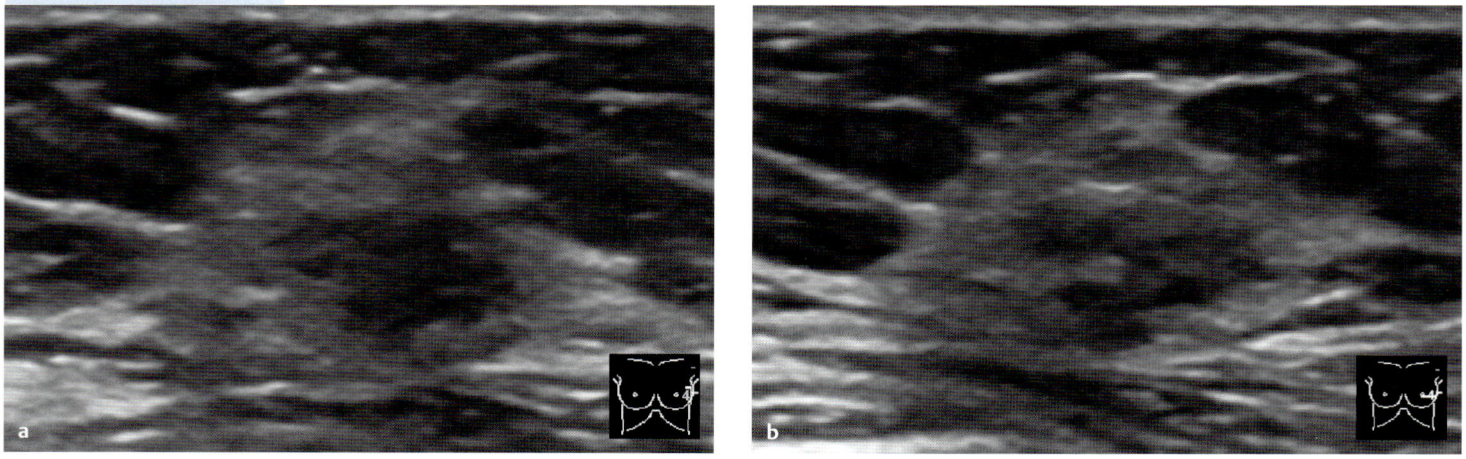

Lösung Fall 7

Befund:	Herd
Form:	irregulär
Orientierung:	horizontal
Begrenzung:	unscharf
Randsaum:	nicht vorhanden
Internes Schallmuster:	inhomogen, echoarm
Architektur:	unterbrochen
Posteriore Schallmerkmale:	indifferent
US-BI-RADS:	**4**
Histologie:	herdförmige sklerosierende Adenose
Histologische Kategorie:	**B2**
Prozedere:	US-Kontrolle in 6 Monaten

Lösung Fall 8

Befund:	Herd
Form:	lobuliert
Orientierung:	horizontal
Begrenzung:	unscharf
Randsaum:	nicht vorhanden
Internes Schallmuster:	echoarm
Posteriore Schallmerkmale:	indifferent
US-BI-RADS:	**4**
Histologie:	IDC
Histologische Kategorie:	**B5b**
Prozedere:	BET
Endgültige Histologie:	medulläres Mammakarzinom

Lösung Fall 9

Befund:	Herd
Form:	rund
Begrenzung:	unscharf
Randsaum:	echogen
Internes Schallmuster:	echoarm
Architektur:	unterbrochen
Posteriore Schallmerkmale:	Abschwächung
US-BI-RADS:	**5**
Histologie:	ILC
Histologische Kategorie:	**B5b**
Prozedere:	BET
Endgültige Histologie:	ILC, pT1c

Fall 10

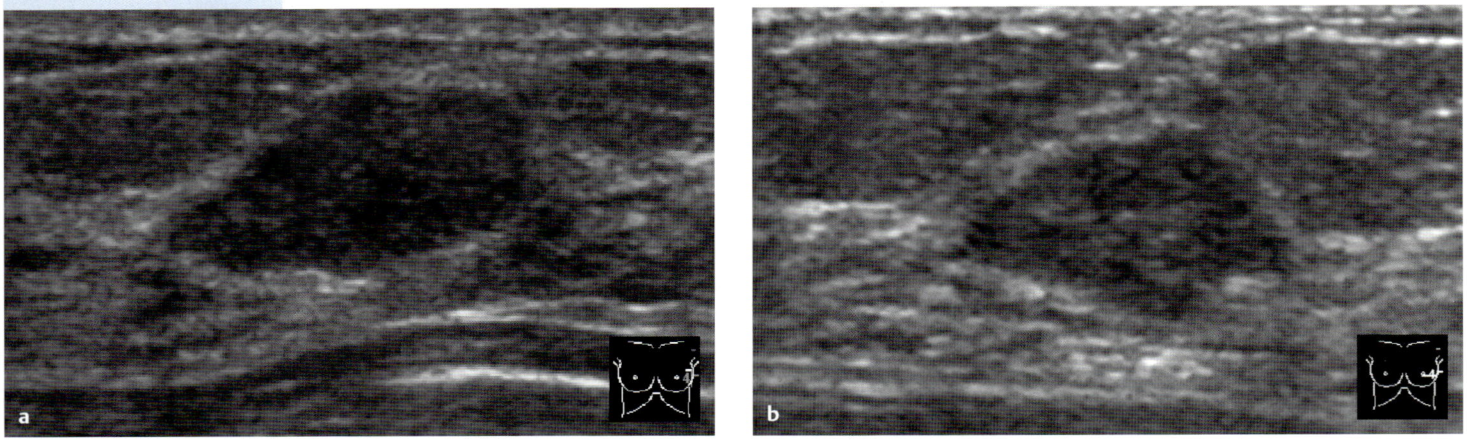

Fall 11

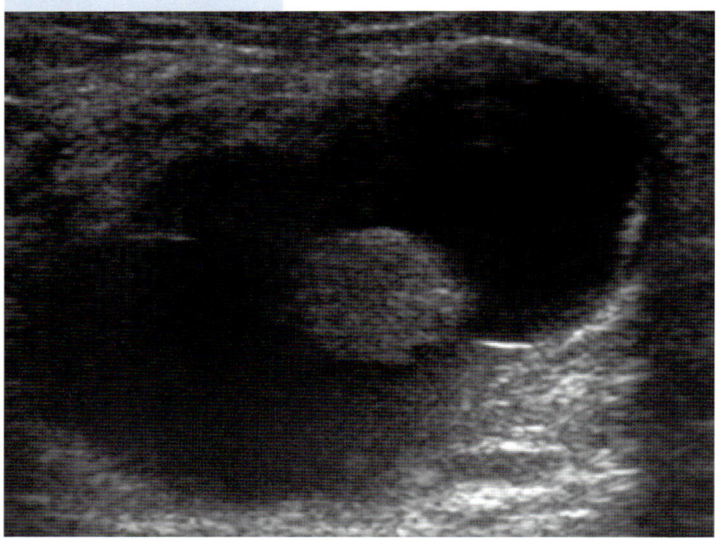

Fall 12

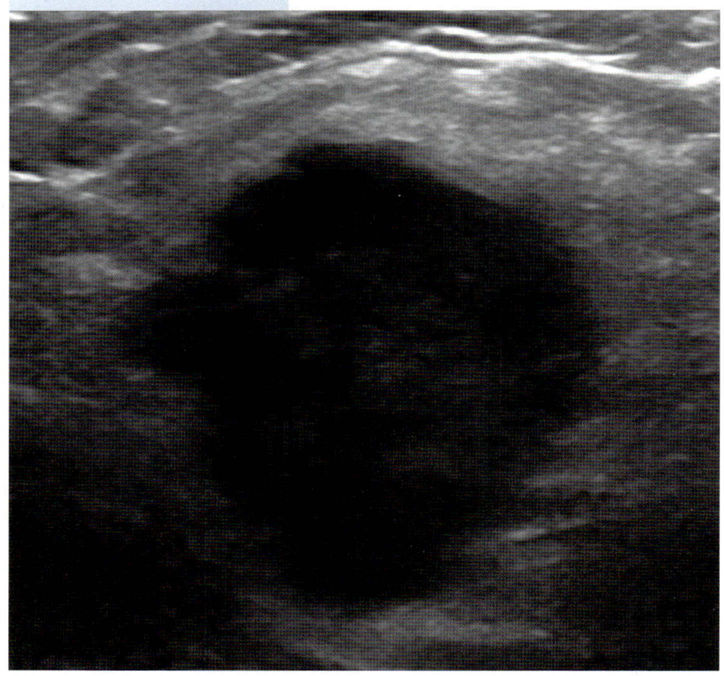

Lösung Fall 10

Befund:	Herd
Form:	lobuliert
Orientierung:	horizontal
Begrenzung:	scharf
Randsaum:	nicht vorhanden
Internes Schallmuster:	echoarm
Architektur:	unterbrochen
Posteriore Schallmerkmale:	indifferent
US-BI-RADS:	**4**
Histologie:	Fibroadenom
Histologische Kategorie:	**B2**
Prozedere:	US-Kontrolle in 6 Monaten

Lösung Fall 11

Befund:	intrazystische Proliferation
Form:	rund
Begrenzung:	unscharf
Randsaum:	nicht vorhanden
Internes Schallmuster:	echogen
Posteriore Schallmerkmale:	indifferent
US-BI-RADS:	**4**
Histologie:	Papillom
Histologische Kategorie:	**B3**
Prozedere:	offene Exzision
Endgültige Histologie:	intrazystisches apokrin-metaplastisches Papillom

Lösung Fall 12

Befund:	Herd
Form:	irregulär
Orientierung:	vertikal
Begrenzung:	unscharf
Randsaum:	echogen
Internes Schallmuster:	echoarm
Architektur:	unterbrochen
Posteriore Schallmerkmale:	Verstärkung
US-BI-RADS:	**5**
Histologie:	IDC mit nekrotischen Anteilen
Histologische Kategorie:	**B5b**
Prozedere:	neoadjuvante Chemotherapie
Endgültige Histologie:	IDC, ypT1c

Fall 13

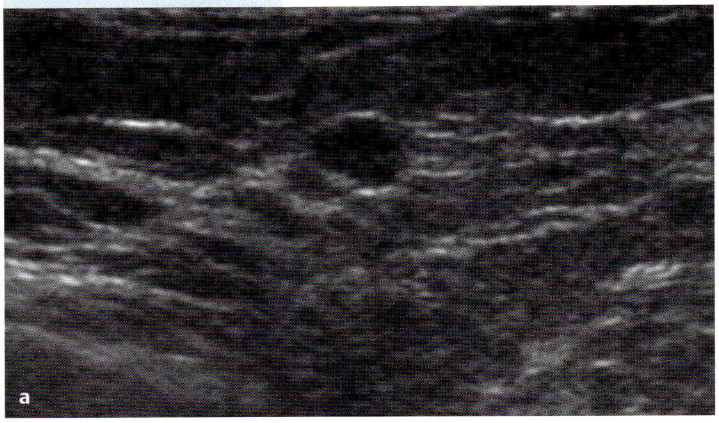
a

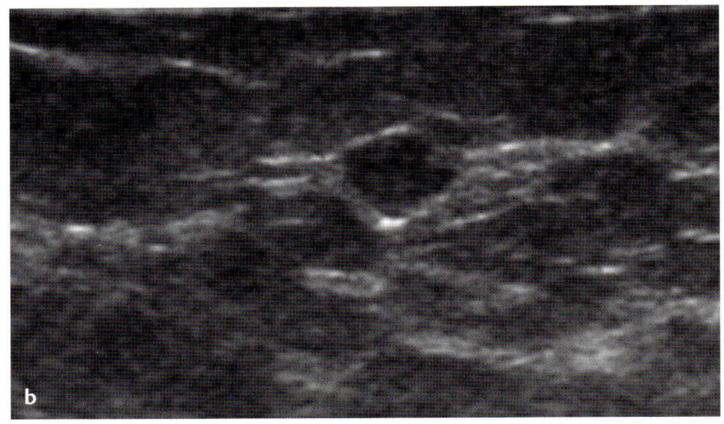
b

Fall 14

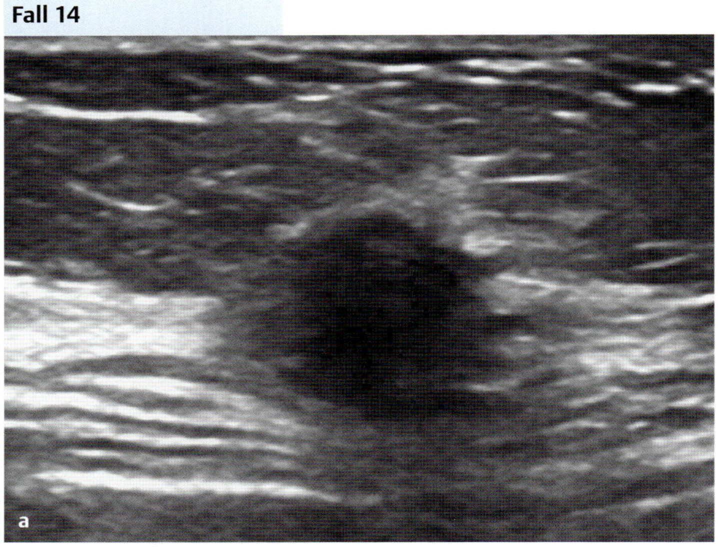
a

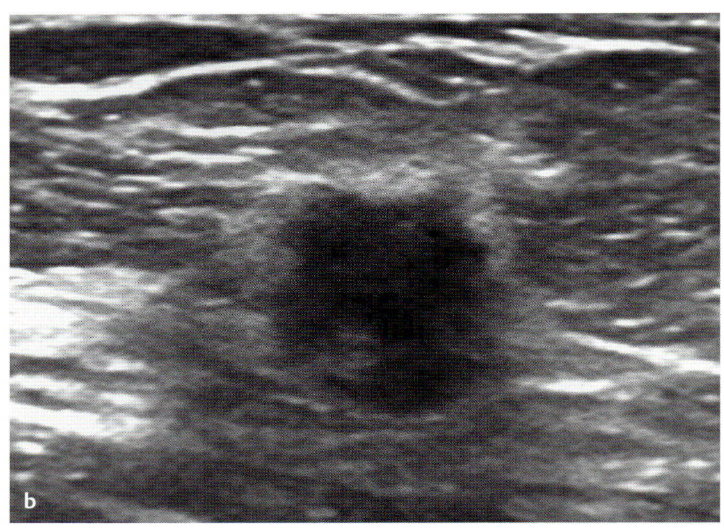
b

Lösung Fall 13

Befund:	Herd
Form:	rund
Begrenzung:	glatt
Randsaum:	nicht vorhanden
Internes Schallmuster:	echoarm
Architektur:	verlagert
Posteriore Schallmerkmale:	indifferent
US-BI-RADS:	**4**
Histologie:	Papillom
Histologische Kategorie:	**B3**
Prozedere:	offene Exzision
Endgültige Histologie:	intraduktales Papillom

Lösung Fall 14

Befund:	Herd
Form:	rund
Begrenzung:	unscharf
Randsaum:	echogen
Internes Schallmuster:	echoarm
Architektur:	unterbrochen
Posteriore Schallmerkmale:	Abschwächung
US-BI-RADS:	**5**
Histologie:	ILC
Histologische Kategorie:	**B5b**
Prozedere:	BET
Endgültige Histologie:	ILC, pT2

Fall 15

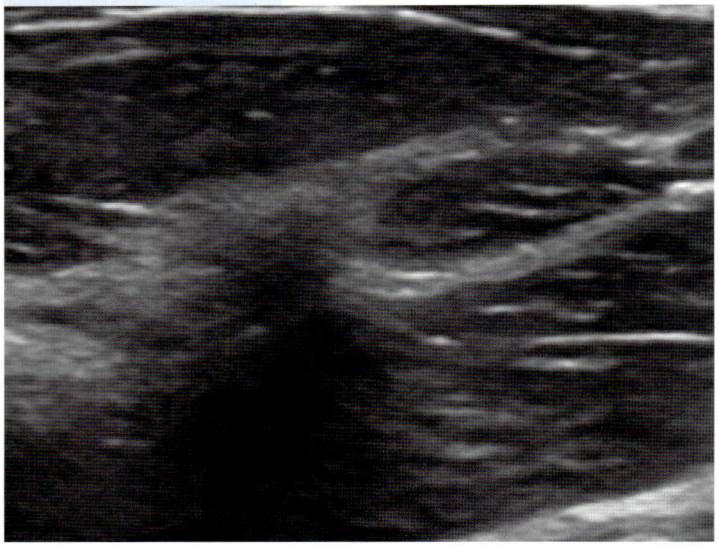

Fall 16

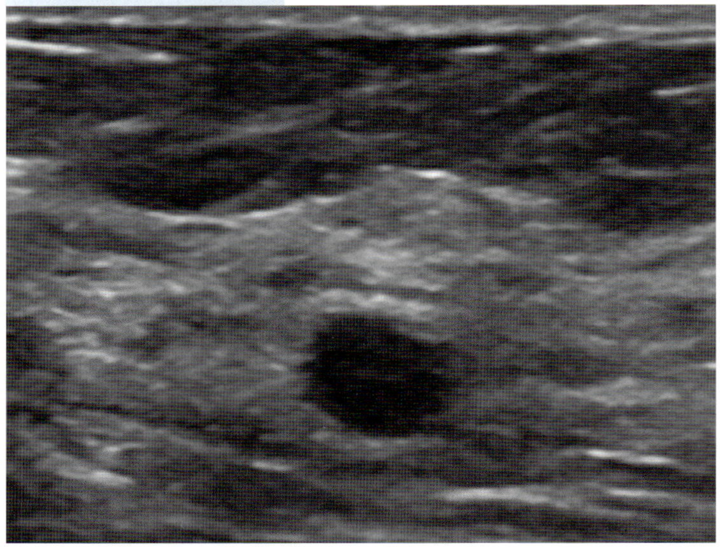

Lösung Fall 15

Befund:	Herd
Form:	irregulär
Begrenzung:	unscharf
Randsaum:	echogen
Internes Schallmuster:	echoarm
Architektur:	unterbrochen
Posteriore Schallmerkmale:	Auslöschung
US-BI-RADS:	**5**
Histologie:	IDC
Histologische Kategorie:	**B5b**
Prozedere:	BET
Endgültige Histologie:	IDC, pT1a

Lösung Fall 16

Befund:	Herd
Form:	rund
Begrenzung:	unscharf
Randsaum:	nicht vorhanden
Internes Schallmuster:	echoarm
Posteriore Schallmerkmale:	indifferent
US-BI-RADS:	**4**
Histologie:	benigner phylloider Tumor
Histologische Kategorie:	**B3**
Prozedere:	offene Exzision
Endgültige Histologie:	benigner phylloider Tumor

Fall 17: Früherkennung

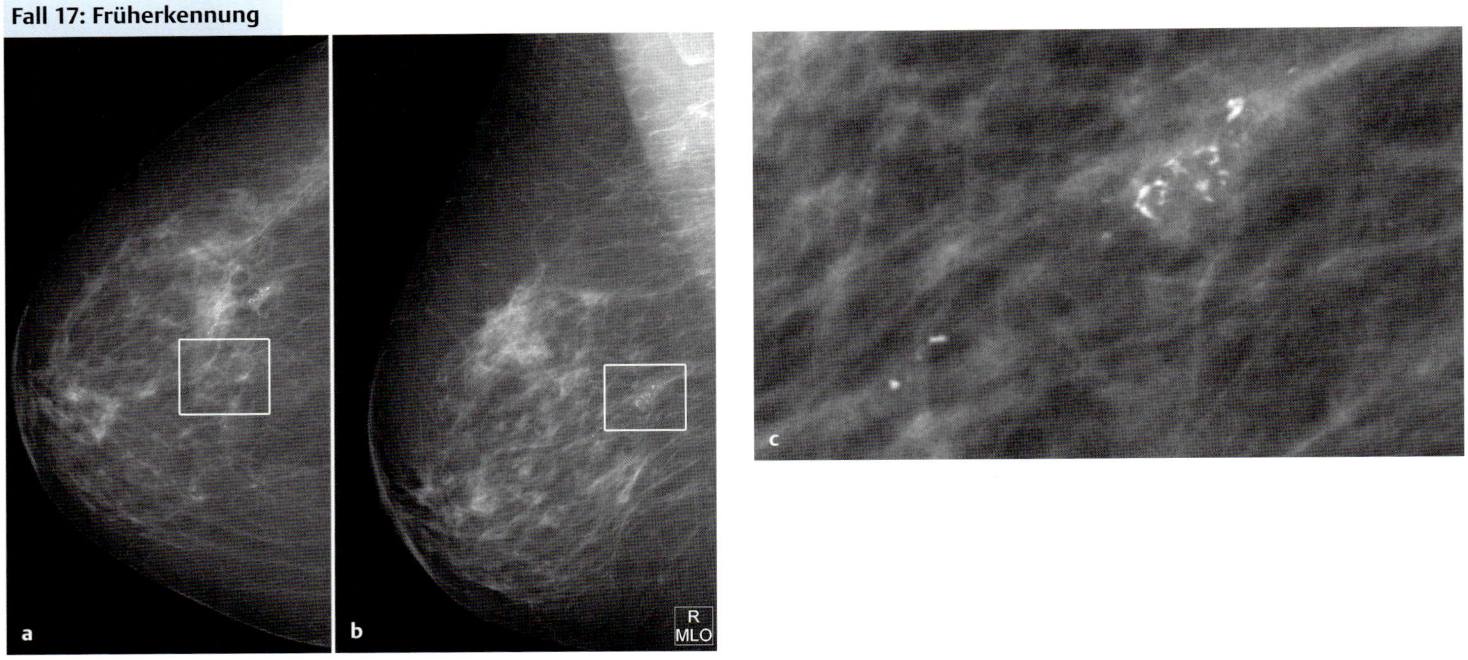

Abb. 17.**17** Mammografie rechts cc und mlo (**a, b**), Ausschnittsvergrößerung mlo (**c**).

Fall 18: Nachsorge

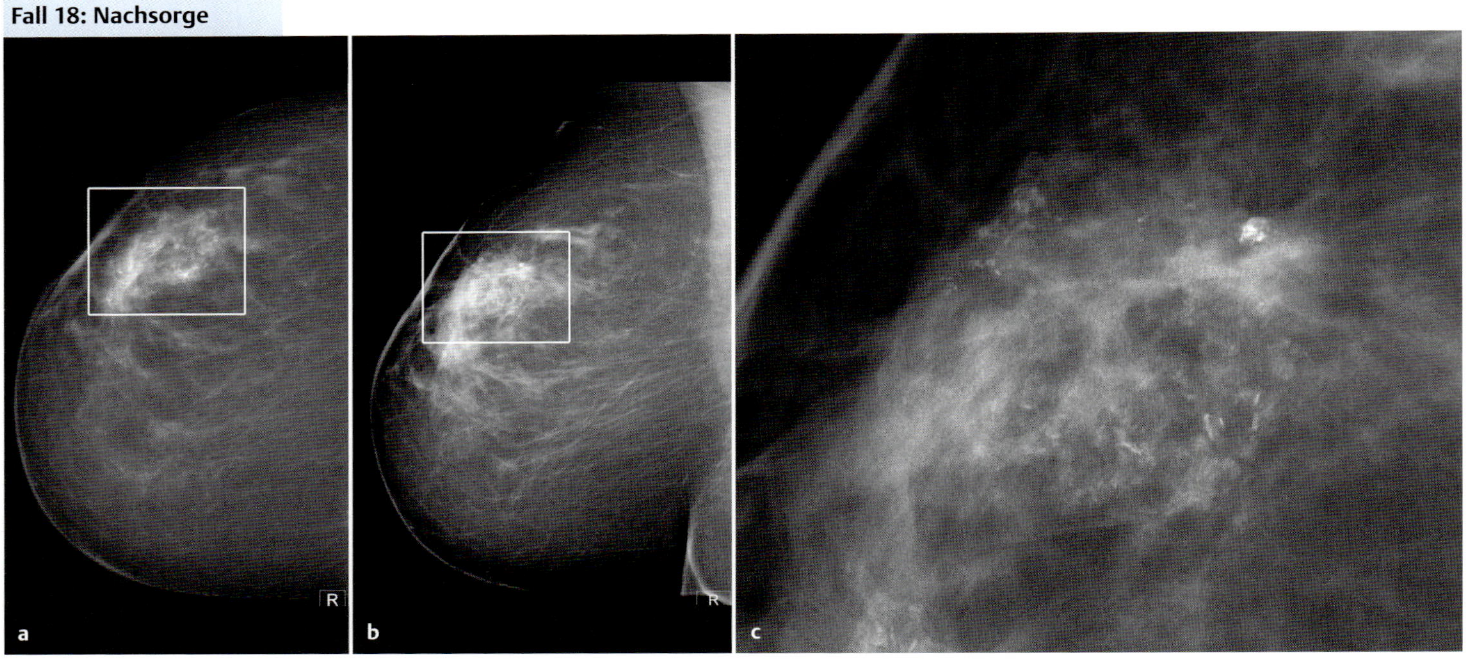

Abb. 17.**18** Mammografie rechts cc und mlo (**a, b**), Ausschnittsvergrößerung mlo (**c**).

Lösung Fall 17

Befund:	Mikrokalzifikationen
Morphologie:	grob heterogen
Verteilung:	linear
Lage:	rechts zentral, 11 Uhr, 6 cm retromamillär
Mx-BI-RADS:	**IV**
Histologie:	Papillomatose
Histologische Kategorie:	**B3**
Prozedere:	Segmentektomie
Abschließende Histologie:	Papillomatose

Lösung Fall 18

Anamnese:	TE rechts vor 3 Jahren
Befund:	Mikrokalzifikation, Architekturstörung
Lage:	rechts oben außen, 11 Uhr, 3 cm ab Mamille
Morphologie:	grob heterogen
Verteilung:	regional
Mx-BI-RADS:	**IV**
Histologie:	Narbe
Histologische Kategorie:	**B2**
Prozedere:	Kontrollmammografie in 6 Monaten

Fall 19: Früherkennung

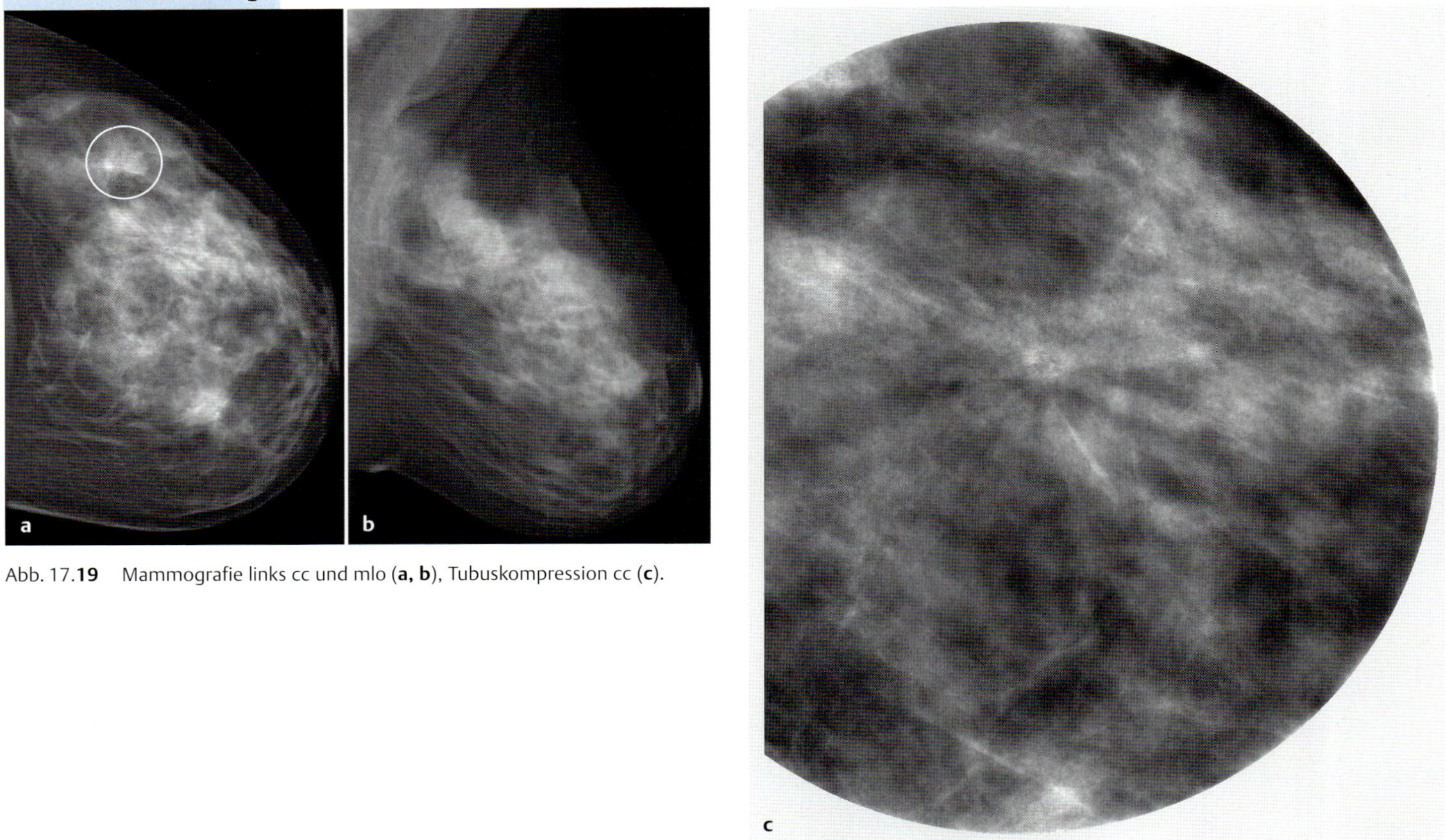

Abb. 17.**19** Mammografie links cc und mlo (**a, b**), Tubuskompression cc (**c**).

Fall 20: Früherkennung

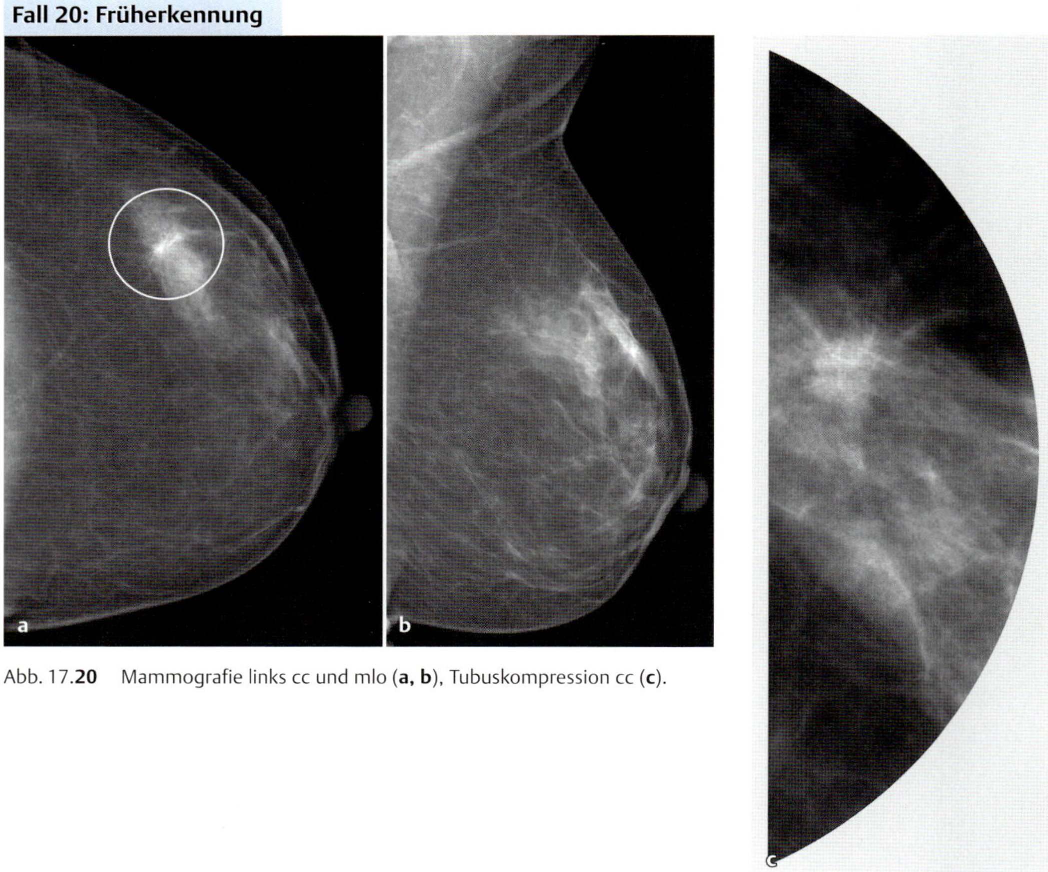

Abb. 17.**20** Mammografie links cc und mlo (**a, b**), Tubuskompression cc (**c**).

Lösung Fall 19

Befund:	Architekturstörung
Lage:	links oben außen, 2 Uhr, 6 cm ab Mamille
Mx-BI-RADS:	**IV**
Histologie:	radiäre Narbe
Histologische Kategorie:	**B3**
Prozedere:	offene Biopsie
Abschließende Histologie:	tubuläres Mammakarzinom pT1a innerhalb einer radiären Narbe

Lösung Fall 20

Befund:	Herd (Durchmesser 7 mm)
Form:	irregulär
Begrenzung:	spikuliert
Dichte:	hyperdens
Lage:	links oben außen, 2 Uhr, 5 cm ab Mamille
Mx-BI-RADS:	**IV**
Histologie:	tubuläres Mammakarzinom
Histologische Kategorie:	**B5b**
Prozedere:	Tumorektomie
Abschließende Histologie:	tubuläres Mammakarzinom pT1b

Fall 21 Früherkennung

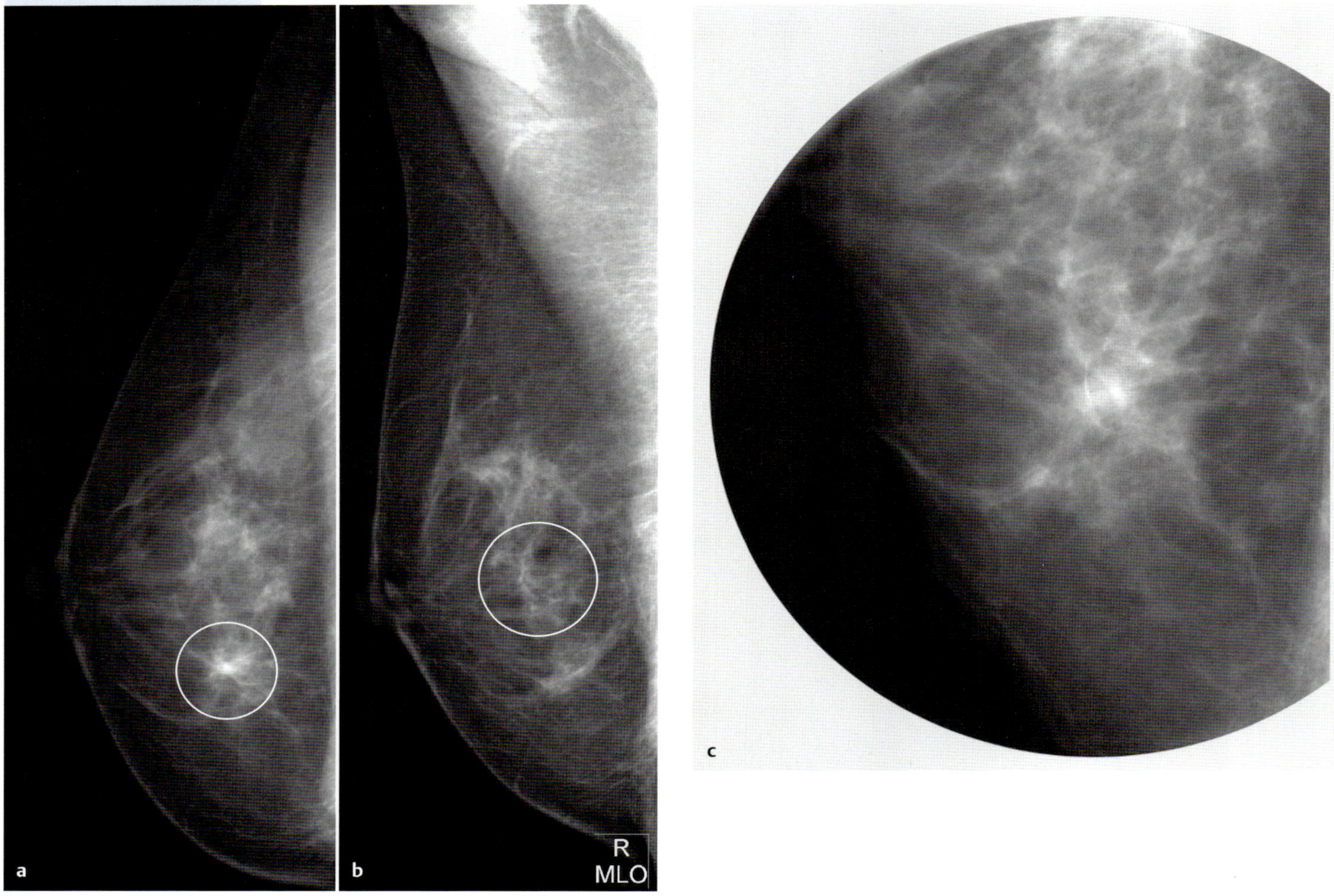

Abb. 17.**21** Mammografie rechts cc und mlo (**a, b**), Tubuskompression cc (**c**).

Fall 22: Früherkennung

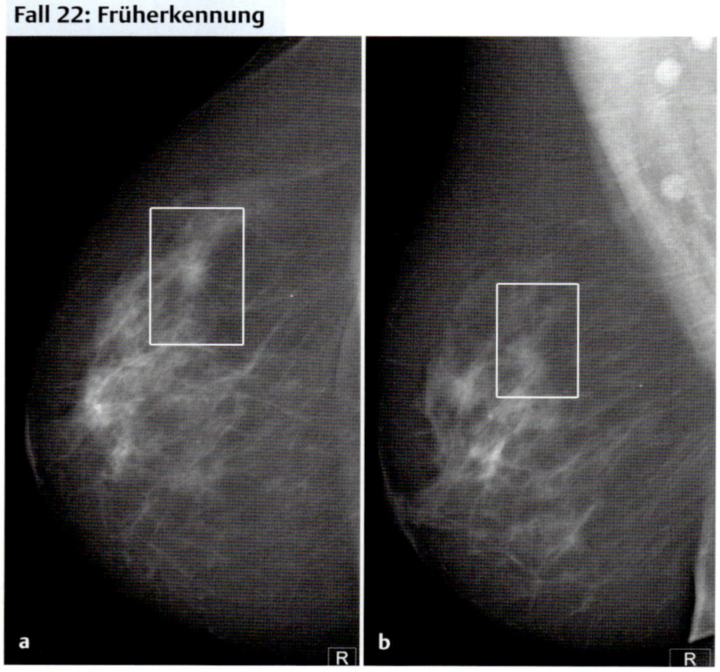

Abb. 17.**22** Mammografie rechts cc und mlo (**a, b**), Tubuskompression cc (**c**).

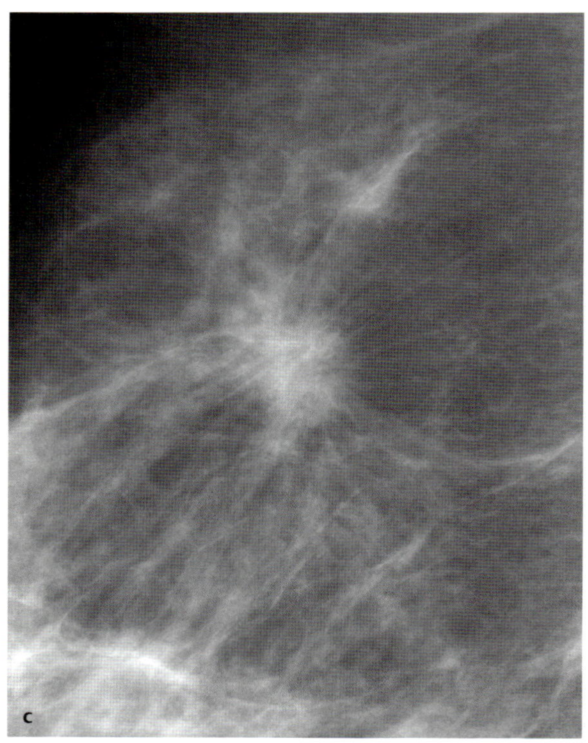

Lösung Fall 21

Befund:	Herd (Durchmesser 5 mm) mit Architekturstörung
Form:	irregulär
Begrenzung	unscharf
Dichte:	isodens
Lage:	rechts unten innen, 4 Uhr, 5 cm retromamillär
Mx-BI-RADS:	**IV**
Histologie:	invasiv lobuläres Mammakarzinom
Histologische Kategorie:	**B5b**
Prozedere:	Tumorektomie
Endgültige Histologie:	invasiv lobuläres Mammakarzinom pT1b

Lösung Fall 22

Befund:	Herdbefund (Durchmesser 10 mm)
Form:	oval
Begrenzung:	spikuliert
Dichte:	isodens
Lage:	rechts oben außen, 10 Uhr, 6 cm ab Mamille
Mx-BI-RADS:	**IV**
Histologie:	invasiv duktales Mammakarzinom
Histologische Kategorie:	**B5b**
Prozedere:	Tumorektomie
Endgültige Histologie:	invasiv duktales Mammakarzinom pT1c

Fall 23: Früherkennung

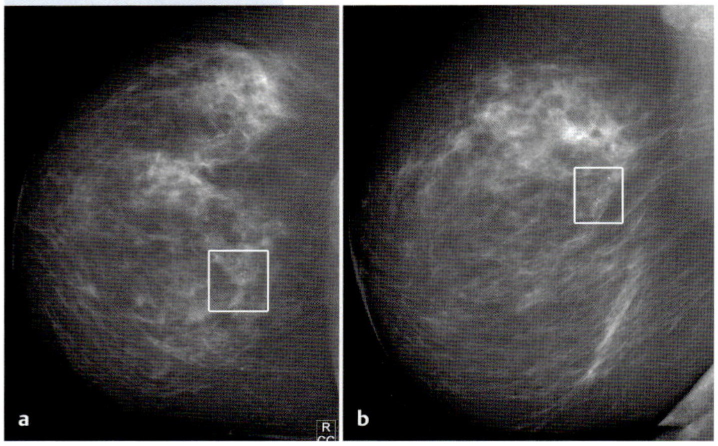

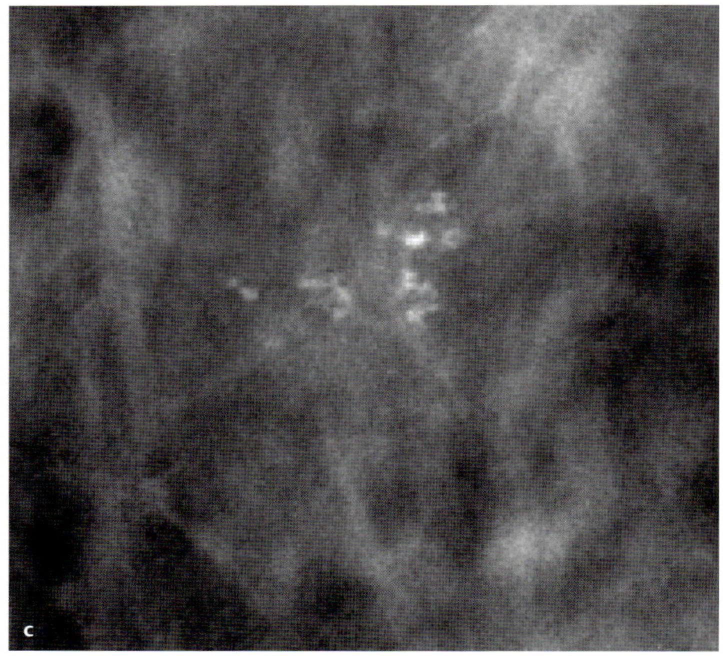

Abb. 17.**23** Mammografie rechts cc und lm (**a, b**), Vergrößerungsaufnahme cc (**c**).

Fall 24: Früherkennung

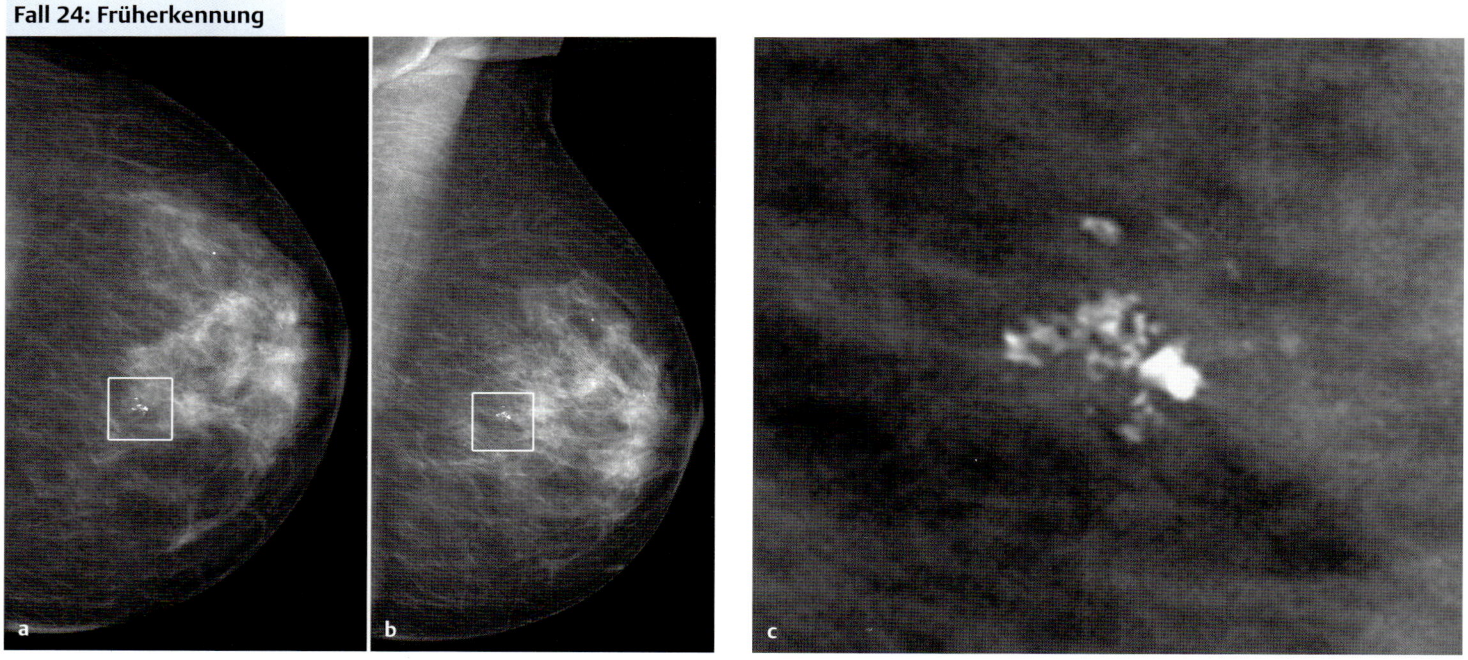

Abb. 17.**24** Mammografie links cc und mlo (**a, b**), Ausschnittsvergrößerung cc (**c**).

Lösung Fall 23

Befund:	Mikrokalzifikationen
Morphologie:	pleomorph
Verteilung:	gruppiert
Lage:	rechts zentral, 7 cm retromamillär
Mx-BI-RADS:	**IV**
Histologie:	regressives Fibroadenom
Histologische Kategorie:	**B2**
Prozedere:	mammografische Kontrolle in 6 Monaten

Lösung Fall 24

Befund:	Mikro-/Makrokalzifikationen
Morphologie:	grob heterogen
Verteilung:	gruppiert
Lage:	links zentral, 7 cm retromamillär
Mx-BI-RADS:	**IV**
Histologie:	regressives Fibroadenom
Histologische Kategorie:	**B2**
Prozedere:	mammografische Kontrolle in 6 Monaten

Fall 25: Früherkennung

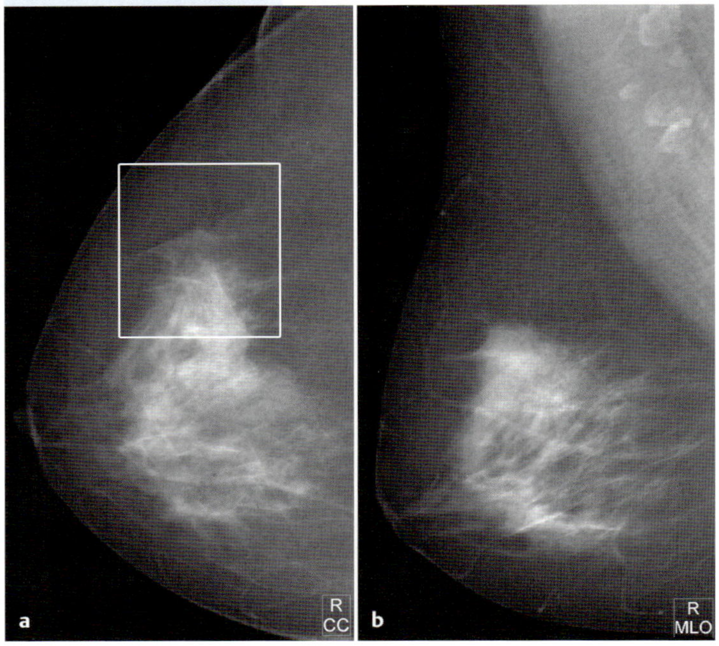

Abb. 17.**25** Mammografie rechts, cc und mlo (**a, b**), Tubuskompression cc (**c**).

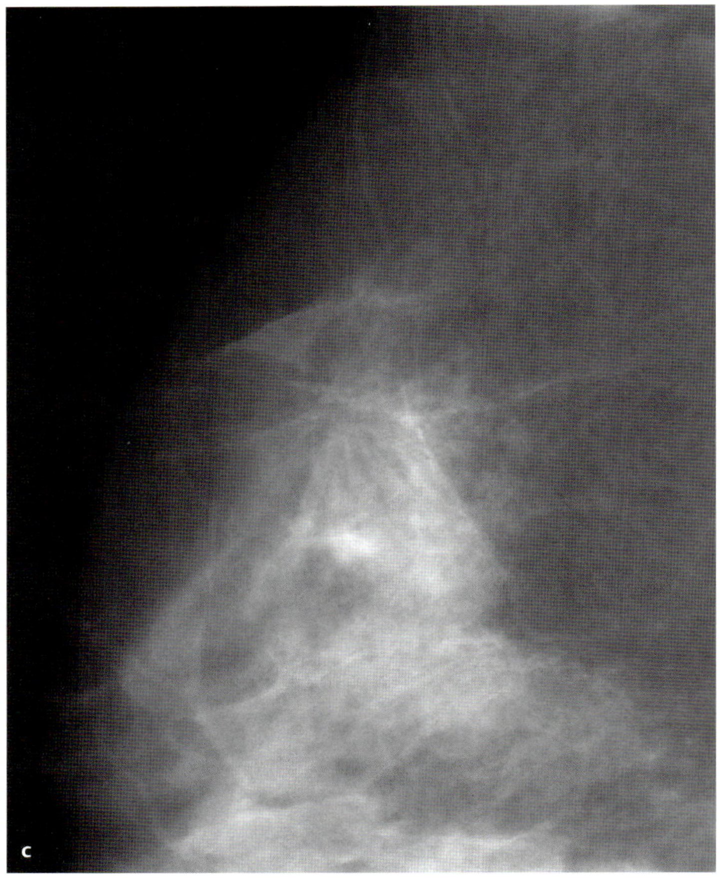

Fall 26: Früherkennung

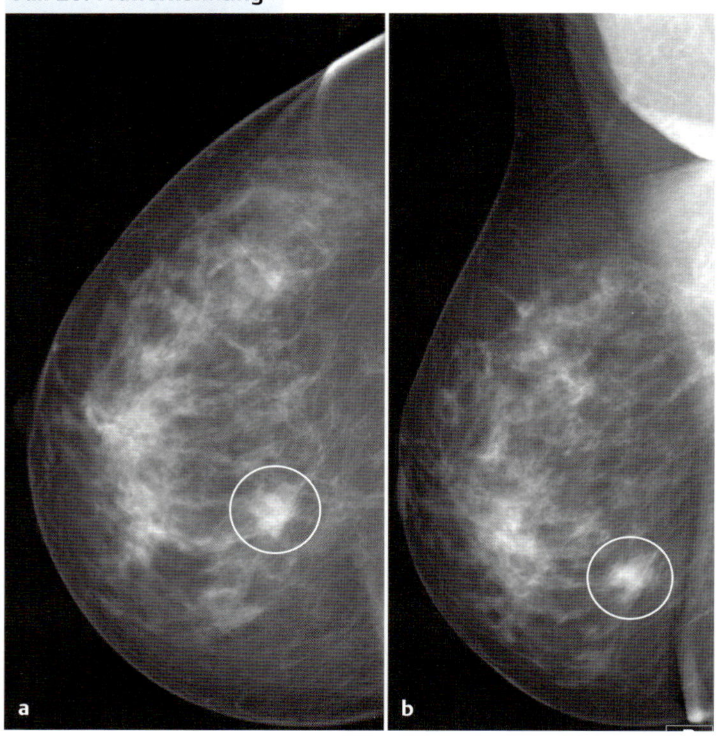

Abb. 17.**26** Mammografie rechts, cc und mlo (**a, b**), Tubuskompression mlo (**c**).

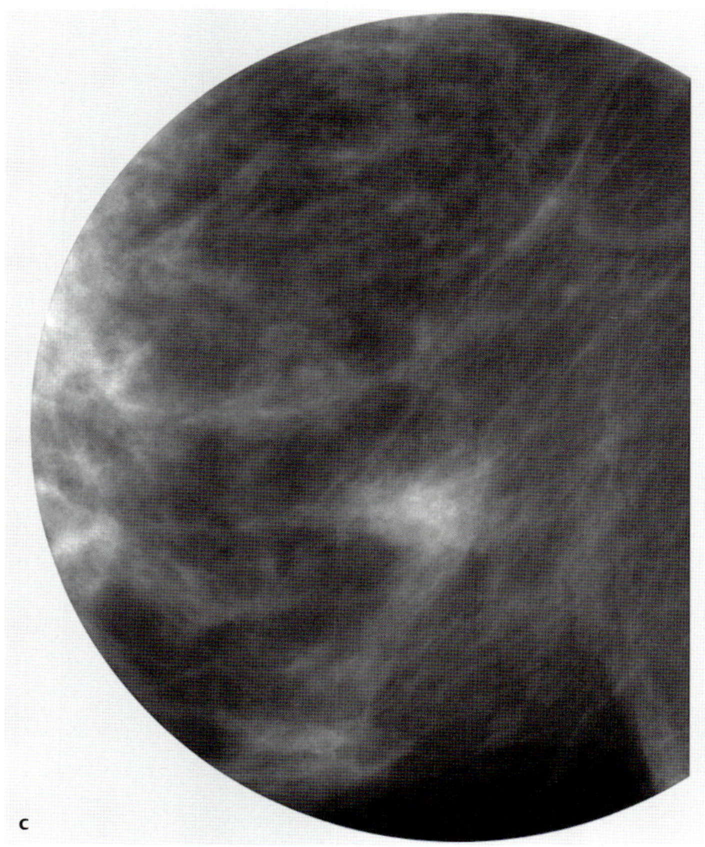

Lösung Fall 25

Befund:	Architekturstörung (Einebenenbefund)
Lage:	rechts außen, 5 cm ab Mamille
Mx-BI-RADS:	**IV**
Histologie:	radiäre Narbe
Histologische Kategorie:	**B3**
Prozedere:	offene Biopsie
Endgültige Histologie:	radiäre Narbe

Lösung Fall 26

Befund:	Herd (Durchmesser 12 mm)
Form:	lobuliert
Begrenzung:	partiell unscharf
Dichte:	isodens
Lage:	rechts unten innen, 4 Uhr, 5 cm ab Mamille
Mx-BI-RADS:	**IV**
Histologie:	invasiv lobuläres Mammakarzinom
Histologische Kategorie:	**B5b**
Prozedere:	Tumorektomie
Endgültige Histologie:	invasiv lobuläres Mammakarzinom pT1c

Fall 27: Früherkennung

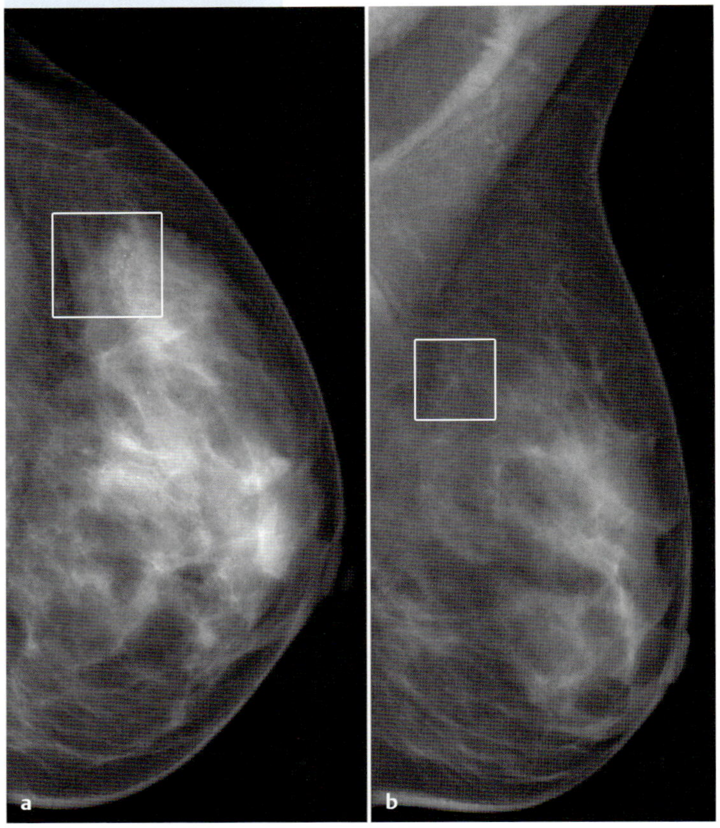

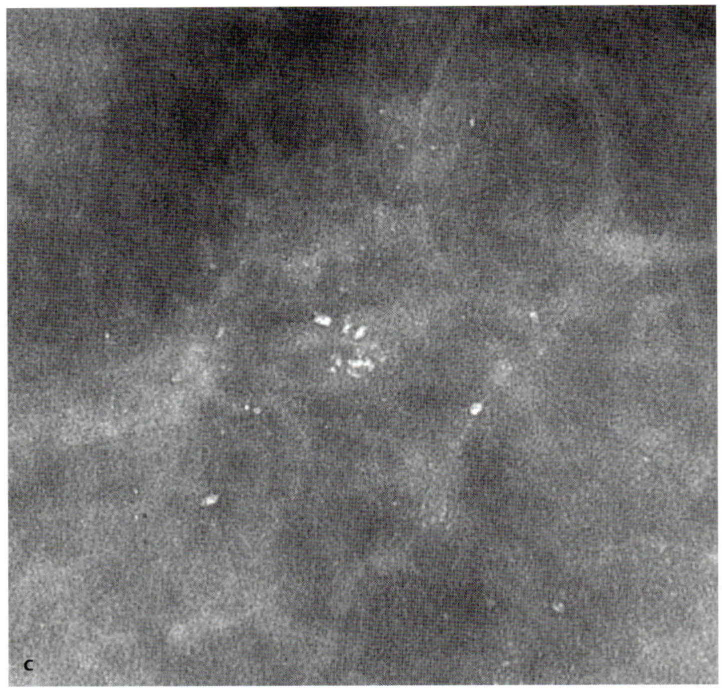

Abb. 17.**27** Mammografie rechts, cc und lm (**a, b**), Vergrößerungsaufnahme mlo (**c**).

Fall 28: Nachsorge bei Mammakarzinom links

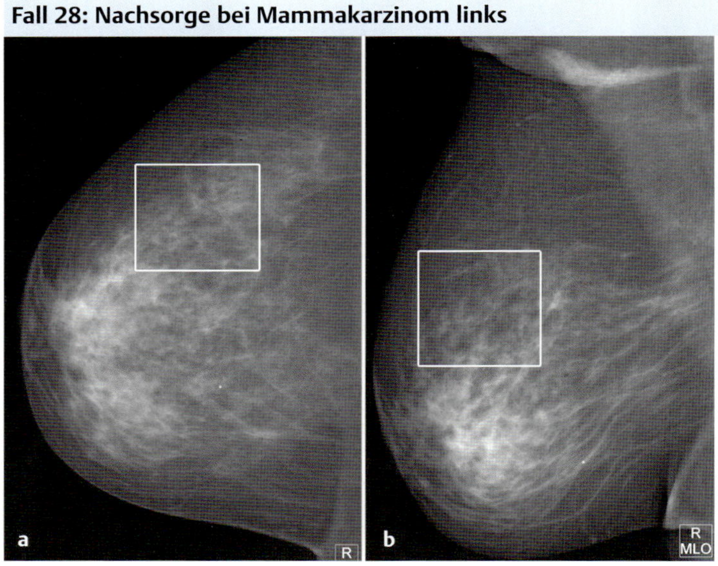

Abb. 17.**28** Mammografie rechts cc und mlo (**a, b**), Ausschnittsvergrößerung cc (**c**).

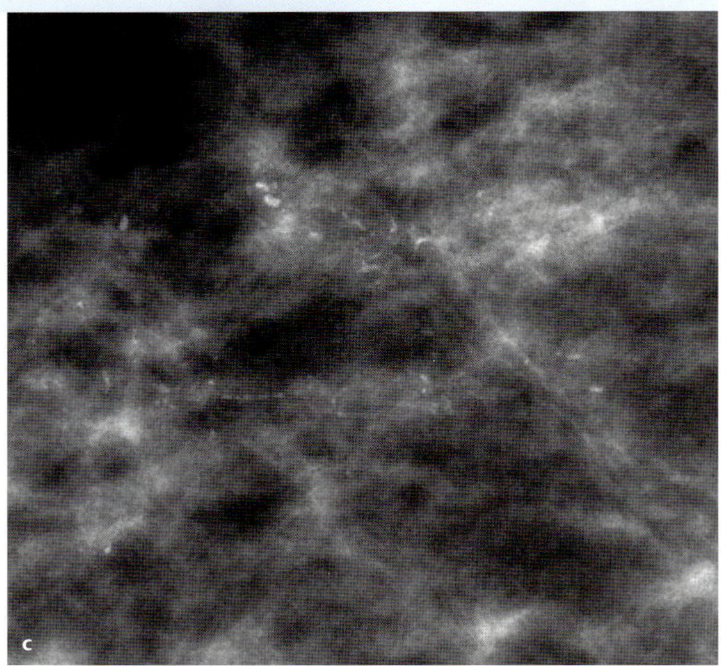

Lösung Fall 27

Befund:	Mikrokalzifikationen
Morphologie:	punktförmig
Verteilung:	gruppiert
Lage:	links oben außen, 2 Uhr, 7 cm ab Mamille
Mx-BI-RADS:	**IV**
Histologie:	sklerosierende Adenose
Histologische Kategorie:	**B2**
Prozedere:	mammografische Kontrolle in 6 Monaten

Lösung Fall 28

Befund:	Mikrokalzifikationen
Morphologie:	pleomorph
Verteilung:	segmental
Lage:	rechts oben außen, 11 Uhr, 7 cm ab Mamille
Mx-BI-RADS:	**V**
Histologie:	high Grade DCIS
Histologische Kategorie:	**B5a**
Prozedere:	Mastektomie (DCIS-Ausdehnung > 4 cm)
Endgültige Histologie:	high Grade DCIS

Fall 29: Früherkennung

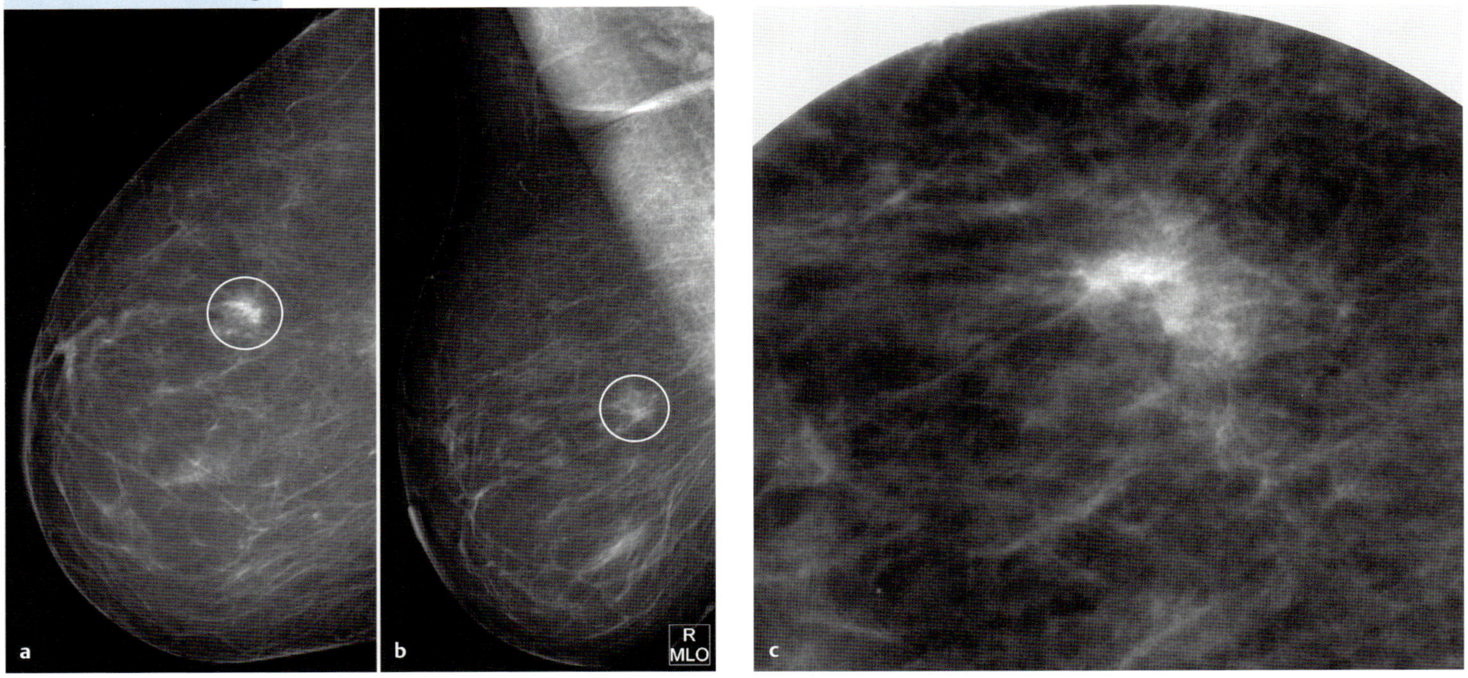

Abb. 17.**29** Mammografie rechts, cc und mlo (**a, b**),Tubuskompression cc (**c**).

Fall 30: Früherkennung

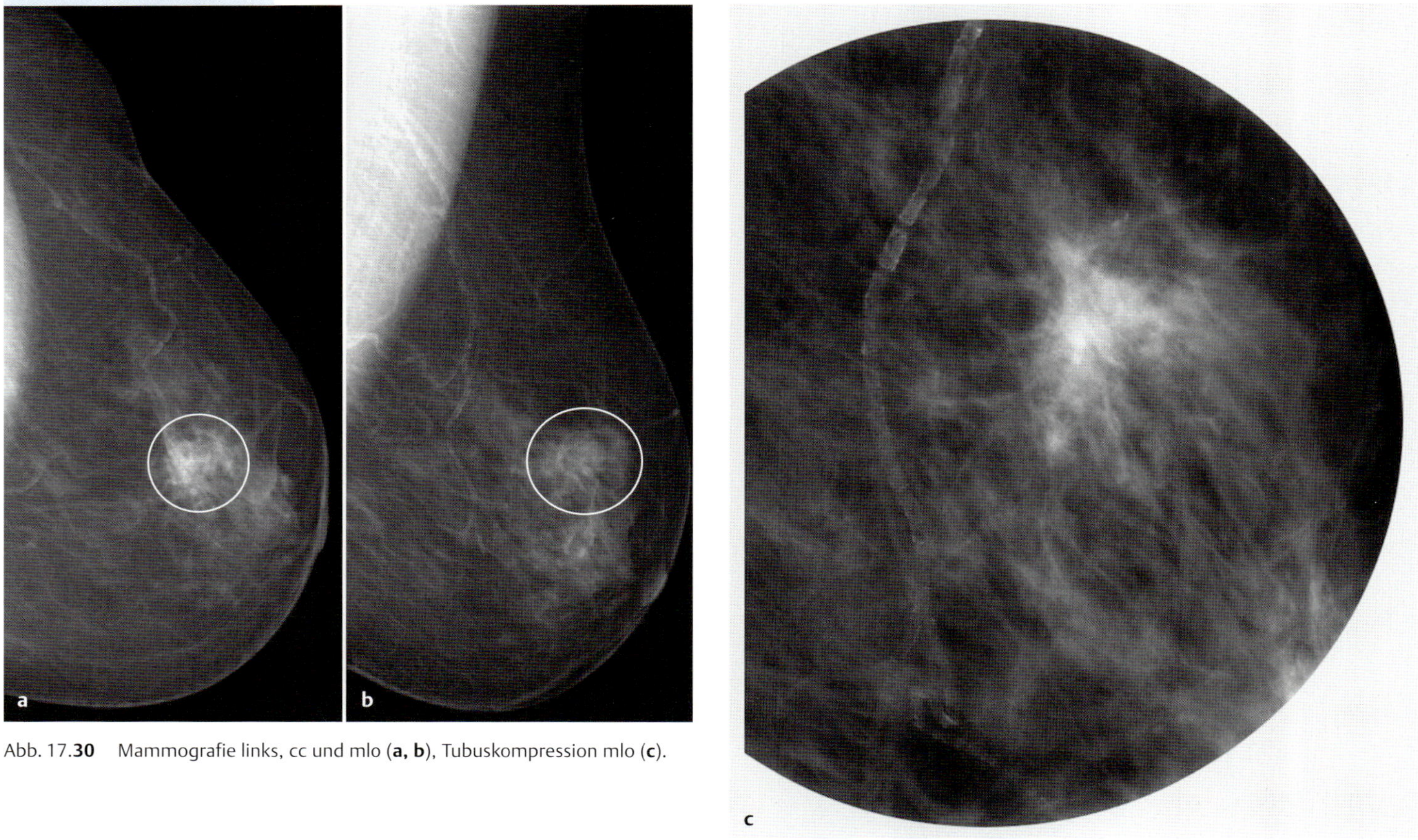

Abb. 17.**30** Mammografie links, cc und mlo (**a, b**), Tubuskompression mlo (**c**).

Lösung Fall 29

Befund:	Herd (Durchmesser 13 mm)
Form:	irregulär
Begrenzung:	unscharf
Dichte:	hyperdens
Lage:	links zentral, 5 cm retromamillär
Mx-BI-RADS:	**IV**
Histologie:	invasiv duktales Mammakarzinom
Histologische Kategorie:	**B5b**
Prozedere:	Tumorektomie
Endgültige Histologie:	invasiv duktales Mammakarzinom pT1c

Lösung Fall 30

Befund:	Herd (Durchmesser 11 mm)
Form:	irregulär
Begrenzung:	unscharf
Dichte:	isodens
Lage:	links zentral, 3 cm retromamillär
Mx-BI-RADS:	**IV**
Histologie:	invasiv lobuläres Mammakarzinom
Histologische Kategorie:	**B5b**
Prozedere:	Tumorektomie
Endgültige Histologie:	invasiv lobuläres Mammakarzinom pT1c

Fall 31: Früherkennung

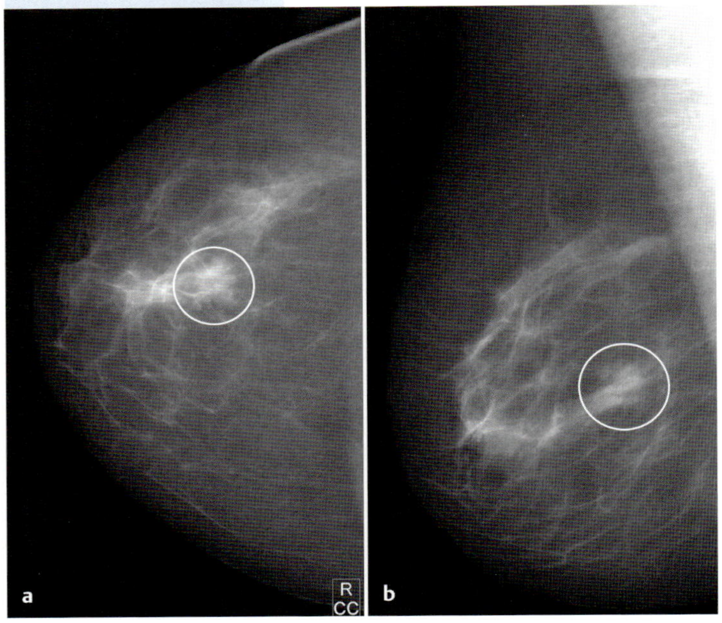

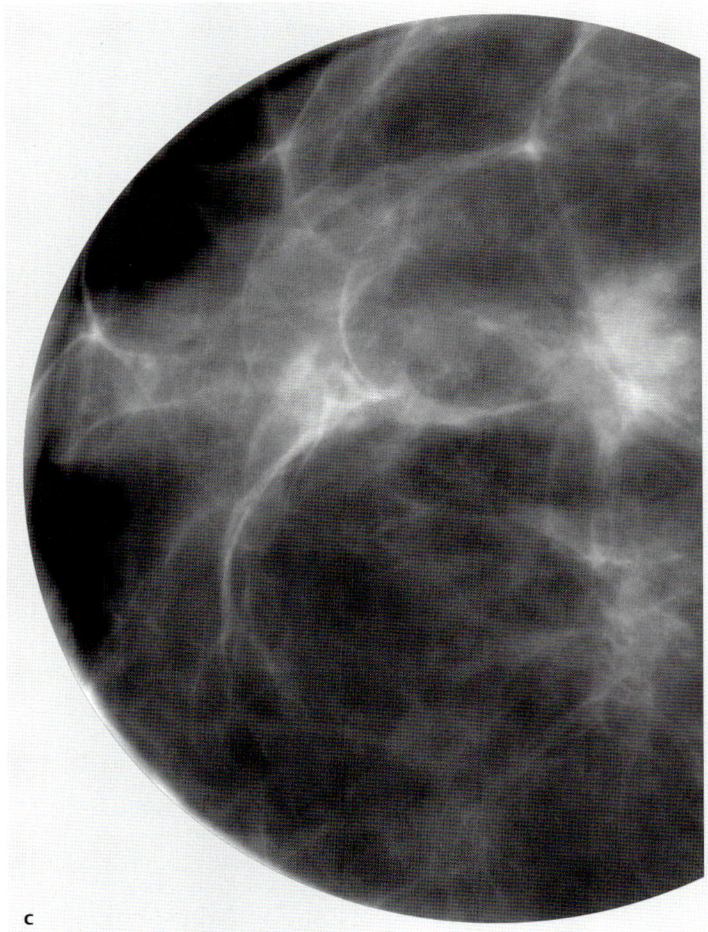

Abb. 17.**31** Mammografie rechts, cc und mlo (**a, b**), Tubuskompression cc (**c**).

Fall 32: Früherkennung

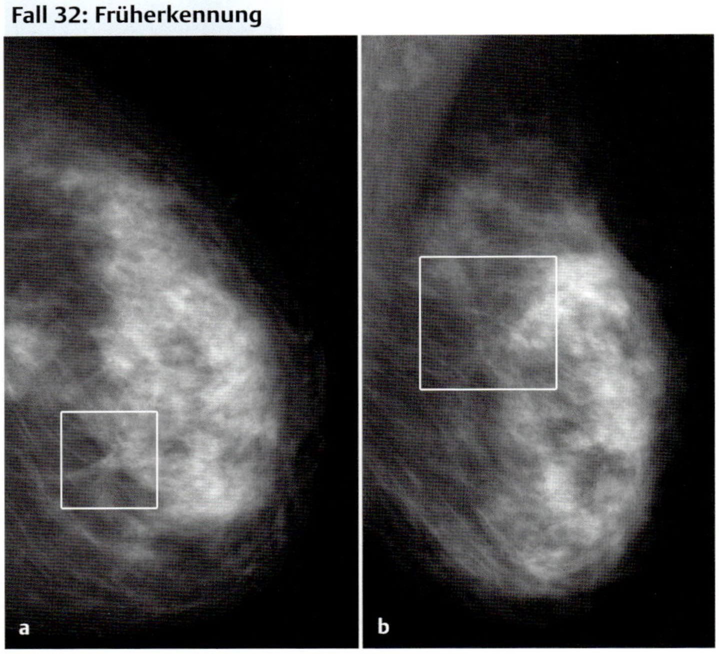

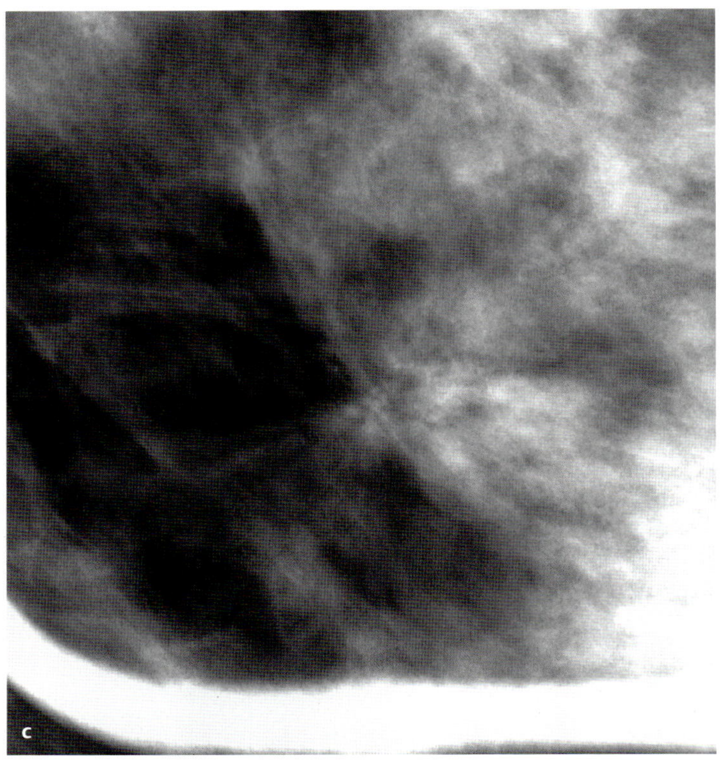

Abb. 17.**32** Mammografie links, cc und mlo (**a, b**), Tubuskompression cc (**c**).

Lösung Fall 31

Befund:	Herde (Durchmesser 9 mm und 7 mm)
Form:	rund
Begrenzung:	spikuliert
Dichte:	isodens
Lage:	rechts zentral, 4 cm retromamillär
Mx-BI-RADS:	**V**
Histologie:	invasiv duktales Mammakarzinom
Histologische Kategorie:	**B5b**
Prozedere:	Tumorektomie
Endgültige Histologie:	bifokales invasiv duktales Mammakarzinom pT1b

Lösung Fall 32

Befund:	Architekturstörung
Lage:	links zentral, 6 cm retromamillär
Mx-BI-RADS:	**IV**
Histologie:	radiäre Narbe
Histologische Kategorie:	**B3**
Intervention:	offene Biopsie
Endgültige Histologie:	radiäre Narbe

Fall 33: Früherkennung

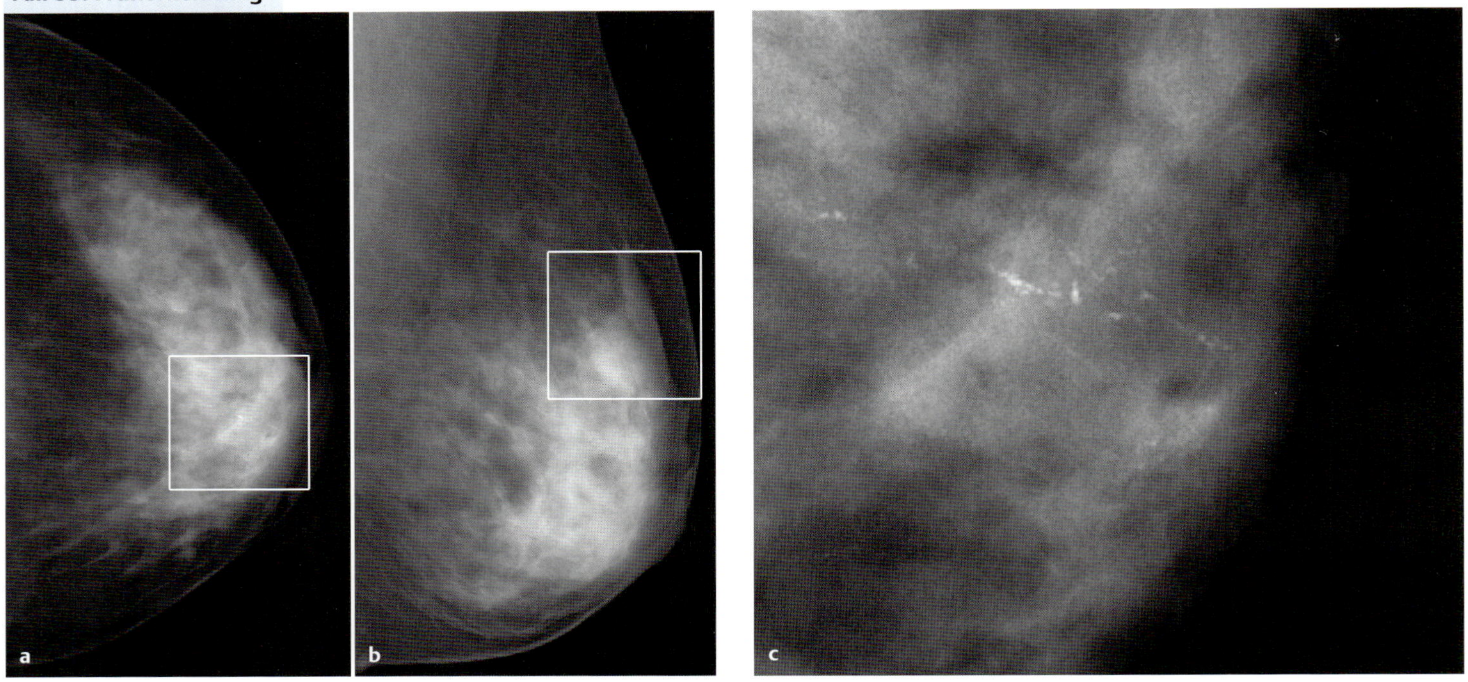

Abb. 17.**33** Mammografie links cc und lm (**a, b**), Vergrößerungsaufnahme cc (**c**).

Fall 34: Früherkennung

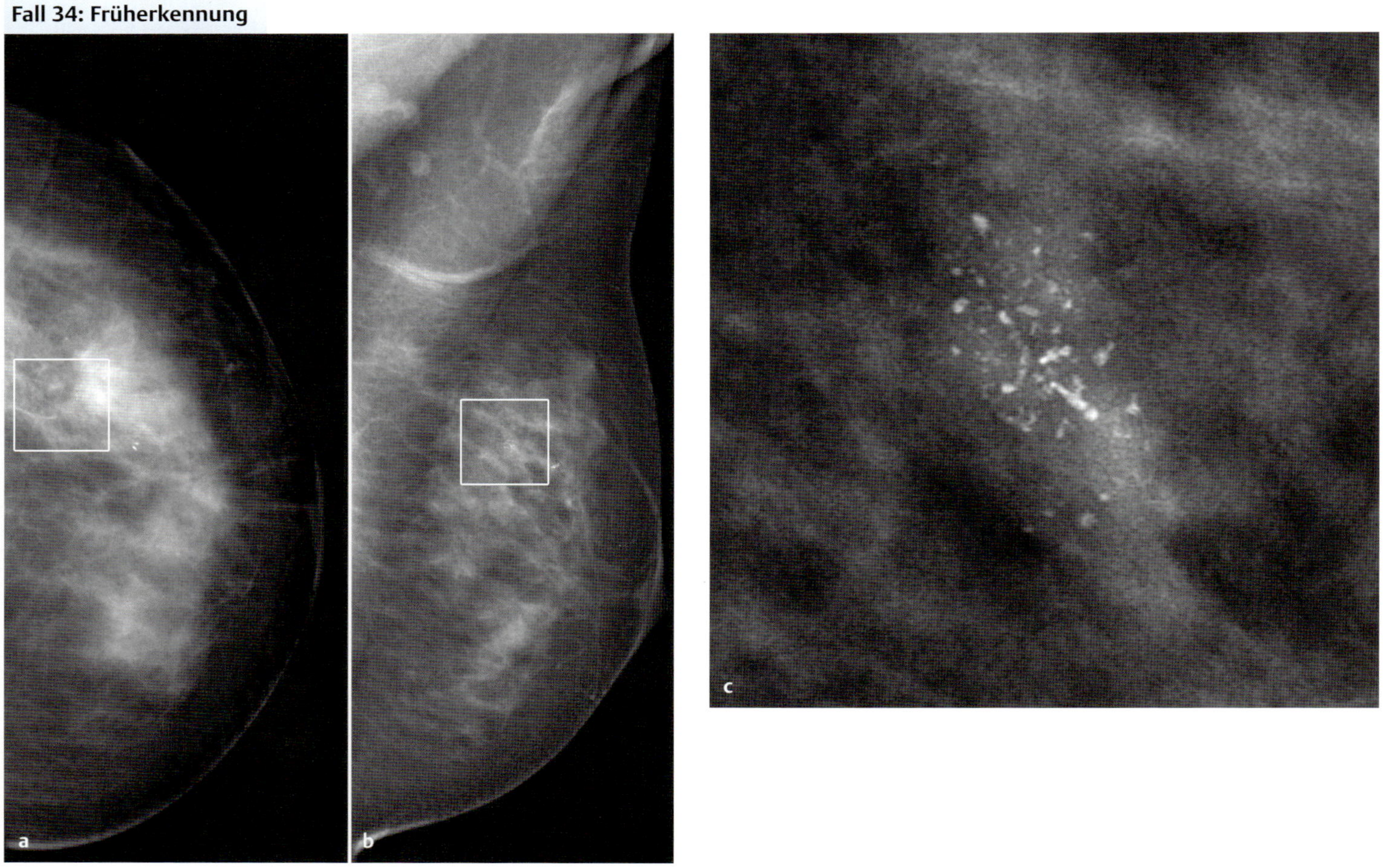

Abb. 17.**34** Mammografie links cc und mlo (**a, b**), Ausschnittsvergrößerung mlo (**c**).

Lösung Fall 33

Befund:	Mikrokalzifikationen
Morphologie:	fein linear
Verteilung:	segmental
Lage:	links oben innen, 11 Uhr, retromamillär
Mx-BI-RADS:	**V**
Histologie:	DCIS
Histologische Kategorie:	**B5a**
Prozedere:	Tumorektomie, später Mastektomie bei DCIS > 4 cm
Endgültige Histologie:	low Grade DCIS

Lösung Fall 34

Befund:	Mikrokalzifikationen
Morphologie:	pleomorph
Verteilung:	gruppiert
Lage:	links mittig, 12 Uhr, 7 cm ab Mamille
Mx-BI-RADS:	**V**
Histologie:	DCIS
Histologische Kategorie:	**B5a**
Prozedere:	Tumorektomie
Endgültige Histologie:	high Grade DCIS

Fall 35: Status nach BET rechts ohne Nachbestrahlung; Untersuchung im Rahmen der Nachsorge

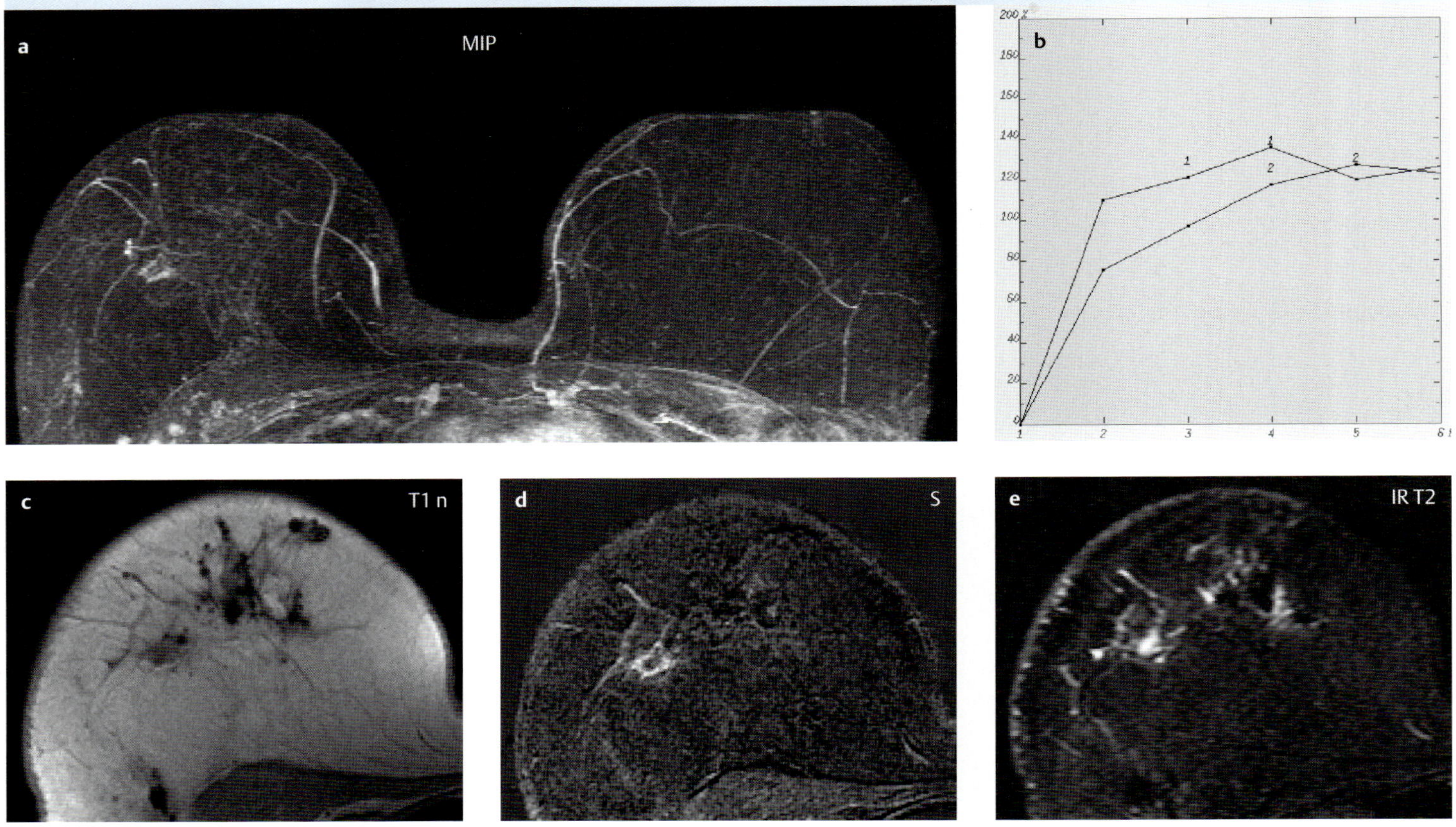

Fall 36: Früherkennung

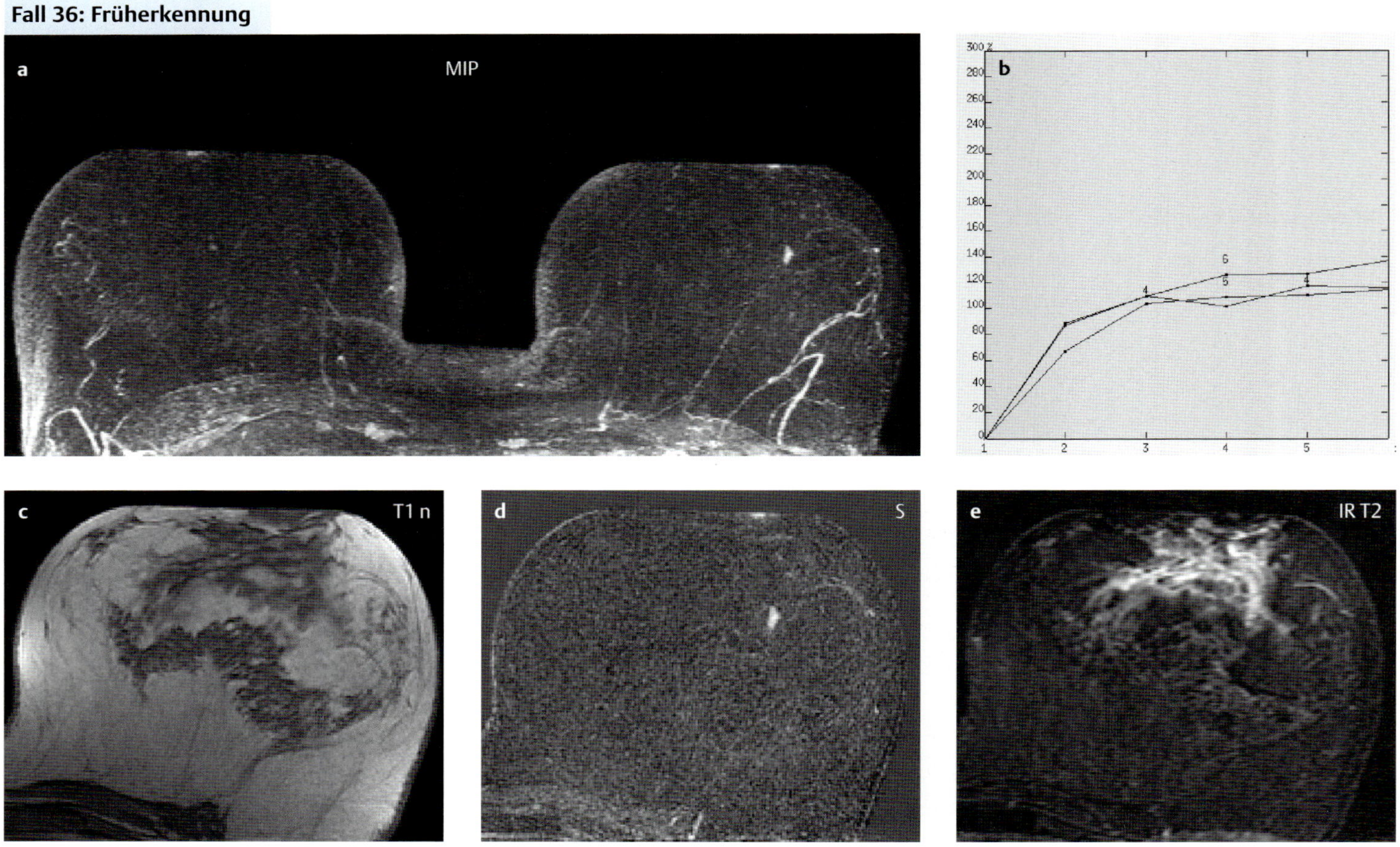

Lösung Fall 35

Befund:	non mass	
Lage:	rechts zentral	
Form:	irregulär	1 Punkt
Begrenzung:	unscharf	1 Punkt
T1 post KM:	Ringenhancement	2 Punkte
Signal initial:	> 100 %	2 Punkte
Signal postinitial:	Plateau	1 Punkt
Gesamtpunktzahl:		**7 Punkte**
MRM-BI-RADS 5		
T2:	intermediär	
Nebenaspekte:	ausgeprägte Suszeptibilitätsartefakte durch Tätigkeit mit Elektrokauter während der vorausgegangenen OP	
Histologie nach MR-VB:	invasiv duktales Mammakarzinom im Sinne eines Rezidivs	
Histologische Kategorie:	**B5b**	
Prozedere:	BET rechts: IDC pT1c	

Lösung Fall 36

Befund:	Fokus	
Lage:	links zentral	
Form:	irregulär	1 Punkt
Begrenzung:	scharf	0 Punkte
T1 post KM:	homogen	0 Punkte
Signal initial:	> 100 %	2 Punkte
Signal postinitial:	Plateau	1 Punkt
Gesamtpunktzahl:		**4 Punkte**
MRM-BI-RADS 5		
T2:	intermediär	
Nebenaspekte:	keine	
Histologie nach MR-VB:	Papillom (3 mm), Komplettentfernung	
Histologische Kategorie:	**B3**	
Prozedere:	MRT-Kontrolle in 6 Monaten	

Fall 37: Früherkennung

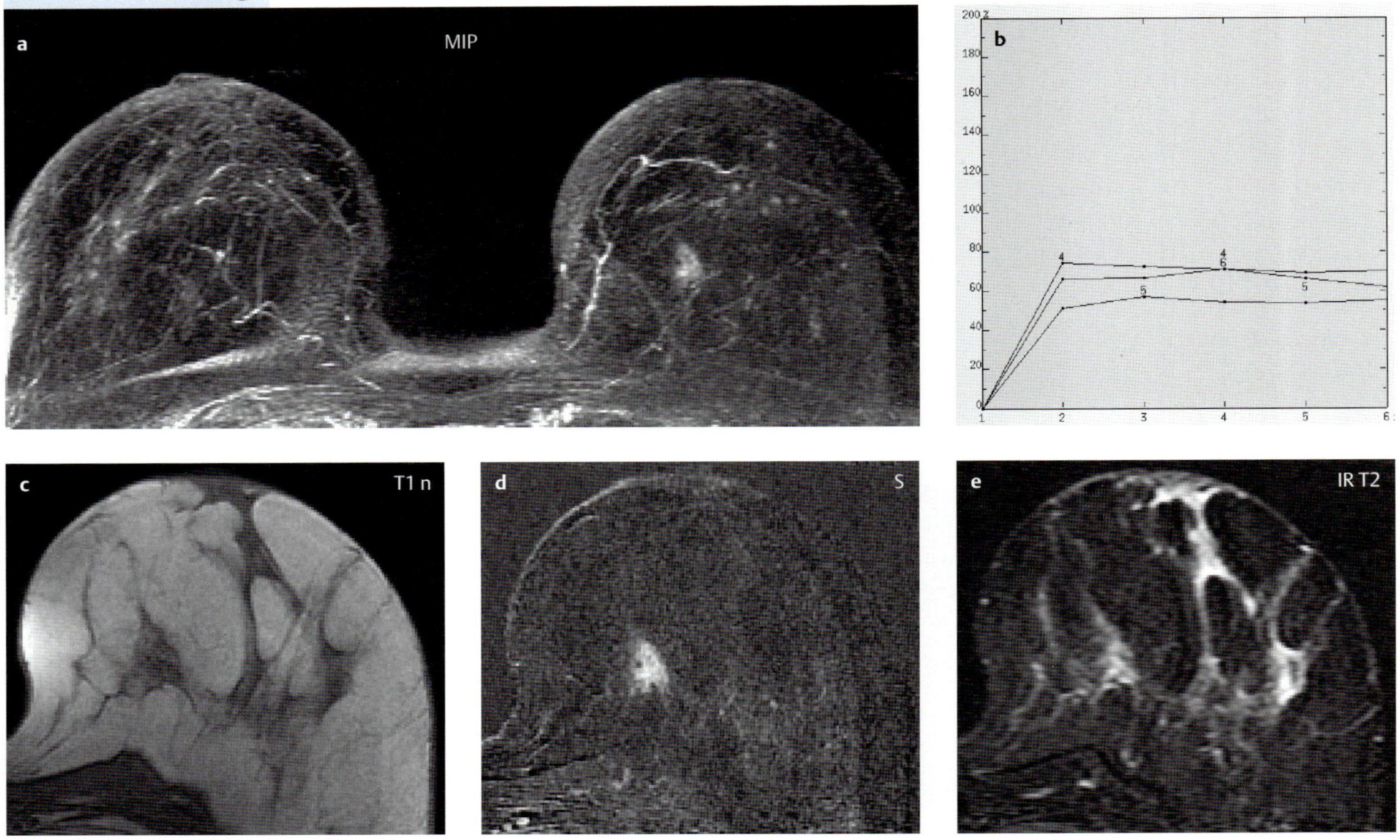

Fall 38: Früherkennung

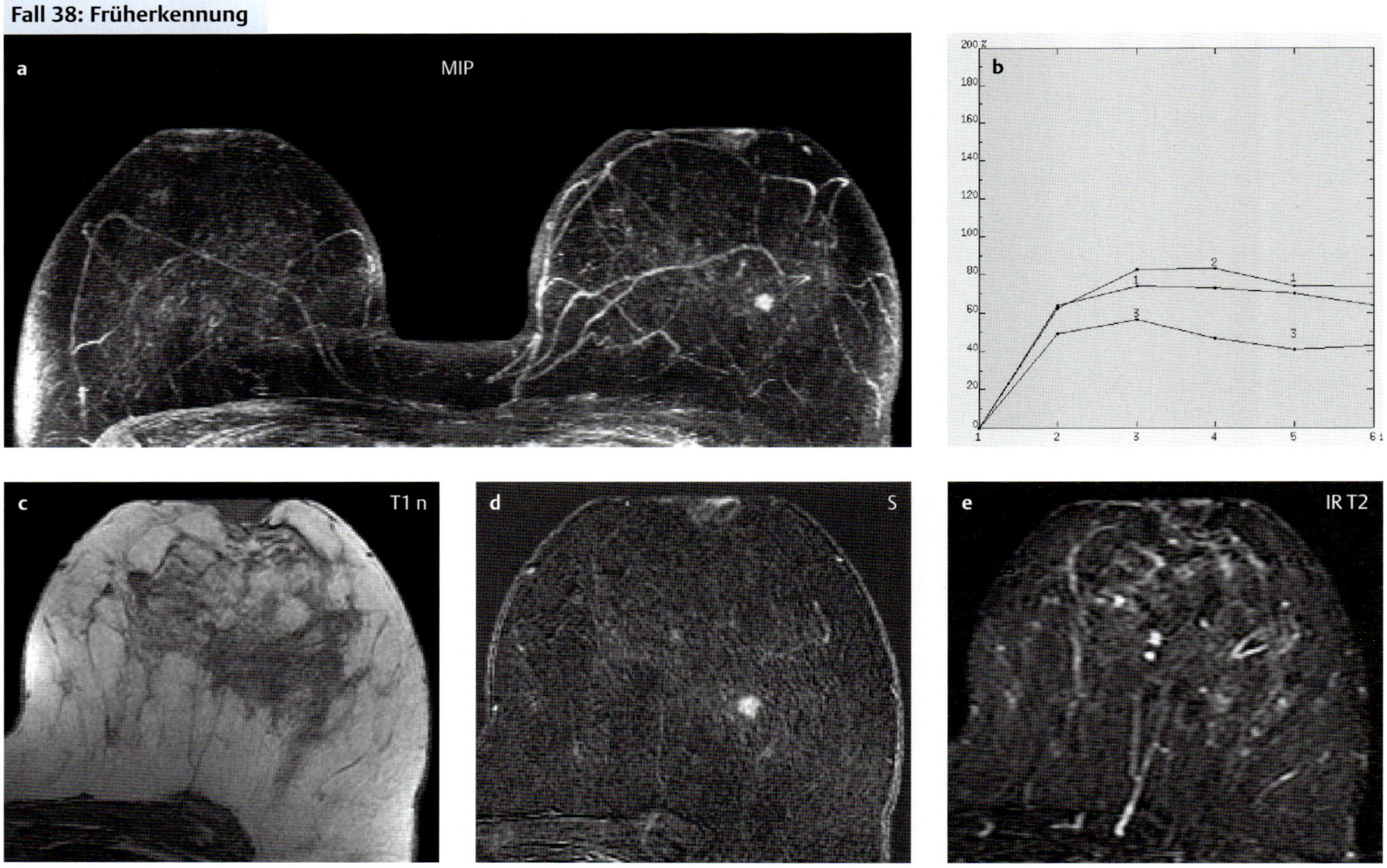

Lösung Fall 37

Befund:	non mass	
Lage:	links unten innen	
Form:	irregulär	1 Punkt
Begrenzung:	unscharf	1 Punkt
T1 post KM:	inhomogen	1 Punkt
Signal initial:	80 %	1 Punkt
Signal postinitial:	Plateau	1 Punkt
Gesamtpunktzahl:		**5 Punkte**
MRM-BI-RADS 4		
T2:	hyperintens	
Nebenaspekte:	keine	
Histologie nach MR-VB:	radiäre Narbe	
Histologische Kategorie:	**B3**	
Prozedere:	diagnostische Exzision: radiäre Narbe	

Lösung Fall 38

Befund:	Herd	
Lage:	links zentral	
Form:	rund	0 Punkte
Begrenzung:	unscharf	1 Punkt
T1 post KM:	inhomogen	1 Punkt
Signal initial:	50 – 100 %	1 Punkt
Signal postinitial:	Plateau	1 Punkt
Gesamtpunktzahl:		**4 Punkte**
MRM-BI-RADS 4		
T2:	intermediär	
Nebenaspekte:	keine	
Histologie nach MR-VB:	invasiv duktales Mammakarzinom	
Histologische Kategorie:	**B5b**	
Prozedere:	BET links: IDC pT1b	

Fall 39: Status nach Mastektomie rechts und Wiederaufbauplastik (Implantat), Nachsorge

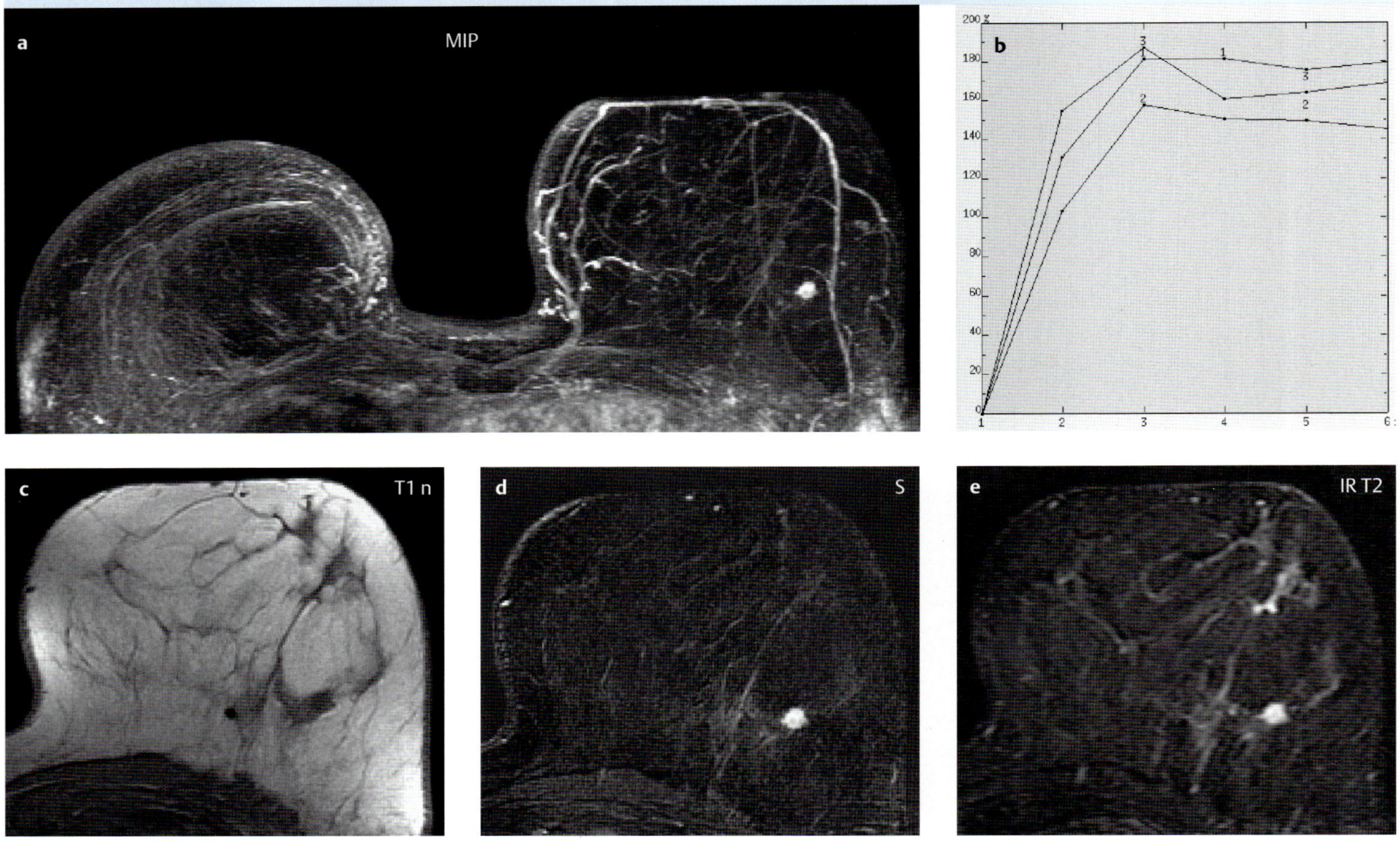

Fall 40: Früherkennung. Mastektomie kontralateral bei Karzinom vor 8 Jahren

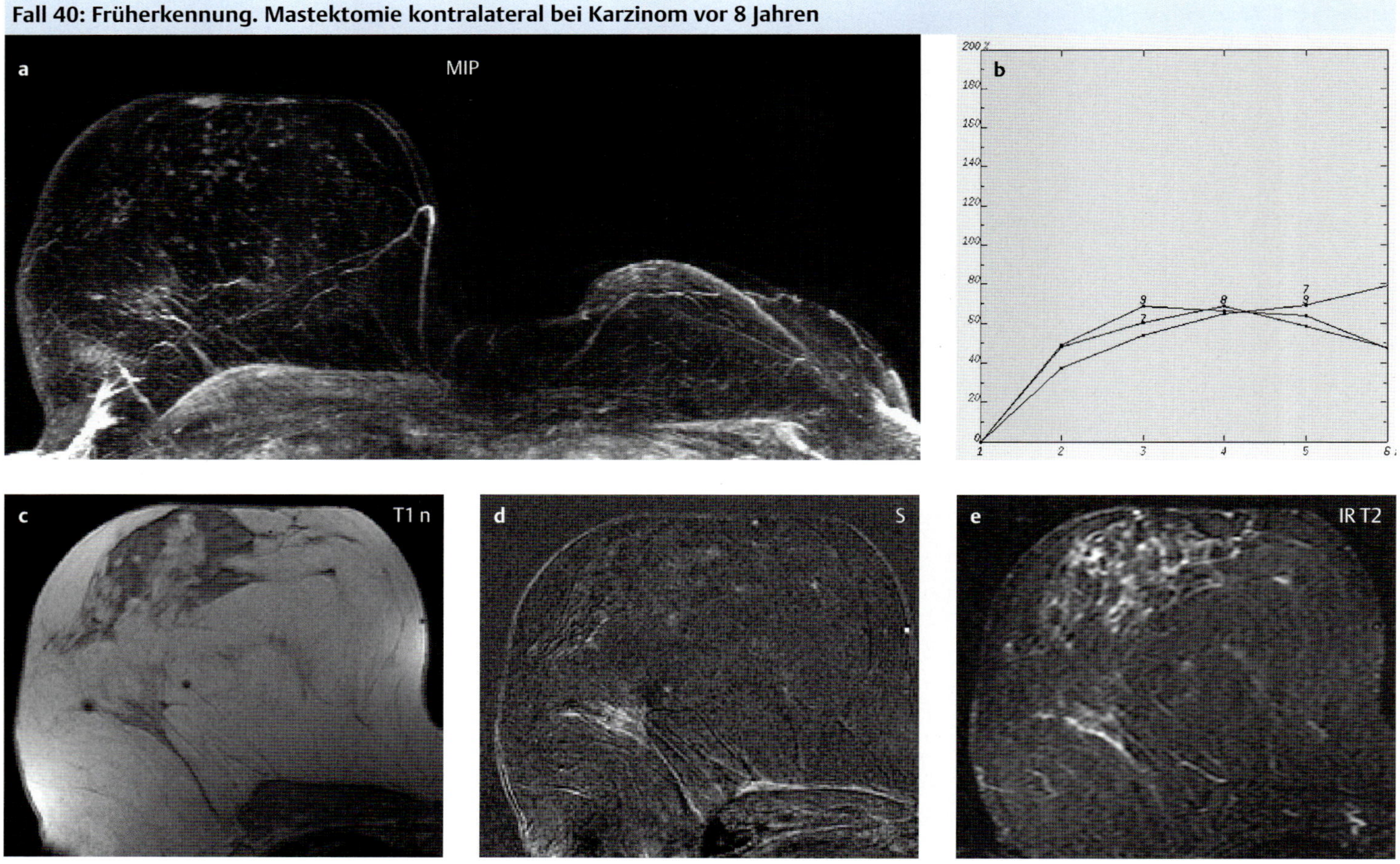

Lösung Fall 39

Befund:	Herd	
Lage:	links unten außen	
Form:	rund	0 Punkte
Begrenzung:	unscharf	1 Punkt
T1 post KM:	inhomogen	1 Punkt
Signal initial:	>> 100 %	2 Punkte
Signal postinitial:	Plateau	1 Punkt
Gesamtpunktzahl:		**5 Punkte**
MRM-BI-RADS 5		
T2:	hyperintens	
Nebenaspekte:	Suszeptibilitätsartefakt nach vorausgegangener OP (benigne)	
Histologie nach MR-VB:	Fibroadenom	
Histologische Kategorie:	**B2**	
Prozedere:	MRM-Kontrolle in 6 Monaten	

Lösung Fall 40

Befund:	non mass	
Lage:	rechts oben außen	
Form:	irregulär	1 Punkt
Begrenzung:	unscharf	1 Punkt
T1 post KM:	inhomogen	1 Punkt
Signal initial:	50 – 100 %	1 Punkt
Signal postinitial:	Plateau	1 Punkt
Gesamtpunktzahl:		**5 Punkte**
MRM-BI-RADS 4		
T2:	hyperintens	
Nebenaspekte:	Suszeptibilitätsartefakt nach vorausgegangener OP (benigne), Mastektomie links	
Histologie nach MR-VB:	invasiv lobuläres Mammakarzinom	
Histologische Kategorie:	**B5b**	
Prozedere:	primäre ME rechts auf Wunsch der Patientin: ILC pT1c	

Fall 41: Präoperatives lokales MRM-Staging bei Mammakarzinom rechts innen bei 3 Uhr (Kreis) (mammografischer Befund in ACR II)

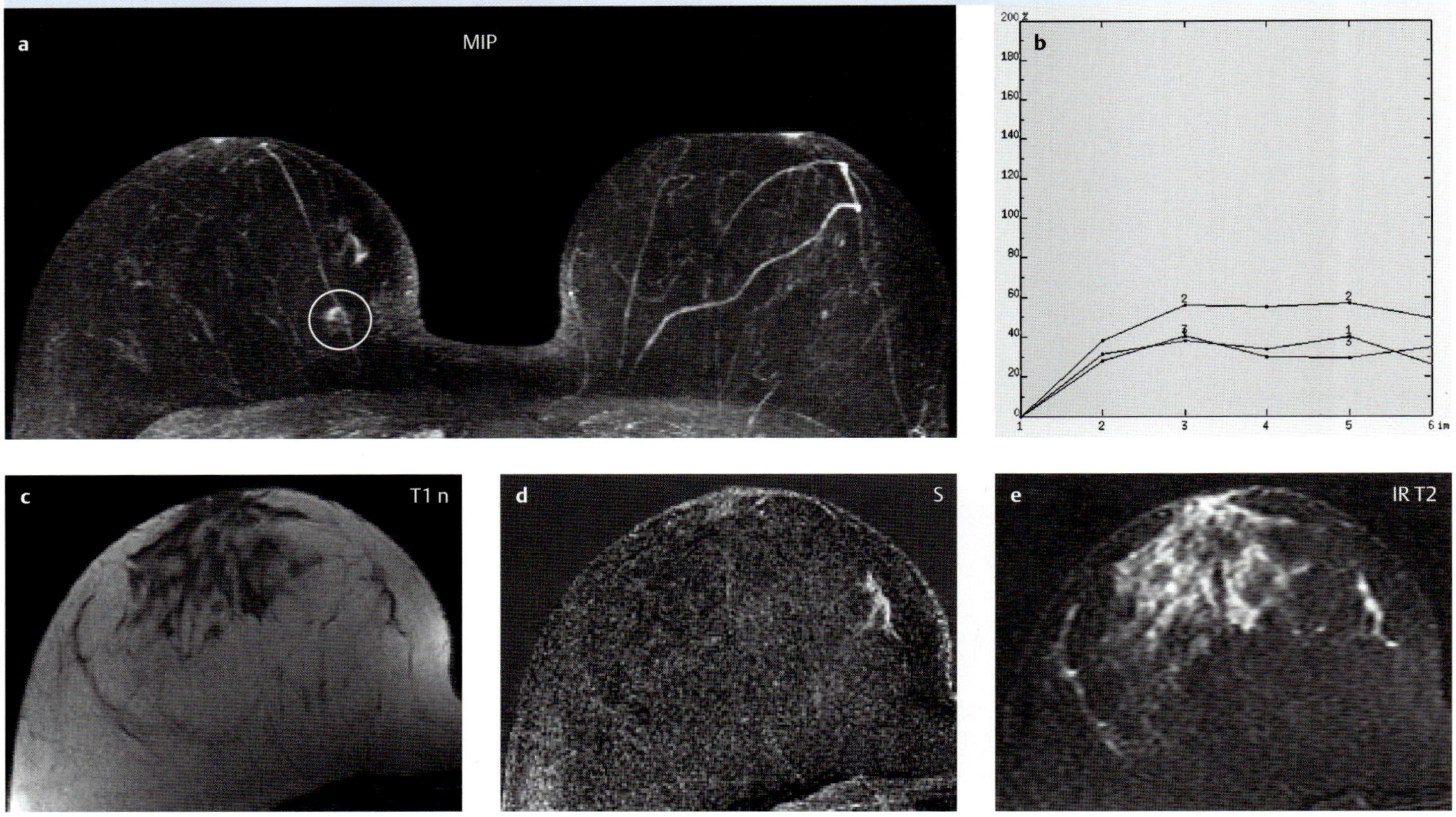

Fall 42: Früherkennung

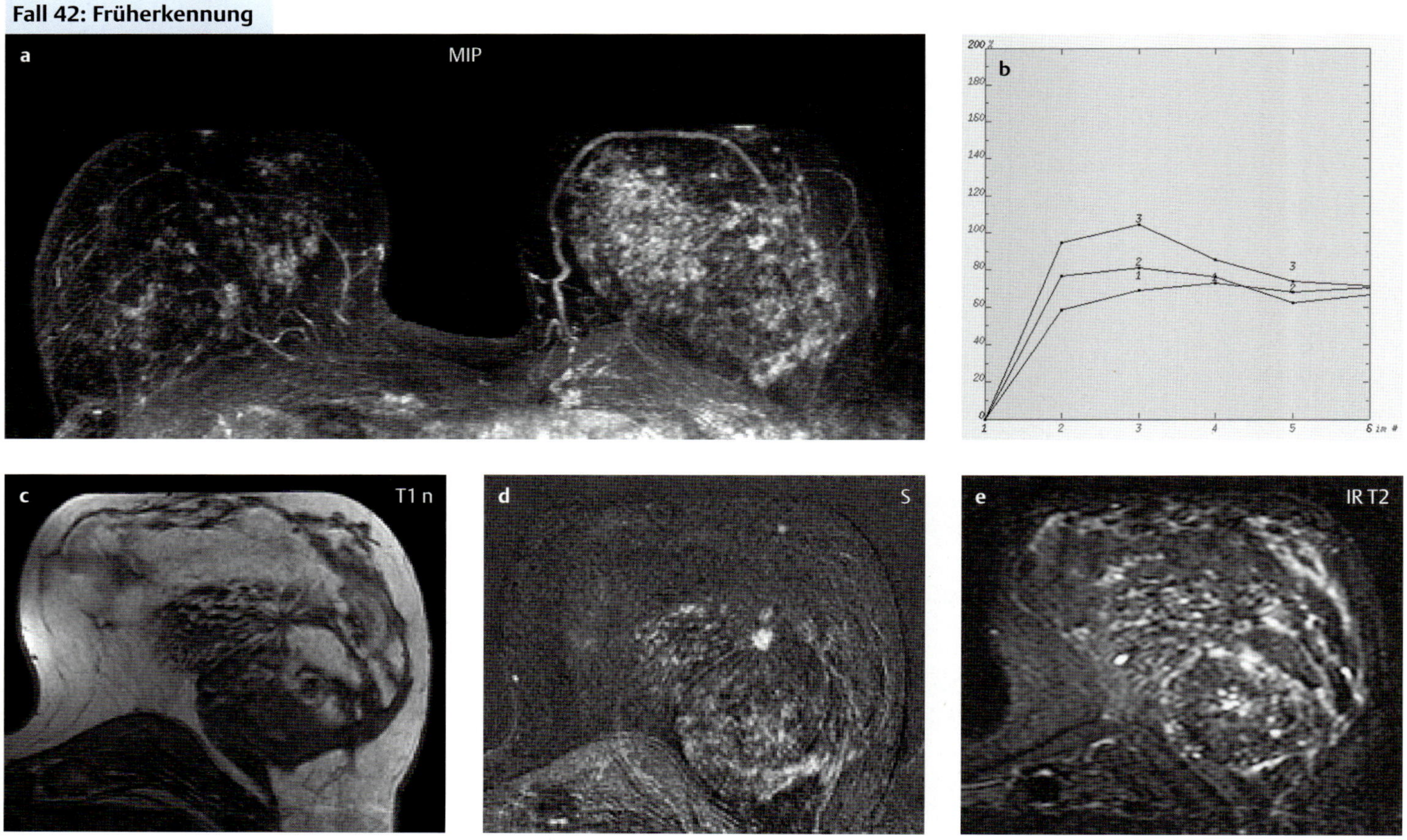

Lösung Fall 41

Befund:	non mass	
Lage:	links unten innen	
Form:	dendritisch	1 Punkt
Begrenzung:	unscharf	1 Punkt
T1 post KM:	homogen	0 Punkte
Signal initial:	50–100%	1 Punkt
Signal postinitial:	Plateau	1 Punkt
Gesamtpunktzahl:		**4 Punkte**
MRM-BI-RADS 4		
T2:	hyperintens	
Nebenaspekte:	Distanz zum Indextumor 3 cm	
keine präoperative perkutan-bioptische Abklärung des dendritischen Zweitbefundes, sondern primär präoperative MR-gesteuerte Clipmarkierung		
Prozedere:	erweiterte Segmentektomie rechts mit histologischer Sicherung des Indextumors (IDC pT1b) sowie der dendritischen Mehranreicherung in Clipnähe (DCIS vom Comedo-Typ)	

Lösung Fall 42

Befund:	Architekturstörung (s. T1-Bild) mit zentralem Enhancement (Fokus, s. Subtraktionsaufnahme)	
Lage:	links zentral	
Form:	irregulär	1 Punkt
Begrenzung:	partiell unscharf	1 Punkt
T1 post KM:	inhomogen	1 Punkt
Signal initial:	> 100%	2 Punkte
Signal postinitial:	Wash-out	2 Punkte
Gesamtpunktzahl:		**7 Punkte**
MRM-BI-RADS 5		
T2:	hyperintens	
Nebenaspekte:	Seitenasymmetrie der parenchymalen Anreicherung ohne klinische Relevanz	
Histologie nach MR-VB:	radiäre Narbe, Kategorie B3	
Histologischer Nachbericht	tubuläres Karzinom innerhalb der radiären Narbe, Kategorie B5b	
Histologische Kategorie:	**B5b**	
Prozedere:	BET links: TC pT1a	

Sachverzeichnis

A

B

C

D

E

F

G

H

I

J

K

L

M

N

O

U

V

W

Z

P

Q

R

S

T